Monthly Book Orthopaedics　25周年記念書籍

達人が教える外傷骨折治療

編集
糸満盛憲　九州労災病院院長
戸山芳昭　慶應義塾大学教授

全日本病院出版会

Monthly Book Orthopaedics

創刊 25 周年を迎えるにあたって

　近年の医学・医療の進歩は目覚ましいものがある．これは，分子生物学や遺伝子学，幹細胞・再生医学，免疫学，生体医工学などの基礎研究が飛躍的に発展し，臨床面でも内視鏡を用いた低侵襲外科治療や画像診断学などの進歩により最先端医療が展開されている．このように，生命科学分野の進歩は著しく，難病とされてきた疾患の原因や病態がいくつも解明され，画期的な新しい治療法や治療薬が開発され始めている．しかし，実際の日常診療で怪我や病気で来院する患者さんを目の前にしたとき，医師には的確な診断から適切な初期治療が求められ，その中には外科的治療を選択すべき患者さんも決して少なくない．その中で，運動器を専門領域としている整形外科は，対象とする外傷や疾患群も多彩であり，患者さんも新生児からお年寄りまでと各年代に及んでいる．特に，世界的に類を見ない我が国の高齢化により，変形性膝関節症や腰部脊柱管狭窄症，頚髄症などの加齢現象を主体とした変形性疾患は増加の一途をたどっているが，外傷でも大腿骨頚部骨折や骨粗鬆症性脊椎圧迫骨折に代表される高齢者の骨折が今後大きな社会問題になる可能性は高い．

　そのような中，臨床の現場で遭遇する運動器の外傷から各種疾患群に対して，すぐに役立つ知識を満載した雑誌として「Monthly Book Orthopaedics」が 1988 年に創刊された．そのため，日常診療でしばしば遭遇する疾患を中心に，知っておきたい整形外科診療のコツに主眼を置いて，テーマごとに適任な方に企画をお願いし，実際に活躍中の比較的若手整形外科医を執筆者に選んで編集を進めてきた．発刊当初は，矢部　裕慶應義塾大学教授と室田景久東京慈恵会医科大学教授が編集主幹として担当され，1999 年からは北里大学の糸満盛憲と慶應義塾大学の戸山芳昭がその役割を引き継ぎ，2012 年からは糸満の後任として金子和夫順天堂大学教授が担当することになった．

　さて，整形外科は運動器に関する先天性疾患や代謝性疾患，変性性疾患，腫瘍性疾患，炎症性疾患など多種多様な疾患群を対象としているが，その基本は何と言っても外傷性疾患，特に骨折である．「骨折治療は保存療法を基本とする」のが原則ではあるが，最近は患者さんに優しい低侵襲な治療，早期社会復帰可能な治療，確実で早期に骨癒合が得られる治療，外固定を省略しうる治療，後遺障害を出さない治療が強く求められている．次々に新たな治療技術や生体材料が開発されている中，骨折治療に当たる現場の整形外科医はもう一度「骨折治療の基本」「外傷学の基礎」を学んだうえで，数多くの骨折治療を経験し，その豊富な経験の中から得られた骨折治療の真髄をスペシャリストの方々から学ぶことの意義は大きい．

そこで，この度「Monthly Book Orthopaedics誌」が創刊25周年を迎えるにあたり，整形外科学の基本である「骨折治療」を取り上げ，「達人が教える外傷骨折治療」なる記念書籍を発刊することになった．現在，我が国における骨折治療の第一人者の先生方にご執筆をお願いし，明日からの日常診療にすぐに役立つ素晴らしい書がここに完成した．本書が整形外科を志す若手医師，専門医を目指す整形外科医，常日頃一般診療に携わっている整形外科医，そして学生教育を担当している整形外科医の座右に置いて頂き，骨折治療の診療，教育の一助になれば幸いである．

　2012年4月

戸山芳昭　　糸満盛憲

Monthly Book Orthopaedics 25周年記念書籍

編集企画にあたって

　古くから「外傷・骨折の治療は整形外科の基本である」，また「整形外科は骨折に始まり骨折に終わる」という言葉に表現されているように，整形外科における外傷・骨折治療の重要性はすべての整形外科医に認識はされている．しかし，我が国における外傷治療の教育の実態は極めてお粗末であり，実践的な教育ができる教育機関は数えるほどしかない．学部教育では机上の学問としての講義がなされている程度であり，卒業後は研修先や就職先の部長や先輩の経験則に基づいた指導がなされていることが多く，系統的なあるいは包括的な教育をする場がないのが現実である．

　このようなお寒い教育環境にありながら，日整会の調査では全手術件数の50%以上が外傷，特に骨折に対する手術であることが明らかになっており，第一線の医療機関で外傷・骨折の治療を担う整形外科医は，成書や学会・研究会などで知識を増やす一方，自ら模索しながら外傷治療に取り組まざるをえない．達人と言われる外傷医の手術を見学に行きたくても行けないほど多忙な日常に埋没している第一線の若い整形外科医は，外傷・骨折治療に関する基本的な，あるいはさらに進んだ知識や技能の習得に飢えている．したがって，実技の訓練を伴う研修会や，メーカーが自社製のインプラントの宣伝のために行うハンズオン講習会に人気が集まる．

　「達人が教える外傷骨折治療」は，日進月歩の発展を遂げている骨折治療の現状の中で，現時点における最新の知識とノウハウを若い整形外科医に伝授することを目指して，「Monthly Book Orthopaedics」誌の25周年記念書籍として企画された．骨折は癒合して当たり前であり，骨折治療の目標は骨癒合ではない．合併症の発生を予防し，骨折肢と全身の完全な機能回復と，より早期の社会復帰を果たすことである．そのために骨折の状態を正しく把握し，綿密な計画に基づいて正しい治療が行われなければならない．あらゆる部位の骨折について，選りすぐりの達人に解説していただいた．

　世界一の高齢社会となり，寝たきりの原因として脳卒中に次いで多い骨粗鬆症性骨折は大きな社会問題となっていることから，本書では，特に高齢者の骨折に力を入れた．高齢者の下肢の骨折は，寝たきりを防ぐために可能な限り早く観血的に治療することが奨められている．また人工関節が多用されるようになって，人工関節周囲骨折の治療も避けては通れない状況になってきた．

　項目ごとに完結する構成とし，随所に「ワンポイントアドバイス」や「コツ」，「落とし穴・注意すべき点」などを配して理解を助ける工夫をした．第一線で活躍する若い整形外科医の日常診療にすぐに役立つ座右の書となることを確信している．

2012年4月

糸満盛憲　　戸山芳昭

達人が教える外傷骨折治療
目次

I. 骨折治療総論

1. 骨折治療とバイオメカニクス ……………………………………………… 渡部欣忍　　1

バイオメカニクスの観点から，骨折の治療における2つの安定性─骨折部の安定性と固定材料の安定性─の意味を説き明かした．

2. 開放骨折の評価と初期治療 ……………………………………………… 吉田健治　　10

開放骨折の評価には種々の分類があるが問題点も多い．洗浄・scrubbing・デブリドマン，初期の骨折固定，創閉鎖に関する方法や考え方について述べた．

3. 骨折の急性期合併症とその対策

1）全身的合併症：肺血栓塞栓症，脂肪塞栓症候群 ………………… 新藤正輝　　19

骨折の急性期合併症である肺血栓塞栓症，脂肪塞栓症候群は致死的となることがあるため，十分に注意して周術期管理を行う必要がある．

2）局所の合併症：神経血管損傷，コンパートメント症候群
………………………………………………………………… 平野貴章，別府諸兄　　24

骨折を伴う高エネルギー外傷では，高度の軟部組織損傷を伴うことが多いため治療に難渋する．骨折の評価と同時に軟部組織の評価を行い，治療計画を立てることが重要である．

4. 高齢者の脆弱性骨折における問題点 ……………………………………… 中野哲雄　　30

高齢者の脆弱性骨折はX線像による診断が難しい．高齢の脆弱性骨折患者は生命予後が不良であり，局所のトラブルも多い．骨粗鬆症薬は薬剤の特性を勘案して処方する．

II. 部位別治療の実際

1. 鎖骨骨折 ………………………………………………………… 内野正隆，糸満盛憲　　39

鎖骨骨折を骨幹部骨折と遠位部骨折に分けて鎖骨の運動と機能から手術治療について述べた．骨幹部骨折は3.5 mmリコンストラクションプレート，遠位部骨折ではScorpion®を推奨する．

2. 上腕骨骨折

1）上腕骨骨折（近位部，骨幹部，遠位部） ……………………………… 長野博志　　45

成人の上腕骨骨折について近位部，骨幹部，遠位部に分け，その解剖的特徴と選択される治療法の実際と，注意が必要なポイントなどについて記述した．

2）小児の肘関節周囲骨折……………………………………………………金　郁喆　61

小児の長管骨骨折では骨折後のリモデリングを期待して安易に治療されることが多いが，的確な診断と適切な治療を怠ると成長障害や変形を残す．

3）高齢者の上腕骨近位部骨折

①保存療法─上腕骨近位端骨折に対する下垂位での早期運動療法について─

…………………………………………………………………………………石黒　隆　70

骨折部の適合性が得られ，立位での振り子運動が可能なものに対して受傷後1週から積極的に下垂位での振り子運動を行った．本法により良好な可動域と骨癒合が獲得されている．

②手術療法…………………………………………………………………井上尚美　78

高齢者における上腕骨近位部骨折に対する髄内釘骨接合術では，ネイル挿入前に整復位を獲得し保持すること，ネイルで骨頭骨片を把持することが重要である．

3．前腕骨骨折

1）前腕骨骨折・脱臼（両前腕骨骨折・Monteggia脱臼骨折・Galeazzi脱臼骨折）

……………………………………………………………………………中村俊康　89

前腕骨の骨折・脱臼の中で治療が難しいのは，両前腕骨骨折とMonteggia脱臼骨折・Galeazzi脱臼骨折である．本項ではこれらの骨折・脱臼骨折について詳述した．

2）高齢者の橈骨遠位骨折

①保存療法……………………………………………………………………高畑智嗣　96

橈骨遠位骨折に対する積極的で丁寧な保存療法は成績良好であり，手術を望まない患者の期待に応えるものである．

②手術療法─掌側ロッキングプレートを用いた治療─

……………………………………………………高井盛光，長田伝重，玉井和哉　104

掌側ロッキングプレートを用いた橈骨遠位骨折の治療について詳述した．

4．手根骨・中手骨の骨折………………………………………………………長田伝重　111

舟状骨骨折，有鉤骨鉤骨折，中手骨骨幹部・頚部骨折における診断のポイントや注意点を述べ，各種保存的治療あるいは手術的治療法を紹介し，そのポイントや注意点，落とし穴についても解説した．

5．高齢者の脊椎椎体骨折

1）保存療法……………………………………………………………………浦山茂樹　119

早期診断に重要である体動時痛の特徴を述べた．保存治療として硬性コルセットおよび体幹ギプスの作製法，さらに反張位整復とその後の反張位ギプス固定法について記載した．

2）手術療法……………………………………………………………………豊根知明　127

骨粗鬆症性椎体骨折の手術治療を成功に導くためには，病態にあった適切な術式を選択し，インプラントの折損や脱転を防ぐための様々な技術を駆使していく必要がある．

6. 骨盤輪骨折 ……………………………………………………………… 白濱正博　135
　　骨盤輪骨折は急性期の迅速な TAE, 創外固定等による処置が要求され, 循環動態安定後は骨盤輪後方要素の損傷程度を適切に判断し, 骨折型に適した固定法が必要となる.

7. 寛骨臼骨折 ……………………………………………………………… 澤口　毅　145
　　寛骨臼骨折では画像診断に基づいて骨折型を正確に診断, 適切な手術アプローチを選択し, 関節面の完全な整復と強固な固定を行う必要がある.

8. 高齢者の大腿骨近位部骨折
　1）大腿骨頚部骨折 ……………………………………………………… 南澤育雄　155
　　骨粗鬆症を基盤としており, 外傷機序が明らかでないこともある. 年齢, 全身的, 社会的なことなどを考慮に入れ, 骨折部の情報から骨癒合する可能性が高いか否かを判定し, 骨接合術か人工物置換術を選択すべきである.

　2）大腿骨転子部骨折 …………………………………………………… 市村和徳　164
　　高齢者大腿骨転子部骨折の手術治療, 骨折部の整復方法, 術後リハ, 手術前後の内科疾患合併, 手術後の予後, 退院後の介護について概説した.

9. 大腿骨骨幹部骨折
　1）大腿骨転子下・骨幹部骨折 ………………………………………… 生田拓也　171
　　大腿骨骨幹部骨折に対する手術的療法としては髄内釘が第一選択となる. 大腿骨転子下骨折の場合, plate 固定を選択したほうが骨折部の整復も含め, 手術が行いやすい場合が少なくない.

　2）人工股関節ステム周囲骨折 ………………………………… 馬場智規, 一青勝雄　179
　　人工股関節ステム周囲骨折は, ステムの緩みの判断が重要で, 骨折部とステムの安定性を同時に得ることが必要である.

10. 大腿骨顆部・顆上骨折の治療 ……………………………… 大塚　誠, 田中　正　185
　　低侵襲で強固な固定が可能な治療法であるロッキングプレートによる MIPO や, 逆行性髄内釘の適応, 手技の実際, ピットフォールなどについて紹介する.

11. 人工膝関節周囲骨折の治療 …………………………………………… 佐藤　徹　194
　　人工膝関節周囲骨折に対する骨接合術は TKA (total knee arthroplasty) に使用されるインプラントの変遷とロッキングプレートの開発とともに大きな変貌を遂げた. 新たな治療の利点とそれに伴う注意点を症例を呈示して具体的に詳細する.

12. 膝蓋骨骨折 ……………………………………………………………… 森川圭造　203
　　膝蓋骨骨折は種子骨の骨折であるが, 同時に膝蓋大腿関節の関節内骨折でもある. その解剖学的特徴を持つ本骨折に対し, 手術療法における手技について紹介する.

13. 脛骨プラトー骨折 ……………………………………………………… 南里泰弘　210
　　本骨折は軟部組織損傷の評価が重要であり, 時に待機手術となる. 骨折部の評価には CT-scan が必須であり, 膝関節面の解剖学的整復と脛骨軸のアライメントの整復固定が重要である.

14. 脛骨骨幹部骨折

1）保存療法 ……………………………………………………………日下部虎夫　220

成人の脛骨骨幹部骨折の治療は手術療法が選択されることが多く，ギプス固定による保存療法の適応はかなり限られる．その治療手技の難易度は手術療法と大差がなく，その適応とギプス固定による保存療法の正しい技術の習得が治療結果に大きく影響する．

2）手術療法 ………………………………………………………………土田芳彦　227

関節近傍を含めて多くの脛骨骨幹部骨折は髄内釘にて固定する．良い整復位獲得のために，bloking screw や unicortical plate の使用や上膝蓋骨アプローチからの挿入が有効である．

15. 足関節部骨折（果部骨折，脛骨天蓋骨折） ……………………長谷川 惇　235

足関節果部骨折は後果骨折，外果骨折，内果骨折の順に整復し，時に脛腓間を固定する．脛骨天蓋骨折は最大尖足位にて各々の関節骨片を距骨関節面に合わせて整復する．

16. 踵骨骨折・距骨骨折 ……………………………………瀬戸信一朗，椎木栄一　243

踵骨骨折に対する外側 J 字小皮切プレート固定は良好な術野が確保できるうえ，皮膚壊死を生じにくい．距骨骨折に対する内固定法とともに術式，合併症について述べた．

17. 足部の脱臼・骨折 ………………………………………………………白仁田 厚　252

足部の多彩な骨折脱臼について記述した．診断に CT は必須である．High energy 損傷では創外固定の併用も考慮し，常にコンパートメント症候群の合併を考えておく必要がある．

KEY WORDS INDEX …………………………………………………………………… 269

○ ○ ○ ○ ○ ○　執筆者一覧　○ ○ ○ ○ ○ ○

編　集

糸満　盛憲　　九州労災病院，院長
戸山　芳昭　　慶應義塾大学整形外科，教授

執筆者（執筆順）

渡部　欣忍　　帝京大学整形外科，准教授
吉田　健治　　聖マリア病院，副院長
新藤　正輝　　帝京大学医学部附属病院外傷センター，教授
平野　貴章　　聖マリアンナ医科大学整形外科
別府　諸兄　　聖マリアンナ医科大学整形外科，教授
中野　哲雄　　公立玉名中央病院，企業長（病院長）
内野　正隆　　北里大学北里研究所メディカルセンター病院整形外科，臨床准教授
糸満　盛憲　　九州労災病院，院長
長野　博志　　香川県立中央病院整形外科，主任部長
金　　郁喆　　京都府立医科大学整形外科，准教授
石黒　　隆　　いしぐろ整形外科，院長
井上　尚美　　東北労災病院整形外科，部長
中村　俊康　　慶應義塾大学整形外科，専任講師
高畑　智嗣　　上都賀総合病院整形外科，部長
高井　盛光　　獨協医科大学整形外科，講師
長田　伝重　　獨協医科大学日光医療センター整形外科，教授
玉井　和哉　　獨協医科大学整形外科，教授
浦山　茂樹　　水野記念病院整形外科，部長
豊根　知明　　帝京大学ちば総合医療センター整形外科，教授
白濱　正博　　久留米大学整形外科，准教授
澤口　　毅　　富山市民病院整形外科・関節再建外科，部長
南澤　育雄　　長野市民病院整形外科，科長
市村　和徳　　西能病院，副院長
生田　拓也　　熊本整形外科病院，副院長

馬場　智規	順天堂大学浦安病院整形外科・順天堂大学整形外科
一青　勝雄	順天堂大学浦安病院整形外科，教授
大塚　　誠	君津中央病院整形外科，部長
田中　　正	千葉市立青葉病院，院長
佐藤　　徹	国立病院機構岡山医療センター整形外科，医長
森川　圭造	森川整形外科医院，院長
南里　泰弘	富山県厚生連滑川病院，副院長
日下部虎夫	京都第二赤十字病院，院長
土田　芳彦	札幌徳洲会病院整形外科外傷センター，センター長・副院長
長谷川　惇	東前橋整形外科，院長・足の外科センター長
瀬戸信一朗	山口大学整形外科
椎木　栄一	山口県立総合医療センター整形外科，部長・人工関節センター副センター長
白仁田　厚	九州労災病院整形外科，第2整形外科部長

達人が教える
外傷骨折治療

I. 骨折治療総論

達人が教える外傷骨折治療

I. 骨折治療総論

1. 骨折治療とバイオメカニクス

Abstract

　骨折を固定する場合には，「骨折部の安定性」と「固定材料の安定性」の2つの安定性を念頭に置く必要がある．「骨折部の安定性」は，外力に対する骨折部の変形量の大きさで定義され，AO法の理論では，絶対的安定性，相対的安定性，不安定性の3つに大別される．骨片の整復状態とインプラントの剛性が，「骨折部の安定性」を決める重要な因子となる．骨折部に加わる剪断力を制御することが，順調な骨癒合を獲得するための必要条件となる．髄内釘では，髄腔とネイルとの間の"あそび"を制動することが肝要であり，そのためには横止めスクリューの数を増やし，空間的ねじれの位置に横止めスクリューを配置する必要がある．「固定材料の安定性」は，インプラントと骨とのインターフェイスが破綻する外力の大きさで定義される．ロッキング・プレートは，「固定材料の安定性」で従来型プレートを凌駕している．ロッキング・プレートを使用する場合には，プレートスパン比，スクリュー密度だけでなくスクリュー配置にも注意を払わねばならない．

Key words

固定（fixation），生体力学（biomechanics），安定性（stability）

2つの安定性～「骨折部」と「固定材料」の安定性～

　プレート固定，髄内釘固定，創外固定の違いにかかわらず，骨折を固定する場合には，常に「2つの安定性」を考えなければならない．1つは「骨折部の安定性」であり，もう1つは「固定材料の安定性」である．この2つを統合したものが，「骨折部の固定性」になる．前者は，外力（曲げ，引っ張り，圧縮，剪断，ねじり）に対する骨折部の変形量の大きさで定義でき，後者は骨とインプラントのインターフェイスが破綻される外力の大きさで定義できる．本項では，まず，プレートと髄内釘について骨接合術のバイオメカニクスの基礎について概説する．

プレート固定のバイオメカニクス

1. プレート固定における「骨折部の安定性」

　骨の表面に設置されたプレートの剛性（材料としてのたわみにくさ）に頼って，骨折部の動き（圧縮，引っ張り，曲げ，剪断）を制動するのがプレートの固定原理である[1]．

　骨折を固定するプレートは，そのメカニズムから，①圧迫型プレート（従来型プレート）と，②ロッキング型プレートとに分けることができる[1]．ここでいう"圧迫型"とは，スクリューによりプレートを骨に圧迫（密着）させることではじめてプレートの剛性が骨片の固定力として有効に機能するプレートという意味であり，dynamic compression plateにおける"compression（骨片間の圧迫）"の意味とは異なる．また，圧迫型プレートは従来から用いられてきたプレートという意味で，con-

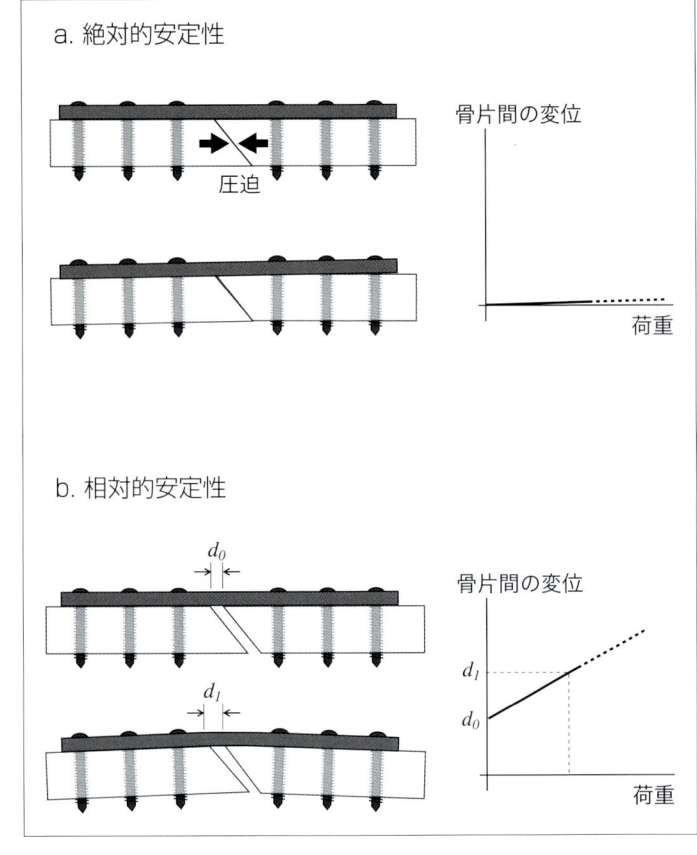

図 I-1 絶対的安定性固定と相対的安定性固定の概念図
絶対的安定性固定では，骨片間に圧迫力が加わっているので外部から荷重負荷を受けた場合には，プレートと骨とが一体となって変形する．骨片間の変位はほとんど生じない(a)．相対的安定性固定では，骨片間の隙間 d_0 はプレートの変形量に比例して拡大あるいは縮小する(b)．

ventional plate あるいは traditional plate とも表記される．

1）骨片の整復状態

AO法の理論では，「骨折部の安定性(stability)」を荷重が負荷された状況での骨片間の変位(displacement)の大きさと定義している[2]．ここでいう「骨折部の安定性」は固定後の安定性を意味し，絶対的安定性(absolute stability)，相対的安定性(relative stability)，不安定性(instability)の3つに分類している．「絶対的安定性」固定とは，日常生活で加わる程度の荷重では，骨折面がほとんど変位しない(ずれない)固定(図I-1-a)，「相対的安定性」固定とは，骨折治癒を妨げない程度の変位を外部から加わる荷重量に比例して骨片間に生じる固定(図I-1-b)とそれぞれ定義されている[2]．

荷重負荷に対する骨片間の変位量が大きすぎて，骨癒合を妨げるような固定が不安定性(instability)固定となる．要するに，単位荷重量に対する骨折部の変位量の大きさにより，絶対的安定性，相対的安定性，不安定性の3つに分けられているのだが，その絶対量の範囲については規定されていない．

ごく単純化すると，絶対的安定性と相対的安定性との相違は，骨片間が圧迫固定されているかどうかの相違である．どの程度の圧迫力があれば絶対的なのかという定義はないが，少なくとも骨片間を圧迫させる手技を用いていない状態はすべて相対的安定性固定となる．相対的安定性の定義で，「外部から加わる荷重量に比例した変位を骨片間に生じる」とは，何を意味するのか？金属材料は弾性域内では荷重と変位は線型関係にあるので，相対的安定性とはプレートの剛性だけで骨折部の動きが制動されている状態と同義である(図I-1-b)．①骨片間が密着していない，②プレートが弾性域内で使用されている，③プレートと骨との間のインターフェイスが破綻していない，という3つの条件がそろい，かつ骨癒合を妨げない骨片間の動きがある場合が，相対的安定性固定であるといえる．一方，絶対的安定性固定では，日常生活でかかる荷重では，金属材料の弾性変形は少なく骨片間の動きもほとんどないという固定である(図I-1-a)．骨片間の圧迫固定によって，金属の荷重分担を減少させることで，この状態が達成できる．

不安定性固定とは，上記3条件のうち，②あるいは③が達成されない状態，あるいは3条件を満たしていても骨癒合を妨げる骨片間の動きが残っている場合である．例えば，剛性の小さすぎる細いプレートを用いた場合には，荷重負荷によりプレートは塑性変形を生じて変形したり破損したりする．また，十分な剛性のプレートが用いられていても，プレート長が短かったりスクリューが効

かなかったりした場合には骨とプレートの間のインターフェイスが容易に破綻し骨折部がグラグラになってしまう．このような状態が不安定性固定である．

2）プレートの剛性

「骨折部の安定性」を規定するもう1つの重要な因子は，プレートの持つ力学的特性である．初期固定力には，プレートの剛性が特に重要である（強度ではない）．剛性とは，外力に対する変形のしにくさを意味する．プレートの剛性は，材質と形状により決まる．

チタン合金の縦弾性係数（Young率）はステンレス鋼の約1/2なので，同一形状のプレートを用いた場合，チタン製プレートの初期固定力はステンレス製プレートの半分になる．チタン製プレートは，初期固定力ではステンレス製プレートより劣る[1)3)]．内固定材料の多くは，チタン合金製材料になってきているが，これは力学的にチタン合金がステンレス鋼より優れているわけではなく，耐食性，生体適合性，制菌性の点で優れていることによる．ただし，生体適合性の良さは，チタン製内固定材の抜去困難という別の問題もある．

同一材料における，プレートの曲げ剛性は断面二次モーメントにより規定される（図I-2）．スクリューホールを無視すると，幅hで厚さがbのプレートの断面二次モーメントは$bh^3/12$であり，矢状面での剛性はプレート幅，前額面での剛性はプレートの厚さがより大きく影響する．また，スクリューホール部分は，プレートの断面積が減少していることと，形状の急激な変化があり応力集中しやすいことから，力学的な弱点となる[1)3)]．

従来型プレートであってもロッキング・プレートであっても，「骨折部の安定性」そのものは骨折部を架橋する金属材料の力学的特性に依存しているので，両プレート間で大差はない．ロッキング・プレートによる固定力の向上は，次の「固定材料の安定性」に基づくものである．

$$I_x = \int y^2 \, dA \quad (x\text{軸に関する断面二次モーメント})$$
$$I_y = \int x^2 \, dA \quad (y\text{軸に関する断面二次モーメント})$$

断面形状　　断面二次モーメント

$$I = \frac{bh^3}{12}$$

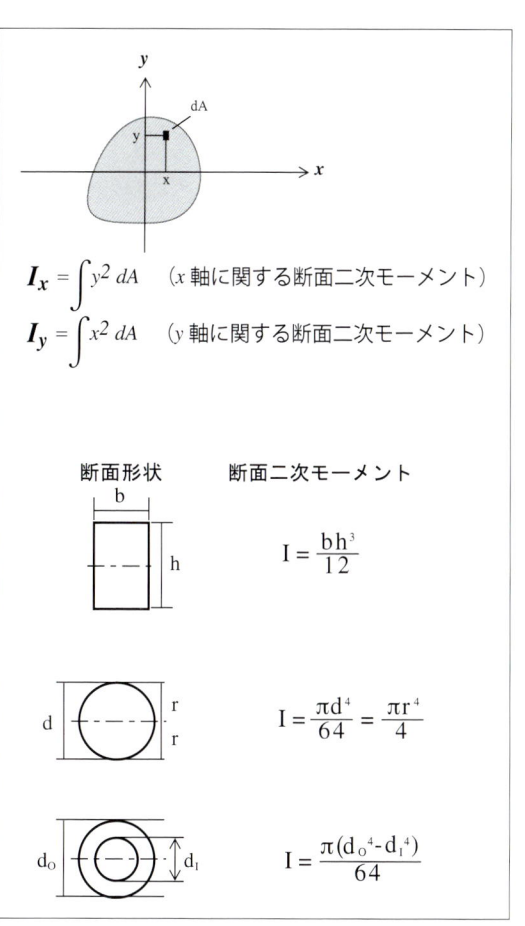

$$I = \frac{\pi d^4}{64} = \frac{\pi r^4}{4}$$

$$I = \frac{\pi(d_o^4 - d_i^4)}{64}$$

図I-2　断面形状と断面二次モーメント
曲げモーメントに対する変形のしにくさを示す指標が断面二次モーメントである．座標系はどこにとってもいいが，通常は図心（≒重心）を通る軸周りについての値を用いる．

2．プレート固定における「固定材料の安定性」

ロッキング・プレートと従来型プレートとの根本的な違いは，プレートと骨とのインターフェイスの力学的安定性の違いである．

1）従来型プレートの場合

従来から使用されてきた圧迫型プレートでは，「スクリューを締めつけるとプレートが骨の表面に押しつけられて，圧迫力が生じる．このようなプレート固定では，プレートと骨との間の摩擦力の大きさにより安定性が決まる[2)]」．一般に静摩擦力は垂直抗力に比例する．従来型プレート固定では垂直抗力はスクリューによる圧迫力とほぼ同義なので，プレートと骨との間の摩擦力の大きさはスクリューによる圧迫力の大小により規定される．AO法の理論では，「プレートと骨との間の摩

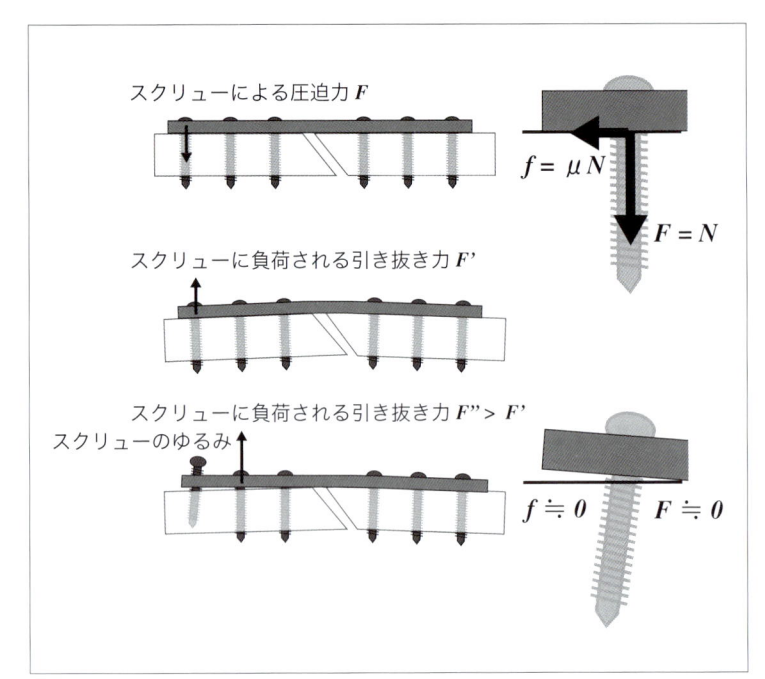

図 I-3 従来型プレートにおけるスクリューのゆるみ方

スクリューによりプレートは骨に圧迫力 F を与えられる．F は垂直抗力 N となり，プレートと骨との間の摩擦力（μN）を与える．プレートが変形すると，弾性によりスクリューに引き抜き力 F' が働く．F' が F より大きくなると，スクリューはゆるむ．1 本のスクリューがゆるむと他のスクリューも順次ゆるむ．

擦力より大きな外力が加わると，プレート−骨のインターフェイスにすべりが生じて固定が破綻する[2]」と記載されている．表現としては間違いではないが，わかりにくいので説明する．

身体活動で四肢に外力が負荷されたときにプレートは変形する．変形のしにくさで骨折部を安定化させているのであるが，変形したプレートは元に戻ろうとし，このときにスクリューには引き抜き力がもたらされる[1]．引き抜き力が大きくなって，スクリューと骨との間のインターフェイスが破壊されるとスクリューがゆるむ（図 I-3）．スクリューがゆるむとプレートと骨との間の圧迫力が低下し，プレートと骨との間の摩擦力が低下して固定が破綻するということである．

従来型プレートでは，1 本のスクリューがゆるむと，他のスクリューへの荷重分担が大きくなり，順次，骨とスクリューとのインターフェイスが破綻していく．インターフェイスの破綻は，骨折部の不安定性をもたらし治療は失敗に終わる．

2）ロッキング・プレートの場合

スクリューの"機能破綻（ゆるみ）"には，pull out, slide, toggle の 3 つのモードがある[1]．従来型プレート固定で，スクリューがゆるむと，プレートとスクリューとの間に微小な相対往復すべり運動が大きくなる．これをフレッティング（fretting）運動[3]といい，フレッティング摩耗とフレッティング疲労を生じさせ，ときにスクリューの破損が発生する．

これに対して，ロッキング・プレートのスクリューはスクリューヘッドの部分でプレートに拘束されている．プレートとスクリューとが一体化して，システム全体で骨折部を固定するため，プレートと骨との間の圧迫力に頼ることなく骨折部を固定する仕組みになっている．ユニラテラル型創外固定を骨にできるだけ近づけたような状態と考えれば良い．創外固定のハーフピンがスクリューに，連結ロッドがプレートに，ピンクランプがスクリューヘッドとプレートとの連結機構に該当する．

ロッキング・システムにおけるスクリューの特徴は，pull out, slide, toggle によるスクリューのゆるみが生じにくいことである[1]．スクリューとプレートとの間の拘束力より大きな外力が負荷されないと，pull out, slide, toggle は生じない．要するにプレートとスクリューの空間的位置関係が破綻しにくい．これを角度安定性（angular stability）という．同一骨片内に配置されたスクリューの刺入方向が空間的に拡散・収斂・ねじれの位置にあると，骨に対するスクリューの引き抜き強度が著しく高くなるのも特徴である[1]．これらの利

点により，ロッキング・プレートは脆弱骨の骨折に対して従来型プレートより理論的に有利であると考えられている．

従来型システムでは，1本のスクリューがゆるむと，隣接するスクリューに大きな力学的負担をもたらしていた．一方，ロッキング・システムでは，1本のスクリューのゆるみによる荷重負担増加はシステム全体で吸収され，従来型プレートにみられるようなスクリュー破綻のカスケード現象が生じにくい．ロッキング・プレートでも，複数のスクリューが平行刺入されていると，骨からの引き抜きによるプレートの脱転は生じることはあるが，一般的にはロッキング・プレートにおけるスクリューの破綻は，スクリューヘッドとプレートとの連結部およびその近傍への曲げ負荷あるいはプレートとスクリューとの連結部におけるフレッティング疲労による折損である．

3）スクリュー配置とロッキング・プレートにおける2つの安定性の関係

AO法の理論では，ロッキング・プレートの長さとスクリューの位置関係について，「プレートの最適な長さは，プレートスパン比（プレート長／骨折部全体の長さ）とプレートスクリュー密度（挿入したスクリューの本数／プレート孔の数）の2つから求める．経験的には，粉砕骨折（多骨片骨折）ではプレートスパン比を2：1もしくは3：1以上とし，単純骨折では8：1，9：1，10：1以上とすべきである．また，プレートスクリュー密度は，0.5～0.4になるようにする[2]」と記載されている．

ロッキング・プレートに限らずプレートによる固定では，骨折部に最も近いスクリュー間の距離（l_n）が骨折部の安定性を規定する重要な因子になり，骨折部とプレート両端のスクリューまでの距離（l_f）（プレート長とほぼ同義）が骨とプレートのインターフェイスの安定性を規定する重要な因子になる（図I-4）．l_nが短いほど「骨折部の安定性」は増し，l_nが長いほど「骨折部の安定性」は低下する．一方，l_fが長いほど，プレート両端のスクリューにかかる単位荷重当たりの荷重は小さくなり，プ

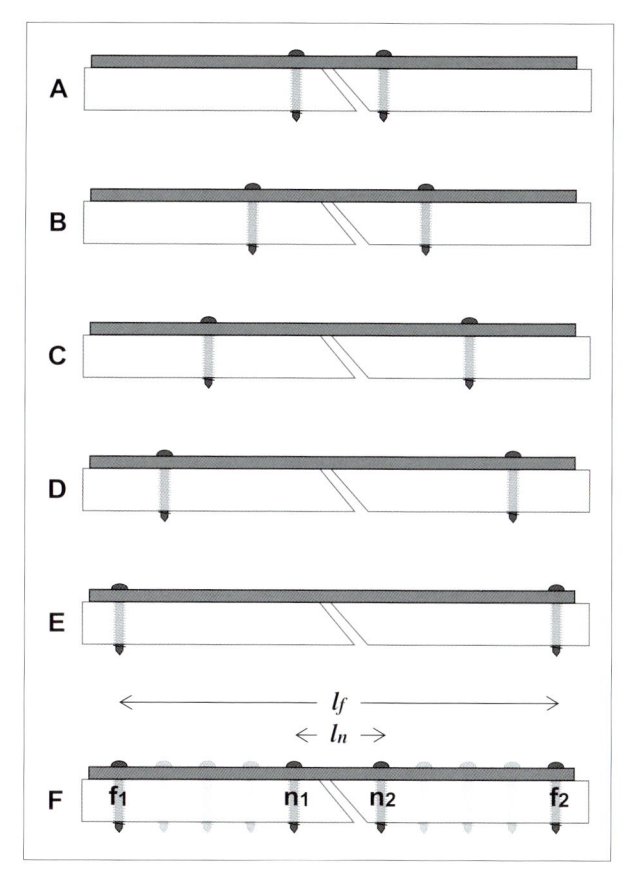

図I-4 スクリュー配置と安定性
仮想的に主骨片をそれぞれ1本のスクリューで固定した状況を考える．「骨折部の安定性」は，架橋しているプレートの長さに反比例するので，A＞B＞C＞D＞Eの順により安定である．同じ曲げ負荷がかかった状況では，スクリューへの引き抜き力の大きさは骨折部からスクリューまでの距離に反比例する．したがって「プレートの安定性」は，E＞D＞C＞B＞Aの順に安定である．

レート-骨インターフェイスは破綻しにくくなる．それ以外の位置のスクリューは，「骨折部の安定性」「プレートの安定性」の両方に影響するが，その役割分担は骨折部との距離に依存する．すなわち，骨折部に近い位置に配置されたスクリューはより「骨折部の安定性」に寄与し，遠い位置に配置されたスクリューはより「プレートの安定性」に寄与する（図I-4）．MIPO法の技術が発達した結果，プレート長と同じ長さの皮切を加えなくてもプレートを設置できるようになった[4]．さらに正確なcontourを要しないロッキング・プレートでは[5]，従来型プレートよりも長いプレートを容易に使用できるようになり，この点からも「プレートの安定性」が改善された．

「骨折部の安定性」と「プレートの安定性」とは，プレート長とスクリュー配置の関数で表現できる．プレート長は解剖学的な限界があるので，骨癒合にとって最適な骨折部の安定性を知ることができれば，治療対象の骨折に対しての理想的なスクリュー配置は決まる．上記のプレートスパン比とプレートスクリュー密度についての記載は，経験的にはこの程度が理想に近いということを示した基準にすぎない．特に，「骨折部の安定性」は骨折部近傍のスクリューに影響されるため，プレートスクリュー密度だけでなくスクリュー配置にも注意する必要がある．

髄内釘固定のバイオメカニクス

1．髄内釘固定における「骨折部の安定性」

骨の髄腔に設置されたプレートの剛性（材料としてのたわみにくさ）に頼って，骨折部の動き（圧縮，引っ張り，曲げ，剪断）を制動するのが髄内釘の固定原理である[1)3)]．現在は，骨折部での短縮と回旋を制動する目的で，横止スクリューで釘と骨を固定するインターロッキング・ネイルを用いる．

1）曲げ負荷に対する骨折部の安定性

髄内釘固定により獲得できる「骨折部の安定性」は，ほとんどの状況下で相対的安定性固定である．主骨片間に強い圧迫力をかけながら髄内固定したとしても，骨折部から横止めスクリューまでの距離が長いので，プレート固定のような絶対的安定性固定になることは少ない．

荷重が負荷されたときの骨折部でのネイルの変形は，骨折断端部から最も近い位置の横止めスクリューまでの距離によっても変化するが，特殊な機種以外では，横止めスクリューの位置はネイル長により決定されてしまうため，人為的に制御できない．したがって，曲げ負荷に対する骨折部の安定性を制御する一番重要な因子はネイル径となる．ネイルと髄腔との間に機能的な"あそび"がないという仮定で考えると，曲げ負荷に対する骨折部の安定性は，髄内釘の構造特性（structural properties）に依存し，金属材料としてのネイルの材料特性と形状により規定される．外部から加わった荷重量に比例してネイルが変形する分量だけ骨片間が変位する．

ネイルの外径を d_o，内径を d_i とすると中空性円柱の断面二次モーメントは，$\pi(d_o^4 - d_i^4)/64$ である（図 I-2）．おおむねネイル外径の4乗に比例すると考えても大きな問題はない[1)3)]．直径10 mmのネイルの曲げ剛性を基準にすると，曲げ剛性は11 mm で約1.5倍，12 mm で約2倍，13 mm で約3倍となり，これはそのまま曲げ負荷に対するネイルの制動力になる．

2）剪断負荷に対する骨折部の安定性

骨折部への剪断力は，骨折治癒にとって最も悪影響を及ぼす負荷であることは疑う余地がない[6)7)]．骨折部に加わる剪断負荷をできる限り制動することは，順調な骨癒合を得るための必要条件である．

骨折部に回旋力が働かない場合，プレート・髄内釘に関係なく，骨折部の剪断力は金属材料の剪断弾性係数と形状により決まる[1)5)]．太いネイルを使用するほうが骨折部の剪断力を制動する能力が高い．また，髄内釘と髄腔との間の"あそび"の大きさは，骨折面における剪断力の大小に直接影響し[1)]，この点からも太い径のネイルを使用して"あそび"を減らす方が剪断力をより制御できる（図 I-5）．

骨折部に回旋力が働く場合，骨片間の断面内に平行な力が作用するので，骨折部に剪断力が負荷される．プレート固定と比べた場合，髄内釘固定では，①回旋を制御するための横止めスクリューの位置が骨折部から遠く，本数も少ない，②インプラントと骨との間の摩擦力が弱い，③インプラントが長管骨の骨軸に近接していて回りやすい，という特徴がある．この3点は，いずれも骨折部の回旋制御にとっては不利に働く要因である．特に，大腿骨骨幹部骨折で最狭部から遠位の骨折（infra-isthmal fracture）では，髄腔とネイルとの間の摩擦力による回旋の制動がほとんど期待できないため，髄内釘固定は骨癒合にとって不利になる[8)]．これを克服するために，①横止めスクリューの数を増やす（図 I-6），②スクリュー同士の配置

を空間的ねじれの位置にする(図 I-7),③スクリューとネイルをロックするという機能が,近年開発されている髄内釘には付与されている[8].さらには,Poller screwの併用も有効な方法である.

2.髄内釘固定における「固定材料の安定性」

髄内釘固定は長管骨内の長い距離をスプリントできるため,固定材料の安定性にすぐれている.このため,脆弱骨の骨折に対しても有用な固定法の1つとなっている.髄内釘と骨とのインターフェイスの破綻は,横止めスクリューの折損という形で遭遇するのが普通である.

インターロッキング・ネイルでは,横止めスクリューは骨折部の短縮と回旋を制動するために大きな負荷を受ける.骨片間に十分な圧迫力が加わっていない場合には,軸圧荷重の多くは横止めスクリューが受けもつことになる.ネイルとスクリューとの間に微小な相対往復すべり運動(フレッティング運動)の結果,フレッティング摩耗とフレッティング疲労を生じさせてスクリューの破損が発生する[3].スクリュー径を大きくすることや,スクリューとネイルをロックするシステムを用いることは,固定材料の安定性を向上させる

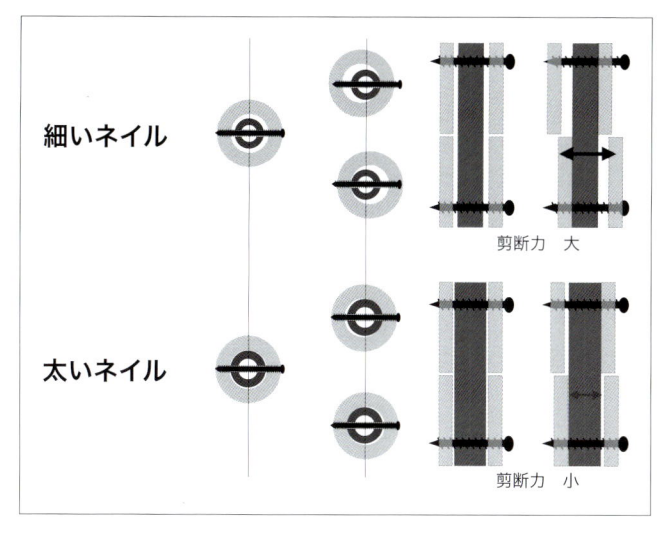

図 I-5 髄内釘の太さの影響
横止めスクリューが平行刺入されている場合,ネイルと骨片との間に横揺れが生じる.横揺れは骨折部に剪断力をもたらす.太い径のネイルを用いると髄腔内でのネイルの"あそび"が少なくなり,剪断力を軽減できる.

方法の1つである.

遷延癒合と偽関節のバイオメカニクス

1.骨癒合の定義

遷延癒合は「骨折部の組織に再生反応が存在するものの,常識的には骨癒合すると信じられている時期を過ぎても骨癒合しない状態」,偽関節は

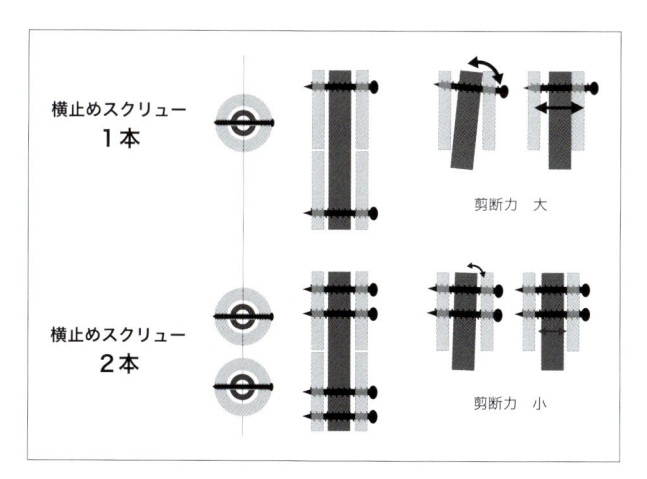

図 I-6 横止めスクリューの数の影響
ロッキング機構のない横止めスクリューでは,スクリューとネイルの間のわずかな"あそび"によってもネイルと髄腔の間に横揺れが生じる.複数の横止めスクリューを挿入することで,骨折部への剪断力を軽減できる.

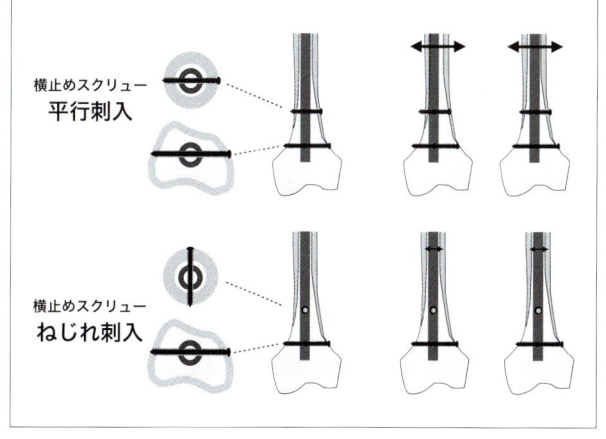

図 I-7 横止めスクリューの配置の影響
複数の横止めスクリューを刺入する場合でも,平行刺入では骨片の横揺れを防止できない.ねじれの位置にスクリューが配置されると,ネイルと骨との間の"あそび"は少なくなり,骨折部での横揺れが制動できる.

		生物活性（血行）	
		良好	不良
固定性	良好	骨癒合	Atrophic nonunion
	不良	Hypertrophic nonunion	Atrophic nonunion

Hypertrophic nonunions
- Elephant foot type
- Horse foot type

Atrophic nonunions
- 低形成型
- 壊死型
- 欠損型
- 萎縮型

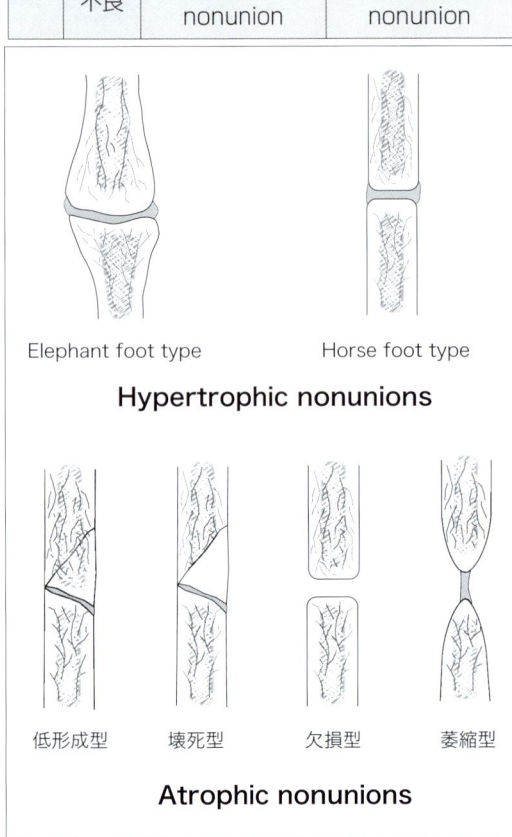

図 I-8　偽関節のタイプ
Hypertrophic nonunions, avascular nonunions (normotrophic nonunions), atrophic nonunions の3つに分けることもあるが，avasucular nonunions と atrophic nonunions は X 線写真ではほとんど鑑別不能であり，わかりにくい．Hypertrophic nonunions＝hypervascular nonunions, atrophic nonunions＝avascular nonunions と考えるほうがわかりやすい．

「骨折部の組織の再生反応が鎮静化して，治癒機転がなくなった状態」と定義される[9]．軟部組織損傷の程度や選択された治療法の相違があるので，個々の骨折に対する常識的な骨癒合期間そのものを客観的に決定することは難しい．加えて，現行では骨癒合の程度を確実に評価する方法がないことも問題である．骨癒合評価において，侵襲が低くかつ，簡便で繰り返し行える検査法は，事実上，X線単純写真しかない．

長管骨の骨幹部骨折では，正側2方向のX線写真で主骨片間の4つの骨皮質断端のうち3つに骨性架橋が確認できる場合や骨折線の消失により骨癒合を判定するのが一般的である[10]．単純な横骨折ではこのような評価法で判定できるが，らせん骨折や粉砕骨折，あるいは内固定後の骨折では，この評価法を適用できる場合は限られている．動物実験の結果からは，X線写真読影による骨癒合評価では骨折部の強度の60〜80％程度しか説明できない[11]ことが示されているし，臨床例の検討からもバラツキが大きい[12]．

2．偽関節の原因と分類

偽関節の原因には，全身的要因と局所的要因がある．全身的要因としては，栄養状態，共存疾患，嗜好（喫煙やアルコールなど）などが挙げられる[13]．局所的要因としては，軟部組織損傷，感染，骨折型，整復後のギャップの大きさ，固定性などが挙げられる[13]．偽関節発生の局所的な要因は，骨折部の固定性と生物活性という2つの因子で規定される．それぞれの因子の有無で2×2の分割表で考えると良い（図 I-8）．

長管骨骨折後の偽関節は，X線単純写真での形態学的分類として hypertrophic nonunions と atrophic nonunions に分ける Weber & Cesh の分類[4]が有名である（図 I-8）．Hypertrophic nonunions は，hypervascular nonunions とも呼ばれ，仮骨が旺盛に形成され，生物活性（血行）がある偽関節で，固定力不足が主たる原因である．Atrophic nonunions は，avascular nonunions とも呼ばれ，仮骨形成が乏しい偽関節で骨折断端は先細りしているか，骨硬化しているのが普通である．固定性の良悪にかかわらず，生物活性（血行）が乏しい偽関節である．

偽関節部の可動性を基準にした分類として Paley の分類[15]がある．偽関節部の可動性が5°未満のものを stiff nonunions，5〜20°のものを partially mobile nonunions，20°を越えるものを flail nonunions と定義している．固定材料があるとこの分類は用いられないので，抜去後の評価になる．

概ね stiff nonunions は hypertrophic nonunions と，flail nonunions は atrophic nonunions に対応していると考えれば良い．

3．力学的負荷と偽関節発生の関係

力学的負荷と骨癒合との関係の古典的な概念は，骨片間に形成される組織は骨片間に加わるひずみにより規定されるという Perren の inter-fragmentary strain theory[16]である．骨片間のギャップを G，変位を d とするとひずみ量 ε（％）は d/G となる．骨片間に形成される組織は，

$\varepsilon = d/G \leqq 100\%$　　肉芽組織
$\varepsilon = d/G \leqq 10\%$　　線維組織
$\varepsilon = d/G \leqq 2\%$　　骨組織

となる．しかし，骨癒合の過程で形成される組織の力学的特性は刻々と変化するために，この単純な理論で説明できることは限定的であると考えられるようになった．

臨床的には，内固定法を行った時点で，骨折部への力学的環境の大部分が決まってしまう．手術を終えた後にコントロールできるのは，患肢の荷重量だけである．したがって，骨折部にどの程度の安定性を与えるのが骨癒合にとって至適であるかを考えなければならない．よく計画された動物実験の結果からは，骨折部の安定性は，軸方向や曲げ方向に関しては至適な固定力が存在する（強すぎても弱すぎてもよくない）ことが明らかになっている[7]．一方で，剪断に関しては，できるだけ制御する（できるだけ強くする）のが骨癒合にとってよい影響を与えることが知られている[6)7)]．

（渡部　欣忍）

参考文献

1) 渡部欣忍：骨折固定のバイオメカニクス：プレート，横止め髄内釘，創外固定．骨折治療の要点と盲点．松下　隆編．7-13，文光堂，2009．
2) Buckley R, Gautier E, Schütz, et al：Internal Fixators, Concepts and Cases using LCP and LISS. Thieme, New York, 2006.
3) 渡部欣忍，常岡秀行，横山敦士：骨折のバイオメカニクス必須知識．関節外科．**21**：24-33，2003．
4) 小林　誠：プレート固定の基本手技．骨折治療の要点と盲点．松下　隆編．50-55，文光堂，2009．
5) 渡部欣忍，西澤　祐，小林　誠ほか：偽関節・変形治癒骨折：ロッキングプレートを用いた治療．関節外科．**29**：90-99，2010．
6) Augat P, Burger J, Schorlemmer S, et al：Shear movement at the fracture site delays healing in a diaphyseal fracture model. J Orthop Res. **21**：1011-1017, 2003.
7) Epari DR, Kassi JP, Schell H, et al：Timely fracture-healing requires optimization of axial fixation stability. J Bone Joint Surg Am. **89**：1575-1585, 2007.
8) 渡部欣忍，小林　誠，松下　隆：大腿骨骨幹部骨折に対する髄内釘固定後偽関節：Case-control study による発生因子の検討．骨折．**32**：782-785，2010．
9) 渡部欣忍，竹中信之：遷延癒合・偽関節．救急医学．**33**：907-912，2009．
10) Bhandari M, Guyatt GH, Swiontkowski MF, et al：A lack of consensus in the assessment of fracture healing among orthopaedic surgeons. J Orthop Trauma. **16**：562-566, 2002.
11) Watanabe Y, Nishizawa Y, Takenaka N, et al：Ability and limitation of radiographic assessment of fracture healing in rats. Clin Orthop Relat Res. **467**：1981-1985, 2009.
12) 渡部欣忍，西澤　祐，西澤真理ほか：X 線単純写真で骨折治癒はどの程度評価できるか？　骨折．**29**：1-5，2007．
13) 渡部欣忍：骨折後偽関節．骨折治療の要点と盲点．松下　隆編．250-255，文光堂，2009．
14) Weber B, Cech O：Pseudoarthrosis：pathology, biomechanics, therapy, results. Hans Huber, Berlin, Switzerland, 1976.
15) Paley D, Chaudray M, Pirone AM, et al：Treatment of malunions and mal-nonunions of the femur and tibia by detailed preoperative planning and the Ilizarov techniques. Orthop Clin North Am. **21**：667-691, 1990.
16) Perren SM, Rahn BA：Biomechanics of fracture healing. Can J Surg. **23**：228-232, 1980.

I. 骨折治療総論

2. 開放骨折の評価と初期治療

Abstract

近年，創傷治癒に関する研究の発展，内固定材料の改良，手術手技の進歩により開放骨折に対する初期治療の考え方も大きく変化した．治療方針決定には開放骨折の評価が必要であり種々の分類が報告されているが問題点も多い．現在最も使用されているのは Gustilo 分類でありデブリドマンが終了した段階で評価する．Gustilo type Ⅰ，Ⅱ，ⅢAの一部までは一期的内固定を行うとの考えがあるが，その適応は慎重でなければならない．創閉鎖の時期についても画一的な意見はないのが現状である．最近，陰圧閉鎖療法（NPWT, VAC）の導入により軟部組織損傷の治療に変化をもたらしつつある．さらに fix and flap の概念は開放骨折治療に画期的な変革をもたらすであろう．最近の開放骨折に関する考え方について諸家の報告を中心に解説した．

Key words

開放骨折（open fracture, compound fracture），分類（classification），デブリドマン（debridement），陰圧閉鎖療法（negative-pressure wound therapy；NPWT, vacuum-assisted closure；VAC）

はじめに

開放骨折とは骨折部位が外界と交通しているものと定義され，骨折部周辺の軟部組織と皮膚に損傷を伴う．損傷を受け虚血をきたした組織は血腫に囲まれ，細菌に汚染され，骨折および組織の治癒に不利な環境となり細菌繁殖に対する抵抗性が乏しくなり，必然的に感染，遷延癒合，偽関節のリスクは増大する[1]．治療に際しては開放骨折の種類と程度に応じて適切な処置がなされなければならない．損傷の種類と程度は多岐にわたるため，病態に関して客観的で再現性のある評価を行うことは重要であるが困難な場合も多い．現在，臨床の場で用いられている分類，評価法と初期治療について述べる．

開放骨折の重症度と分類

開放骨折の重傷度分類として現在最も用いられているのは Gustilo 分類である[2]（表 I-1）．Gustilo 分類の重症度と開放骨折の予後には関連性がある．重要なことは初診時には分類が困難な場合があり，初回あるいは複数回のデブリドマンが終了した段階で判断しなければならない．しかし，本

表 I-1　Gustilo 分類（1984）

Type Ⅰ	：1cm 未満の開放創で汚染がほとんどないもの
Type Ⅱ	：1cm 以上の開放創があるが，軟部組織の挫滅が軽度のもの
Type ⅢA	：広範な軟部組織の挫滅あるいは創の大きさには関係なく，高エネルギー外傷によるものであるが，周囲の軟部組織で被覆可能なもの
Type ⅢB	：広範な軟部組織損傷があり，その創から骨膜剥離を伴った骨露出が高度なもの．通常高度な汚染を伴い，軟部組織修復には皮弁形成を要することが多い
Type ⅢC	：修復すべき主要血管損傷を伴う開放骨折

（文献2より引用改変）

表 I-2 骨折における軟部組織損傷分類(AO)

a. 開放骨折における皮膚損傷部(IO)の表記

皮膚損傷 IO(開放骨折)
IO 1　内部からの皮膚裂傷
IO 2　<5 cm の外部からの皮膚裂傷,辺縁の挫傷を伴う
IO 3　>5 cm の外部からの皮膚裂傷,挫傷部の拡大,辺縁部の壊死を伴う
IO 4　かなりの全層の挫傷,剥離,広範囲の開放性デグロービング,皮膚欠損

b. 筋腱損傷における表記

筋／腱損傷(muscle/tendon injury；MT)
MT 1　筋損傷なし
MT 2　限局した筋損傷,一区画のコンパートメントのみ
MT 3　かなりの筋損傷,二区画のコンパートメント損傷
MT 4　筋欠損,腱裂傷,広範囲の筋挫傷
MT 5　コンパートメント症候群／挫滅症候群,広範囲の損傷領域を含む

c. 神経血管損傷における表記

神経血管損傷(neurovascular injury；NV)
NV 1　神経血管損傷なし
NV 2　神経単独損傷
NV 3　限局した血管損傷
NV 4　広範囲な分節状の血管損傷
NV 5　神経血管複合損傷,不全あるいは完全切断

(文献 4 より引用)

表 I-3 Tscherne 分類(開放骨折のみ表示)

Grade I (Fr. O I)：内側からの骨片による皮膚の裂創.皮膚の挫傷はわずかであるか全くない
Grade II (Fr. O II)：皮膚,軟部組織損傷を伴う.中等度の汚染.主要血管や神経損傷は合併しない
Grade III (Fr. O III)：広範囲な軟部組織損傷があり,しばしば大血管,神経の損傷を伴う.阻血や粉砕骨折の症例を含む.銃創,農場での受傷など感染リスクが高い例はIIIとする
Grade IV (Fr. O IV)：部分あるいは全切断.部分切断とは,重要な解剖学的構造,特に阻血をもたらす大血管の切断があり,残存する軟部組織の架橋は肢の周囲 1/4 を超えないもの.血行再建を行った場合は grade III とする

(文献 5 より引用)

分類は再現性に乏しいといわれており,Brumback ら[3]によると一致率は 60% であったと述べている.

AO グループは皮下骨折,開放骨折の軟部組織損傷の分類を開発した[4](表 I-2).本分類は軟部組織の損傷が細かく表示されるがやや煩雑である.

さらに軟部組織の損傷を主眼にして分類したのが Tscherne 分類である[5].開放(open：O)あるいは皮下(closed：C)に分類され,それぞれ 4 段階の重傷度に分類される(表 I-3).

Tscherne 分類をさらに発展させて修正が加えられたのが Hannover Fracture Scale '98(HFS)である[6](表 I-4).骨欠損,皮膚・筋・汚染・骨膜・局所循環・阻血時間・血圧・神経の状態を点数化して評価し四肢温存と切断を決定する指標とされた.

横山ら[7]は Hannover Fracture Scale '98(HFS)を簡素化し new scoring system を考案し(表 I-5),脛骨開放骨折において感染発症への有意な指

表 I-4　Hannover Fracture Scale '98 (HFS)

	points			points
1）骨欠損		5）骨膜剥離		
なし	0	なし		0
<2 cm	1	あり		1
>2 cm	2	6）局所循環		
2）皮膚欠損		正常な脈の触知可能		0
なし	0	四肢先端の色あり		1
全周の1/4未満	1	阻血時間<4 hr		2
全周の1/4〜1/2	2	阻血時間<4〜8 hr		3
全周の1/2〜3/4	3	阻血時間>8 hr		4
全周の3/4以上	4	7）血圧（収縮期 mmHg）		
3）筋肉欠損		常に　>100		0
なし	0	入院時までに　<100		1
全周の1/4未満	1	手術時までに　<100		2
全周の1/4〜1/2	2	常に　<100		3
全周の1/2〜3/4	3	8）神経損傷		
全周の3/4以上	4	手掌・足底の知覚　あり		0
4）創汚染度		なし		1
なし	0	手指・足趾の動き　あり		0
部分的	1	なし		1
広範囲	2			

点数の範囲：0〜22　　切断の cut off point：≧11
(Krettek C, et al：Hannover Fracture Scale '98：re-evaluation and new perspectives of an established extremity salvage score. Injury. 32：317-328, 2001. より）

（文献6より引用）

表 I-5　横山らの new scoring system

1）骨欠損	
なし	0
<2 cm	10
>2 cm	20
2）筋肉損傷	
なし	0
全周<1/4	5
全周1/4〜1/2	10
全周1/2〜3/4	15
全周>3/4	20
3）創汚染度	
なし	0
部分的	15
広範囲	30
4）局所循環	
正常な脈の触知可能	0
四肢先端の色あり	10
阻血時間≦4 hr	20
阻血時間>4 hr	30

満点：100．点数が高いほど損傷も大，感染発症のカットオフ値は60点

（文献7より引用）

標となると報告した．

Rajasekaran らは比較的簡素な Ganga Hospital Injury Severity Score を報告し，group I〜IVに分類した[6)8)]（**表 I-6**）．Gustilo 分類IIIAとBの判別も可能で治療法の選択や予後の予測にも有用であると報告した．本 score は利用する価値があるといわれる[6)]．

一方，重症四肢開放骨折においては即時患肢切断あるいは患肢温存の判断を迫られる症例にも遭遇する．この判定のためにいくつかの指標が報告されてきた．MESS（Mangled Extremity Severity Score）[9)]（**表 I-7**）と HFS-98 が使用される場合が多いようである[6)]．

全身的処置

1．初期診療の手順

初期診療の手順は生命維持を目的とした JATEC（Japan Advanced Trauma Evaluation and Care）の A（Airway），B（Breathing），C（Circulation），D（Dysfunction of Central Nervous System），E（Exposure and Environmental Control）のアプローチに従い行う．すなわち呼吸，循環の安定に引き続き，中枢神経障害の把握，着衣の除去，全身の露出と保温を行う．この最初の手順が外傷の初期診療における primary survey と蘇生

表 I-6　Ganga Hospital Injury Severity Score

	点数
表在組織：皮膚・皮下組織損傷の程度	
皮膚欠損を伴わない創	
骨折部の露出なし	1
骨折部の露出あり	2
皮膚欠損を伴う創	
骨折部の露出なし	3
骨折部の露出あり	4
皮膚欠損を伴う広範な皮膚・皮下組織損傷	5
骨組織損傷：骨関節組織損傷の程度	
横・斜骨折／第3骨片＜全周の50%	1
第3骨折＞全周の50%	2
粉砕骨折／分節型骨折	3
骨欠損＜4 cm	4
骨欠損＞4 cm	5
機能組織：筋肉・腱・神経損傷の程度	
筋肉・腱組織の部分的損傷	1
筋肉・腱組織の完全損傷あるが修復可能	2
筋肉・腱組織が修復不能・筋コンパートメントの部分欠損，または後脛骨神経の断裂あり	3
筋腱コンパートメントの1つが完全に欠損	4
筋腱コンパートメントの2つ以上が完全に欠損	5
並存損傷，状態：以下の状態がある場合に各々2点を加える	
受傷からデブリドマンまでの時間＞12時間	
汚水や有機体による汚染／農場での損傷	
年齢＞65歳	
麻酔リスクを増大させる糖尿病や心臓・肺疾患(＋)	
胸部・腹部損傷を伴う多発外傷(ISS＞25)，脂肪塞栓(＋)	
受傷時の収縮期血圧＜90 mmHg	
同側肢に他の大きな損傷やコンパートメント症候群(＋)	

Group Ⅰ：5点以下，Group Ⅱ：6～10点，Group Ⅲ：11～15点，Group Ⅳ：16点以上
(Rajasekaran S, et al：A score for predicting salvage and outcome in Gustilo type-ⅢA and type-ⅢB open tibial fractures. J Bone Joint Surg. 88-B：1351-1360, 2006. より)

(文献6より引用)

表 I-7　MESS(Mangled Extremity Severity Score)：下記4項目の点数の合計点

	点数
A．骨軟部組織損傷	
低エネルギー外傷(刺創，単純骨折，低速銃創)	1
中エネルギー外傷(開放骨折，多発骨折，脱臼)	2
高エネルギー外傷(至近距離からのショットガン，高速銃創，圧挫損傷)	3
超高エネルギー外傷(高エネルギー外傷＋著明な汚染または軟部組織剝離)	4
B．虚血(虚血時間が6時間以上のときは点数を2倍する)	
末梢動脈拍動の減弱消失にもかかわらずcapillary-refilling timeは正常	1
末梢動脈拍動の消失に加えcapillary-refilling timeの遅延	2
冷感，麻痺，知覚脱失	3
C．ショック	
収縮期血圧が常時90 mmHg以上	0
収縮期血圧が一過性に90 mmHg未満	1
収縮期血圧が常時90 mmHg未満	2
D．年齢(歳)	
＜30	0
30～50	1
＞50	2

(文献6, 9より引用)

と呼ばれる[10]．

開放骨折の出血の目安は大腿骨：2,000 ml，脛骨：1,000 ml，上腕骨：500 ml であり，外出血の量は床や衣服 30 cm 四方の出血：100 ml であると報告されており[10]，輸液や輸血を行う際の参考にする．

2．抗菌薬の投与

開放骨折に対する抗菌薬は治療的投与と認識しなければならない．受傷後早期に抗菌薬の静脈内投与を行う．細菌が検出される以前では経験的治療（empiric therapy）となる．すなわち，適切な抗菌薬の種類は，Gustilo type Ⅰ，Ⅱでは黄色ブドウ球菌をターゲットとして広域スペクトラムの第1，第2セフェム系単独，Gustilo type Ⅲではグラム陰性桿菌も考慮しアミノグリコシド系を追加する．土壌汚染でクロストリジウム感染が予想される場合はペニシリン系を加える．

抗菌薬の投与期間については議論のあるところであるが，Gustilo type Ⅰ，Ⅱの骨折に対しては最低3日間の投与，Gustilo type Ⅲに対しては5日間の投与を勧めている[11]．

3．破傷風の予防

土砂や泥による汚染がある場合は，抗破傷風免疫グロブリン 250 国際単位を筋注する．

局所的処置

1．救急外来での処置

開放骨折の評価を行う際にデジタル写真などで記録を残し，汚染した創部を清浄化する．大きな異物は除去し，イソジンやヒビテンで創周囲をブラッシングし，創内を大量の生食水で洗浄したのちに滅菌ガーゼで被覆しておく．滅菌水が不足している場合は水道水でも良いといわれる．脱臼や骨折の変形は可能であれば整復して簡易な外固定を行う．

2．手術室での処置

1）Scrubbing・洗浄

創周囲をイソジンやヒビテンで scrubbing したのちに大量の生食水で洗浄する．洗浄の適切な量は Anglen[12] は Gustilo type Ⅰ：3 l，Ⅱ：6 l，Ⅲ：9 l であると報告した．横山[6] は Gustilo type Ⅰ，Ⅱには約 10 l，Ⅲには 20〜30 l を使用すると報告した．近年，パルス洗浄器が使用されるが高圧では組織損傷，細菌の深部への拡散を引き起こすとの報告もあり注意を要する．Okike ら[13] は開放骨折の創に対するパルス洗浄に関する諸家の報告について論評し，有用なエビデンスはないと述べた．Anglen[12] は消毒用石鹸による洗浄，抗生剤による洗浄，生食水による洗浄の除菌効果を比較した結果，黄色ブドウ球菌は消毒用石鹸による洗浄で最も効果的に殺菌されたと報告し，Olson[11] は AAOS の Instructional Course Lecture で消毒用石鹸と低圧性パルス洗浄と組み合わせるのが最も効果的であると述べている．一方，横山は抗菌添加物を付加することによる感染抑制効果の科学的根拠は少なく，これらの薬剤の細胞・組織障害を考え使用していないと述べている[6]．

2）デブリドマン

デブリドマンでは壊死に陥り活性を失った組織は切除されなければならない．この場合，損傷領域（zone of injury）の概念が重要である．創の評価には開放骨折の外見上の皮膚創のみで判断することなく真の損傷領域の観察をすべきである．実施に当たってはターニケットは装着しておくが出血がなければ使用しない．活性を失った筋肉の指標として，4C sign すなわち Consistency（硬さ），Contractility（収縮性），Color（色調），Capacity to bleed（出血の有無）を観察する．軟部組織の連絡のない遊離した関節外の骨片は切除するが関節軟骨を含んだ大きな骨片はできるだけ残しておく．Gustilo type Ⅰの開放骨折にはデブリドマンは必要がないという報告もあるが[14]，損傷領域（zone of injury）の概念に従い創を拡大して内部の観察を行いデブリドマンを行ったのちに重傷度を評価

するという報告が多い[6)15)16)]．さらに second look を常に 24〜72 時間後に行い壊死組織が消失するまで何度も行うべきである[4)6)16)]．したがって，開放骨折では創の一次縫合を行わずに段階的なデブリドマンを繰り返して数日後に閉鎖する考えが[17)18)]広く受け入れられてきたと思われる．しかし，創部を開放して処置を繰り返すことにより創部が乾燥し細菌感染の機会を増やすことになると[19)20)]理由から開放処置に反対の意見もある．井口ら[16)]は開放創を皮膚で被覆することの重要性を理由に，無理なく縫合可能な場合は一時的創閉鎖を行い，汚染の著明な場合は行わないと報告している．Gustilo type Ⅰでは通常は second look は必要なく，Ⅱ，Ⅲは原則として 2〜3 日後に second look を行いデブリドマンを追加すると述べており，我々もこの方針に従っている．いずれにしても創閉鎖の時期については画一的ではなく症例ごとに判断されているのが現状である．

3）骨折部の安定化

骨折部の安定性を獲得することは骨片による新たな損傷の予防になり炎症の軽減につながる．細菌繁殖の抑制にも骨折の安定性が有益であるとされる[4)]．開放骨折の重症度，骨折型，骨折部位，全身状態により，一時的な固定あるいは最終的な固定を行うのか決定する[18)]．

骨接合術の時期と方法

1．一期的内固定

かつては開放骨折の治療は軟部組織の治癒を待ってから二期的に骨接合術を行うことが常識であったが，最近では golden hour 内に適切なデブリドマンが行われて設備が整っていれば，Gustilo type Ⅰ，Ⅱ，ⅢA の一部までは一期的に内固定を行っても良いという考え方が主流となりつつある[6)]．Yokoyama ら[21)]は下腿開放骨折に対する即時髄内釘法に関しては Gustilo type ⅢB，ⅢC に関しては感染のリスクが高いと報告している．また Noumi ら[22)]は大腿骨開放骨折に関して同様のことを述べている．いずれにしても Gustilo 分類は前述したように適切なデブリドマンを行ったのちに判定されるべきであり，判定者により一致率が低いことを考慮に入れると一期的内固定の適応には慎重でなければならない．インプラントの種類は四肢長管骨骨幹部ではリーミングを行わない髄内釘，関節周囲では低侵襲手技によるプレート固定が用いられることが多い．なお，デブリドマンの six-hour rule，いわゆる golden hour についても根拠に乏しく疑問視される傾向にある．

2．二期的内固定

一期的内固定を行うには軟部組織に問題があり感染の危険性があると考えられる場合は，初期固定に創外固定を用いて軟部組織の修復を待ち二期的に内固定に変更する．その場合には二期的手術を考慮して支障をきたさないような種類の器材と刺入部位の決定が大切である．創外固定後も常に second look を行い，必要に応じデブリドマン，筋弁などの追加手術を行う．受傷後 2〜3 週以内に二期的手術を行うのが望ましく，ピン刺入部の感染がなければ抜去に引き続き内固定を行う．創外固定の装着期間が 3 週を超える場合やピン刺入部の感染がある場合はピンを抜去して 1〜2 週間待機した後に内固定に変更する[23)]．待機期間中はギプス副子や鋼線牽引などで対応する．

3．開放創に対する処置

1）陰圧閉鎖療法

最近しばしば報告されるようになった陰圧閉鎖療法(negative-pressure wound therapy；NPWT あるいは vacuum-assisted closure；VAC)は創傷治癒に飛躍的な進歩をもたらした．本法は創部を洗浄，デブリドマンを行った後に親水性ポリウレタンスポンジで被覆し，吸引チューブを設置し創部をフィルムドレッシング材で密封して 125 mmHg の吸引圧を加える方法である(図 I-9)．作用機序は浸出液を排除し血流を良好にして，細菌量の減少，吸引圧により物理的に創を縮小させる結果，肉芽形成が促進されるといわれる．従来は free

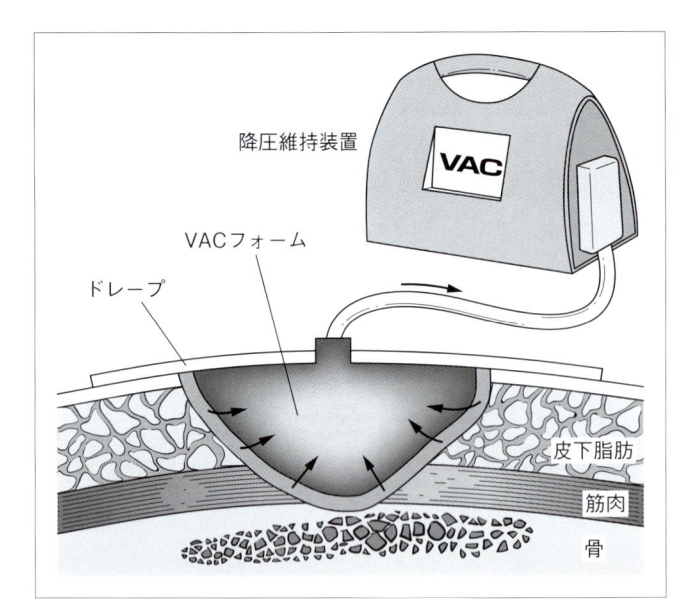

図 I-9　陰圧閉鎖療法のシェーマ

flap の適応とされた症例が本法の出現により減少したと報告されている（平成 22 年度診療報酬改定で陰圧閉鎖処置が新規収載された）. 本法は数日ごとにスポンジ交換を行わなければならないという煩雑さがあるが創傷治癒は劇的に改善されたといわれる. Kiyokawa ら[24]の報告した陰圧閉鎖療法に持続洗浄療法を加えた方法では細菌・デブリスの排除, 湿潤保持が改善され, しかもスポンジ交換回数が減少され有用であると思われる.

2）Fix and flap

Gopal ら[25]は Gustilo type ⅢA, ⅢC の下腿開放骨折 84 例に整形外科と形成外科の合同で筋弁を用いての早期創閉鎖を行った. 受傷後 72 時間以内に損傷範囲（zone of injury）を超えた徹底的なデブリドマンと骨折固定を行い血流のある筋皮弁で被覆する方法を「fix and flap」と呼び, 開放骨折の最良の治療法であると報告した. 土田は[26]血管柄付き組織移植により重度開放骨折は閉鎖性骨折に変わることができたと述べている. ただし, 高度の微小血管外科的技術を備えた医師とそれを取り巻く環境の整備が必要であろう.

即時切断の判断

重度の四肢開放骨折を初診時に救急の場で切断するか否かを決定するのは困難な場合が多い. 一般に上肢の場合は義手では問題が多いので温存すべきであり, 下肢の場合は脛骨神経損傷による足底の無知覚は即時切断といわれていた. さらに即時切断に対する種々の判断基準が報告されてきた. 横山[6]は Johansen ら[9]による MESS（表 I-7）と HFS-98（表 I-4）を比較検討し, MESS のほうが感受性, 特異度ともに高かったとした. しかし, 足底の無知覚の患肢温存症例群の知覚の回復がみられた報告もあり, 人工神経も開発されている現在, 切断指標を参考にすることは必要であるが数値化のみでの即時切断を決定することは困難といわざるを得ない[27]. いずれにしても明らかな切断適応症例を除き, 初診時には患肢温存を目的として救急処置をすべきであろう.

症例供覧

症　例：41 歳, 男性（図 I-10）

約 2 m の足場より転落し受傷した. 近医で開放骨折と診断され約 1,000 mL の生食水で洗浄の後, 当院へ搬入された. 直ちに手術室へ搬入した（受傷後 4 時間）. 腰麻下に生食水 10 L で洗浄, デブリドマンを行った. 骨折は粉砕が高度で皮下軟部組織の挫滅も広範であり Gustilo 分類ⅢA の開放性ピロン骨折と診断した. 創は浸出液の排液が可能なように緩く縫合した. 徒手整復を行い腓骨を K 鋼線で髄内固定した後に脛骨と踵骨間にホフマン創外固定を行った. 脛骨遠位の距腿関節面の陥没はみられるが, 長軸方向のアライメントは改善された. 開放創の治癒が不完全でピン刺入部からの排液もみられたので受傷後 16 日で創外固定を除去してギプス副子固定に変更した. 13 日間待機して創治癒を待ち, 受傷後 4 週で二期的に骨接合術を行った. 関節面の骨片を K 鋼線で固定し, 脛骨内側に LCP-distal tibia を, 前方に T-plate を設置して欠損部に骨盤より採取した海綿骨を移植しドレーンを留置した. 術後 1 週で ROM 訓練を開始して術後 6 週で部分荷重を開始した. 骨癒合は順調に進行し術後 1 年 5 か月で抜釘を行った. 関節可動域も正常, 全力疾走も可能である.

本症例については従来からの conventional な

a	b
c	d
e	f

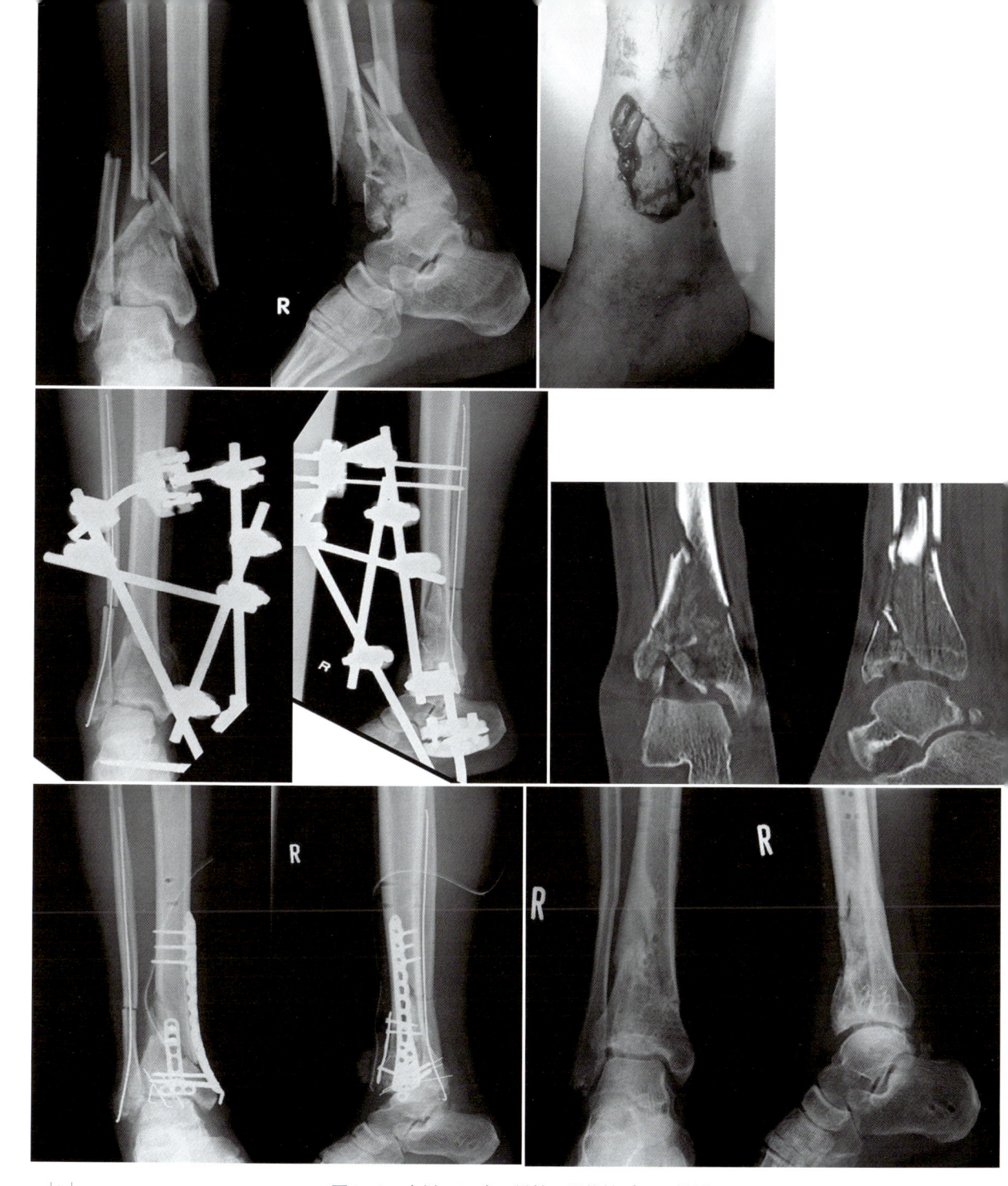

図 I-10　症例：41歳，男性．開放性ピロン骨折

a：初診時 X 線像．AO 分類 43C3
b：下腿遠位部内側の創部の状態
c：当日，洗浄，デブリドマンを行い創外固定施行．Gustilo 分類 ⅢA と判断
d：創外固定後の CT
e：創外固定を除去，13 日間の待機期間の後，二期的に LCP，T-plate による骨接合術．海綿骨移植
f：術後 1 年 6 か月．骨癒合良好，関節可動域も正常

方法で対応し良好な結果を得た．今後は軟部組織損傷に対する最近の知見を基にさらに良い方法でより早期の治癒を目指すべきであろう．

（吉田　健治）

文献

1) Rüedi TP, Murphy WM：骨折治癒における諸問題．AO法骨折治療 第1版．糸満盛憲ほか編．477-557，医学書院，2003.
2) Gustilo RB, Mendoza RM, et al：Problems in the management of type Ⅲ (severe) open fractures；a new classification of type Ⅲ open fractures. J Trauma. **24**：742-746, 1984.
3) Brumback RJ, Jones AL, et al：Interobserver agreement in the classification of open fractures of the tibia.：the results of a survey of two hundred and forty-five orthopaedic surgeons. J Bone Joint Surg. **76-A**：1162-1166, 1994.
4) Rüedi TP, Murphy WM：AOの哲学と基礎．AO法骨折治療第1版．糸満盛憲ほか編．1-55，医学書院，2003.
5) Tscherne H, Oestern HJ, et al：Die Klassifizierung des Weichteilschadens bei offenen und geschlossenen Frakturen. Unfallheilkunde. **85**：111-115, 1982.
6) 横山一彦：開放骨折の初期治療．運動器外傷治療学．糸満盛憲ほか編．67-89，医学書院，2009.
7) 横山一彦，内野正隆ほか：感染発症の指標となる脛骨開放骨折に対する新たに考案した点数システム．骨折．**28**：523-526，2006.
8) Rajasekaran S, Babu JN, et al：A score for predicting salvage and outcome in Gustilo type-ⅢA and type-ⅢB open tibial fractures. J Bone Joint Surg. **88-B**：1351-1360, 2006.
9) Johansen K, Daines M, et al：Objective criteria accurately predict amputation following lower extremity trauma. J Trauma. **30**：568-572, 1990.
10) 日本外傷学会外傷研修コース開発委員会：四肢外傷．外傷初期診療ガイドライン第2版．163-174，へるす出版，2008.
11) Olson SA, Schemitsch EH, et al：Open fractures of tibial shaft：an update. Instr Course Lect. **52**：623-631, 2003.
12) Anglen JO：Wound irrigation in musculoskeletal injury. J Am Acad Orthop Surg. **9**：219-226, 2001.
13) Okike K, Bhattacharyya T, et al：Current concepts rewiew：Trends in the management of open fractures. A critical analysis. J Bone Joint Surg. **88-A**：2739-2748, 2006.
14) Yang EC, Eisler J, et al：Treatment of isolated type Ⅰ open fractures；is emergent operative debridement necessary? Clin Orthop. **410**：289-294, 2003.
15) 大泉　旭，川井　真：開放骨折の軟部組織損傷の違いによる治療．整・災外．**51**：1655-1664，2008.
16) 井口浩一，福島憲治：開放骨折に対する感染予防対策．整・災外．**51**：1665-1672，2008.
17) Smith RM, Gopal S, et al：Open fractures；principles of management. Curr Orthop. **13**：87-91, 1999.
18) Rüedi TP, Buckley RE, et al：骨折治療における諸問題．AO法骨折治療 第2版．糸満盛憲ほか編．256-342，医学書院，2010.
19) Patzakis MJ, Bains RS, et al：Prospective, randomized, double-blind study comparing single-agent antibiotic therapy, ciprofloxacin, to combination antibiotic therapy in open fracture wounds. J Orthop Trauma. **14**：529-533, 2000.
20) Weiz-Marshall AD, Bosse MJ, et al：Timing of closure of open fractures. J Am Acad Ortho Surg. **10**：379-384, 2002.
21) Yokoyama K, Itoman M, et al：Immediate versus delayed intramedullary nailing for open fractures of the tibial shaft：A multivariate analysis of factors affecting deep infection and fracture healing. Indian J Orthop. **42**：410-419, 2008.
22) Noumi T, Yokoyama K, et al：Intramedullary nailing for open fractures of the femoral shaft：evaluation of contributing factors on deep infection and nonunion using multivariate analysis. Injury. **36**：1085-1093, 2005.
23) 佐藤　徹：開放骨折に対するconversion method. MB Orthop. **22**(10)：45-52，2009.
24) Kiyokawa K, Takahashi N, et al.：New continuous negative-pressure and irrigation treatment for infected wounds and intractable ulcers. Plast Reconstr Surg. **120**：1257-1265, 2007.
25) Gopal S, Majumuder S, et al：Fix and flap：the radical orthopedic and plastic treatment of severe open fractures od the tibia. J Bone Joint Surg. **82-B**：959-966, 2000.
26) 土田芳彦：下肢の開放骨折に対する軟部組織の再建法．MB Orthop. **22**(10)：39-44，2009.
27) 岡本雅雄：重度開放骨折対する患肢温存か切断か．MB Orthop. **22**(10)：75-82，2009.

I. 骨折治療総論

3．骨折の急性期合併症とその対策
1）全身的合併症：肺血栓塞栓症，脂肪塞栓症候群

Abstract

　代表的な骨折急性期の全身合併症として肺血栓塞栓症，脂肪塞栓症候群がある．これらの疾患の代表的な標的臓器は肺であり，肺塞栓症として扱われることもある．肺塞栓症とは，何らかの物質が肺動脈に塞栓し症状を発現する病態であり，肺血栓塞栓症は深部静脈に形成された遊離血栓の塞栓が原因であり，脂肪塞栓症候群は骨折時に生じた骨髄内脂肪や軟部組織内脂肪の塞栓が原因であるとされている．いずれも発生頻度は低いが致死的疾患であるため，医療訴訟の原因となることも少なくない．対策は，予防と早期発見である．予防のために適切な理学療法や薬物療法を用いることも大切であるが，誘発因子である静脈血流のうっ滞，長期臥床，骨折部の動揺性などを回避するため，早期に骨接合術を行い歩行開始することが基本である．早期発見のためには，これらの疾患を常に念頭に置き，その発症を疑いながら診療することが最も大切である．

Key words

骨折（fracture），合併症（complication），肺血栓塞栓（pulmonary thromboembolism），脂肪塞栓（fat embolism）

　肺血栓塞栓症（pulmonary thromboembolism；PTE），脂肪塞栓症候群（fat embolism syndrome；FES）は，発症頻度は低いものの，突然に発症し急激に死に至る経過をとる場合がある致死的合併症である．このため，骨折患者の周術期においては常に念頭に置き，早期発見・早期治療に努めるべきである．これらの疾患の病態，診断，予防，治療法について述べる．

肺血栓塞栓症

1．病因・病態

　肺動脈が血栓によって閉塞し，肺血流障害による低酸素血症や心臓への静脈環流障害による低血圧・ショック症状を呈する疾患がPTEである．その原因のほとんどが深部静脈血栓症（deep venous thrombosis；DVT）であるため，DVTをも包括した予防や診断，治療が必要である．

　血栓形成の誘発因子として，①血流のうっ滞，②静脈壁の損傷，③凝固能の亢進が挙げられている（Virchowの3徴）．骨折患者では，骨折した四肢（特に下肢）を動かすことができないことによる血流のうっ滞が主な誘発因子となっている．

2．疫　学

　かつては，我が国ではDVT発生はほとんどみられず，骨折患者においても予防の必要はないといわれていた．しかし近年，主として高齢者の大腿骨頸部・転子部骨折患者の調査結果から，足関節の運動などの理学療法による予防が主体でのDVT発生率は13〜34％と報告され稀な疾患ではないことがわかってきた[1]．一方，我が国におけるPTEの発生率に関するまとまった報告はほとんどない．日本骨折治療学会深部静脈血栓症・肺血栓塞栓症調査検討委員会が学会員の所属する施

設で行った骨折患者1,910名の多施設前向き調査の結果では，症候性PTEの発生率は16例（0.84％）であり，このうち薬物療法施行例を除く1,496名では14例（0.94％）であった[2]．また死亡例は1例のみであった．

PTEの発症率に関しては，予防の内容，骨折から骨接合までの期間，術後の追跡期間など様々な因子の影響を受けるため，この調査結果を一概に諸外国と比較することはできない．しかし，欧米に比較すると低いことは間違いないだろう．

3．診　断

PTEはDVTの浮遊血栓が塞栓し発症するため，明らかな前駆症状なく突然に発症することが多い．佐久間らの報告によると，発症時の症状として最も多いものが呼吸困難であり約80％，続いて胸痛が約30％，冷や汗や失神などのショック症状が約20％と呼吸器症状や低血圧症状が多い[3]．

しかし，注意深く患者の訴えを聞くと，リハビリテーション中の倦怠感など，何らかの症状を自覚していることがある．これらの不定愁訴にも注意しながら，低酸素血症をパルスオキシメーターなどで，血栓形成をD-ダイマーなどでスクリーニングし，異常が確認されたなら確定診断のための検査に進む．

確定診断は現在では造影CTが主体である．肺動脈造影は確定診断に有用ではあるが，重症例でカテーテルを用いた血栓破砕療法や吸引法などの治療を考慮する場合を除いて第一選択とはならない．ショック状態の患者をむやみにCT室へ移動することなく，ベッドサイドで心エコーを行い右房圧の上昇所見と発症状況から疑い，advanced life support（ALS）とヘパリン投与を行いながら確定診断を行う場合もある．PTEが疑われた場合の診断を含む対処法については，各施設で循環器内科，救急科，放射線科とあらかじめ協議し，迅速な対応ができるようにしておきたいものである．

4．予　防

PTEの原因となるDVTの予防を行うことが原則である．欧米では骨折患者に対するDVT予防はエノキサパリンなどの低分子量ヘパリンの使用が主体となっている．そして，出血リスクが高いと判断された場合に，sequential compression device（SCD）やvenous foot pump（VFP）などの間欠的空気圧迫装置が使用されている．弾性ストッキング単独使用による予防は中リスク患者までが適応であり，下肢骨折患者では単独使用の効果は期待できない．

我が国におけるDVT予防は間欠的空気圧迫装置が多く用いられているが，下肢骨折患者では装着が難しいこと，装着時の不快感から患者の協力が必ずしも得られないことが欠点である．間欠的空気圧迫装置には多くの種類があり，各々の製品により加圧する圧が異なること，開始時期や装着時間の違いから，いまだDVT予防効果は明らかとなっていない．

以上のことから，欧米先進国における一般的な予防法は，早期離床のため骨折に対する手術を早期に行い，多発外傷患者など出血リスクの高い患者では間欠的空気圧迫装置を一時的に使用し，出血リスクが低減した時点で抗凝固薬を開始することである．

一方，日本では同様の予防法ができない，いくつかの事情がある．その1つが骨折患者の手術までの待機期間が欧米に比較して長いことである．例えば，高齢者の大腿骨頚部・転子部骨折の手術時期は欧米で平均1日であるのに対して，日本では平均5日間である．このため，待機期間中のDVT予防をいかにするかという問題が浮上してくる．前述した理由から，間欠的空気圧迫装置の効果は不確実であり，形成した浮遊血栓を肺動脈に飛ばし肺血栓塞栓症を惹起するリスクも否定できない．欧米では半減期が短いことから低分子量ヘパリンのエノキサパリンが使用されているが，我が国では抗凝固薬の術前使用は適応となっていない．

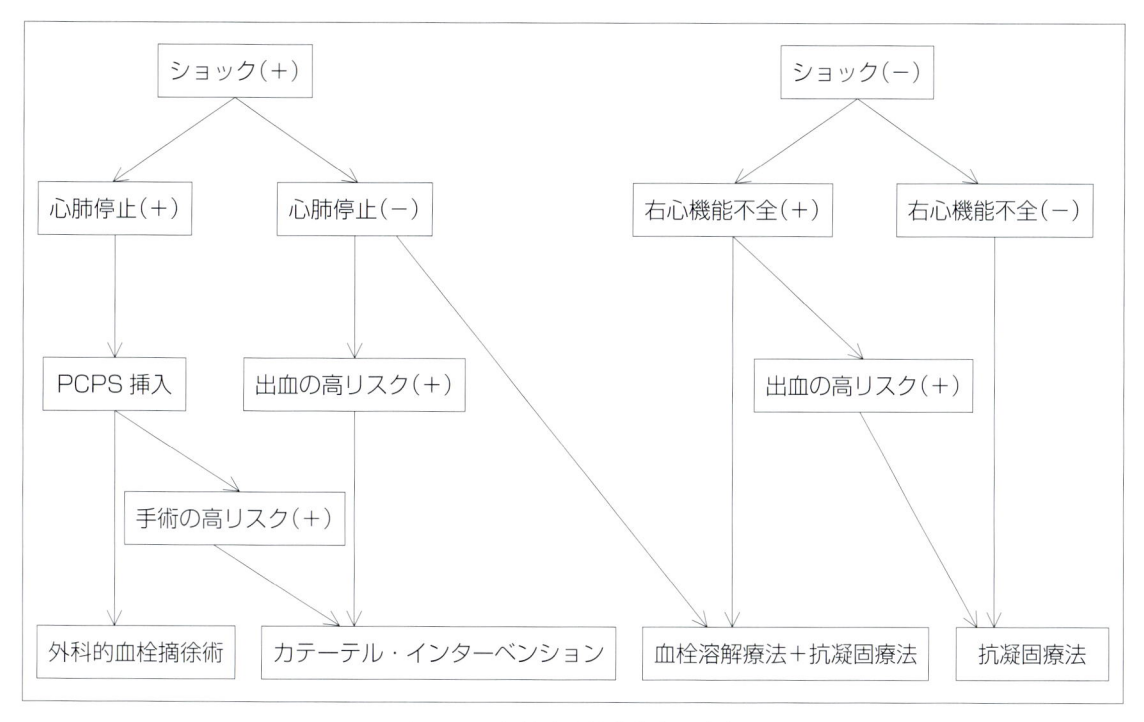

図 I-11 急性肺血栓塞栓症の治療
(循環器病の診断と治療に関するガイドライン(2002-2003年度合同研究班報告). CIRC J. 68(Suppl. IV), 2004. より改変引用)

また，日本で使用可能な抗凝固薬として，低分子量ヘパリン(エノキサパリン)，合成Xa阻害薬(フォンダパリヌクス)，経口FXa阻害薬(エドキサバン)などがあるが，フォンダパリヌクスを除いて，股関節周囲骨折を除く他の骨折患者の適用となっていない．フォンダパリヌクスは有効な薬剤ではあるものの，半減期が長い，中和剤が存在しないなど使用しづらい点がある．このように，骨折患者に対する抗凝固薬によるDVT予防については他の国とかなり状況が異なっている．

5. 治 療

PTE発症時の治療の流れについては，循環器病の診断と治療に関するガイドライン(2002-2003年度合同研究班報告)[4]に示されている(図I-11)．骨折患者に発症した場合も基本的には同様ではあるが，術前・術後に発見されたDVTや軽症〜中等症のPTEに対する治療方針については骨折治療に及ぼす影響があるため，それぞれの患者の状況を考慮して治療法を選択する必要がある．治療方針の決定については，日本骨折治療学会深部静脈血栓症・肺血栓塞栓症調査検討委員会編集による「骨折に伴う静脈血栓塞栓症エビデンスブック」[1]を参照していただきたい．

脂肪塞栓症候群

1. 病因・病態

FESの成因と病態を説明する古典的な2つの説がある．1つは，骨折や軟部組織損傷に起因する脂肪滴が静脈内に流入後，肺の微小血管内に塞栓し症状を発現させるとする説(mechanical theory)．もう1つは，塞栓化した脂肪滴が局所で血小板や白血球と反応し，種々の血管作動性物質を遊離し血管内皮や肺サーファクタントを傷害し肺病変を生じるとする説(biomechanical theory)である．しかし，いずれの説も単独ではFESの病態を説明することは難しく，いくつかの要因が重なり合って発症するものと考えられている．

中枢神経障害や皮膚病変の発現は，肺毛細血管床を通過した微小脂肪滴が大循環に移行し脳動脈に達するか，肺脂肪塞栓に伴う右房圧の上昇とともに，遺残した卵円孔を通して右左シャントが生じ脳動脈に達し，肺病変と同様の機序で症状を呈すると考えられている．脳血栓塞栓症に伴う頭部

表 I-8　脂肪塞栓症候群の診断基準（鶴田）

大基準
1. 点状出血（網膜変化も含む）
2. 呼吸器症状および肺X線病変
3. 頭部外傷と関連しない脳・神経症状

中基準
1. 低酸素血症（PaO$_2$＜70 mmHg）
2. ヘモグロビン値低下（＜10 g/dl）

小基準
1. 頻脈
2. 発熱
3. 尿中脂肪滴
4. 血小板減少
5. 赤沈の亢進
6. 血清リパーゼ値上昇
7. 血中遊離脂肪滴

注）大基準2項目以上
　　または大基準1項目，中小基準4項目以上で確定診断
　　大基準0項目，中基準1項目，小基準4項目で疑診

MRI所見がいつまでも残存するのに対して，FESのMRI所見は経過とともに消失していくことが，単なる脂肪滴による塞栓とは異なるとされる根拠の1つである．

近年，FESの呼吸器症状であるacute respiratory distress syndrome（ARDS）の病態は，全身性炎症反応（systemic inflammatory response syndrome；SIRS）の部分症状ととらえられている．外傷を契機とした生体侵襲は炎症性サイトカインが高値を示すSIRSを惹起する．生体反応は一方で炎症反応が起こるだけではなく，同時に抗炎症サイトカインや炎症性サイトカイン抑制物質も誘導され，生体防御機構の均衡を保っている．その生体防御機構の均衡をくずしFESの症状を発現させる引き金になっているのが脂肪塞栓なのか，組織虚血や低血圧，輸血などの他の因子なのかについては未だ議論があり一定の見解は得られていない[5]．

2. 疫　学

FESの発生率に関する報告は様々である．全長管骨骨折の1.4～22％とする報告[6]や，大腿骨単独骨折患者における発生率は，Pinneyらは4％[7]，TenDuisらは3.5％[8]であったと報告している．しかし，症状を呈さないsubclinicalなFESも含めると実際の発生頻度は高いとされている．筆者らは大腿骨骨折患者に対して，術前や髄内釘手術後に肺シンチや気管支肺胞洗浄を用いて肺脂肪塞栓の発生について調査した結果，臨床症状を全く呈してはいないが多くの症例に肺脂肪塞栓がみられたことを確認している[9]．

3. 予　防

脂肪塞栓症候群の発生を予防する明確な方法はなく，ステロイドの静脈投与が有効とする報告がある程度である[10]．米国における1960～1970年代のFES発生率は20％と高率であったものが，1980～1990年代初頭にかけて5％程度まで低下した．その理由の1つが直達牽引やギプス固定などの保存的治療から，髄内釘を主体とした内固定術が早期に行われるようになったからだと考えられている．大腿骨骨折単独症例でのFESの発症は，Pinneyらは受傷後10時間以内，TenDuisらは24時間以内に髄内釘固定術が行われた症例にはみられなかったことから，骨折に対する早期の内固定がFES予防に重要であるとする報告が多い[7][8]．

4. 診　断

欧米においてはGurdの診断基準，本邦では改変した鶴田の診断基準（表 I-8）が報告されてはいるが，診断的意義は低い．その理由は，血液・尿検査所見として記載されているヘモグロビンの低下，血小板の減少，赤沈値亢進，血清リパーゼの上昇，尿中脂肪滴の出現などは特異的な所見ではないうえ，必ずしも出現するとは限らないからである．また，多発外傷では合併損傷や輸液・輸血の施行により検査値が修飾されることも多く，信頼性に乏しい．

このため，脂肪塞栓症候群の診断は，受傷後の臨床経過から本疾患を疑い，意識障害の原因となる頭部外傷，呼吸器症状（低酸素血症）の原因となる胸部外傷を除外していく除外診断が行われているのが現状である．このため頭部外傷，胸部外傷を合併した症例での診断は困難である．

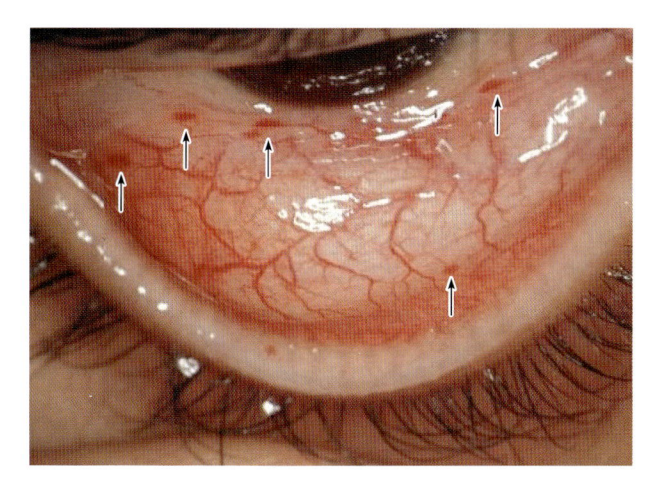

図 I-12　眼瞼結膜の点状出血

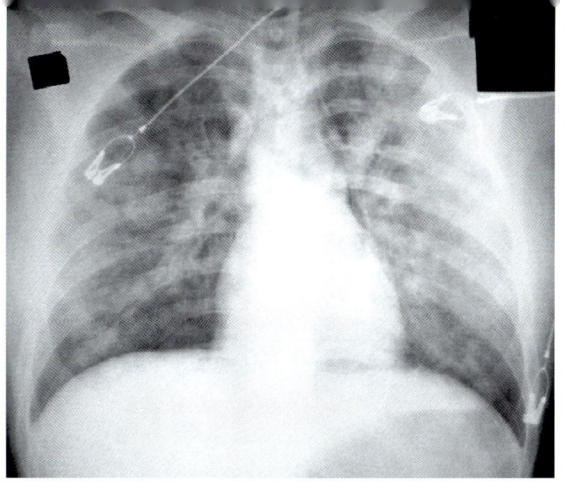

図 I-13　"Snow storm"様陰影と呼ばれる血管透過性肺水腫

　典型的な臨床経過は，入院した時点では特に症状のなかった骨折(多くは大腿骨骨折を合併)患者が，数時間から数日後にチアノーゼや頻呼吸などの呼吸不全症状とともに意識障害が出現して気づかれることが多い．この時点で，皮膚や眼瞼結膜の注意深い観察により点状出血(図 I-12)が発見されることがある．典型的な FES では呼吸不全，意識障害，皮膚・眼瞼結膜の点状出血の3徴候を呈するが，これら3つの症状が必ずしも揃うとは限らない．

　画像所見として，典型例では単純胸部 X 線上"snow storm"様陰影(図 I-13)と表現される血管透過性肺水腫を呈するが，浸潤陰影が明らかでない場合もある．頭部 CT 上で明らかな所見を呈することは少なく，MRI 上の T2 強調画像でびまん性の高信号域を呈する．

5．治　療

　特異的な治療法はなく対症療法が原則である．呼吸不全に対しては，その程度に合わせてフェイスマスクによる酸素の投与から人工呼吸器管理までを選択する．最重症例に対しては人工肺を用いた呼吸管理を行うこともある．中枢神経障害に対する有効な治療法は存在せず頭蓋内圧管理が基本となる．その他，血液検査所見に応じて，適宜血小板輸血，アンチトロンビン製剤の補充療法などを行う．

〈新藤　正輝〉

文　献

1) 日本骨折治療学会深部静脈血栓症・肺血栓塞栓症調査検討委員会：治療．骨折に伴う静脈血栓塞栓症エビデンスブック．105-123，全日本病院出版会，2010．
2) 塩田直史，新藤正輝，橋本晋平ほか：骨折後の肺塞栓症発症状況に関する前向き研究．骨折．**31**(4)：858-861，2009．
3) 佐久間聖仁，中村真潮，中西宣文ほか：肺塞栓症の病型別特徴と診断・治療の比較．Therapeutic Research．**26**(6)：1080-1081，2005．
4) 循環器病の診断と治療に関するガイドライン(2002-2003年度合同研究班報告)．CIRC J. **68**(Suppl. IV)：1135-1152，2004．
5) Robinson CM：Current concept of respiratory insufficiency syndrome after fracture. J Bone Joint Surg. **83-B**：781-791, 2001.
6) Talbot M, Schemitsch EH：Fat embolism syndrome：history, definition, epidemiology. Injury Int J Care. **37S**：S3-S7, 2006.
7) Pinney SJ, Keating JF, Meek RN：Fat embolism syndrome in isolated femoral fractures：does timing of nailing influence incidence? Injury. **29**：131-133, 1998.
8) TenDuis HJ, Nijsten MW, Klasen HJ：Fat embolism in patients with an isolated fracture of the femoral shaft. J Trauma. **28**：383-390, 1988.
9) 新藤正輝，田中啓司，相馬一亥ほか：髄内釘手術と肺脂肪塞栓．臨整外．**38**：601-601，2003．
10) Lindeque BG, Schoeman HS, Dommisse GF, et al：Fat embolism and the fat embolism syndrome. A double-blind therapeutic study. J Bone Joint Surg Br. **69-B**：128-131, 1987.

Ⅰ．骨折治療総論

3．骨折の急性期合併症とその対策
2）局所の合併症：神経血管損傷，コンパートメント症候群

Abstract
　骨折を伴う高エネルギー外傷では，骨折以外に高度の軟部組織損傷を伴うことが多いため治療に難渋することが多い．そのため，外傷時の評価として骨折の程度を評価するのと同時に軟部組織の評価を適切に行い，治療計画を立てることが重要である．骨折時の急性期における神経，血管，筋（コンパートメント症候群）における合併症の治療についてその評価法と治療のタイミングについて述べた．適切な治療により外傷の後遺症を軽減することができる．

Key words
骨折（fracture），軟部組織（soft tissue），神経損傷（nerve injury），血管損傷（vascular injury），コンパートメント症候群（compartment syndrome）

はじめに

　骨折を伴う高エネルギー外傷では，骨折以外に高度の軟部組織損傷を伴うことが多いため治療に難渋することが多い（図I-14）．そのため，外傷時の評価として骨折の程度を評価するのと同時に軟部組織の評価を適切に行い，治療計画を立てることが重要である．

　本稿では，骨折時の急性期における神経，血管，筋における合併症の治療について，その評価法と治療のタイミングについて述べる．

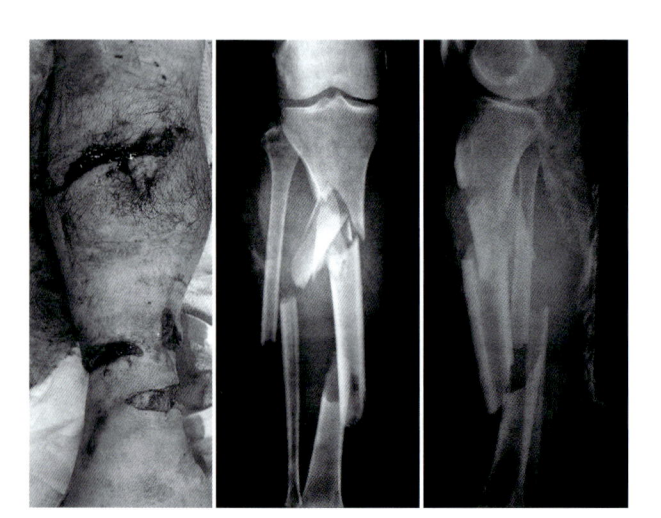

図I-14　骨折に伴う軟部組織損傷
右下腿骨折に広範囲の軟部組織損傷を認める．

神経損傷

1．神経損傷
　受傷の機転より鋭的損傷と鈍的損傷に分けることができるが，骨折や脱臼に伴う損傷は鈍的な損傷が多く認められる．外傷では疼痛や骨折などの合併のため，神経損傷の評価が困難なことがある．そのため，適切な神経学的診察や繰り返し評価を行うことは重要である．

2．病態と原因
　神経の損傷に関しては，その損傷の程度によりSeddon分類（表I-9）が用いられる．損傷の形態より，骨折脱臼に伴う圧迫損傷や神経の切断のほか，腕神経叢麻痺などにみられる牽引損傷（引き抜き損傷）などが存在する．上肢や下肢の末梢神経損

表 I-9　Seddon 分類

Neurapraxia
軽度の圧迫等により起こる神経の変性を認めない．麻痺は一時的なもので回復を認める．

Axonotmesis
高度の圧迫により連続は保たれているが，軸索が断裂しているもの．麻痺は回復しない．

Neurotomesis
完全に神経が断裂した状態

表 I-10　骨折に合併する神経損傷の治療

神経の連続性がある場合
　圧迫軽度：経過観察もしくは神経剝離術
　圧迫高度：神経剝離術もしくは挫滅部を取り除き断端縫合術

神経の連続性がない場合
　損傷範囲少ない：神経断端の新鮮化，断端縫合術
　損傷範囲大きい：他からの神経移植

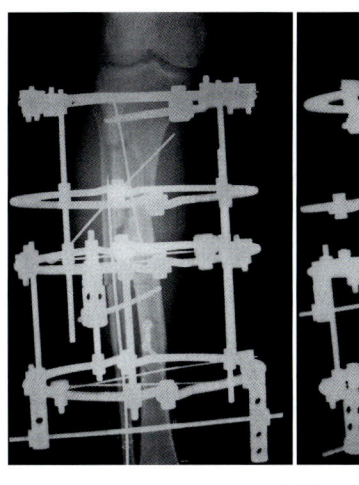

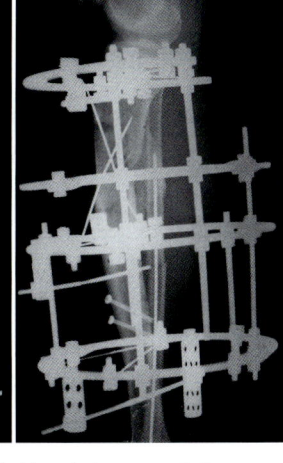

図 I-15　イリザロフ創外固定を用いた治療
右下腿骨折に高度の軟部組織損傷を認めたため，イリザロフ創外固定を用いた術式を選択

傷では，知覚神経障害と運動神経障害に分けて評価を行い高位診断も重要である．

3．臨床症状

知覚神経障害では，神経支配の範囲での知覚鈍麻および知覚消失の症状が起こる．神経の損傷の程度により知覚鈍麻の程度は異なる．運動神経障害では，支配領域の筋が動かないため運動制限が起こる．外傷による疼痛腫脹による運動制限と鑑別を要する．

4．診断法

系統立てた神経診察を行うことが大切である．知覚の有無や程度も術前に評価をする．運動神経では自動運動の可否や，徒手筋力テスト等を行い評価する．電気的に神経を刺激する生理学的検査などは補助診断となるが，緊急の処置を必要とするときには難しい場合が多い．

5．治療法

骨折に合併する神経損傷の治療では，まず骨折の治療を優先することを原則とする．骨折の整復が不十分な状態や，不安定性が残存する状態では神経に負荷が加わり再度神経の損傷を起こしかねない．骨折の治療では，損傷した神経や軟部組織が介在しないように注意深く整復術を行う．機能的な予後も考慮し，骨折固定法を決定する．軟部組織の状態に応じて内固定材の選択や創外固定を選択する（図 I-15）．神経損傷に対する治療を表 I-10 に示す．神経縫合は，骨折の状態や軟組織の状態が許す限り可及的早期の縫合が望ましい．

血管損傷

1．血管損傷

骨折では四肢の血行評価を行うことも大切である．全身の循環動態が安定していることを確認の上，末梢循環不全の 6P（表 I-11）の徴候がないかを確認する．

阻血の程度や合併する軟部組織の状態によって治療法は異なるが，可能な限り迅速な血行再建を試みることが大切である．阻血の状態から血行再建は 6 時間以内が望ましい．血行再建後の術後合併症として血栓塞栓症，血行再建後にミオグロビンやカリウムが高くなること，コンパートメント症候群の発症に注意しなくてはならない[1]．コンパートメント症候群については後述する．

2．病態と原因

血管の損傷においても神経損傷同様に受傷の機

表 I-11　循環不全の6P徴候

1. Pain（疼痛）
2. Pallor（蒼白）
3. Paralysis（運動麻痺）
4. Paresthesia（知覚異常）
5. Poikilothermy（冷感）
6. Pulselessness（末梢動脈拍動消失）

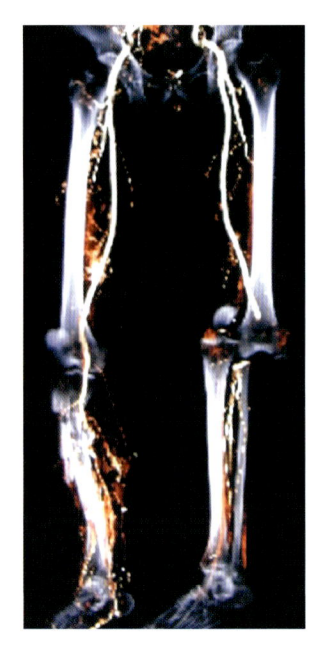

図 I-16
造影CTによる血流評価
右下腿骨折と左膝関節脱臼骨折症例．造影CTを用い血流の評価を行い，左膝顆部で膝窩部動脈損傷を確認

転より鋭的損傷と鈍的損傷に分けることができるが，骨折や脱臼に伴う損傷は鈍的な損傷が多く認められる．血管の損傷の形態により，以下の3つに分類される．

1）血管断裂
部分断裂と完全断裂に分けることができる．部分断裂では動脈の壁の一部分が損傷した状態で連続性が残っている．完全断裂では連続性がない状態である．

2）内膜剥離・解離
骨折による血管損傷では鈍的な損傷が多いため，内膜の解離が起こり血流障害を起こす．

3）血栓塞栓
血管の内膜の損傷により血栓がつまり血流障害を起こす状態である．

3．臨床症状
四肢末梢における動脈の拍動が確認できない場合は強く血管障害を疑う．皮膚の蒼白や冷感，知覚障害や運動障害などをきたすこともある．血管損傷の部位により側副血行などの状態が異なるため高位診断も重要となる．

4．診断法
先述した四肢の阻血を疑う所見を確認する．動脈拍動の左右差も有用な所見の1つである．骨折や脱臼においては，血管損傷を伴っていても骨折，脱臼位が止血をしている状態が存在するので，出血が確認できない場合でも整復後出血に十分注意をする．血管造影は有効な検査である（図 I-16）．

5．治療法
損傷血管の高位や側副血行の状態を確認し，止血および血行再建の必要性を判断する．

出血が著しく全身の状態が悪化する場合は止血を優先する．血行再建などが行えない施設では，一時的な止血を行い血行再建できる施設に搬送することも考慮する．この場合，のちの治療も考えて血管を温存しての止血が必要となる．1回あたりの止血の時間は2時間以内とし，6時間以内に血行再建することが望ましい．

マイクロサージャリーを行える施設では，血管の状態に応じて血管の接合術やバイパスの手術を行う．

筋の損傷―コンパートメント症候群―

1．コンパートメント症候群
四肢や体幹の筋膜（他に骨間膜，骨）に囲まれたコンパートメント（筋の区画，compartment）内の圧が上昇し，微小循環が障害されコンパートメント内に存在する組織の壊死に至る病態の総称である．

2．病態と原因
コンパートメント内の組織に生じた阻血性変化が原因で，神経や筋を傷害する病態である．原因としては，骨折をはじめとする高エネルギー外傷や熱傷，電撃傷など筋あるいは周囲軟部組織が障害されることにより起こる．

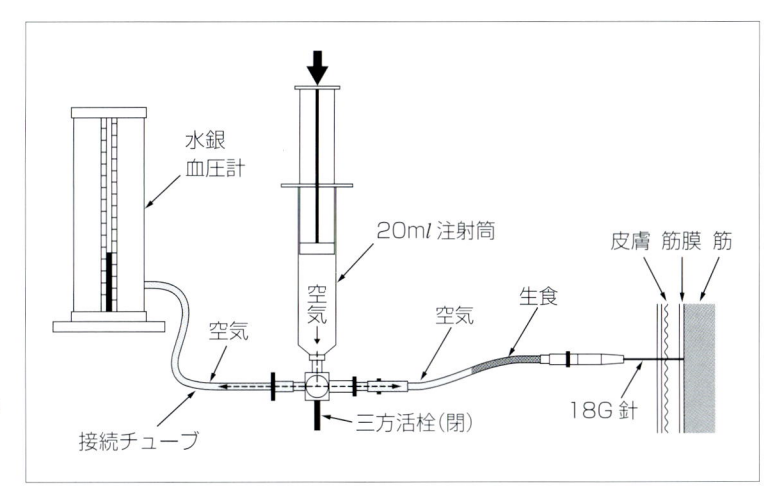

図 I-17
Needle-manometer 法
(Whitesides ら(1975)の文献より引用改変)

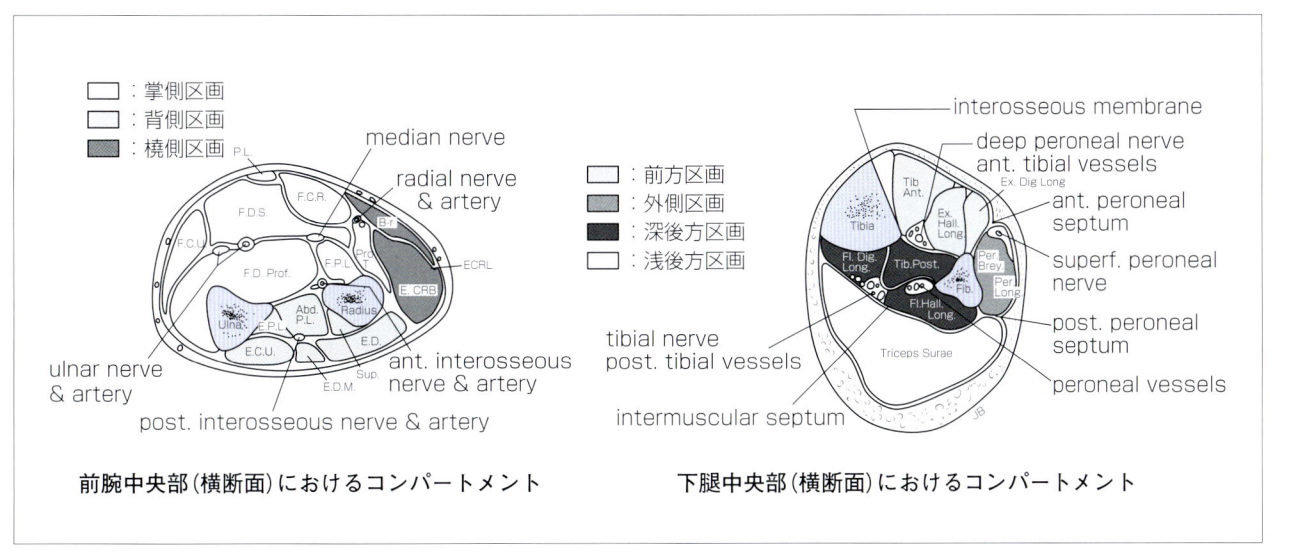

図 I-18　四肢における代表的なコンパートメント症候群
a：上肢のコンパートメント症候群．前腕は3つのコンパートメントで構成され，
　　(1)掌側区画，(2)背側区画，(3)橈側区画に分かれる．
b：下肢のコンパートメント症候群．下腿は4つのコンパートメントで構成され，
　　(1)前方区画，(2)外側区画，(3)深後方区画，(4)浅後方区画に分かれる．

3．臨床症状

臨床症状としては，四肢阻血徴候である6P(表I-11)が挙げられる．また腫脹や水疱形成，精神的不安状態等も症状の1つである．血液所見ではCPK，LDH，GOTの上昇が認められ，尿検査ではミオグロビン尿を認めることがある．

4．診断法

診断では，①疼痛(把握痛)，②passive stretch test，③resisted motion test，④筋内圧測定を行う．筋肉の内圧測定法に関しては，Whitesideらが報告する，needle-manometer法を用い計測する(図I-17)[2]．18G針から接続チューブの途中まで生理食塩水を満たし，三方活栓で空気を満たしたシリンジと水銀血圧計を接続する．測定したいコンパートメントに針を刺入し空気を満たしたシリンジを徐々に押し下げ，生理食塩水が動き始めたときの圧を水銀血圧計より読み取る．

30～40 mmHg以上が高い値と判断するが，再現性に乏しいとの報告もあり数回測定を行い，臨床症状と合わせて判断することも大切である．

本疾患で気をつけなければならないこととして，「末梢拍動が確認されればコンパートメント症候群ではない」と勘違いを起こさないことが重

表 I-12　四肢における主なコンパートメント症候群の部位と症状

	Compartment	緊張・圧痛の部位	筋力低下	知覚障害	Passive stretch testの手技
上腕部	anterior	上腕掌側	上腕二頭筋 上腕筋 烏口腕筋	正中神経 尺骨神経 （橈骨神経）	肘伸展
	posterior	上腕背側	上腕三頭筋	橈骨神経 （尺骨神経）	肘屈曲
前腕部	volar	前腕掌側	前腕屈筋浅層群 前腕屈曲深層群	正中神経 尺骨神経 橈骨神経	母指と手指の伸展
	dorsal	前腕背側	前腕伸筋群	（橈骨神経）	母指と手指の屈曲
手部	hand	中手骨間背側	骨間筋		MP関節の内転・外転
大腿部	anterior	大腿前面	大腿四頭筋	大腿神経 （伏在神経）	膝屈曲
	posterior	大腿後面	大腿二頭筋	坐骨神経 閉鎖神経	膝伸展
下腿部	anterior	下腿前外側	前脛骨筋 趾伸筋群	深腓骨神経	足関節・趾底屈
	lateral	下腿外側	腓骨筋群	浅腓骨神経 深腓骨神経	足内反
	deep posterior	下腿内下1/3	後脛骨筋 趾屈筋群	後脛骨神経	足関節・趾背屈
	superfical posterior	下腿後面	下腿三頭筋	（腓腹神経）	足関節背屈
足部	foot	中足骨間背側	骨間筋		MTP関節の内転・外転

要である．その理由としては，組織を栄養する主幹動脈は平均100 mmHgであるが，筋の細動脈は30〜40 mmHgであるため，コンパートメント内圧が細動脈以上に上昇すれば，主幹動脈が閉塞しなくても細動脈が閉塞し神経，筋の阻血が起こり症状の出現を認める．つまり，末梢動脈の拍動が保たれていてもコンパートメント症候群は発生する．そのため，筋の内圧測定は重要な検査となる．MRIによる画像診断も診断および治療の参考になる[3)4)]．

四肢における代表的な筋の区画（図I-18）とコンパートメント症候群（表I-12）[5)]に示す．

5．治療法

コンパートメント症候群を起こしている区画の筋膜切開術を行い，区画内の圧を下げる．手術の適応については様々な意見があるが，コンパートメントの圧が概ね30〜50mmHg以上の場合に，臨床症状をあわせて決定するとの報告を認める[6)〜8)]．また，減張切開が有効なのは発症後6〜12時間であり，治療が遅れると筋壊死等などの重篤な後遺症が残る．減張切開後は筋の膨隆が著しいため，筋膜切開後の皮膚縫合も困難である．その場合は二期的に筋の腫れが引いた状態で閉創を計画する．創を開いている状態では，筋を含めた軟部組織が乾燥や感染を起こさないように生理食塩水を浸したガーゼなどのwet dressingや人工被

覆材によるdressingを行う[9]．

（平野　貴章，別府　諸兄）

文献

1) Haimovici H, et al：Muscular, renal, and metabolic complications of acute arterial occlusions：myonephropathic-metabolic syndrome. Surgery. **85**：461-468, 1979.
2) Whitesides TE, et al：Tissue pressure measurements as a determinant for the need of fasciotomy. Clin Orthop. **113**：43-51, 1975.
3) 岸　正司：四肢の減張切開．外科治療．**94**：238-242, 2006.
4) 丸山真博ほか：四肢コンパートメント症候群の治療経験．東北整災誌．**52**(1)：46-51, 2008.
5) 大谷晃司，菊地臣一：四肢コンパートメント症候群．綜合臨床．**48**(6)：1619-1621, 1999.
6) Allen MJ, et al：Intracompartmental pressure monitoring of leg injuries. JBJS(Br). **67**：53-57, 1985.
7) Mubarak SJ, et al：The wick catheter technique for measurement of intramuscular pressure. JBJS(Am). **58**：1016-1021, 1976.
8) 仁木久照ほか：下腿コンパートメント症候群．関節外科．**16**(6)：642-651, 1997.
9) 新藤正輝：前腕コンパートメント症候群．OS NOW Instruction No.2, メジカルビュー社，109-118, 2007.

4. 高齢者の脆弱性骨折における問題点

Abstract

　高齢者の脆弱性骨折には青壮年の骨折とはかなり違った特徴がある．青壮年の骨折のほとんどはＸ線像で診断するが，高齢者の脆弱性骨折では，Ｘ線像で骨折の診断が難しいことがある．骨折自体は致死的な疾患ではなく，高齢の脆弱性骨折患者は低エネルギー外傷であるにもかかわらず，生命予後が不良であり，局所のトラブルも多い．高齢者は多くの合併症を持っており，骨の強度は極めて弱く，短期間に関節は拘縮する．いったん骨折すると，さらに骨折するリスクが上昇する．これを阻止するために骨粗鬆症薬を処方する必要があるが，これまで服用していた薬剤の継続，新規服用に関して薬剤の特性を勘案して処方薬を決定する必要がある．

Key words

骨粗鬆症（osteoporosis），脆弱性骨折（fragility fracture），不顕性骨折（occult fracture），MRI，骨折合併症（fracture complication）

高齢者の脆弱性骨折の部位と生命予後

　一般的に高齢者の脆弱性骨折として挙げられるのは，上腕骨近位部骨折，橈骨遠位骨折，椎体圧迫骨折，大腿骨頚部・転子部骨折である．しかし，その他の部位の骨折として骨盤骨折，膝周辺骨折も重要である．また，若年者にも発生する骨折ではあるが，筆者は踵骨骨折も高齢者に増加していると感じている．最近のトピックとしては大腿骨転子下から骨幹部に発生する非定型骨折が話題となっている．

　上腕骨近位部骨折は肩の機能障害の残存が最大の問題であるが，加えて歩行能力の低下も起こりうる合併症であることを理解する必要がある．橈骨遠位骨折は骨粗鬆症性骨折の中では50代という比較的若い世代から発生することが知られているが，手術適応や術後のトラブルの発生が問題である．椎体圧迫骨折は最も発生頻度の高い骨折であり，骨粗鬆症の診断や薬物効果判定のベンチマークとなっているが，それゆえに，骨折自体の診断基準や用語の統一がなされておらず，少なからず混乱を招いている．大腿骨頚部・転子部骨折は最も重要な骨粗鬆症性脆弱性骨折であり診断，分類，治療法が確立された感があるが，筆者はその診断／分類についての問題を指摘したい．骨盤骨折は手術を要さない骨折であるが，比較的頻度の高い骨折であり，大腿骨頚部・転子部骨折との鑑別を要することや，見逃しによる患者の苦痛を考慮すると注意を払うべき骨折であろう．膝周辺骨折のうち転位のある大腿骨遠位部骨折は大腿骨頚部・転子部骨折より治療が難しい骨折である．膝周辺骨折でもう1つ重要なのはMRIでしか発見できない潜在骨折が多いということである．若年者の踵骨骨折は転落により発生することが多く，通常1m以上の高さである．しかし，高齢者では段差の踏み外しや20～30cm程度の高さからの飛び降りで発生する．これも脆弱性骨折として扱うべきであろう．大腿骨転子下から骨幹部に

発生する非定型骨折はSSBTとも呼ばれ，骨粗鬆症薬であるビスフォスフォネートとの関係が示唆されている．

我が国における大腿骨頚部・転子部骨折後の死亡率に関しては多くの報告があり，そのほとんどでおおよそ年間10％の死亡率である．その他の骨折では信頼できるデータはほとんど存在しないため筆者らの研究を紹介すると，男性175名，女性601名，合計776名の椎体圧迫骨折患者の追跡調査したところ，年間平均死亡率は約10.6％であった．この死亡率は大腿骨頚部・転子部骨折とほぼ同じ数字であり，このことは患者家族に説明しておく必要がある．また，椎体圧迫骨折患者とそうでない人の死亡率の差異である相対死亡率は85歳以上では1.35であり，骨折患者とそうでない人の死亡率に大差はないが，75～84歳では2.50，75歳未満では7.19と椎体骨折患者の死亡率が極めて高いということは驚くべきことであり，比較的若い骨粗鬆症患者こそ骨折予防が重要かもしれない[1]．

高齢者の脆弱性骨折の診断

高齢者の脆弱性骨折では，骨折の診断が難しいことがしばしばある．椎体圧迫骨折，骨盤骨折，大腿骨頚部骨折，膝周辺骨折が問題であり，上腕骨近位部骨折，橈骨遠位骨折，大腿骨転子部骨折では問題となることは少ない．

筆者らは，椎体圧迫骨折に対してMRIによる新鮮骨折の診断基準を提唱している．すなわち，新鮮な椎体骨折と判断するMRI所見は，T1強調sagittal画像において，

1）椎体の一部あるいは，ほぼ全体が低信号域であり，低信号域は椎体の前壁から後壁に及んでいること．低信号域が椎体前方上縁あるいは前方下縁に限局し，後壁へ及んでいないものは除外する．

2）低信号域と正常域との境界は細かく入り組み，かつやや不鮮明であること．

3）低信号域の内部に多少のむらがあり，かつ無信号でないもの．大きな無信号域を含むものは新鮮な骨折でないとする．

というものである．この診断基準を至適基準としてX線像による診断率を求めたところ，感度34.5％，特異度85.3％，正診率59.7％であった．年代別の正診率は60代前半で83％，後半で76％，70代前半で65％，後半で57％，80代前半で50％，後半で46％，90代では32％と年齢が上がるにつれて低下する．年齢が上昇すると診断率が低下するのは，骨粗鬆症が進行し，骨自体をX線像が十分に描出できないこと，既存の骨折が存在することが多く，さらに骨棘などの変形が発生していること，側弯により椎体の正確な側面像が撮りづらいことなどが原因である．なお，本研究でのX線像による椎体圧迫骨折の診断方法は，椎体前壁の破壊像（筆者はこれを空き缶押しつぶし像と呼んでいる）や終板の破壊像を読み取る方法である．X線所見と椎体圧迫骨折には特徴的な臨床症状とを組み合わせて診断すると，感度97.9％，特異度85.3％，正診率91.6％と高い診断率を得ることができる．特徴的な臨床症状とは，①急性の腰背痛の発生があるもの，ここでいう急性とは，いわゆる典型的なsudden onsetだけでなく，数日間かけて腰痛が増強したものも含む，②体動時痛が強いが，自発痛はないかごく軽度，すなわち，起居動作は疼痛のため困難であるが，起きてしまえばそれほど痛くないという訴え，③叩打痛の存在，すなわち，拳で叩くと中等度以上の疼痛を訴える，というものである[3]．

このように，高齢者の椎体圧迫骨折はX線像だけでは診断できない症例が数多く発生する．「診断できない症例」を減らすためには臨床症状を重視するという診断学の本道に戻らねばならない．それでも発生する「診断できない症例」に対応する方法としてはMRIを撮像するか追跡X線像を撮るしかない．X線像で経過を追跡すると椎体高はしだいに減少し，椎体の骨硬化が発生／進行する．受傷4週では，コルセットによる固定をしていても，受傷時に比べ椎体減高は60％に発生し，骨硬化像はわずかな所見を含めると88％に発生する．

経過を経るにしたがって診断は容易となる.「後医は名医」という格言を知っておき対処する必要がある.

椎体圧迫骨折以外の骨折でもX線像では「診断できない症例」がMRIなどの診断機器の発達によって診断できるようになった.1988年にYaoらが報告し,Minkらが1989年に分類を行った通常のX線像で診断できない骨折はoccult fracture（潜在骨折）と呼ばれている[3)4)].Occult fractureは高齢者の骨折だけに限ったわけではないが,圧倒的に高齢者に多く発生する.MRIやCTでのみ診断可能な骨折は椎体骨折の他,膝周辺骨折,骨盤骨折に多く発生する.診断できなかった場合に問題発生の可能性が高いのは大腿骨頚部骨折である.

膝周辺の骨折はoccult fractureの頻度が高い.転倒して膝を打撲し,関節内に血腫を認めたならX線像で骨折を判読できなくともoccult fractureがあると思って間違いない.多くは転倒により膝を打撲して発生するため,occult fractureが存在することを知ってさえいれば疑診断は比較的容易である.膝蓋骨,大腿骨,脛骨のいずれにも発生する.確定診断はMRIを用いないと困難である.

恥骨・坐骨・仙骨が骨折する骨盤環骨折より恥骨・坐骨のみの骨折のほうが多い.骨盤骨折はX線像で診断できる場合も多いが,時にMRI,CT,骨シンチグラフィなどを使わないと診断できないこともある.仙骨骨折はCTにより診断できることが多いが,恥骨隆起部の骨折はMRIでなければ診断困難なことが多く,同部の骨折は大腿骨頚部骨折との鑑別を要する.

大腿骨頚部骨折では転位の小さい骨折では骨接合術を,転位の大きな骨折では人工骨頭置換術を行うのが基本的治療法である.転位の小さい骨折でも診断がつかず歩行を許可していると転位が大きくなり,より侵襲の大きい人工骨頭置換術を行わなければならなくなるため,診断は重要である.大腿骨頚部・転子部骨折ではX線単純像による診断率は96〜98％程度であり,臨床的に疑われた場合は,骨シンチグラフィやMRIによる診断が必要である.MRIが第一選択の二次検査法であり,診断精度は極めて高い.骨シンチグラフィは偽陽性があること,受傷後72時間以内では偽陰性があることに注意が必要である.前述した骨盤骨折のうち恥骨隆起部の骨折と大腿骨頚部骨折の鑑別は,精度の低い骨シンチグラフィでは判別困難となる可能性もある.

高齢者の脆弱性骨折の治療

骨折治療における高齢者と若・壮年者との違いは,全身的にも局所的にも予備力がなく,容易に合併症を起こすことである.全身的には認知症の悪化や嚥下性肺炎,歩行能力悪化などがあり,総合的には廃用症候群として扱われる.局所的には関節拘縮などの関節機能の低下が主体である.これらを可能な限り避けるためには正確な診断・病態把握と適切な治療,リハビリが重要である.

高齢者の骨折治療における局所的問題点として,以下のことが挙げられる.

1）長期間外固定することができない.
2）長期安静臥床は困難で,むしろ禁忌である.
3）四肢骨折では,健常なはずの他の肢に予備力がなく,免荷が困難である.
4）骨粗鬆症が強度な場合,強い内固定をすることが難しい.
5）偽関節となった場合,自家骨骨移植の採取が難しい.

外固定は関節拘縮を容易に引き起こすため,関節機能を維持するために手術療法が盛んとなっている.インプラントの改良と相まって,近年,上腕骨近位部骨折や橈骨遠位骨折の手術療法は増加傾向にある.

上腕骨近位部骨折に対しては髄内釘固定法が多く行われるようになった.腱板を切開し骨頭軟骨部より髄内釘を刺入する術式の適応となる症例は多い.トラブルとして多いのは,骨頭に刺入した横止め螺子のバックアウトとカットアウト,さらに関節拘縮の発生である.螺子のバックアウトはインプラントの機械的な改良により少なくなって

きたが，やはり発生することがある．高齢者では骨折した上肢に荷重しないと立ち上がることが困難な症例が多く，上肢は第三の下肢であるという認識が治療者側に必要である．骨癒合するまでいかに骨折側の上肢に荷重をさせないでおくかが勝負の分かれ目である．手術により強固な固定がなされればリハビリは比較的容易であるが，固定力不足の場合はリハビリが不十分となる可能性は高い．これらの合併症はすべて骨の脆弱性により強固な固定ができないことが主因である．

橈骨遠位骨折の手術適応はロッキングプレートの登場により大きく変化した．MP関節拘縮を起こす症例も，尺骨遠位部におけるabutment syndromeを起こす症例も激減した感がある．代わりにプレートの抜去困難例や腱断裂の症例報告が多くなった．これらの合併症対策として早期の抜釘を勧めるもの，必要ないとするもの意見が対立している．

椎体圧迫骨折の標準的治療法は確立してはいない．しかし，多くの施設ではコルセットによる外固定がなされているようだ．比較的稀ではあるが重大な合併症は遅発性脊髄障害であり，いったん発生すると手術療法の適応となる．麻痺をきたさず脊髄刺激症状（疼痛）の場合は保存療法の適応もあり得るが，半年から年余にわたる厳密な外固定を要する．本骨折では受傷後3か月から半年程度の時期における遷延癒合状態はしばしば発生する．X線像でクレフト形成があれば偽関節として報告されていることが多いが，偽関節とは通常そのままでは骨癒合しない病態を表す言葉であり，クレフト形成があっても外固定を続けると骨癒合すること少なくない．偽関節という診断名は慎むべきであろう．クレフト形成がある場合，症状としてほとんど疼痛のない状態から強い疼痛まで様々であるが，手術を行うか保存療法を選択するかは患者の希望を主体として治療法を選択すべきである．

骨盤骨折は骨癒合は良い骨折でありめったにトラブルが発生することはない．しかし，いったん偽関節となった場合の治療法が難しい．トラブル発生が稀であるがゆえに，かえって注意を要する．

大腿骨顆部・顆上骨折は骨粗鬆症性骨折の中で最も治療が難しい骨折の1つである．他部位の骨折より強固な固定性を得ることが難しい．逆行性髄内釘の適応でなければ手術侵襲も大きくなりがちである．早期荷重が困難で早期の可動域訓練もままならないことがある．固定力が不十分な場合は外固定を要する．多少の可動域低下はやむを得ない症例もあるであろう．

全身合併症と対策

我々整形外科医は手術局所の問題には敏感であるが，全身状態には無関心な者が多い．しかし，術後成績を決定するのは局所の問題よりむしろ術後リハビリを含んだ全身管理である．

高齢者の骨折で大腿骨頚部・転子部骨折は豊富なデータが存在するが，その他の骨折では合併症がどの程度問題となるかといった視点での報告は少ない．大腿骨頚部・転子部骨折の生命予後に直接影響する疾患として最も問題となる合併症は肺炎である．肺炎は市中肺炎より誤嚥性肺炎が重要である．術前検査により，もっと多く発見され，術前にコントロールを要する疾患は糖尿病であろう．術後の機能回復に最も悪影響を及ぼす疾患は認知症・せん妄である．患者家族・医師にとって最も嫌な思いをしなければならない疾患・病態の1つは肺塞栓症による突然死であろう．

大腿骨頚部・転子部骨折では多少なりとも臥床が必要である．臥床は種々の面において呼吸器には不利である．その理由は，

1）横隔膜の力点の方向として，立位であれば横隔膜は重力と同方向に収縮するが，臥位になれば重力の助力がほとんどなくなる．

2）腹部臓器が下に下がらず，横隔膜の下降の妨げになる．

3）肺は下肺野に行くほど換気量が多くなっており，肺の血流は重力の影響を受けるため立位時は下肺野に血流が多くなる．しかし，臥位時は背

側に血流は多く分布することなり，換気血流比の不均衡が生じる．

　4）臥位になると，胃・食道の逆流が起こりやすく，さらに嚥下反射の低下も加わり，誤嚥を起こす可能性が上がる．これらのことより，口腔内への腸管内細菌叢の定着化が起こりやすくなる．

　5）臥位になると，咳をするときの呼吸補助筋である腹筋を使いにくくなり，排痰がしにくくなる．

以上の理由により，大腿骨頚部・転子部骨折において最も多い合併症である誤嚥性肺炎が発生する．大腿骨頚部・転子部骨折症例の平均年齢は85歳前後であり，もともと各種の呼吸器基礎疾患を持つ患者が多い．術前術後やリハビリ時の管理の際に呼吸器科医の協力が必要となる．

1．肺炎，特に誤嚥性肺炎の対策

　咳反射・嚥下反射の低下は誤嚥性肺炎の原因となる．大脳基底核などに脳梗塞（不顕性脳梗塞も多い）などの障害があると，ドーパミン作動性神経の活動低下とそれに連なる迷走神経知覚枝からのサブスタンスＰの分泌が低下する．そのため，嚥下反射および咳反射が低下する．嚥下反射は脳梗塞患者においては特に夜間に低下する．脳梗塞後遺症などで片麻痺のある患者などでは，健側に傾けて嚥下させたり，食事の流動性に配慮したりして誤嚥を予防する必要がある．

　口腔内の衛生も重要である．高齢者の不顕性誤嚥による肺炎はよくみられるものであり，その起炎菌として口腔内のグラム陰性嫌気性菌が挙げられる．臥床状態にある高齢者では食後の歯磨きなども不十分となりやすく，菌の繁殖の原因となる．口腔内をケアすることは，原因菌を減少させることとともに嚥下反射も改善させる効果がある．

　誤嚥性肺炎の早期発見には注意深い観察が必要である．誤嚥性肺炎は末梢の肺胞領域に起こり咳のレセプターの多い気管支に炎症が及びにくいため，咳があまり出ず，痰の喀出もあまりなかったりすることが多い．なんとなく元気がない，食事があまりとれないなどの非特異的症状しかなく，肺炎であることが認識されにくい．熱を測ってみたら高熱であり，熱源を検索したら胸部Ｘ線写真で肺炎像が認められて初めて肺炎との認識を受けることがよくある．このため定期的にSpO_2のチェックをすることが重要である．入院時すでに肺炎がある症例が多いことも強調しておきたい．胸部Ｘ線写真でも心陰影の背側に肺炎があるときは整形外科医で診断することは無理であり，できれば呼吸器科医にチェックしてもらうのが良いだろう．

2．大腿骨頚部・転子部骨折と糖尿病

　大腿骨頚部・転子部骨折を起こすと，ほとんどの症例で糖尿病状態が悪化する．その第一の原因は，骨折により運動量が低下し消費エネルギーが減少することであり，第二の原因は，炎症の存在による血糖の上昇と考えられる．

　糖尿病の存在は，手術の成否に重大な影響を及ぼすため，術前に耐糖能を十分把握していなければならない．HbA1cの測定は簡便でかなり正確な判断ができる．

　糖尿病は合併症の多い疾患であるが，糖尿病患者では臨床症状が少ない無痛性心筋梗塞がありうるので注意が必要である．また，動脈硬化に加えて自律神経障害があると，立位と臥位での血圧が大きく異なることがある．術後リハビリを行う際は，体位変換を行って血圧測定を行うなどの注意が必要である．

＜術前・術当日・術後の血糖管理の注意点＞

　血糖コントロールが良好な糖尿病患者においては，手術前日までその治療を続ける．現にインスリン治療をしている患者以外でも，治療されず放置されていた例や経口血糖降下剤二次無効例では，術中や術後に速効型もしくは超速効型の食前（食直前）3回注射という強化インスリン療法を行う必要がある．手術当日は朝から絶食となるため，ケトーシス予防のためには糖質を含有した輸液が必要となる．手術中のみインスリンを使用し，血

糖コントロールが良好に推移した場合は，経口摂取可能になったら元の治療法に戻す．術前から新たにインスリン治療を開始した患者は，抜糸までの約2週間強化インスリン療法を継続する．インスリン治療は生兵法で行えば極めて危険である．厳密な血糖管理を行うためには，内科医および麻酔医との密接な協力体制が必要となる．

3．大腿骨頚部・転子部骨折と認知症・せん妄および鑑別すべき疾患

　精神疾患は大腿骨頚部・転子部骨折の機能予後に悪影響を与える代表的疾患である．骨折の治療期間中に認知症自体を改善させることは事実上不可能であるので本項では述べない．術後2日間は低酸素血症が発生する．この低酸素血症，さらに電解質異常，周術期の血圧低下，薬剤の影響などがせん妄に関係することが指摘されている．よって，術後3日間の酸素投与，血圧のコントロール，電解質補正などはせん妄の予防に有効と考えられる．認知症，せん妄と鑑別すべき疾患は慢性硬膜下血腫とうつ病（うつ病性仮性認知症）である．慢性硬膜下血腫は頭部打撲後3週間から数か月後に頭痛，片麻痺，認知症症状で発症するが認知症症状のみが強い場合には単なる認知症と誤ることがある．比較的急に認知症症状がみられた場合や，失禁が前面に出た場合には慢性硬膜下血腫を疑うことが重要である．慢性硬膜下血腫は手術により治療可能な疾患であり，決して見逃してはならない．認知症とうつ病（うつ病性仮性認知症）の鑑別診断を整形外科医師が行うことは難しい．特に短期間の治療を行う中核病院の医師はそうである．現実的には，表情に乏しい，身体的不定愁訴が多い，精神症状の日内変動がある，あるいは予想よりリハビリが進まない場合などにはうつ病を疑ってみる．うつ病が疑われたら診断的治療を行うのが現実的である．すなわち，薬剤を投与することによって症状改善がみられた場合はうつ病であったと考えられる[5]．

4．大腿骨頚部・転子部骨折とVTE（静脈血栓塞栓症）

　DVT（深部静脈血栓症）とPTE（肺血栓塞栓症）をあわせてVTE（静脈血栓塞栓症）と呼ぶ．PTEの多くは下肢に発生した深部静脈血栓症が心臓を経由して肺動脈に塞栓したものと考えられており，PTEとDVTは類縁あるいは同一疾患である．
　DVT発生の原因は1856年に提唱されたVirchowの3徴が今日でも通用する．①下肢不動などにより生ずる血流の停滞，②股関節・下肢の手術・外傷，抗リン脂質抗体症候群などにより生ずる静脈内皮障害，③外傷その他の原因により生ずる凝固能の亢進である．
　関節症への人工関節手術と大腿骨頚部・転子部骨折との大きな違いは，人工関節手術では術中あるいは術後より血栓ができ始めていると推測されるが，骨折では受傷時よりVTEの発生が始まっていることである．つまり，術前にすでにDVTが発生している可能性が高いことである．我が国では，薬物療法を行わない場合のDVT発生率は13〜34％であり，術前が5.7〜12％，術後が7〜50％と報告されている[6]．なお，我々の経験では，受傷より24時間以内ではDVTはほとんど認めなかったが，24〜48時間では高い発生率であった．

＜第8回ACCPガイドラインを踏まえた，我々のVTE対策＞

　術前超音波検査にてDVTが発見された場合，未分画ヘパリンを使用し，術前日夜に投与を中止する．術後にはフォンダパリヌクスあるいは低分子ヘパリンを1週間使用する．術後の超音波検査でDVTが認められた場合はワルファリンによる治療を開始する．PT-INRが2.0-3.0に達するには通常の使用量では術後3日を要する．術後1か月間はワルファリンを継続するのが望ましい．弾性ストッキングはルーチンに使用するが，あくまで補助療法にすぎない．フォンダパリヌクス，低分子ヘパリンの使用量は重要である．両者ともに作用時間が長く，かつ有効な拮抗薬がないため大出血に対する対抗手段がない．大腿骨頚部・転子

部骨折の患者は，極めて高齢であり，腎機能障害のある患者も多く，体重は少ない．腎機能に応じて薬剤の投与量を決定すべきである[7]．

5．新鮮骨折が発生した患者への薬物療法

骨粗鬆症性骨折が発生した場合は，さらに骨折が発生する可能性がある．よって，さらなる骨折の予防を考慮する必要がある．我々が行った大腿骨近位部骨折症例におけるさらなる大腿骨近位部骨折の発生率は1年間で3.6%であり，極めて高頻度である．しかも，比較的若年者(65～74歳)では一般人口に比べ19倍の発生頻度である[8]．

骨粗鬆症薬には様々な薬理作用を持つものが薬価収載されている．骨粗鬆症の基幹薬ともいえるビスフォスフォネート剤は強力な骨代謝抑制作用を持ち，骨癒合には不利である．逆に不動状態や荷重制限に伴って起こる骨萎縮には有利となるであろう．SERMや女性ホルモン剤もビスフォスフォネート剤より弱いが骨代謝抑制作用を持つため，骨折癒合に有利ではないが，動物実験を含め骨折癒合に不利であるとの報告はないようである．SERMはVTEの発生リスクとなり，このことが下肢骨折の場合は問題となる．カルシトニンも骨代謝抑制作用があるため骨折癒合に有利ではないが，SERM同様，動物実験を含め骨折癒合に不利であるとの報告はないようである．カルシトニンは疼痛抑制作用があるためリハビリには有利かもしれない．このように骨粗鬆症薬には骨代謝抑制作用を持ち骨癒合に不利に働く薬剤が多いが，最近発売されたPTH製剤は骨代謝亢進作用を持つため骨折癒合に有利となる実験結果がある．

上肢の骨折ではVTEの危険性はほとんどないため，安静臥床を要しない場合は，骨癒合に悪影響がないか否かだけを考えればよい．椎体圧迫骨折では不動化による骨吸収促進に対する対策を優先するならビスフォスフォネートが良く，疼痛対策を考えるならカルシトニンが良い．下肢の骨折では高頻度にVTEが発生するため，SERMや女性ホルモン剤は使用すべきではない．臨床的にはビスフォスフォネートによる偽関節発生のデータはないが，偽関節の発生が危惧される骨折，例えば大腿骨頚部骨折の内固定術後などではビスフォスフォネートは使用しないほうが無難であろう．

（中野　哲雄）

文　献

1) 中野哲雄：骨粗鬆症性椎体圧迫骨折の死亡率．Osteoporosis Jpn．**17**：207-210，2009．
2) 中野哲雄：骨粗鬆症性脊椎骨折の診断と自然経過．脊椎脊髄ジャーナル．**22**：231-239，2009．
3) Yao l, et al：Occult interosseous fracture. Detection with MR imaging. Radiology. **167**：749-751, 1988.
4) Mink JH, et al：Occult cartilage and bone injuries of the knee. Detection, classification, and assessment with MR imaging. Radiology. **170**：823-829, 1989.
5) 中野哲雄，福島英生，牛島正人：大腿骨頚部・転子部骨折—合併症を有する症例への対応—．MB Med Reha．**84**：45-51，2007．
6) 日本骨折治療学会編：骨折に伴う静脈血栓塞栓症エビデンスブック．全日本病院出版会，2010．
7) ACCPガイドライン第8版「静脈血栓塞栓症の予防」日本語版．肺塞栓研究会監訳．メディカルフロントインターナショナル，2009．
8) Hagino H, Sawaguchi T, Endo N, Ito Y, Nakano T, Watanabe Y：The risk of a second hip fracture in patients after their first hip fracture. Calcif Tissue Int. **90**(1)：14-21, 2012.

達人が教える
外傷骨折治療

Ⅱ．部位別治療の実際

II. 部位別治療の実際

達人が教える外傷骨折治療

1．鎖骨骨折

Abstract

　日常診療において，鎖骨骨折はよく遭遇する．ここでは，鎖骨骨折を骨幹部骨折と遠位部骨折に分けて鎖骨の運動と機能から手術治療について述べたい．鎖骨骨折はその局所解剖の特徴から近位骨片は上方，遠位骨片は下方に転位する．早期運動，早期社会復帰を希望する場合はわずかな転位でも積極的に手術治療を行う．鎖骨骨幹部骨折に対し回旋固定を得るためプレートを選択し，プレートはテンションバンド機能を期待して，上方あるいは上前方に設置する．ロッキングプレートを使用する場合は，テンションバンド機能として用いるので，少なくともプレート両端のロッキングヘッドスクリューは逸脱を起こさないようバイコルティカルスクリューとする．鎖骨遠位部骨折は Neer 分類 type II が手術適応となり，良好な固定，術後早期運動可能なことから Scorpion® を選択している．力学試験，臨床成績からも Scorpion® が最適であることが証明された．

Key words

鎖骨（clavicle），鎖骨遠位端（clavicle end），骨折（fracture），手術療法（surgical treatment）

はじめに

　鎖骨骨折は交通事故やスポーツ活動によって生じる日常診療において，最もよく遭遇する骨折の1つである．2/3以上の骨折は鎖骨の中1/3で，近位1/3の骨折は2%で，その他は遠位1/3の骨折となる[1]．鎖骨は骨癒合能力が旺盛であること，機能的予後が良好であることなどから特に骨幹部骨折は保存療法が原則であるが[2]，一方で，保存療法の不良な結果も報告されている[3]．一般的には開放骨折症例，骨片による皮膚や胸膜穿孔の危険性がある症例，神経血管損傷を合併している症例では手術治療が適応である[4]．しかし，転位が大きかったり，整復位の保持が困難であると遷延癒合，偽関節，変形癒合に伴う機能障害が起こるので，わずかな転位でも患者が早期運動，早期社会復帰を希望する場合，筆者らは積極的に手術療法を行っている．鎖骨骨折は多種の手術手技があるが，ここでは，成人の骨幹部皮下骨折と遠位部皮下骨折に対し鎖骨の運動と機能に基づいた手術治療について述べる．

鎖骨機能解剖

　鎖骨の運動範囲は小さいが，安静中間位を0°とした場合，鎖骨遠位部が垂直方向に10 cm挙上，3 cm下垂し，水平方向には前方に10 cm，後方に3 cm移動し，さらに30°の回旋運動を持つため多方向の運動を担っている（図II-1）[5]．肩関節外転が大きくなると肩甲骨の動きも加わり，このとき，鎖骨は胸骨を支点として運動の伝達軸の役割を果たしているので，鎖骨に破綻が生じれば機能障害が起こる．鎖骨骨幹部骨折が生じると，近位骨片は胸鎖乳突筋により上方に転位し，遠位骨片は上肢の自重と大胸筋の作用で下方転位と内転転位の結果，短縮する（図II-2）．

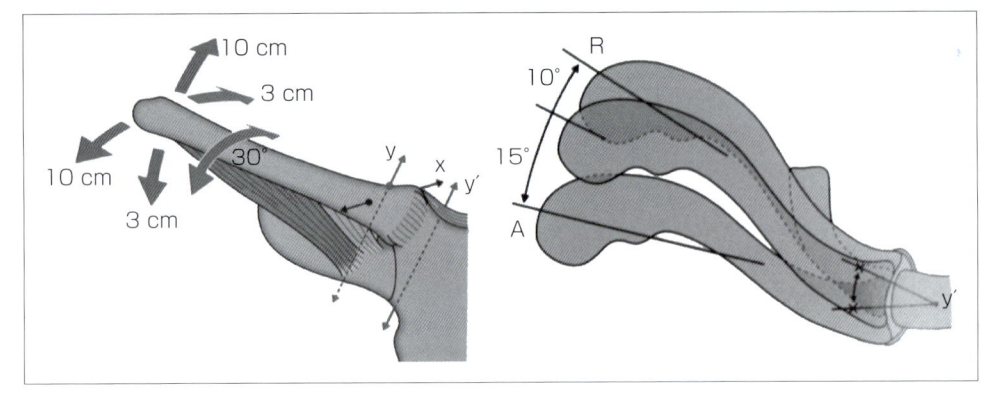

図 II-1
鎖骨は多方向の運動を担っている.

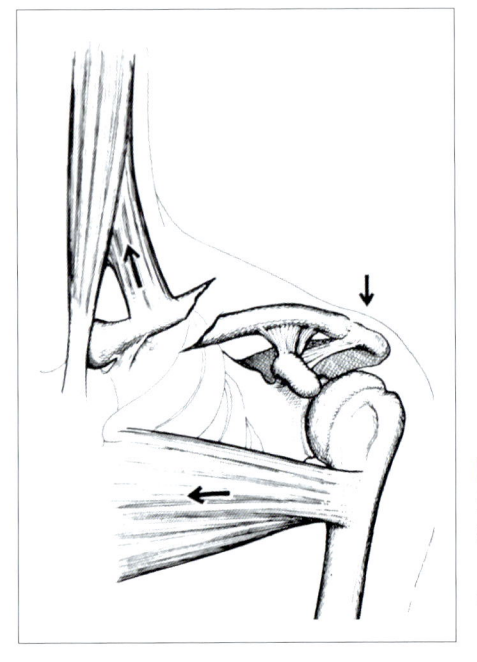

図 II-2
近位骨片は上方転位，遠位骨片は下方転位と内転転位が生じる.

診 断

鎖骨は体表近くに存在するため腫脹，変形を容易に確認できるので，理学所見だけで骨折を疑うことは可能である．単純X線検査は必要不可欠な検査であり，通常，正面像と管球を頭側に30°傾ける斜位像の2方向撮影を行う．鎖骨骨折では原因が低エネルギー外傷であっても，神経血管の評価を必ず行うことが重要である．

手術治療

1．鎖骨骨幹部骨折

1）適 応

ここでは皮下骨折に言及しているので，手術適応は2cm以上の大きな転位症例，骨片による皮膚や胸膜穿孔の危険性がある症例，神経血管損傷を合併している症例などが一般的に挙げられ，時に浮遊肩甲骨折（floating shoulder fracture）も手術適応となり得る．しかし，保存的治療を選択した場合，6～8週間の固定を強いられるため，保存療法を望まず早期肩関節運動開始あるいは早期社会復帰を希望する場合，筆者らは積極的に手術を行っている．古くから手術適応に該当しない場合でも筆者らと同じ方針で手術を勧める報告もみられる[6]．

2）固定法

固定法にはプレート，髄内固定に大別され，それぞれの固定方法の得失は多く報告されている．髄内釘の最大の欠点は，鎖骨は上肢の挙上に伴って回旋するため髄内釘では回旋固定が得られにくいことである．また，キルシュナー鋼線を選択した場合は，キルシュナー鋼線の屈曲，折損あるいは移動により皮膚や縦郭内へ穿孔をきたすこともしばしばみられる（図 II-3）．プレート固定はこのような髄内釘の欠点を克服しているため，筆者らは好んでプレート固定を行っている．

3）プレート固定

プレート設置位置の理由は後述するが，プレートは上方あるいは上前方に設置するので，スクリュー挿入操作をしやすくするため体位はビーチチェアーとする．皮膚切開はプレートの直上にならないように鎖骨前縁からわずか前方におく．あらゆる骨折手術に共通していえることだが，軟部組織の展開は鋭的にかつ愛護的に行い骨膜を温存するように努める．鎖骨には屈曲応力が発生するので，骨折部の後下方は圧縮応力が，上方には引っ張り応力が発生するためプレートはテンションバンド機能を期待して，上方あるいは上前方に

図 II-3
78 歳，女性
a：術直後．キルシュナー鋼線1本で固定された．
b，c：術後5か月．キルシュナー鋼線が背側へ移動し，偽関節に陥った．

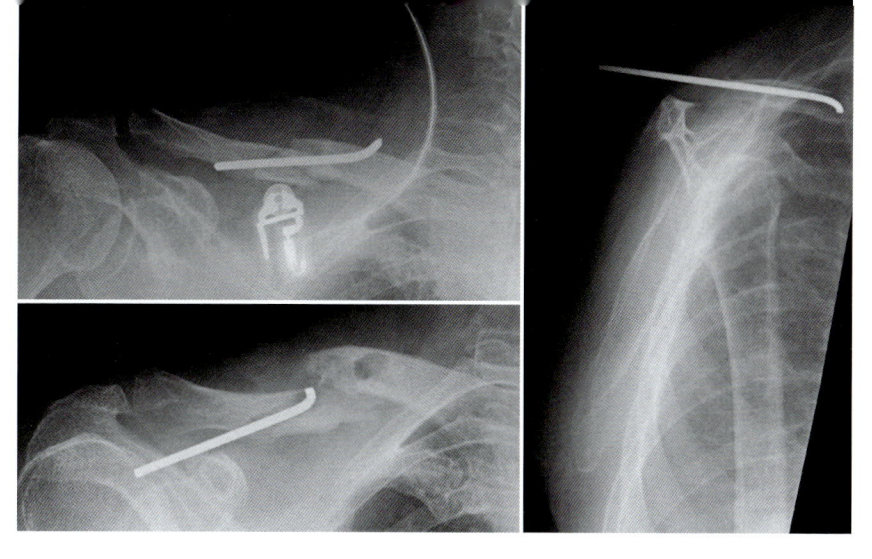

設置する[5]．鎖骨はS状の形をとり，またプレート固定後，神経血管の圧迫を生じさせないように（胸郭出口症候群類似症状の合併）プレートを僅かに上方凸に成形することがある．したがって，成形しやすい 3.5 mm リコンストラクションプレートを推奨したい．最近は，ロッキングプレートを用いることが非常に多くなった．最も注意すべきことはテンションバンド機能として用いるので，少なくともプレート両端のロッキングヘッドスクリューは逸脱を起こさぬよう必ずバイコルティカルスクリューとして挿入する（図 II-4）．しかし，従来型リコンストラクションプレートに比べロッキングプレートはプレートの厚さが厚いため，皮下組織の薄い鎖骨での使用は皮膚への刺激が強くなるため避けたほうがよい．プレートの長さは主骨片にそれぞれ3本のスクリューが挿入可能な長さにする．斜骨折は 3.5 mm コルティカルスクリューをラグスクリューとして用い，横骨折ではプレートをコンプレションプレートとして用いる．第3骨片を伴う場合，第3骨片にスクリュー挿入が可能であれば，ラグスクリューを用いて主骨片に固定する（図 II-5）．粉砕している場合は，粉砕部分を展開せず，MIPO 法（minimally invasive plate osteosynthesis）で固定する（図 II-6）．

落とし穴・注意すべき点

・プレートはテンションバンド機能を期待して，上方あるいは上前方に設置する．

・ロッキングプレートを用いる場合，少なくともプレート両端のロッキングヘッドスクリューは逸脱を起こさぬよう必ずバイコルティカルスクリューとして挿入する．

4）後療法

術後は外固定を行わず，術翌日から可動域の制限なしに可動域訓練を行う．

2．鎖骨遠位部骨折

1）適　応

鎖骨遠位部骨折は烏口鎖骨靱帯損傷を伴った Neer 分類 type II が不安定であるため手術適応となる（図 II-7）．その理由は，遠位骨片は上肢の自重と大胸筋の作用で下方に引き下げられ，近位骨片は胸鎖乳突筋，僧帽筋により後上方に引き上げられ整復位の保持が困難なためである．その結果，遷延癒合，偽関節が生じ機能障害を残してしまう．

2）固定方法

固定法はテンションバンドワイヤリング，Bosworth 法，Walter clavicular plate, Recohook plate, Clavicle hook plate などが挙げられる[7]．テンションバンドワイヤリングは適切な固定が得られず，術後に外固定を必要とすることが多く，また，キルシュナー鋼線の逸脱による皮膚障害を合併する報告がある[8]．Bosworth 法はスクリューの緩み，Walter clavicular plate は hook hole の拡大が問題点である[9]．Recohook plate は肩峰からの cut out

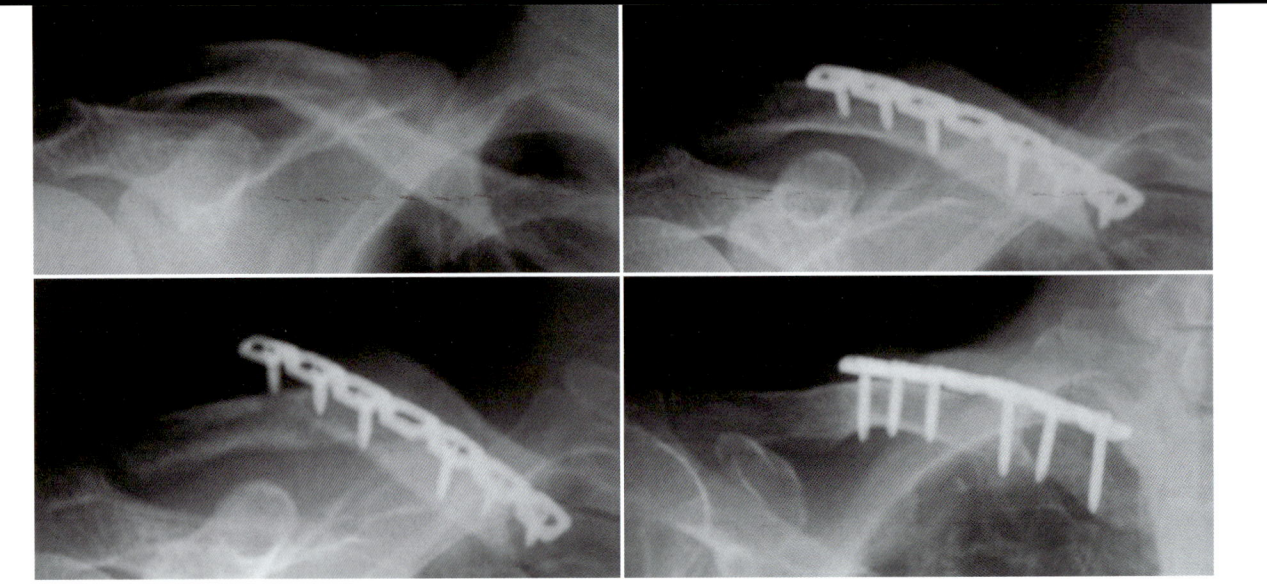

図 II-4 32歳，男性

a：受傷時
b：術直後．すべてのロッキングヘッドスクリューをモノコルティカルスクリューとして挿入した．
c：術後2か月．遠位骨片に挿入されたモノコルティカルスクリューは逸脱し，骨折部の転位を認めた．
d：すべてのロッキングヘッドスクリューをバイコルティカルスクリューに入れかえた．

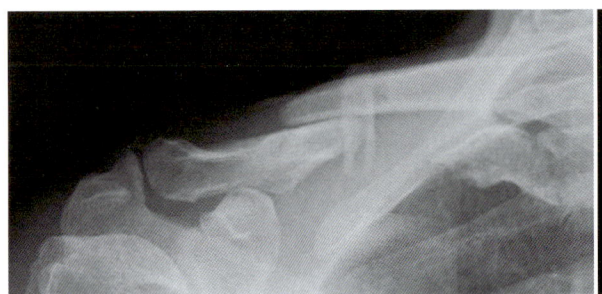

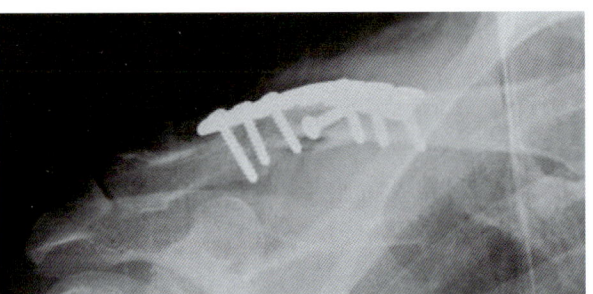

a．受傷時．第3骨片を認めた． b．術後．ラグスクリューを用いて第3骨片を近位主骨片に固定した．

図 II-5 63歳，男性

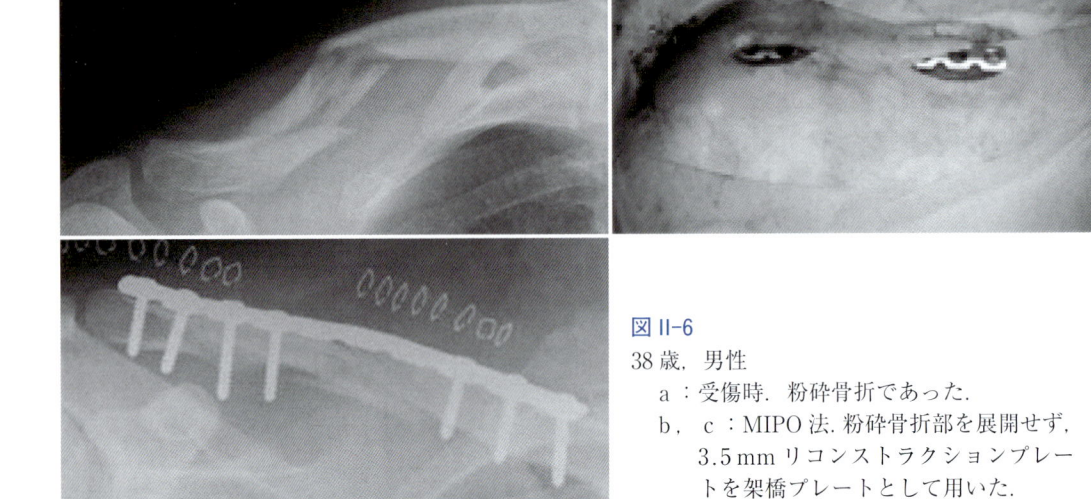

図 II-6
38歳，男性
a：受傷時．粉砕骨折であった．
b，c：MIPO法．粉砕骨折部を展開せず，3.5 mm リコンストラクションプレートを架橋プレートとして用いた．

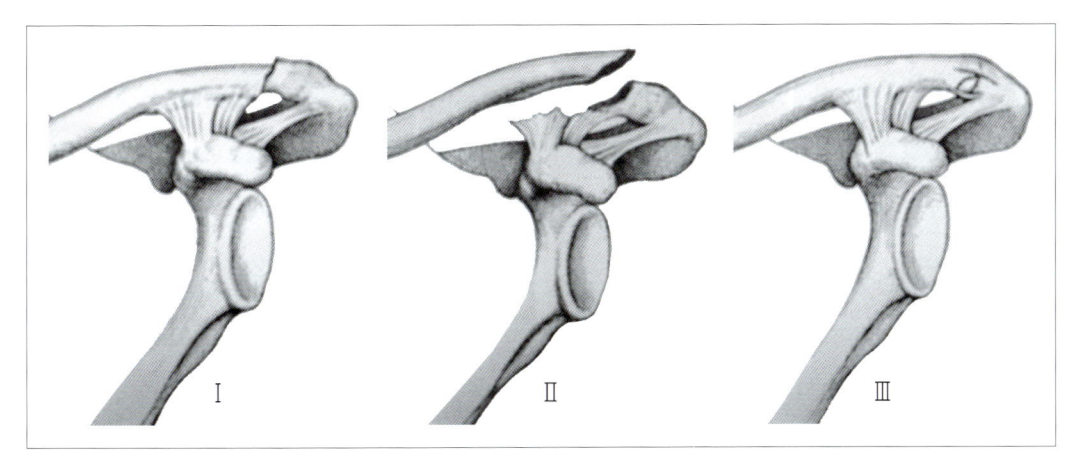

図 II-7 鎖骨遠位部骨折 Neer 分類

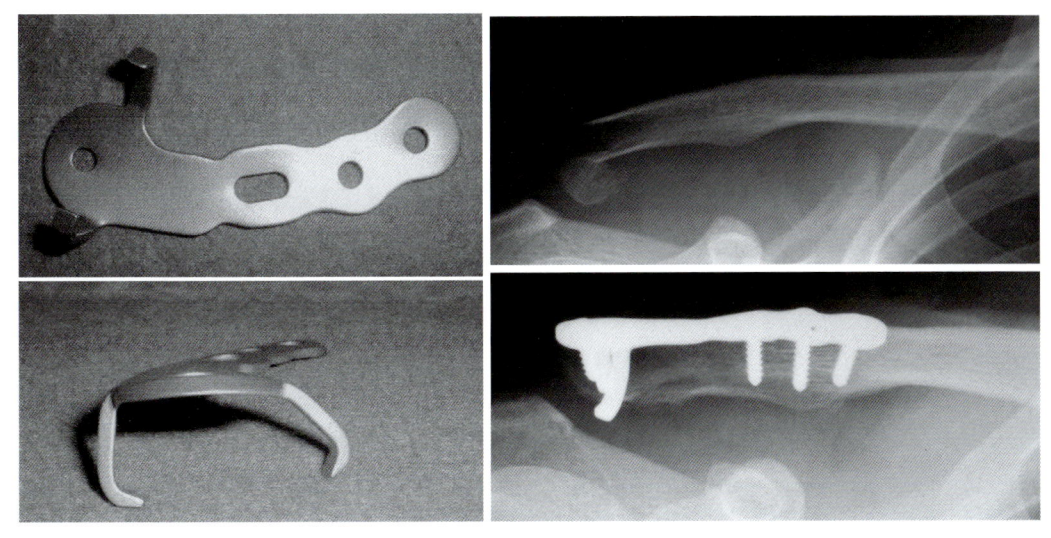

図 II-8 鎖骨遠位部骨折用プレート Scorpion®
a|b
 |c
a：特徴的なデザイン．遠位骨片を抱きかかえるようにとらえるためプレートの頭部にはスクリューと2本のフックが設置されている．
b：20歳，男性．Neer 分類 type II
c：術後．2本のフックが小さな遠位骨片を抱きかかえるようにとらえている．

が Walter plate より多く報告されている[10]．Clavicle hook plate はプレートの厚さが厚いため bending が困難で，さらに hook hole での固定ではないため前後方向の動揺性の制御ができないという欠点を持つ[11]．いずれのプレートも固定性は良好であるが，このような術後合併症の防止策として肩関節可動域訓練の制限が必要とされる．内固定を行う以上は，術後に外固定を行わず，術後早期に運動を開始し患肢の機能を可能な限り早期に，かつ最大限に獲得するべきだと考えている．そこで，このような観点から鎖骨遠位端骨折専用に開発されたプレートが Scorpion® である[12]．

3）鎖骨遠位部骨折用プレート Scorpion®

小さな遠位骨片は1本あるいは2本のスクリューしか挿入できない．しかも，鎖骨遠位端の皮質は薄いためスクリューでは十分な固定を得ることは難しい．そこで，フックで小さな骨片や多少の粉砕骨片を抱きかかえるようにして固定するという発想から Scorpion® は開発された．デザインの最大の特徴は，遠位骨片を抱きかかえるようにとらえるためプレートの頭部には1本あるいは2本のスクリューと2本のフックが設置されている（**図 II-8**）．他のプレートと全く異なるデザインだが，その固定性は LCP クラビクルフックプレー

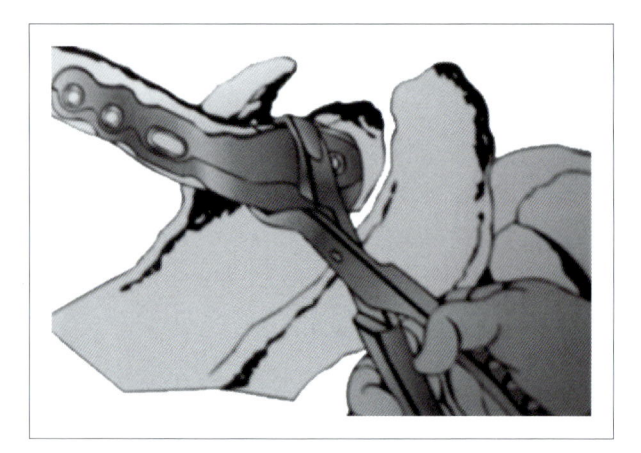

図 II-9　遠位骨片から軟部組織を剝離せず，軟部組織と連続性のある遠位骨片を抱きかかえるようにしてフックを圧着する．

トと同等でテンションバンドワイヤリングよりも強いことが力学試験により証明された(第36回日本骨折治療学会発表)．そして，最大の利点は肩鎖関節をまたがない点である．つまり，肩鎖関節を展開する他のプレートに比べ低侵襲であり，肩関節の可動域訓練を制限することなく術後早期から運動が可能で，その結果，良好な機能成績が獲得できる(12th ECTES発表)．

> **コツ**　圧着ペンチをフックにかけるために遠位骨片の前後に圧着ペンチが通るだけの通路を作成する．このとき，遠位骨片から軟部組織を剝離せず，軟部組織と連続性のある遠位骨片を抱きかかえるようにフックを圧着する(図II-9)．

4) 後療法

術後は外固定を行わず，術翌日から可動域の制限なしに可動域訓練を行う．

> **ワンポイントアドバイス**　遠位骨片の粉砕が強く，フックで粉砕骨片を十分にとらえきれない場合は術後3週は振り子運動に留めておく．

まとめ

1) 鎖骨骨折はその局所解剖の特徴から近位骨片は上方，遠位骨片は下方に転位する．
2) 鎖骨骨幹部骨折の手術適応は一般に挙げられる適応以外に早期運動，早期社会復帰を目的としたものも含まれる．
3) 鎖骨骨幹部骨折に対し良好な固定を得るためプレートを選択し，プレートはテンションバンド機能を期待して，上方あるいは上前方に設置する．
4) 鎖骨遠位部骨折はNeer分類typeⅡが手術適応となり，良好な固定，術後早期運動可能なことからScorpion®が最適である．

(内野　正隆，糸満　盛憲)

文献

1) Nowak J, et al：The aetiology and epidemiology of claviclar fracture. A prospective study during a two-year period in Uppsala, Sweden. Injury. **31**(5)：353-358, 2000.
2) 荒牧雅之ほか：鎖骨骨折に対する各種治療法の得失．MB Orthop. **15**(13)：53-58, 2002.
3) Hill JM, et al：Closed treatment of displaced middle-third fractures of the clavicle gives poor results. J Bone Joint Surg Br. **79**(4)：537-539, 1997.
4) 糸満盛憲ほか編：肩甲骨と鎖骨．AO法　骨折治療　第2版．398-408, 医学書院, 2010.
5) 糸満盛憲編：鎖骨骨折．運動器外傷治療学．280-285, 医学書院, 2009.
6) 猿渡勝義ほか：鎖骨骨折の観血的治療―プレート内固定と肩関節早期運動療法について―．別冊整形外科．**7**：300-302, 1985.
7) 西堀靖広ほか：鎖骨遠位端骨折typeⅡに対する新しい保存療法．MB Orthop. **20**(4)：29-34, 2007.
8) 小竹俊郎ほか：Neer type 2 鎖骨遠位端骨折に対するtension band wiring法による治療成績．骨折．**23**：105-107, 2001.
9) 清水泰宏ほか：肩鎖関節脱臼，鎖骨遠位端骨折に対するフックプレートによる治療経験．肩関節．**25**：567-570, 2001.
10) 二武皇夫ほか：フック型プレートを用いた鎖骨遠位端骨折の治療．骨折．**24**：432-435, 2002.
11) 生田拓也ほか：鎖骨遠位端骨折に対するClavicle Hook-Plateによる治療経験．整形外科と災害外科．**54**：278-281, 2005.
12) 糸満盛憲ほか：鎖骨遠位端骨折の骨接合法―鎖骨遠位端骨折固定プレートScorpionを用いて―．アトラス四肢骨折治療基本手技マニュアル　上．糸満盛憲，戸山芳昭編．34-40, 全日本病院出版会, 2003.

II. 部位別治療の実際

2. 上腕骨骨折
1) 上腕骨骨折（近位部，骨幹部，遠位部）

Abstract

　成人の上腕骨骨折を近位部，骨幹部，遠位部に分け，その治療の実際と問題点につき述べる．近位部骨折は骨片に付着している筋の作用で転位方向が決まる．骨片を正確に整復し，その位置を保持する必要がある．手術的治療はスクリューやテンションバンド法，通常のプレート固定法，MIPO法，髄内釘固定法などである．骨幹部骨折は functional brace などの保存的治療で95％の症例で骨癒合が得られるとされているが，近年手術を行う症例が増えている．手術的治療は順行性髄内釘，逆行性髄内釘固定法，通常のプレート固定法，MIPO法，創外固定などである．遠位部骨折は解剖学的整復，強固な内固定，早期の可動域訓練が必要な骨折であり，手術的治療を選択することが多い．固定材料はプレート，スクリュー，ワイヤーなどである．骨折の治療において，解剖の熟知，侵襲の少ないアプローチ，正確な整復，適切なインプラントによる確実な固定，適切な後療法が重要である．

Key words

上腕骨骨折(humeral fracture)，治療(treatment)，コツと落とし穴(knack & pitfall)

　高齢者を除く成人の上腕骨骨折を近位部，骨幹部，遠位部に分け，その治療の実際と問題点につき述べる．

上腕骨近位部骨折

1. 解剖学的特徴

　上腕骨頭の大結節には棘上筋，棘下筋，小円筋が付着し，小結節部には肩甲下筋，骨幹部には三角筋と大胸筋が付着する．骨折を生じると，骨片はこれらの筋の作用で転位方向が決まる．両結節の間に結節間溝があり，上腕二頭筋長頭腱が走行する．これは展開時の位置確認に役立つ．解剖頸骨折は骨頭への血行が障害されるため骨頭壊死が生じやすく，一方，外科頸骨折では血行の障害が生じにくい．上腕二頭筋腱および結節間溝と平行して2～3mm外後方を前上腕回旋動脈の外側上行枝が走行し，上腕骨頭への血液供給に最も重要な役割を果たしている．そのため，前上腕回旋動脈の外側上行枝が損傷すると骨頭壊死が起こる可能性がある．上腕骨頭への血行に注意した手術展開やインプラント設置が重要である．内側関節包には外側上行枝についで重要な血行供給があり，骨頭骨片に大きな内側スパイクがある場合は予後に期待が持てる（図II-10, 11）．

2. 治療

　骨片を正確に整復し，骨癒合するまでその位置を保持する必要がある．可能であれば侵襲は少ない方法が好ましいが，全身および局所の状態や合併症，骨折型と骨折の安定性，骨質，整復阻害因子，術者の技量（経験，好み），患者のコンプライアンスを考慮したうえで最適な治療方法を決定する．

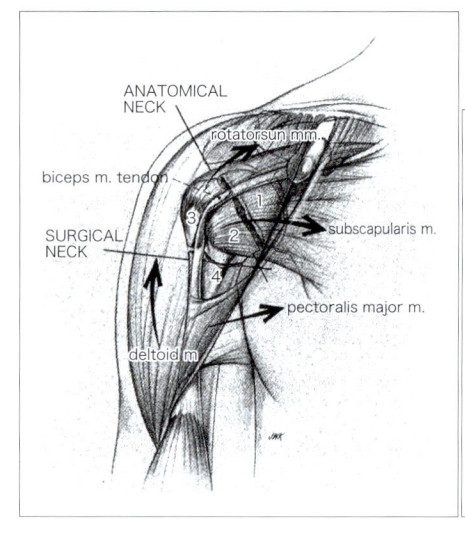

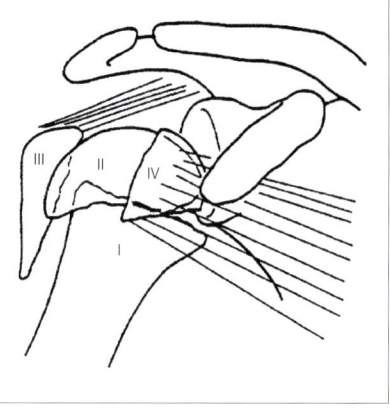

図 II-10 近位部の筋の作用

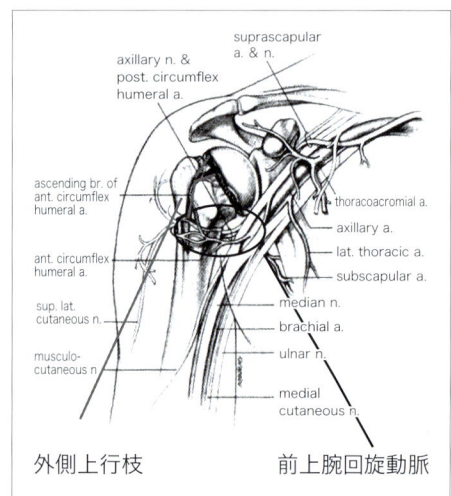

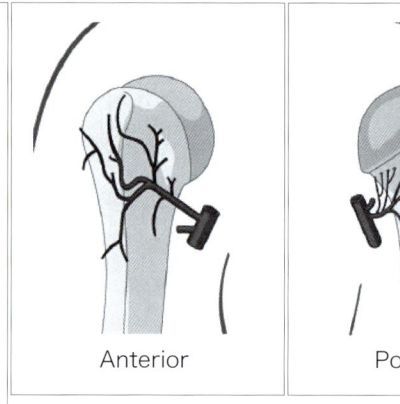

外側上行枝　　前上腕回旋動脈

図 II-11 近位部の骨への血行

1) 保存的治療

転位の少ない骨折は保存的治療の適応である．体幹固定やアームスリングのような装具が有効である．疼痛が軽減する受傷後 1〜2 週から振り子運動を開始する．3 週後くらいから他動的可動域訓練を開始し，仮骨形成を認めれば自動運動，筋力増強訓練も開始する．

2) 手術的治療

a) 手術適応

- 大・小結節の転位が 5 mm 以上（骨癒合後にインピンジメント症候群を生じる場合があるので観血的整復を要する）
- 骨幹部骨片の転位が 20 mm 以上
- 骨頭骨片の角状変形が 45° 以上

などであるが，患者の希望も重視する．青壮年者の治療目標は，受傷前のレベルまで機能を回復させることであり，早期の社会復帰も考慮する必要がある．

b) 体位

一般にビーチチェアポジションで行う．X 線透視装置は術者の妨げにならないように反対側に準備し，術前に X 線透視の可能なことを確認する（図 II-12）．

c) 進入法（図 II-13）

三角筋大胸筋間進入法（delto-pectoral approach）：上腕骨近位部骨折に対する標準的進入法である．皮切は烏口突起から開始し，三角筋胸筋溝に沿って約 12 cm 行う．皮下組織を展開し橈側皮静脈を同定後，三角筋とともに外側にレトラクトして保護する．

> **ワンポイントアドバイス** 関節包は切開せず，骨片に対し付着している軟部組織を剥離することなく整復を行うことが重要である．肩関節を外転させると三角筋の緊張を軽減することができる．

経三角筋外側進入法（tranasdeltoid lateral approach）：この進入法は結節部の単独骨折やMIPO法でプレート固定を行う場合も使われる．皮切は肩峰の前外側縁から三角筋の前方部と中央部の間に沿って遠位方向へとのばす．このとき，腋窩神経は肩峰から5～6cm遠位にあり，三角筋の深層に張りつくように存在している．これを損傷しないように細心の注意を払う．三角筋の線維に沿って前方部と中央部を鈍的に分ける．皮切を近位へと延長する場合は，鎖骨外側縁と肩峰から三角筋前部を鋭的に剥離する．内外旋することによって結節部や腱板を触知，整復，安定化することができる．

> **注意すべき点** 腋窩神経は直視し確認するか，三角筋の深層に沿って遠位に指を挿入し，触診で必ず確認する．

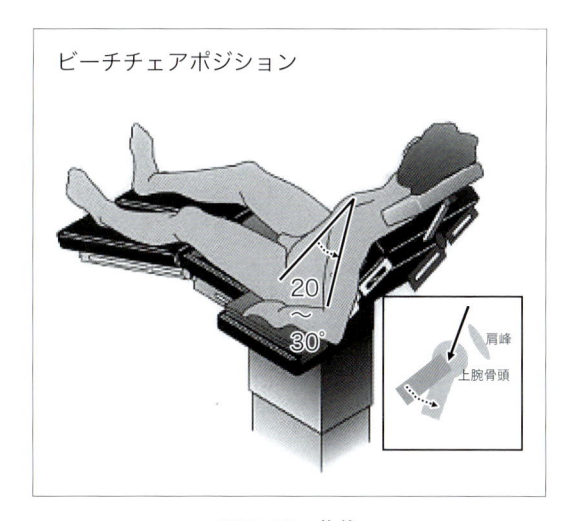

図 II-12　体位

（1）スクリューやテンションバンド法
（図 II-14）

＜適応骨折：大・小結節骨折＞

　腱板の張力により結節部骨片は転位し，内外旋時のインピンジメントや外転力の低下をもたらす．大結節骨折は経皮的あるいは，経三角筋外側進入法による整復固定術を行う．小結節骨折は三角筋大胸筋間侵進入法でアプローチするのが最適である．固定はキャニュレイテッドスクリューかテンションバンド法を用いる．

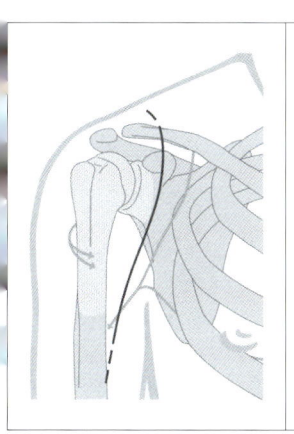

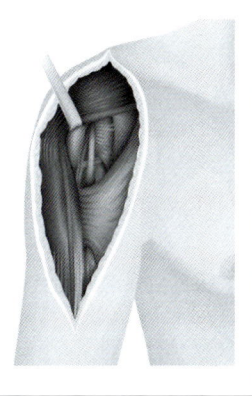

a．三角筋大胸筋間進入法（delto-pectoral approach）　　b．経三角筋外側進入法（transdeltoid lateral approach）　　c．腋窩神経（Gardner MJ, et al[1])）

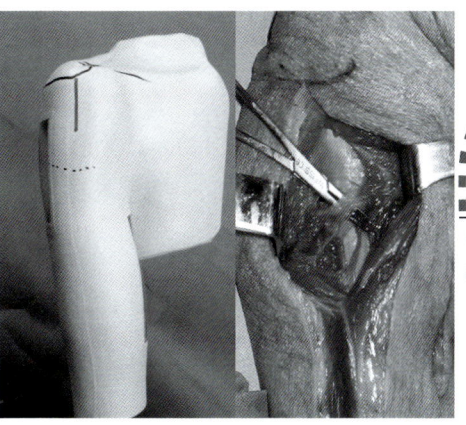

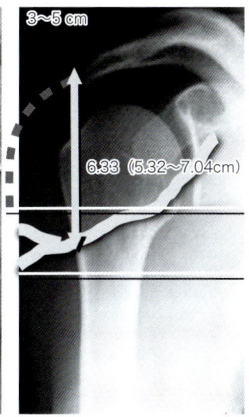

図 II-13　進入法

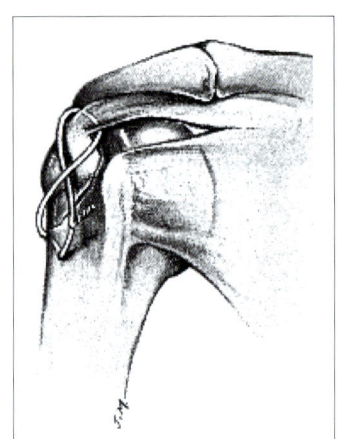

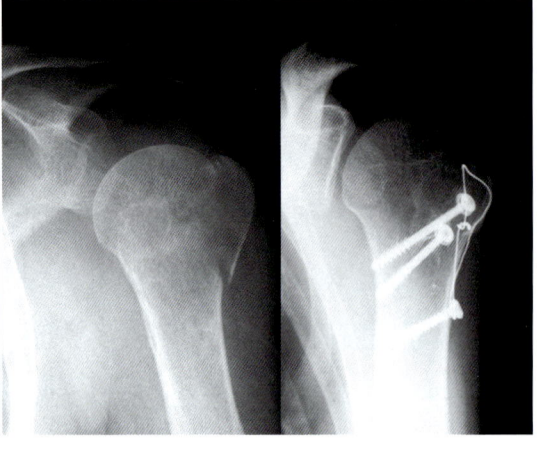

図 II-14
大結節骨折
 a：テンションバンド法
 b：スクリュー固定

> **ワンポイントアドバイス** 強靱な太い非吸収糸（HI-FI スーチャー®；ジンマーなど）を腱板の骨付着部近傍に通し，この非吸収糸をスクリューヘッドや，近位骨幹部の皮質骨にあけた 2.0 mm のドリル孔を通してテンションバンド法で固定する方法は，ワイヤーの折損等がなく，良好な整復が維持できる．
>
> 小結節骨折は比較的稀で，肩甲下筋の筋力によって小結節は内側に転位する．スクリューや suture anchor を用いて固定する．

（2）通常のプレート固定法
＜適応骨折：大・小結節部の単独骨折以外のすべての上腕骨近位部骨折＞

軟部組織を縫着する suture hole を持ち，角度安定性のあるロッキングプレートの出現によりプレート固定法の成績は向上した．一般的には三角筋大胸筋間進入法を用いて行う．まず，結節部骨片と骨頭骨片を整復固定する．結節部骨片の整復には，腱板に糸をかけ，それを引っ張って整復することも有効である．また，骨頭の回転変形は骨頭を髄内から押すように整復する方法も有用である．K-ワイヤーやラグスクリューによって結節部・骨頭を一塊にまとめておくと，後に骨幹部と固定するときに操作しやすい．骨幹部と骨頭は K-ワイヤーを前方寄りに挿入し仮固定する．プレートは骨頭への残存している血流を障害しないように結節間溝より 5 mm 程度外側に，またプレートが肩峰とインピンジメントしないように，大結節先端から 5〜10 mm 下方に設置し，必ず術中に X 線透視で整復位，プレートの位置を正面像，側面像で確認する．

腱板にかけた糸はスクリューヘッドやプレートの suture hole に固定する（図 II-15）．

> **ワンポイントアドバイス** 結節部，骨幹部，骨頭の 3 つの骨片はそれぞれ異なった転位力にさらされている．結節部は筋による張力，骨幹部は屈曲や回旋，関節骨片は圧力を受ける．固定はこれらの因子に対抗しなければならない．骨片が小さく，骨折部辺縁が粉砕している場合は，腱板にかけた縫合糸を牽引することで整復固定を行う．大結節が粉砕している症例では小円筋にも糸をかけ固定する必要がある．縫合糸はできる限り強靱なものを使用する．
>
> 徒手整復で整復位が得られない場合，多くは上腕二頭筋長頭筋腱や小骨片が主要骨片間に介在している可能性があり，その場合，介在物を取り除いたうえで固定をする．

粉砕の強い骨折でも早期リハビリができる安定した骨接合術が可能であり，また術後骨頭壊死を合併しても機能が良好である場合もあることより，青壮年の骨折では人工骨頭置換術が選択されることは非常に稀で，正確に整復固定されたプレート固定がすすめられる．

しかし，筋の収縮や他動的な外力は長いレバー

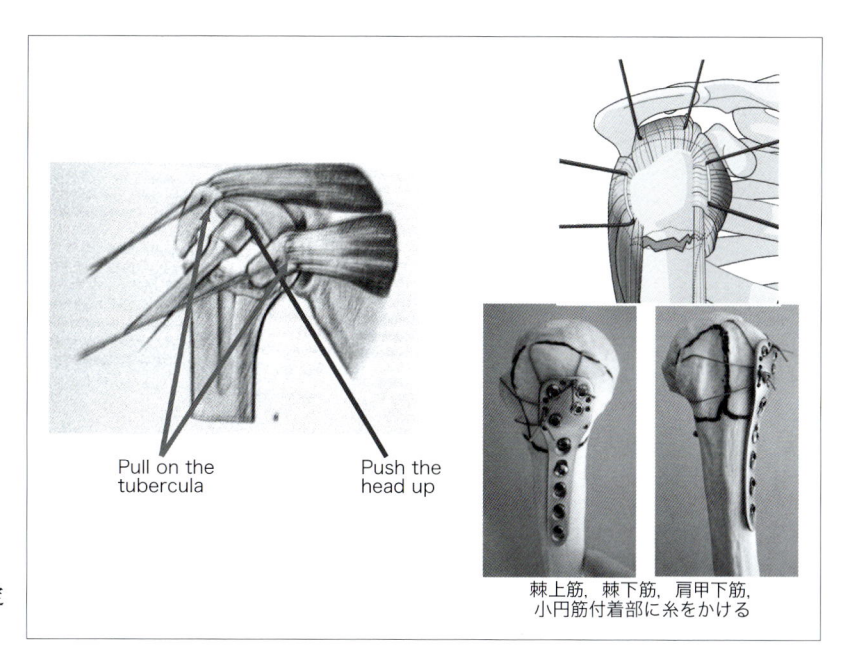

図 II-15
整復と固定

Pull on the tubercula / Push the head up

棘上筋，棘下筋，肩甲下筋，小円筋付着部に糸をかける

アームとして作用するため，骨片・インプラントの転位には注意が必要である．術中に X 線透視下でスクリューの長さや位置，また内固定の安定性を確認する．

　(3) MIPO 法によるプレート固定法 (図 II-16)
＜適応骨折：比較的単純な上腕骨近位部骨折＞

　経三角筋外側進入法で行う．腋窩神経に対しては細心の注意を払う．

　(4) 髄内釘固定法 (図 II-17)
＜適応骨折：外科頚や骨幹端の多骨片骨折で，結節部と上腕骨頭が一塊として残っている場合が良い適応である＞

　体位はビーチチェアポジションで deltoid split approach.

　ポイントは至適なネイル挿入点の決定し，適切な深さにネイルを挿入し，骨頭骨片と大結節骨片を確実に固定することである．骨頭骨片が回旋し，骨幹部が内方に転位していたり，骨折部が前方凸変形を起こしている症例に対し，不適切な位置からネイルが挿入されないように注意する．腱板の大結節の付着部を目印にして，腱板に糸をかけそれを引っ張って整復する方法や，骨頭にピンを挿入し整復する joy stick 法，あるいは骨折部にエレバトリウムを挿入し直接整復する方法などがある．

ワンポイントアドバイス　ネイルは骨頭骨片から挿入可能な central entry point タイプが固定性が良い．髄内釘の主な合併症として肩痛と腱板の機能不全が挙げられる．ネイル挿入時に腱板を損傷しないように腱板の切開は線維方向に鋭的に大きく切開する．大きく切開することによって，挿入口を大きく展開でき，ネイル挿入時の腱板の損傷を避けることができる．

＜術後管理＞

　保存的治療例でも手術的治療例でも，最大限の機能的回復を得るためには術後のリハビリは欠かせない．内固定を行った場合，術後早期よりの肩の他動運動を開始する．

注意すべき点

＜肩関節拘縮＞　可動域制限は最も発症率の高い合併症である．中には完全に可動域を回復する患者もいるが，大多数は「凍結肩」に類似する外転・外旋制限を呈する．これらの問題は早期リハビリを行うことで最小限にとどめられる．少数例で全身麻酔下での徒手的授動術も考慮されることがあるが，インプラントのゆるみや骨折などのリスクがあることに留意する．青壮年に対しては，場合

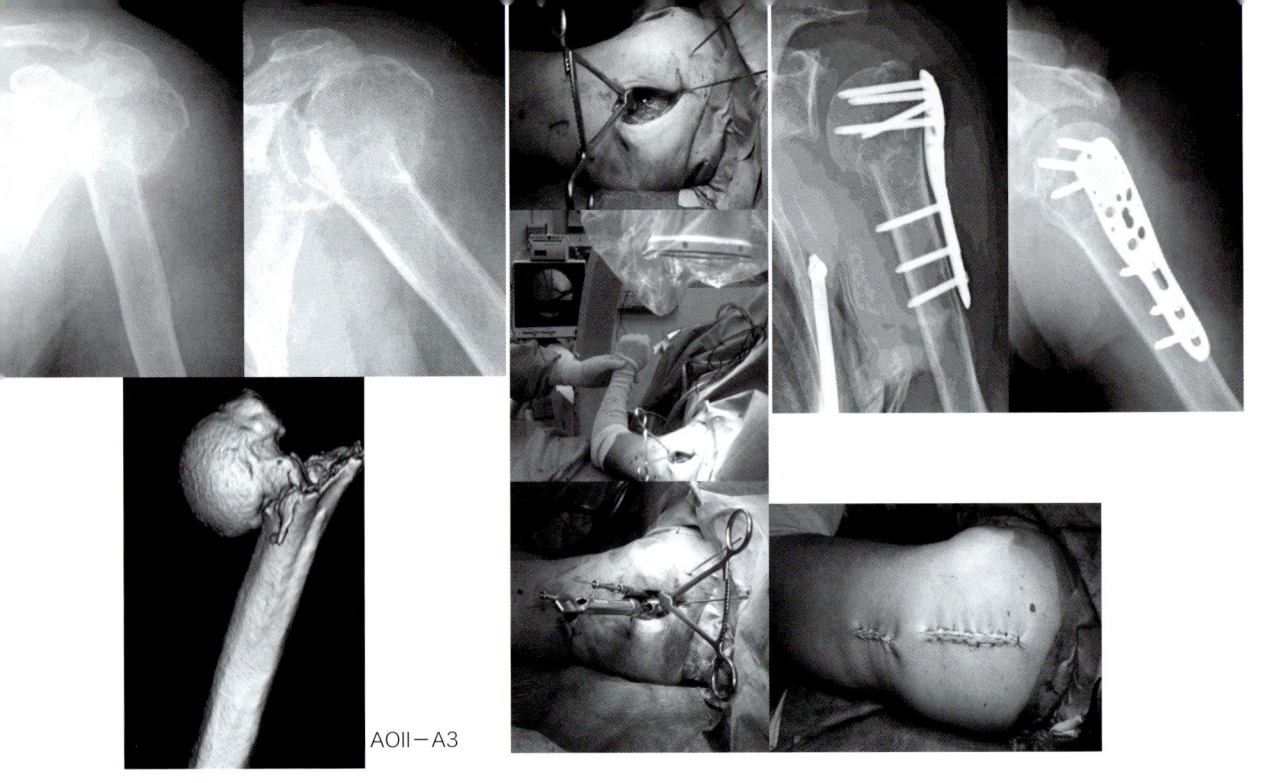

AOII-A3

図 II-16　近位部骨折に対する MIPO 法（症例提示）

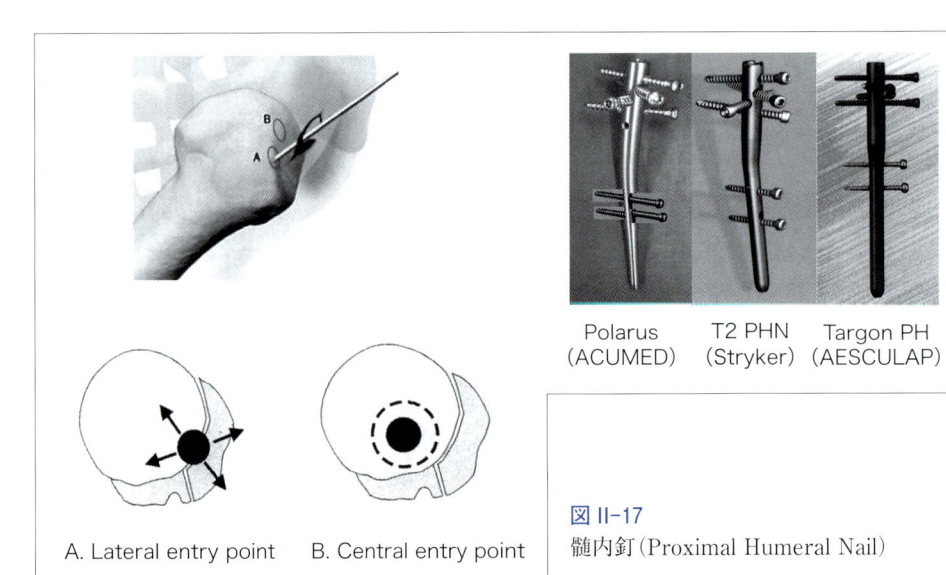

Polarus (ACUMED)　T2 PHN (Stryker)　Targon PH (AESCULAP)

A. Lateral entry point　　B. Central entry point

図 II-17
髄内釘（Proximal Humeral Nail）

によっては関節鏡下や観血的拘縮除去術も選択肢である．

2）骨頭壊死（AVN）

上腕骨の AVN は比較的頻回に起き，全体の 35％（報告されている発症率：6〜75％）といわれている[2)3)]．しかし，無症状なことが多く，患者の 77％は good か excellent な機能的成績を得たとの報告もある．AVN の機能的成績は変形癒合の有無によって影響されるため，正確な解剖学的整復を得ることが重要である．AVN による疼痛が出現し治療を要する場合，人工骨頭置換術が選択される．

図 II-18 上腕骨の背側面の神経走行

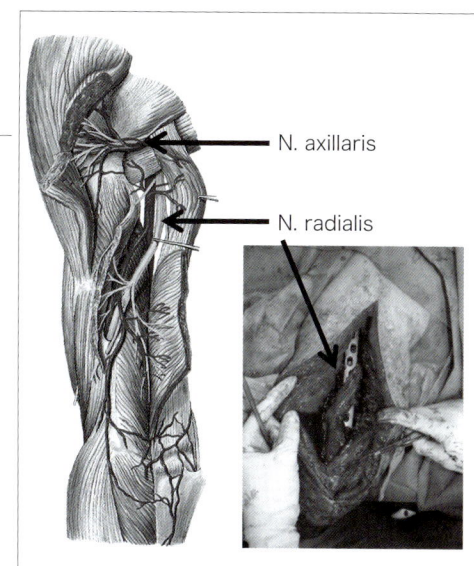

N. axillaris
N. radialis

橈骨神経
橈骨神経溝〜筋間中隔を貫通
遠位の筋間中隔部では可動性が乏しい
整復操作による牽引で麻痺を生じる

3）神経損傷

腋窩神経は受傷時あるいは観血的・経皮的手術中に最も損傷を受けやすい神経である．特に経三角筋外側進入法を用いる場合，注意が必要である．レトラクタや筋鉤で軟部組織を牽引するときに損傷しないように気をつける．隣接する腕神経叢も脱臼骨折の際に損傷を受ける可能性がある．手術時にはレトラクタは決して腋窩に挿入しないようにし，腕神経叢を過伸展するような体位は避ける．

上腕骨骨幹部骨折

1．解剖学的特徴

上腕骨骨幹部は大胸筋付着部上縁から上腕骨顆上部までで，近位から中央までは円筒形で，遠位では前後径が狭く，扁平化している．骨折部位が大胸筋付着部より遠位で三角筋付着部より近位では，近位骨片は大胸筋に牽引されて内転，内旋し，遠位骨片は外上方に転位する．骨折部位が三角筋付着部より遠位では，近位骨片は外転・屈曲し，遠位骨片は近位に転位する．また，橈骨神経は上腕骨の中 1/3 と遠位 1/3 の境界部で，後外側の橈骨神経溝（螺旋溝）を通り，筋間中隔を貫通し下降する．筋間中隔部では橈骨神経は可動性に乏しく，損傷を受けやすい．また，骨折部に橈骨神経が介在した場合，徒手整復は困難である．上腕動静脈および正中神経と尺骨神経は，近位では烏口腕筋，遠位では上腕筋の内側の前方コンパートメントを通過する．神経血管損傷の有無を確認は必須で，特に橈骨神経の評価は整復操作前にも必ず行う（図 II-18）．

2．治　療

1）保存的治療

保存治療にはギプス，スプリント，機能装具（functional brace）療法などの方法がある．保存的治療で 95％の症例で骨癒合が得られる．一般に 20°未満の前方凸変形や 30°未満の内反変形などのアライメント不良，40°未満の回旋変形や 30 mm 未満の短縮は，上肢であり，しかも肩関節が代償するため許容される．

a）ハンギングキャスト法：受傷後早期から装着する．ギプスの重さによる持続牽引であるため，睡眠時に仰臥位がとれず，横骨折では過牽引になりやすいなどの欠点がある．

b）機能装具（functional brace）療法：軟部組織の圧迫力による固定法で，肩関節と肘関節を固定しないため関節拘縮をきたしにくい方法である．受傷後 2〜3 週頃まで牽引やギプスシーネで固定し，軟部組織が安定した後，装具に取り替える．装着後は肩，肘関節運動が可能となる．保存療法では functional brace が広く受け入れられている方法と思われる．

2）手術的治療

手術には絶対的な適応と相対的な適応がある（表 II-1）．患者の年齢，骨折のタイプ，合併損傷，合併症などを考慮する．髄内釘固定法，プレート固定法，創外固定法などが選択可能である．髄内釘固定法，プレート固定法はどちらもほとんどの骨幹部骨折に対応できる．髄内釘固定法は粉砕骨折や分節骨折で有用で，プレート固定法は橈骨神経の状態を確認したい症例や，徒手整復困難例，

表 II-1　手術適応

絶対適応	相対的適応
・多発外傷	・横骨折，分節骨折
・開放骨折	・腕神経叢損傷
・両側上腕骨骨折	・一次的橈骨神経麻痺
・Floating elbow, shoulder	・整復保持不可能
・血管損傷合併	・肥満
・二次的橈骨神経麻痺	・非協力的患者
	・Neurological disorder

近位や遠位の関節に及ぶ骨折で，髄内釘固定困難例に優位性がある．創外固定法は広範囲の軟部組織損傷例や感染例などで用いられる．

　a）髄内釘固定法：閉鎖性髄内釘固定は骨折部を展開しないため，骨折血腫と骨折部周囲の血流が温存され，骨癒合には有利である．ネイルの挿入方向によって順行性および逆行性髄内釘法に分けられる．

　（1）順行性髄内釘：体位は仰臥位かビーチチェアポジションで，X線透視装置を用いる．肩峰の前外側端から遠位にのびる小さな皮切を用いる．腱板を露出し，切開するが，腱板の切開は線維方向に鋭的に大きく切開する．大きく切開することによって，挿入口を大きく展開でき，reamingや釘の挿入時の腱板の損傷を避けることができる．大結節上にある腱板付着部からの挿入は，腱板に欠損を作る可能性があるので避けたほうが良い．挿入の際には，透視下に確認しながら，橈骨神経を損傷しないよう愛護的に挿入する．上腕骨では，回旋力に対する安定性の獲得は重要であり，近位部および遠位部に2本ずつの横止めスクリューの挿入が推奨される．

ワンポイントアドバイス

（1）上腕骨は荷重肢ではないため，骨折部にギャップを残さないように整復する．遠位を先に固定しback-strikeを行い骨折部のギャップをなくしてから近位部の横止めスクリューを挿入するか，compression deviceのあるインプラントではそれを用いる．

（2）骨頭の軟骨面を超えて髄内釘の先が出ないように，ギャップの消失による髄内釘の移動距離を計算に入れて髄内釘を挿入する．

（3）ネイルの長さはネイルの近位部が関節軟骨表面の5mmまでの深さとし，ネイルの遠位先端を肘頭窩上縁から20mmの部位までとする．

　（2）逆行性髄内釘固定法：腹臥位で行う．挿入点は肘頭窩のやや近位である．注意深く展開し，まず3.2mm，次いで4.5mmのドリルで皮質に開窓した後に，顆上骨折を起こさないように注意しながらオウルを用いて挿入点を広げる．選択するネイルに対して挿入口は十分大きくし，さらに，髄内釘はハンマーを用いずに，常に用手的に，愛護的に挿入し，上腕骨頭にわずか届くところに設置する．また，愛護的に軟部組織を保護することによって肘関節後面の関節周囲の骨化を予防する．骨（髄腔）の細い症例においては顆上骨折のリスクがより高くなるため他の方法を選択するほうが安全である（図II-19）．

　b）プレート固定：インプラントは一般には4.5ナローLC-DCPかLCPが用いられる．スクリューは近位遠位ともに3本以上の挿入固定がすすめられる．プレート設置面は後面，前面，外側面のいずれにも可能である．

　（1）進入法と体位

　前外側進入法：上腕骨の近位や中1/3の骨幹部骨折に対して用いられる．仰臥位とし，可能ならばX線透過性の手術台を用いる．皮切は三角筋大胸筋溝に沿って，三角筋付着部に向かう．そこから上腕二頭筋外側縁に沿って遠位にのびる．遠位部では上腕筋を分けて上腕骨遠位部の前面を展開する．遠位部では橈骨神経を損傷しないように注意を払う．レトラクタや筋鉤牽引するだけでも橈骨神経麻痺は起こる危険性がある．

　後方進入法：腹臥位か側臥位で行う．腹臥位とする場合，上腕はX線透過性の台に乗せ，前腕は下垂させる．上腕骨遠位の骨折に対して用いられる．上腕三頭筋を線維方向に切開して骨折部を展開し，橈骨神経を保護する．

　（2）通常のプレート固定法：整復は愛護的に行い，軟部組織の損傷を最小限に抑える．まず注意

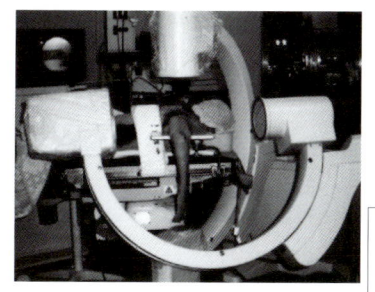

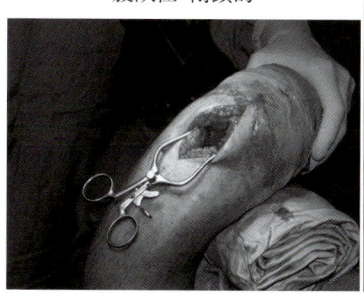

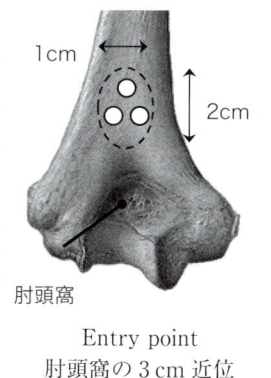

図 II-19　逆行性髄内釘

深く牽引しながら，上腕の長さ，アライメント，回旋を整復する．斜骨折や螺旋骨折ではポイント付き整復鉗子を用いて整復位を維持する．骨膜の血流を温存するためにプレートは骨膜上に設置する．単純骨折や楔状骨片を伴った骨折では，骨片間に圧迫をかけ絶対的安定性の獲得を目指す．望ましくはスクリュー孔からラグスクリューを挿入するか，ダイナミックホールあるいは圧迫器具を用いて軸圧を加える．

　(3) MIPO 法：MIPO 法による前方プレート固定法は Livani ら[4]により報告された．この方法は筋間からアプローチができ，軟部組織の侵襲が少なく[5)6)]，しっかりとした固定ができる．しかし，整復不良や橈骨神経，腋窩神経，筋皮神経などの損傷を起こさないように術者は解剖を熟知し，細心の注意を払う必要がある．解剖学的な整復の獲得は困難であり，軸と長さと回旋を整復し，プレートは架橋プレートとして用い，相対的安定性の獲得を目指す(図 II-20，21)．

　c）創外固定：片側フレーム創外固定で骨折は十分に安定する．神経や血管の走行には個人差があるため，ピンは小切開し，軟部組織を鈍的に剝離して骨に到達し，ガイドを用いて挿入する．

　d）術後管理：自動介助運動で肘と肩の関節可動域(ROM)を徐々に拡大していく．その後，自動運動を開始する．抵抗運動は X 線像で架橋仮骨が確認できてから開始する．

> **注意すべき点**
>
> <偽関節> 不十分な固定(弱いプレートの選択や，スクリューの不足，細い髄内釘や横止めスクリューの不足)，gap の残存した整復，粗雑な軟部組織処置，全周性の骨膜剝離，不適切な後療法などはすべて偽関節の原因となる．

【症　例】26 歳，男性

　スノーボードで転倒受傷．AO 分類 A3．受傷 9 日目に T2 nail(径 7 mm，長さ 200 mm)を使用し固定術を行った．骨折部には gap を残さないよう圧迫を加えた(図 II-22)．早期より重いものを持っていたとのことで，術後 9 か月の X 線で骨吸収が認められ，偽関節となっていた．術後 10 か月で再手術施行．Decortication と骨移植，narrow LC-DCP でのプレート固定を行った．再手術から 5 か月で骨癒合を認めた(図 II-23)．遠位の横止めが 1 本であること，早期の負荷が偽関節の原因と思われる．

3）橈骨神経麻痺

　閉鎖骨折の患者が受傷時から橈骨神経麻痺を呈している場合，多くは neuropraxia(一過性神経伝

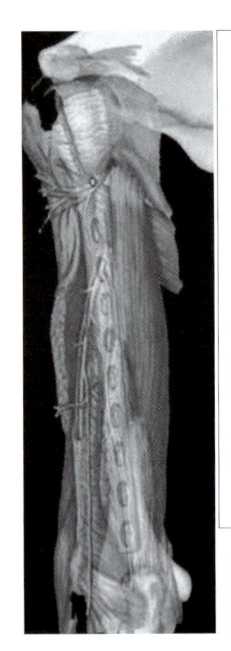

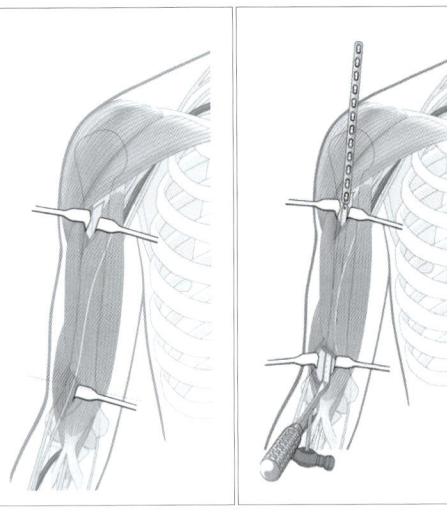

図 II-20
骨幹部骨折に対する MIPO 法

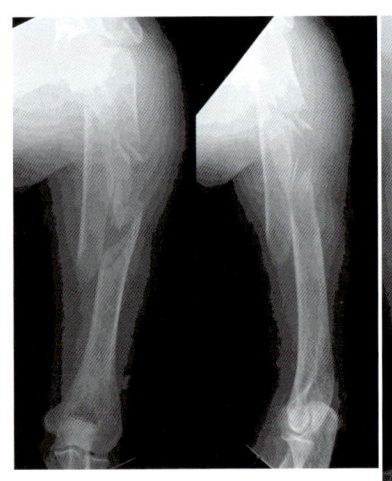

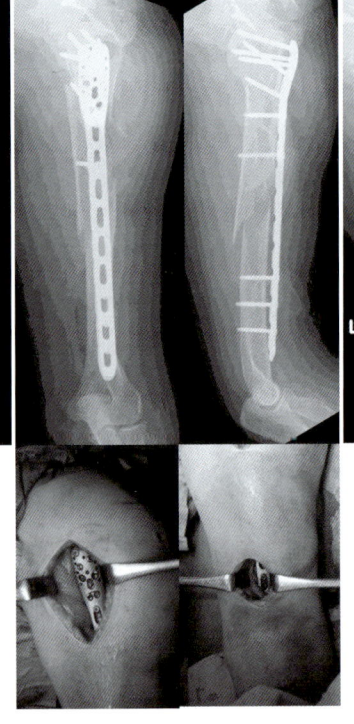

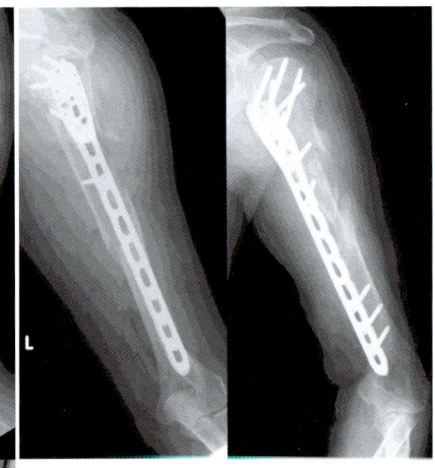

図 II-21
MIPO 法（症例提示）
a：受傷時．75 歳，女性．AO 12-C3 溝に転落受傷
b：術直後
c：術後 7 週．PHILOS long 9 穴

導障害）であり，一期的な神経展開の絶対適応ではない．神経損傷の 95% 以上は自然に回復するため，定期的な診察や電気生理学的検査を行う．二次的な神経麻痺（進行性の機能低下）や開放創に伴う神経麻痺が生じた場合には神経の展開が必須である．

4）腋窩神経損傷

順行性髄内釘固定法の近位横止めスクリュー挿入時，腋窩神経を損傷しないためには皮膚に小切開を加え，骨までは鈍的に剥離していき，カニューレを用いる．横止めスクリューは，外側皮質から 2 mm 以上突出してはならない．

3．プレート固定法と髄内釘固定法の文献的考察

McCormack ら[7]はプレートと髄内釘の Randomised trial で肩や肘の関節可動域に両者で差異は

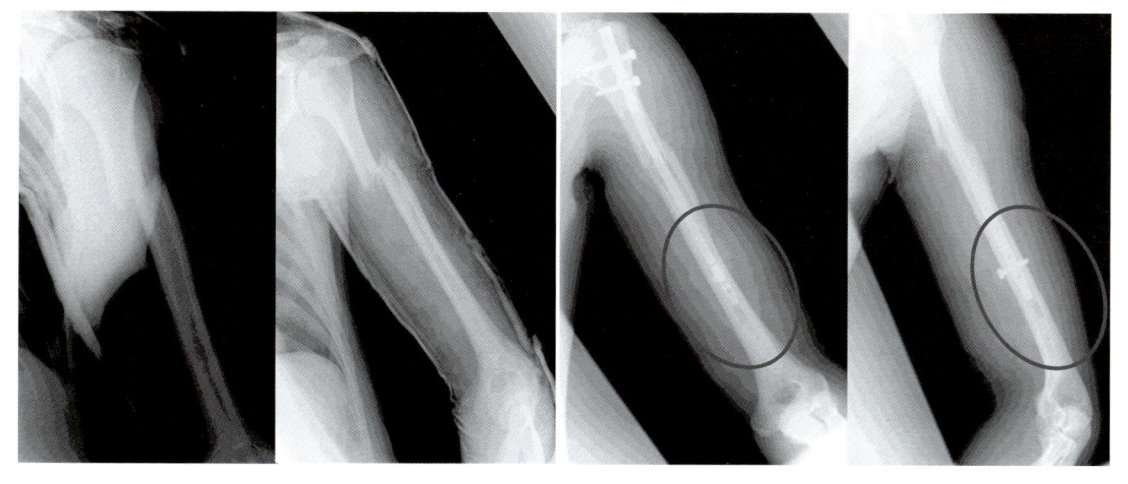

　　　　a．受傷時　　　　　　　　　　　　b．術直後
　　　　　　　　　　　　　　　　　　　　　φ7〜200 mm

図 II-22　偽関節症例：26歳，男性．AO 12-A3．スノーボードで転倒受傷

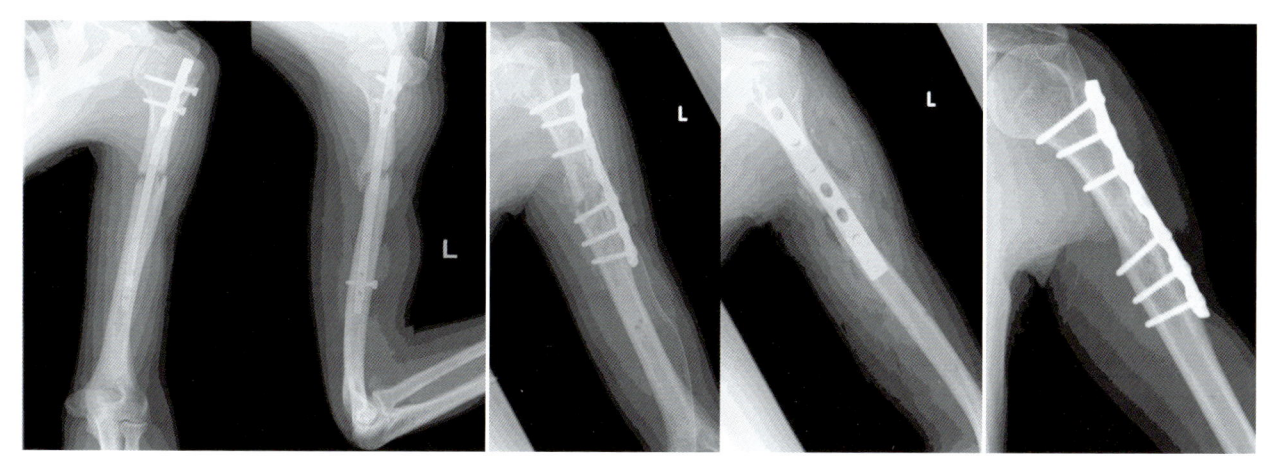

　a．術後9か月　　　　　　b．再手術直後　　　　　　　c．再手術後15か月
　骨折部に骨吸収　　　　Decortication, bone graft narrow LC-DCP

図 II-23　偽関節症例（つづき）

なく，髄内釘群に合併症が多く，DCPを活動性の高い若年者に，髄内釘を高齢者，病的骨折，分節型の骨折に推奨している．

　一方，Changulaniら[8]は両者に成績の差はなく，髄内釘のほうが感染率が低く，癒合期間が短いと報告している．Bhandariら[9]は1969〜2000年の215の論文を検索し，髄内釘とプレートのrandomized control studyはわずか3論文，155症例に過ぎず，その結論はプレート固定のほうが再手術になる危険性と肩のimpingementが少ないとしているが，同時にもっと大きなtrial studyが必要と結論づけている．

上腕骨遠位部骨折

1．解剖学的特徴

　上腕骨遠位部は強固な骨性の三角形を形成している（両柱と中央の滑車からなる）．Medial columnはtrochleaの約1 cm近位，内上顆までであり，約40〜45°の角度で内側に広がる．Lateral columnは遠位は上腕骨小頭まで存在し，前面は関節軟骨部分で，後面には軟骨はないためプレートを当てることができる．約20°の角度をもって外側に広がる．Medial column, lateral columnとも比較的骨密度が保たれ，ともに皮質骨はscrew

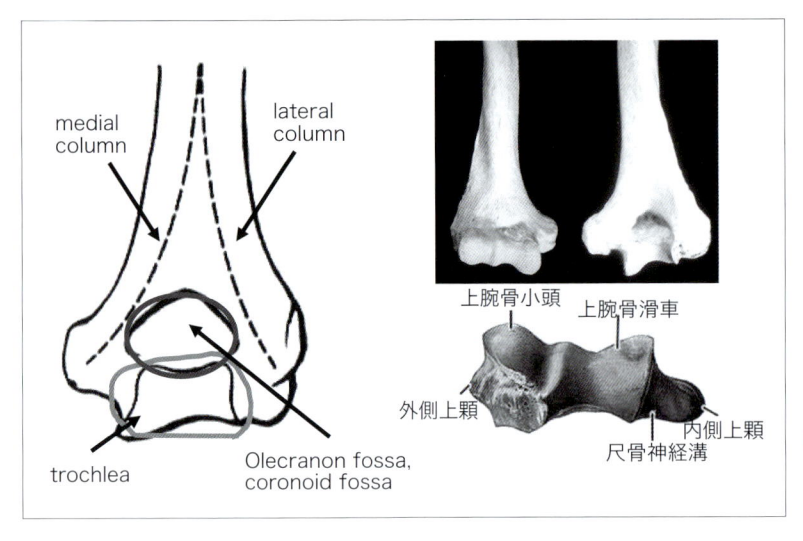

図 II-24 遠位部の骨解剖

図 II-25 遠位部骨折に対する内固定材料

◆K-wire & screw
◆Tension band wire
◆Plate fixation
　LCP DHP
　ONI transcondylar plate
　Congruent Elbow Plate
　etc.

◆上記の内固定法の組み合せ

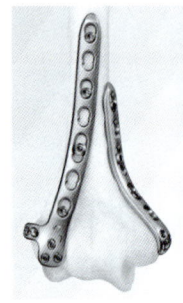

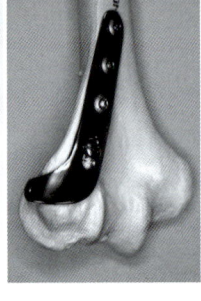

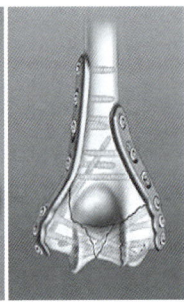

の固定に耐えうる強度はある．滑車は内側というよりも中央にあり，carrying angle が形成される．その回旋軸は上腕骨骨幹部に対して 15〜45°傾いている．橈骨頭窩・鉤状突起窩・肘頭窩は，深屈曲・伸展時に各々の尺骨側の突起と適合している．この部分は非常に薄く，肘頭窩，鉤突窩が互いに連絡していることもある（骨隔板に孔がある場合）．完全な可動域を得るには前後の窩部にインプラントや癒着組織がない状態で，滑車部は上腕骨軸に対してやや前方に再建されていなければならない．内側側副靱帯の起始部は内側上顆の下面にあり，過度の剥離で損傷されやすい．術前に骨モデルなどで上腕骨遠位の形態を再確認しておくことを薦める（図 II-24）．

2. 治　療

解剖学的整復，強固な内固定，早期の可動域訓練が必要な骨折であり，変形癒合，関節拘縮や変形性関節症の発症を予防するために手術的治療を選択することが多い．固定材料はプレート，スクリュー，ワイヤーなどである．Anatomical plate であり，locking の機構を有する LCP Distal Humerus Plate™ (Synthes)（以下，DHP）や ONI Transcondylar Plate™[2] (Nakashima medical)（以下，ONI plate），あるいは Mayo congruent plate などが頻用される（図 II-25）．

1）手術時期

手術時期は受傷後早期の手術が理想的であるが，局所の腫脹の激しい場合は，肘頭より鋼線牽引を行うなどして，待機し，腫脹が改善してから手術を行う．

2）麻酔と体位，進入法

麻酔は上肢伝達麻酔でも可能であるが，高度粉砕例では全身麻酔で行う．

図II-26 体位

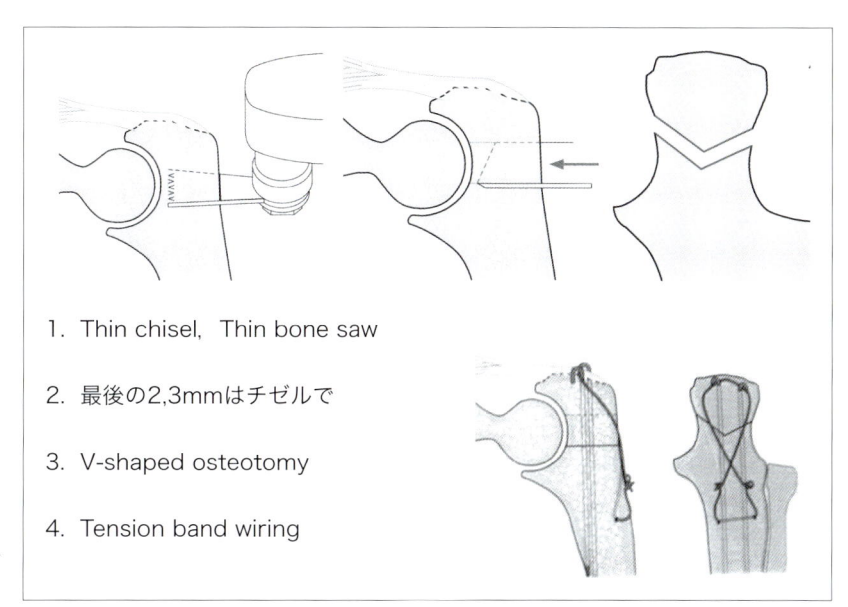

1. 側臥位
・枕や手台を上腕前面に置き，肘関節をフリーとする
・X線透視下に手術可能
・麻酔の種類にかかわらず可能

2. 腹臥位
・患者をベッドの端に置き，肘関節をフリーにする
・X線透視下に手術可能
・全麻では十分な注意が必要
・前腕以下が不潔になる危険性

図II-27 Chevron osteotomy

1. Thin chisel, Thin bone saw
2. 最後の2,3mmはチゼルで
3. V-shaped osteotomy
4. Tension band wiring

　体位は側臥位，伏臥位ともに可能であるが，我々は伏臥位で行うことが多い(図II-26)．正確な正面，側面像が透視できるようにX線透視をセットする．120°以上の肘関節の屈曲が可能なように肘関節はフリーとする．粉砕のひどい骨折では採骨部の準備もしておく．

　進入法には，肘頭を骨切りして進入する方法と上腕三等筋の両側より進入する方法，さらに上腕三頭筋の舌状切開法がある．顆間部の粉砕や骨欠損に骨移植を行う例では，遠位関節面までの十分な展開が可能な肘頭骨切り法が良い．肘頭の骨切りは，楔状骨切り(Chevron)(図II-27)は少し煩雑ではあるが，再接合(tension band wiring)時に解剖学的整復が容易である点と，安定性が良い点で推奨される．肘頭はで固定上腕三頭筋の内外側から骨折部に到達する方法では，骨折部fossaの部分は十分に展開しておく．上腕三頭筋を挙上することによって骨折部背側は内外側から完全に直視できる．

3) プレート固定の実際(関節内に粉砕がある症例において)(図II-28)

　皮膚切開は後方縦切開とし，肘頭部分で橈側に弓状に振る．

　尺骨神経を露出し，テープをかける．後の操作で内上顆部にプレートやスクリューを設置するので，尺骨神経を牽引したときに障害が起こりにく

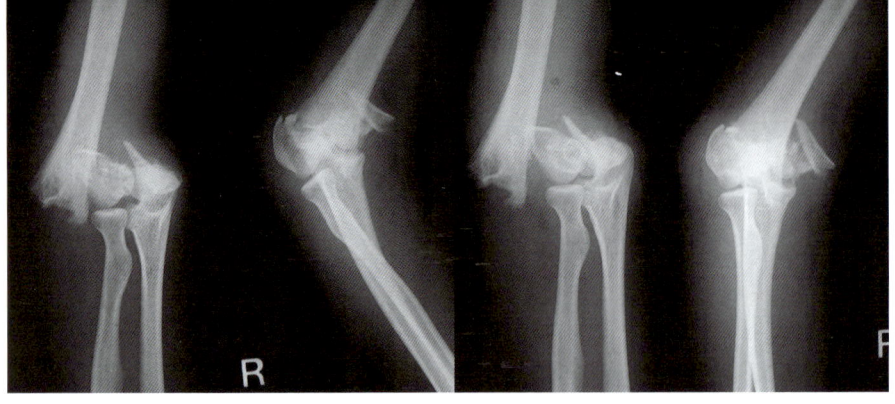

図 II-28
プレート固定（症例提示）
20歳，女性，AO 13 C-2

ポイント
・1.5〜2.0mm K-wireで仮止めの後，4.0mm cannulated cancellous screwで固定
・Screwは通常，橈骨側より挿入
・粉砕が強く，骨欠損を生じたとき，骨移植を行う
この場合，先ネジscrewを使用すると整復位を損なうことがある

図 II-29
遠位関節面の整復

いよう，尺骨神経はできるだけ近位，遠位(Osborne ligament を切離して)まで展開して，血管用テープなどをかける．肘頭を骨切りでは，bone saw で骨切りをする場合，肘頭の内側，外側から関節面を直視し，関節部に間隙を作り，エレバトリウムなどを挿入し，滑車軟骨面を損傷しないように注意する．骨折部の展開ではできるだけ骨膜等を剝離しない．骨折部やfossaの部分は十分に展開しておく．まず遠位関節面の整復固定を行う（図 II-29）．

滑車部分の回旋転位は正確に整復する．整復後 1.5〜2.0 mm K-wire で仮固定の後，4.0 mm cannulated screw で固定する．スクリューは通常，橈骨側より挿入する．あとでプレート穴から挿入するスクリューと干渉しないよう，できるだけ遠位でスクリュー固定を行う．滑車部に粉砕があり，骨欠損を生じた場合は，骨移植(corticocancellous bone graft)を行う（図 II-29）．軟骨面を含む小骨片の固定に PLLA pin や Herbert bone screw など関節軟骨内に陥没固定可能な内固定材料を使用する．

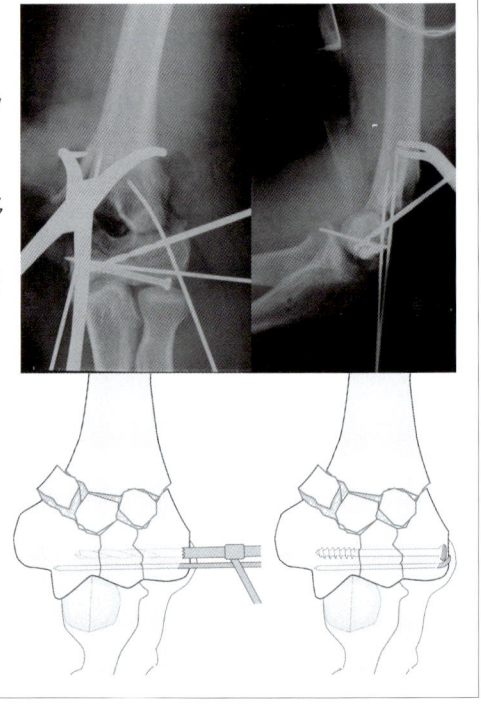

手術のコツ 重要なポイントは滑車幅を正常な幅に再建することである．（滑車幅が狭くなれば関節の動きの障害となる）．関節面の欠損のため骨移植が必要となることは稀である．

次に骨幹端部の整復固定を行う．

Medial, lateral column ともに確実な再建を行う．大きな骨片は整復固定を行う．この部分も大きな骨欠損があれば，骨移植が必要．肘関節を屈曲すると整復されることが多い．遠位骨片の内側，外側より K-wire(1.8〜2.0 mm)で仮固定し，整復位を透視あるいは X 線で確認する（図 II-30）．

ポイント
・遠位骨片の回旋変形や前方傾斜に注意する
・Fossaの部分の形状の再建（この部分も関節であり粉砕小骨片は摘出）

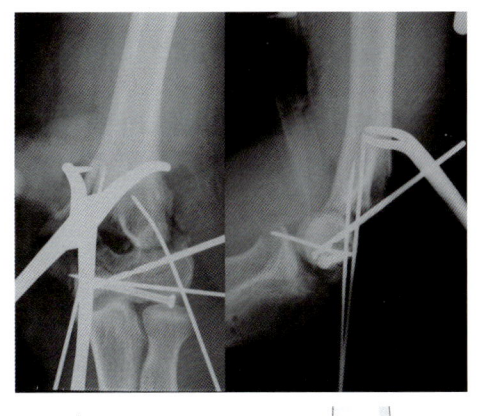

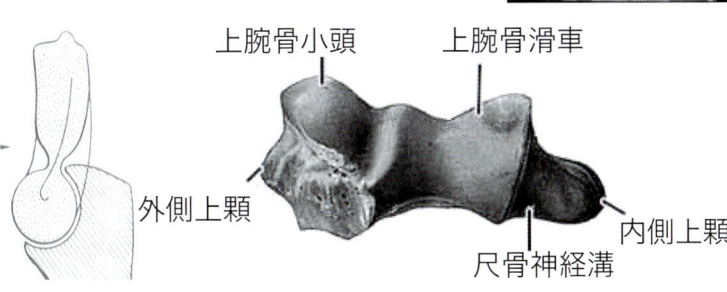

上腕骨小頭　上腕骨滑車

外側上顆　　　　　　　　内側上顆

尺骨神経溝

図II-30
骨幹端部の整復

> **手術のコツ**　Medial, lateral column と trochlea の三角形の確実な再建と固定[11].

肘頭窩，鉤突窩の形状の維持（しかしこの部分は固定には全く役に立たない）．

Fossa の再建が不可能な場合は，その部分は欠損とする（Fossa 内に粉砕骨片などが残れば，関節の可動域制限の原因となる）．遠位骨片の回旋変形や前方傾斜に注意する（特に前方傾斜はわかりにくいので，仮固定後，透視やＸ線で確認する）．

整復位がよければプレート固定に移る（内，外側にプレートを当てる）．

プレートの設置位置は重要であり，外側プレートは後外側に設置し，伸展時に橈骨頭が干渉しないよう関節面と3mm以上離す．肘頭窩にも干渉していないことも確認し，遠位骨片に挿入するスクリューはいずれも対側に出ないように注意する．また関節内や fossa の部分にプレート，スクリューが出ていないことも確認する（図II-31）．

> **手術のコツ**　尺骨神経がプレートの圧迫を受けるようであれば神経の前方移行を行う．

＜後療法＞

肘90°屈曲位，前腕回外位でギプス副子固定か弾力包帯固定，三角巾．吸引排管を抜いて術後2～3日目より自動運動を開始する．抜糸後渦流浴なども追加する．3～4週目より愛護的な他動運動も行う．CPM や Quengel 式装具[12]も有効である．強制的な運動は異所性骨化の原因になるので避ける．

> **注意すべき点**
>
> ＜拘　縮＞　拘縮の要因としては関節外変形（上腕骨遠位の前方傾斜消失など），関節内変形（関節面不整，変形性関節症），尺骨神経損傷，異所性骨化，インプラントの突出，関節包拘縮（最も多くみられる），手術時期遅延（これが異所性骨化や関節包拘縮の誘因となる）などがある．異所性骨化の予防は放射線治療や薬物療法はあるが決定的な予防的治療法はなく，通常行われない．拘縮に対する追加手術（関節包切開，異所性骨化摘出，尺骨神経の剥離）は明らかな機能向上が得られることが多く，骨折部の骨癒合が得られてから行われる．
>
> ＜偽関節＞　偽関節は通常顆上部レベルで起きる．リスク因子としては不適切な内固定（ワイヤーやスクリューのみで固定，不適切なプレート使用），術後早期の不適切な肘関節運動，骨幹端部の

> **ポイント**
> ・プレートは橈側は後面，尺側は内側に当てる
> ・骨粗鬆，粉砕の程度によって固定法を選択する

図 II-31 プレート固定

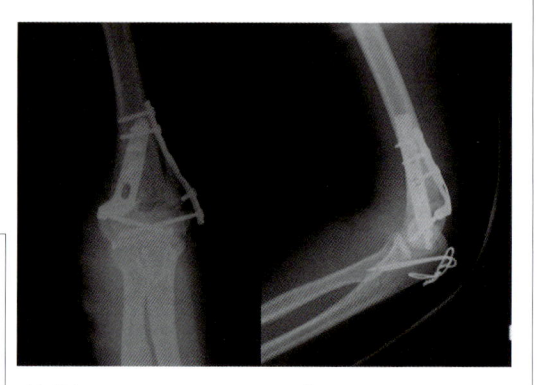

橈側は ONI plate，尺側は 1/3円plate

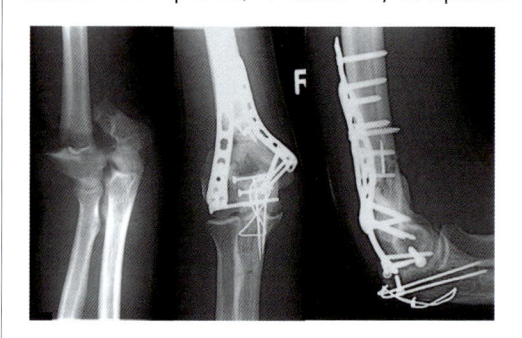

橈尺側は LCP DHP

粉砕，骨欠損などがある．

適切なインプラントでの固定，骨移植，正確な手術手技を行うことで，もし遷延癒合を生じた場合も，追加再手術により骨癒合および適度な機能が得られる．

＜尺骨神経麻痺＞ 尺骨神経の刺激症状はよくみられるが，持続することは稀である．術中に神経を過度に牽引しない．遅発性尺骨神経麻痺は除圧を必要とする場合があるので，内固定材に対する神経の位置を正確に手術記録に記載しておく必要がある．

（長野　博志）

文　献

1) Gardner MJ, Griffith MH, Dines JS, Briggs SM, Weiland AJ, Lorich DG：The extended anterolateral acromial approach allows minimally invasive access to the proximal humerus. Clin Orthop Relat Res. **434**：123-129, 2005.
2) Gerber C, Werner CM, Vienne P：Internal fixation of complex fractures of the proximal humerus. J Bone Joint Surg Br. **86**(6)：848-855, 2004.
3) Wijgman AJ, Roolker W, Patt TW, Raaymakers EL, Marti RK：Open reduction and internal fixation of three and four-part fractures of the proximal part of the humerus. J Bone Joint Surg Am. **84-A**(11)：1919-1925, 2002.
4) Livani B, BelangeroWD：Bridging plate osteosynthesis of humeral shaft fravtures. Injury. **35**：587-595, 2004.
5) Jiang R, Luo CF, Zeng BF, et al：Minimally invasive plating for complex humeral shaft fractures. Arch Orthop Trauma Surg. **127**：531-535, 2007.
6) Zhiquan A, Bingfang Z, Yeming W, et al：Minimally invasive plating osteosynthesis (MIPO) of middle and distal third humeral shaft fractures. J Orthop Trauma. **21**(9)：628-633, 2007.
7) McCormack RG, Brien D, Buckley RE, et al：Fixation of fractures of the shaftof the humerus by dynamic compression plate or intramedullary nail. A prospective, randomized trial. J Bone Joint Surg. **82-B**：336-339, 2000.
8) Changulani M, Jain UK, Keswani T：Comparison of the use of the humerus intramedullary nail and dynamic compression plate for the management of diaphyseal fractures of the hukmerus. A randomized controlled study. International Orthopaedics(SICOT). **31**：391-395, 2007.
9) Bhandari M, Devereaux PJ, Mckee MD：Compression plating versus intramedullary nailing of humeral shaft fractures—a meta-analysis. Acta Orthopaedica. **77**(2)：279-284, 2006.
10) 今谷潤也，島村安則，林　正典ほか：上腕骨遠位部骨折に対する locking plate の有用性—ONI trans condylar plate を開発して—. 骨折. **28**：181-185, 2006.
11) Jupiter JB, Neff U, et al：Intecondylar fractures of the humerus. An operative approach. J Bone Joint Surg. **67-A**：226-239, 1985.
12) 徳永純一，徳永真巳：上肢外傷の手術療法，上腕骨遠位複合骨折に対する手術．新 OS NOW. **1**：50-59, 1999.

II. 部位別治療の実際

2. 上腕骨骨折
2) 小児の肘関節周囲骨折

Abstract

　小児は高所からの転落や運動時の転倒で肘関節の過伸展や内外反強制を受けやすく，肘関節周辺の骨折を生じやすい．また，肘関節周辺骨折の合併症として内反肘や外反肘は高頻度に発生する．そのため早期診断と適切な治療が必要とされるが，3〜4歳時の骨折では単純X線像上，上腕骨遠位の滑車部や橈骨頭の骨端核の出現が認められないため，正確な診断は難しい．治療にあたっても骨端線損傷では二次的な暴力的整復操作が骨端核の血行障害や骨端軟骨の二次的損傷を起こすことがある．本稿では肘関節周辺骨折として顆上骨折，外顆骨折および上腕骨遠位骨端離開の治療法ならびにそれらの合併症である内反肘や外反肘の治療法について述べる．

Key words

上腕骨顆上骨折(supracondylar fracture of humerus)，上腕骨外顆骨折(lateral condylar fracture of humerus)，上腕骨遠位骨端離開(epiphyseolysis of distal humerus)，内反肘(cubitus varus)，外反肘(cubitus valgus)

上腕骨顆上骨折

1. 保存療法

　保存療法は従来から骨片間に接触があり，遠位骨片に回旋転位がなく，内外反変形が5°以内，伸展変形が15°未満，Baumann角の健患側差が5°未満という条件で徒手整復と外固定が行われてきた．当科では簡便に骨片間に部分的接触があり，転位が軽度でBaumann角が10°以上であれば保存療法の適応としている[1]．ただし，徒手整復時に慎重に整復操作を行い，内反肘を発生させないことが重要である．遠位骨片の内方移動，内旋，内側皮質の粉砕は内反肘の発生要因であることを念頭に置く必要がある．整復操作はまず牽引して骨片間を伸長してから内外反の矯正を行い，次に肘頭を圧迫して伸展矯正を行ったのち肘関節を屈曲させて最後に回旋矯正を行う(図II-32)．120°近くまで肘を十分屈曲できれば骨片は安定するが，腫脹が高度な場合には屈曲が困難で血行障害が危惧されるため，数日間垂直牽引を行うか，数日間は屈曲100°程度に留め，腫脹の軽減とともに屈曲を少し強めにして固定する．

2. 手術療法

　単純X線像で骨片間に接触がない高度な転位では手術療法を選択する．患肢の腫脹が高度な場合には5〜7日の垂直牽引を行って腫脹の軽減を図ったのちに手術療法を施行する．手術は全身麻酔下に行い，患者を側臥位または腹臥位にして患肢の肘を自由に屈曲できるようにする．側臥位では抱き枕を腹臥位では肘当て台を用いる(図II-32)．保存療法と同様に徒手整復を行い，Kirschner鋼線を用いてイメージ透視下に経皮的クロスピニングを施行している(図II-33)．クロスピニングは通常上腕骨の内顆と外顆から刺入する．内顆の刺入では肘屈曲時に尺骨神経が30％の症例

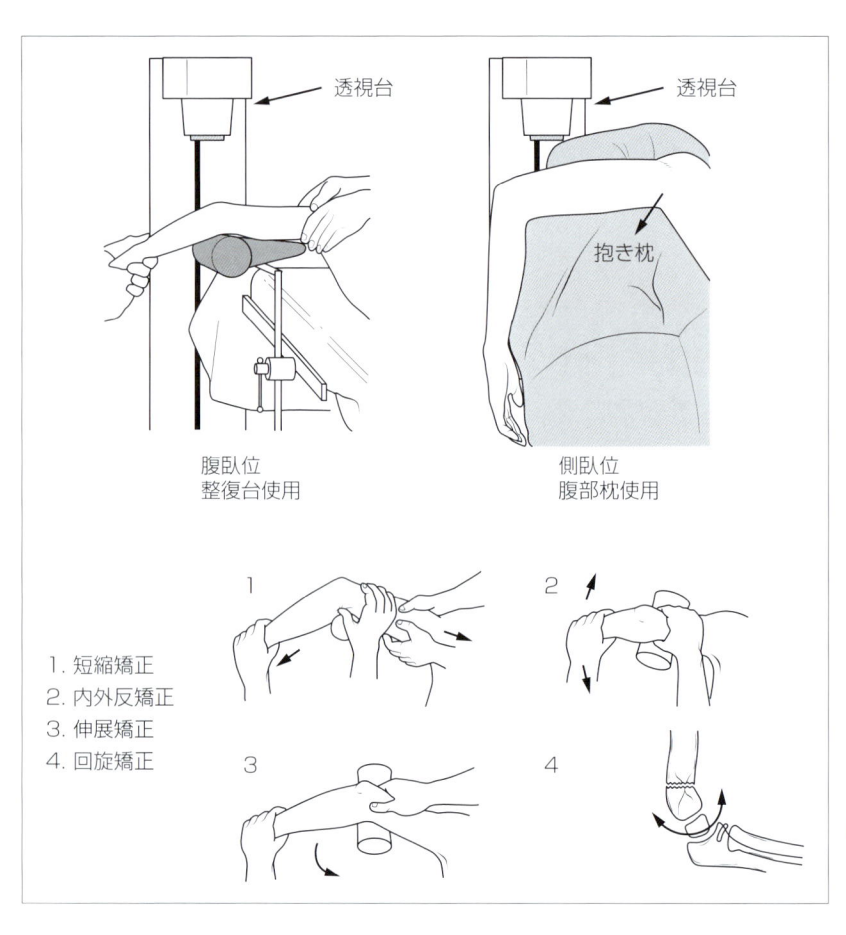

1. 短縮矯正
2. 内外反矯正
3. 伸展矯正
4. 回旋矯正

腹臥位 整復台使用

側臥位 腹部枕使用

図 II-32
上腕骨顆上骨折の徒手整復法

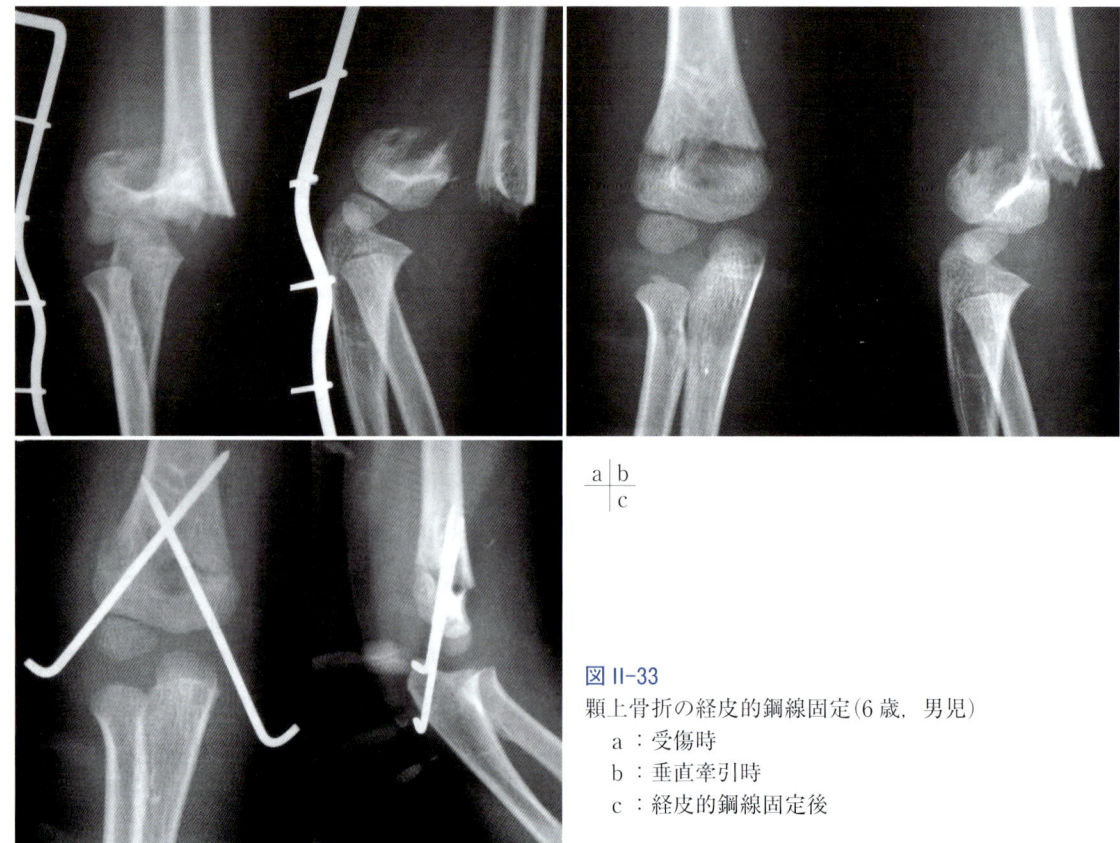

図 II-33
顆上骨折の経皮的鋼線固定（6歳, 男児）
　a：受傷時
　b：垂直牽引時
　c：経皮的鋼線固定後

図 II-34
上腕骨外顆骨折再転位
（10歳，男児）
　a：受傷時
　b：当科初診時．
　　 受傷2か月後
　c：CT 像
　d：MR 画像（T2W）

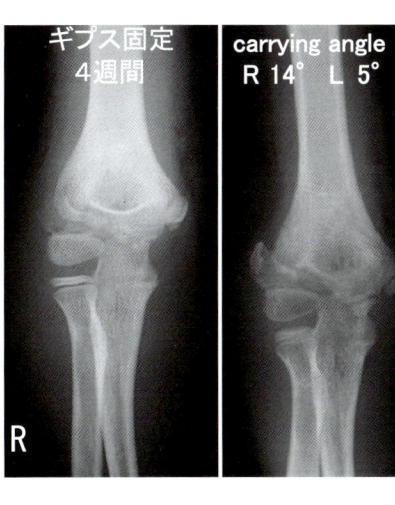

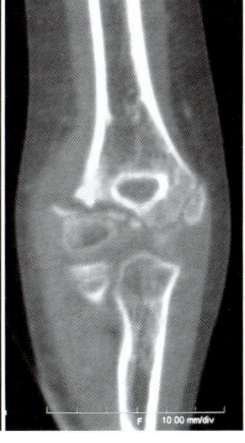

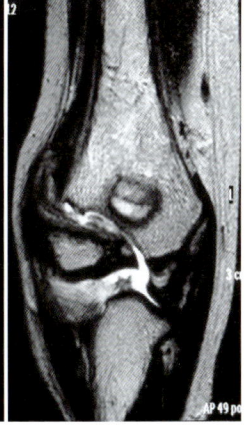

で前方に移動するといわれており，不安な場合には小切開を加えて神経損傷を回避するよう心がける必要がある．医原性の尺骨神経麻痺は約5％との報告がある[2]．

> **コツ**　1人か2人で手術する場合，伸展矯正を行ったあと尺骨頭背面正中から鋼線を刺入して，近位骨片の後方皮質に刺入すると再伸展を防ぎ，容易に回旋矯正を行うことができる．また，近位骨片遠位部に径2.5 mmの鋼線を垂直に刺入すると回旋矯正をコントロールしやすい．

上腕骨外顆骨折

1．保存療法

安定型では肘関節屈曲90°回外位での固定を3～4週間行う．骨片は容易にギプス内転位をきたすことがあり，治療後10日間は3日ごとに単純X線検査を行って骨片の転位の有無をチェックする必要がある．それ以後は1週間に1回のチェックを行って3～4週間でギプス除去を行うが，不安定型では肘関節屈曲・外反・内旋位から，肘関節を伸展・外反・回外位に強制して，同時に外側骨片を内側に押し込み整復する．肘関節を屈曲しても骨片が安定していれば回外位ギプス固定する．ギプス固定後も骨片が転位することを常に念頭に置き，頻回にX線チェックする必要がある（図II-34）．6週間骨片の転位がなければ遷延治癒や偽関節を生じた症例は経験していない．

2．手術療法

骨片間が3 mm以上または整復位保持が困難な不安定型では手術療法を選択する．全身麻酔下に保存療法と同様に徒手整復を行う．骨片が安定していれば，径1.5 mm鋼線2本で経皮的に刺入し，ギプス固定を行う．刺入後肘の内外反や屈曲伸展位で骨片に転位が生じないことを確認する．鋼線は約4週間で抜去する．骨片の整復位が保持できないか，整復困難な場合には外側皮切で進入し，骨折部および関節面の前方を確認して正確な整復を行ったのち鋼線締結を行う（図II-35）．外顆骨端部への血行は後方関節包付着部や外顆部の伸筋群や肘筋付着部から進入するため，同部の広範な剥離は避けることが望ましい．骨折部の骨膜や筋膜は可及的に縫合し，鋼線は皮下埋没する．シーネ固定は3～4週間，鋼線が脱転しないかぎり約3か月で抜釘を行っている．上腕骨外顆骨折後の外反肘は外顆の偽関節により発症する（図II-36）．外顆は後外方に転位し，肘関節の可動域制限や不安定性を生じる．成長終了後はfishtail deformityを残しやすい．高度な外反変形では遅発性尺骨神経麻痺をきたすことがある．

> **ワンポイントアドバイス**　骨折部より骨端線近位部から2本の鋼線を刺入することが望ましいが，困難な場合には最初の1本の鋼線を外顆骨端核から上腕骨滑車部まで刺入して外顆骨片を内側にプッシュすると，関節面をそろえることができる．もう1本の鋼線は骨端線を貫いて刺入する．

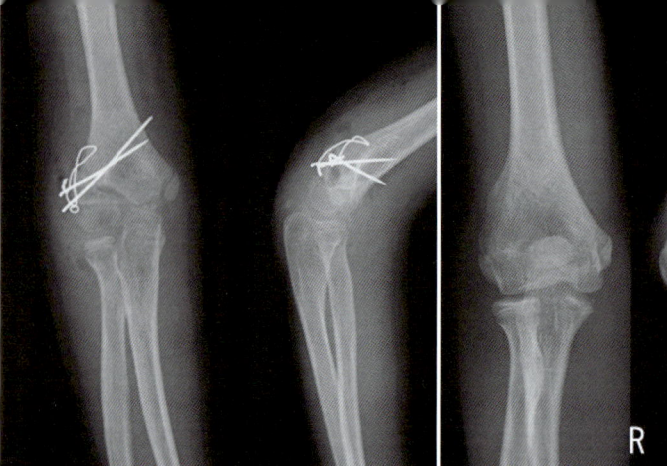

図 II-35
鋼線締結固定
　a：術直後
　b：術後4年

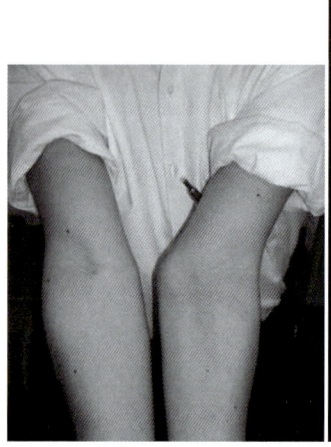

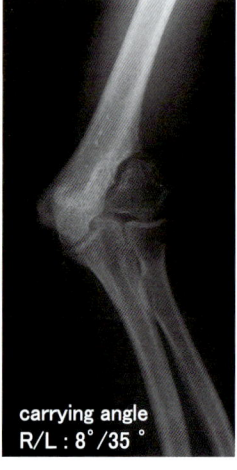

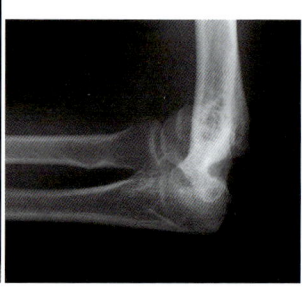

図 II-36
外反肘と遅発性尺骨神経麻痺
（46歳，男性．受傷後43年）

上腕骨遠位骨端離開

　原則として全身麻酔下に徒手整復を行うが，その方法は上腕骨顆上骨折と同様である．整復は骨端離開であることを念頭に愛護的に行うことが大切である．上腕骨遠位の骨化核が出現している場合には図 II-37-a のように側面像で外顆骨折と混同しやすい．骨化核が出現していない幼少児の症例では図 II-37-b のように後方脱臼と混同しやすい．いずれも関節造影検査が必須である．治療は顆上骨折と同様に経皮的鋼線固定が一般的である．術直前に造影検査を行うことで骨片の全体像を視覚的に確認でき，正確な鋼線によるクロスピニングが可能となる．鋼線は術後4〜6週間で抜釘している．上腕骨遠位骨端離開では遠位骨片が内側後方に転位しやすく，関節造影なく透視下で整復した場合には後に内反肘を生じやすい（図 II-38）．

ただ，転位に伴う遠位骨端核への血行障害が内反肘の原因ともいわれている[2]．

注意すべき点　診断がつかないまま5日以上経過した症例では，骨片を強引に整復すると大腿骨頭すべり症のように骨端部の壊死をきたすことがある[2]．矯正中に全く骨片に動きが得られない場合には，骨癒合が得られてから後に矯正骨切り術を考慮する．

内反・外反肘の治療

1．内反肘の治療

　上腕骨遠位部骨折では顆上骨折以外でも内反肘を生じることがある（図 II-39）．上腕骨顆上骨折後の内反肘の発生頻度は9〜58％の報告[2]がある．Pirone はギプス固定の14％，経皮的鋼線固定の

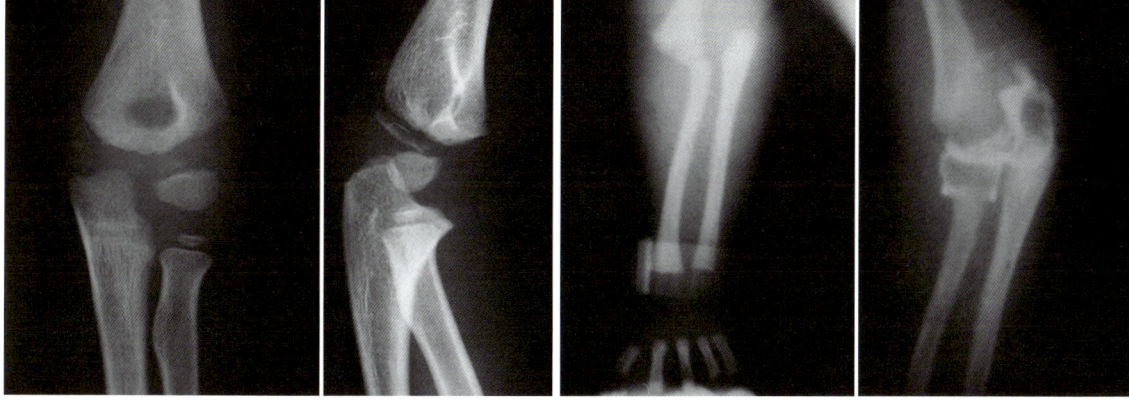

a-1. 単純 X 線正面像　　a-2. 側面像　　　　b-1. 単純 X 線像　　　　b-2. 関節造影
　　　　　　a．4 歳，男児　　　　　　　　　　　　　　　b．1 歳，女児

図 II-37　上腕骨遠位骨端離開

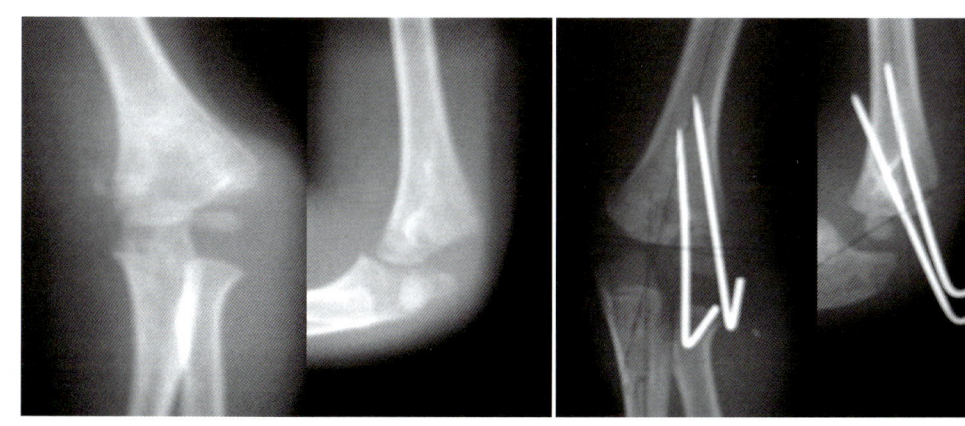

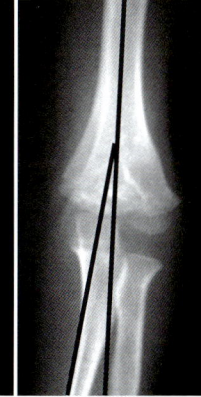

　　a．受傷時の単純 X 線像　　　　　　b．他医で鋼線固定術後　　　　c．内反肘発生

図 II-38　上腕骨遠位骨端離開後の内反肘（5 歳，男児）

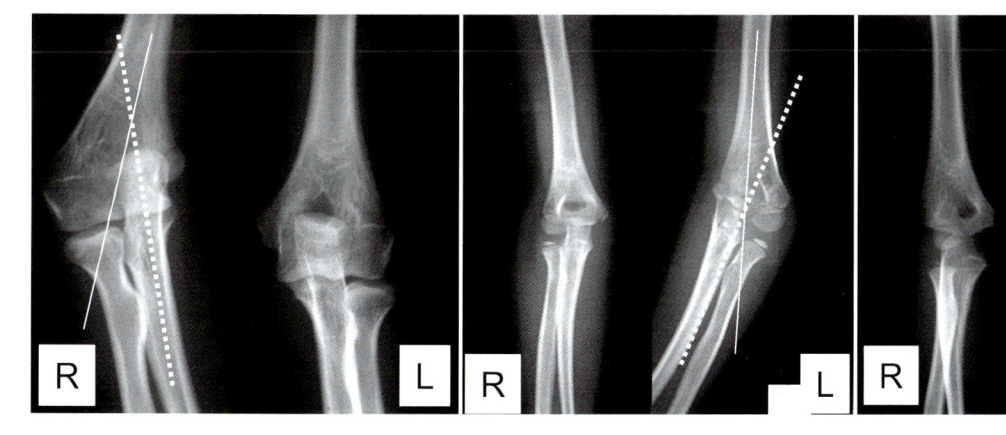

　　a．顆上骨折後　　　　　　　b．遠位骨端離開後　　　　　　c．外顆骨折後

図 II-39　上腕骨遠位部骨折後の内反肘

3％に発生すると報告している[3]．Voss は 36 例の内反肘の中で 4 例に内側滑車部の成長障害や骨端部壊死を認めたと報告しており，骨端部壊死による内反肘は比較的頻度が低い[4]．内反肘が残存すると尺骨神経麻痺や転倒時に外顆骨折を生じやすいため，我々は carrying angle（CA）で健側との差

2．上腕骨骨折　2）小児の肘関節周囲骨折　65

図II-40
上腕骨顆上骨折後の内反肘
(10歳時：受傷後7年)

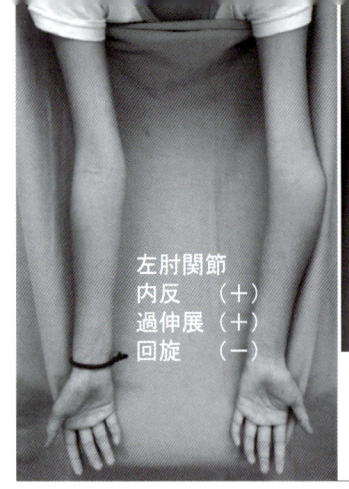

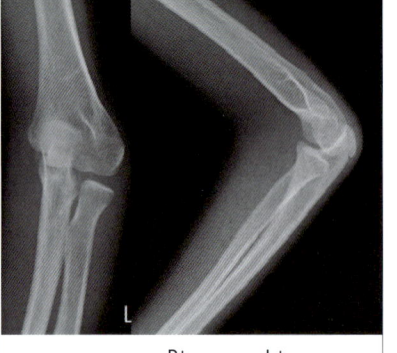

左肘関節
内反　　(＋)
過伸展　(＋)
回旋　　(－)

	Rt.	Lt.
Baumann角	2°	20°
carrying angle	9°	-23°
tilting angle	50°	42°

が20°以上の場合を矯正骨切り術の適応としている．また，整容上手術することもある．

1）術前検査

関節可動域の計測では過進展や屈曲制限の程度を評価する．Carrying angle (CA)で内反の程度を計測する．上腕の回旋変形に関しては山元法[5]で簡易的に確認できる．画像評価では正確な両肘関節2方向の単純X線像は必須であるが，三次元的変形を伴っており，また，伸展変形の程度はtilting angleを用いる．三次元CT撮影は術前検査として変形の程度を様々な方向から確認できるため有用である．また，CT画像で上腕骨遠位の滑車軸と近位の大小結節部の接線がなす角度を計測し，その左右差から上腕骨の捻れの程度を計測できる．また，骨端部の壊死の有無やその範囲の確認にはMRIが有用である．

2）手術療法

a）適　応：CAが-20°を超える内反肘では保存療法は無効で，放置すると遅発性尺骨神経麻痺や外顆骨折が発生しやすいため手術療法が望ましい．手術時期は肘周辺の骨化核がすべて確認できる5～10歳前後が骨癒合も良好で適時と考えている．待機期間は屈曲制限が10～30°改善されるため，6か月～2年間は待機している．

b）方　法：小児期では内側滑車部の骨端核壊死による変形もあり，外側の骨端線閉鎖術も行われるが効果は少なく，外側楔状矯正骨切り術が一般的である．矯正骨切り後のlateral prominentは小児期ではリモデリングが期待できる．成人ではlateral prominentを回避するような楔状骨切り術，ドーム・角状切り術の報告がある．内反肘は内反だけでなく，内捻や肘の屈曲制限を伴っており(図II-40)，骨切り方法は矯正目的に応じて行う必要がある．我々は原則として内反・伸展・内旋のすべてを矯正している．小児期の三次元的矯正では外側進入で展開し，薄井らの方法に従い[6]，骨切り部前面の遠位，近位骨片にそれぞれ骨孔を開けて軟鋼線で前方皮質を接触させると遠位骨片の矯正が容易となる(図II-41)．矯正後は外側楔状骨切り時の小骨片を骨片間の間隙に充填している．固定には鋼線締結法と4週間のギプス固定を行っている(図II-41)．成人の内反肘(図II-42)では後方進入で尺骨神経を確認して保護し，骨切り部の接触面を大きくするために斜め楔状骨切りを行っている．また，Gongらの方法[7]に従い，lateral prominentをなくすように遠位骨片を内側に移動させたのち鋼線で仮固定してから外側からの螺子固定と後方からのプレート固定を行っている．内側にはみだした遠位骨片の一部は切除している(図II-43)．

> **注意すべき点**　成人での矯正骨切り術ではlateral prominentを防ぐために，術前の前腕軸と上腕軸の交点を正確に計測して骨切り部位を決定することが重要である．

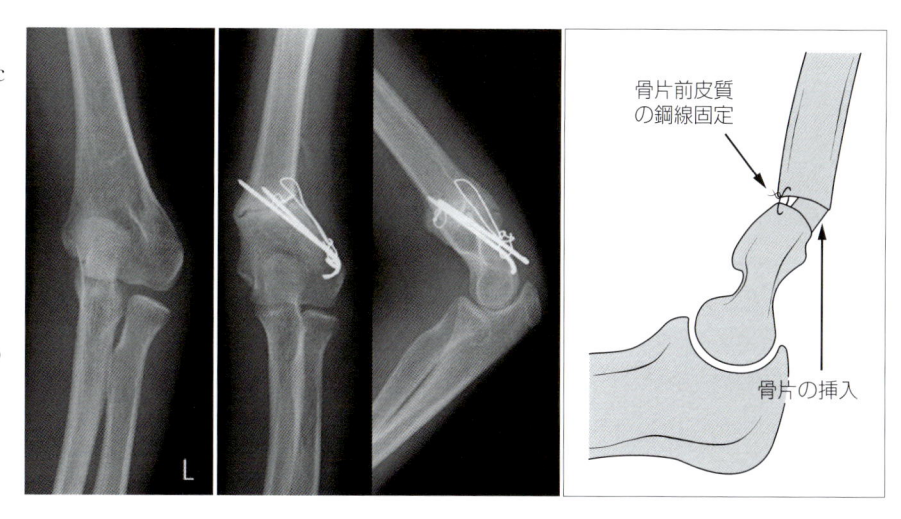

図 II-41
矯正骨切り術と骨片挿入後の鋼線締結固定
　a：術前
　b：術後3週

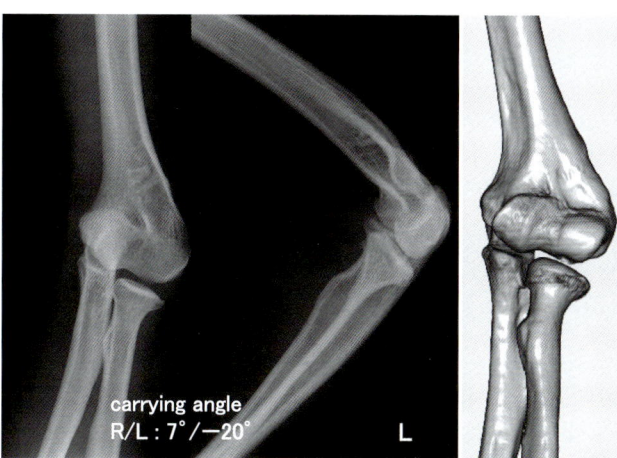

図 II-42
成人の内反肘(24歳時：受傷後21年)
　a：単純X線像
　b：CT像
　c：MR画像

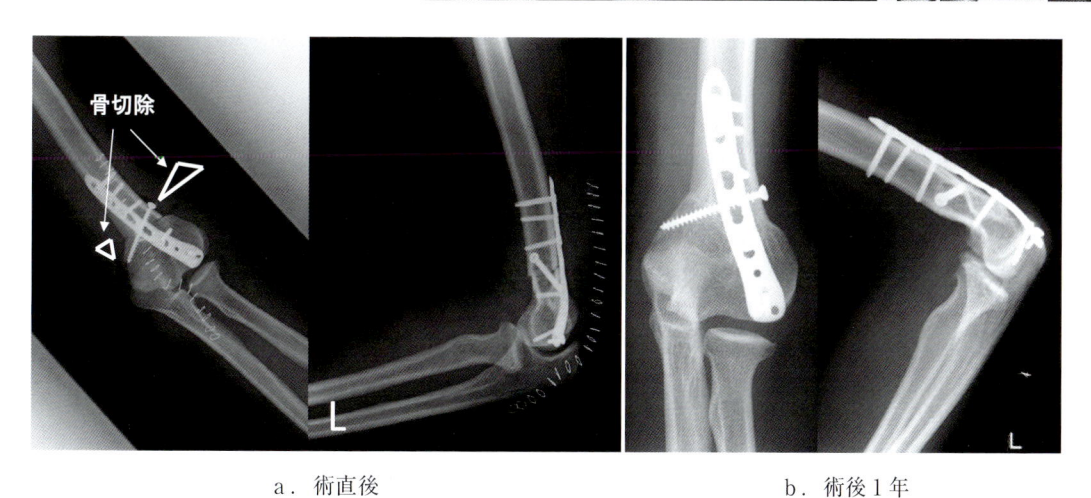

a．術直後　　　　　　　　　　　b．術後1年

図 II-43　楔状矯正骨切り術と locking plate 固定

2．外反肘の治療

1）術前検査

（1）外顆骨折の遷延治癒は早期の手術療法によって後の外反肘を予防できる（図 II-35）．単純X線像，三次元CT像，MR画像が関節適合性や遷延治癒部の状態を把握するために必要である．

（2）外反肘は上腕骨外顆骨折の遷延治癒や偽関節や変形治癒によって生じ，遅発性尺骨神経麻痺

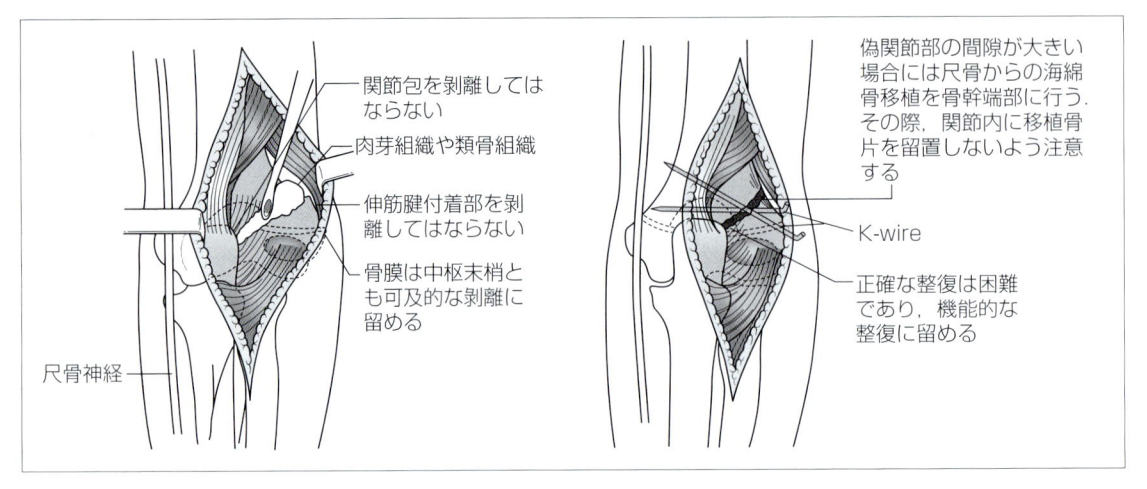

図II-44 外反肘の手術療法（小児）

をきたしやすい．術前検査としてCAや肘関節の屈曲・伸展・回内・回外角度の計測を行う．遅発性尺骨神経麻痺を伴っている場合には知覚・運動神経伝導速度など電気生理学的検査も行う．単純X線像では偽関節部の開大の程度や，内外反ストレス撮影による肘関節の不安定性の有無を確認しておく必要がある．さらに関節造影検査では腕橈・腕尺関節の適合性と，肘関節の屈曲伸展に伴う外顆骨片の関与を確認することができる．3DCT像も立体的な関節適合性の把握に重要である．

2）手術療法

a）適　応：

（1）外顆骨折の遷延治癒・偽関節：可及的早期に骨片の整復と鋼線締結法を行っている．

（2）外反肘：骨折関節部の不安定性や労作時の疼痛や鈍痛，遅発性尺骨神経麻痺の出現が手術適応である．また，整容上変形矯正を希望する場合も手術適応となる．

b）手術方法：

（1）遷延治癒骨折：外側アプローチで展開し，腕橈骨筋と上腕三頭筋の間から遷延治癒部位を確認し，遷延治癒部の軟部組織を関節内の軟骨を損傷しないように注意しながら可及的に掻爬し骨片の整復を図る．後方の展開が必要となる場合には関節包付着部や上腕骨外上顆に付着する伸筋や肘筋を剥離しすぎないように注意する必要がある．外顆から進入する骨端核への血行を障害しないためである．内固定は小児期では鋼線締結固定を行っている（図II-35）．年長児では径3.5 mmの中空螺子固定が可能であるが，骨端線を避けて滑車部と骨幹端部にそれぞれ刺入するよう注意する（図II-44）．外固定は内固定が良好でも偽関節部の掻爬部位で骨吸収が危惧されるため3～4週間のギプス固定を行っている．鋼線や螺子は骨形成に応じて術後3～4か月で抜去している．

（2）外反肘：成人では後方アプローチによる矯正骨切り術を行っている．その際，はじめに尺骨神経を確認して保護することが大切である．矯正骨切り術は顆上部で行い，接触面積が大きくなるような楔状骨切り術を行い，健側のCAを目標とする．不安定性による疼痛が主訴の場合はまず，偽関節部を仮固定して肘関節の可動域が著しく低下しないことを確認する必要がある．20～120°ROMが獲得できれば偽関節部の近位部の掻爬を行い（関節内の掻爬は行わない），偽関節部の形状を変化させない位置（in situ）で，腸骨から採取した骨ブロックと海綿骨移植（関節近傍には関節内に移植骨片が迷入しないように骨移植を避ける）を行う[8]．外側からの偽関節部の鋼線固定や中空螺子固定および内側骨片と近位骨片との鋼線固定を行っている（図II-45）．遅発性尺骨神経麻痺を合併している症例では矯正後も絞扼や緊張が強い場合のみ前方移行を行う．

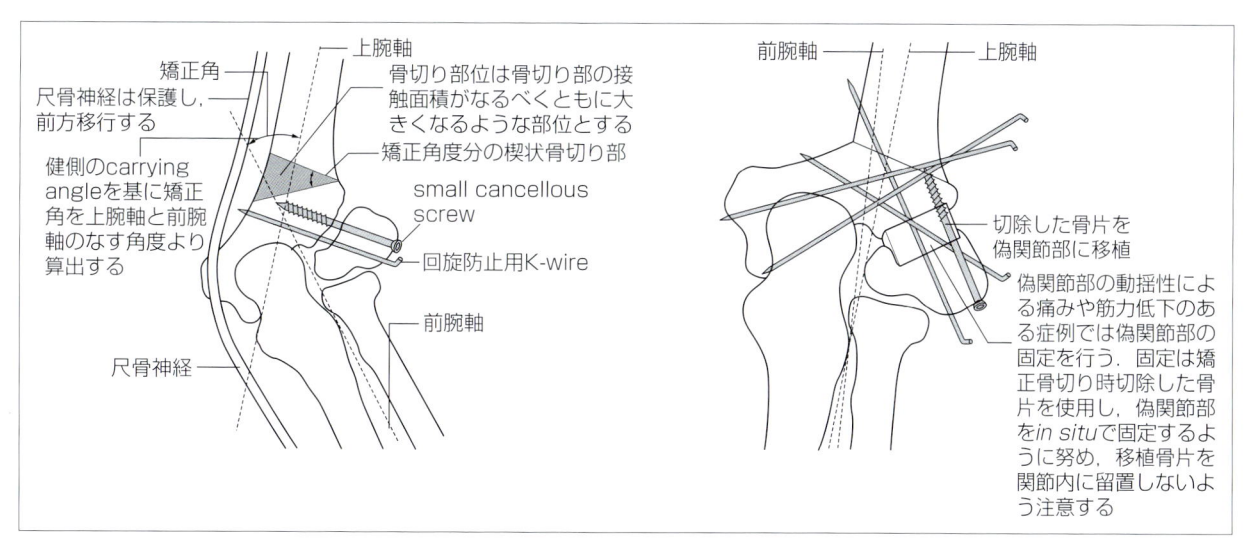

図Ⅱ-45 外反肘の手術療法(成人)

> **注意すべき点** 偽関節部の固定で可動域制限が生じることが多い.矯正骨切り術後に仮固定して可動域制限の有無を確認することが重要である.

（金　郁喆）

参考文献

1) 日下部虎夫:上腕骨顆上骨折に対する徒手整復・経皮的ピンニング法,整形外科手術の新標準.OS NOW. **1**:23-33, 2007.
2) Rockwood CA, Wilkins KE, Beaty JH (eds.): Fractures in children. New York, Lippincott-Raven Press, 1996.
3) Pirone AM, Graham HK, Kjajbich JI: Management of displaced extension-type supracondylar fractures of the humerus in children. J Bone Joint Surg. **70-A**:641-650, 1988.
4) Voss FR, Kasser JR, Trepman E, et al: Uniplanar supracondylar humeral osteotomy with present Kirschner wires for posttraumatic cubitas varus. J Paediatr Orthop. **14**:471-478, 1994.
5) Yamamoto I, Ishii S, Usui M, et al: Cubitus varus deformity following supra-condylar fracture of the humerus. A method for measuring rotational deformity. Clin Orthop. **201**:179-185, 1985.
6) 薄井正道,石井清一:内反肘変形に対する三次元矯正骨切り術.小児整形外科疾患の手術療法 OS NOW **27**:60-65, 1997.
7) Gong HS, Chung MS, Oh JH, et al: Oblique closing wedge osteotomy and lateral plating for cubitus varus in adults. Clin Orthop Relat Res. **466**:899-906, 2008.
8) 金　郁喆:上腕骨外顆骨折,整形外科手術の新標準.OS NOW. **1**:34-41, 2007.
9) 金　郁喆:上腕骨顆上骨折合併症の手術療法.整形外科手術の新標準.OS NOW. **1**:42-50, 2007.

2. 上腕骨骨折
3）高齢者の上腕骨近位部骨折
①保存療法―上腕骨近位端骨折に対する下垂位での早期運動療法について―

Abstract

　近年，医療材料が進歩したため，上腕骨近位端骨折に対して積極的に手術的治療が行われる傾向にある．しかし，高齢者においては保存的治療可能の者が多い．筆者は拘縮を予防する目的で受傷後1週から積極的に下垂位での振り子運動を行ってきた．その手技を簡単に説明すると，身体を前屈して zero-position 位にもっていき，腕の力を抜きリラックスした状態で120°以上の可動域を獲得するように下垂位での振り子運動を1日1,000～3,000回を目安に行う．腕の挙上運動は受傷後6～8週後から開始する．3-part，4-part 骨折では上腕骨骨頭に遺残変形を残すが，長期的にみて機能的には問題を残していない．本法は立位の保持が可能で，上腕骨骨頭の骨折面と骨幹端の骨折面との適合性が得られれば適応となる．高齢化社会を迎え120°の可動域を獲得する本法は極めて有用な方法といえる．

Key words

骨折(fracture)，上腕骨近位端骨折(proximal humerus fracture)，保存的治療(conservative treatment)，
早期運動療法(early motion exercise)，振り子運動(pendulum exercise)

はじめに

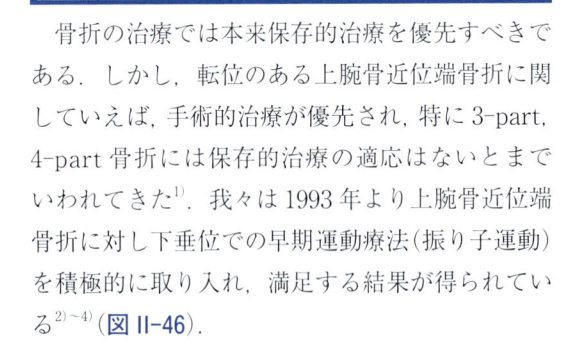

　骨折の治療では本来保存的治療を優先すべきである．しかし，転位のある上腕骨近位端骨折に関していえば，手術的治療が優先され，特に3-part，4-part 骨折には保存的治療の適応はないとまでいわれてきた[1]．我々は1993年より上腕骨近位端骨折に対し下垂位での早期運動療法（振り子運動）を積極的に取り入れ，満足する結果が得られている[2)～4)]（図Ⅱ-46）．

高齢者の上腕骨近位端骨折に対する治療方針の決定

　高齢化社会を迎え，高齢者の上腕骨近位端骨折を日常の診療でみかける機会は多くなっている．治療方針を決定するためにX線撮影を行うが，その他に患者自身の身体能力や認知症に対するチェックも必要である．

　立位の保持が可能で認知症のない場合には本法による下垂位での早期運動療法が可能である．まず，初診時に実際に本法を行わせ，可動域訓練の大切さを理解してもらう．

　車椅子使用者で他動的にも立位の保持が困難な場合には，車椅子上での可動域訓練となる．その場合，三角巾を用いての振り子運動のため可動範囲は約30～60°位に限定される．

　認知症が強く，固定期間中に手をついたり，重力に抗して腕を挙げたりするようであれば，骨癒合の獲得を最優先とするため，8週間の体幹固定

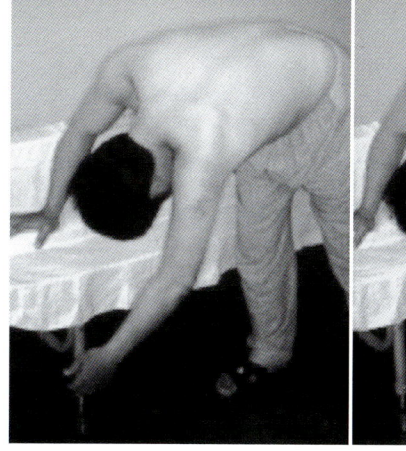

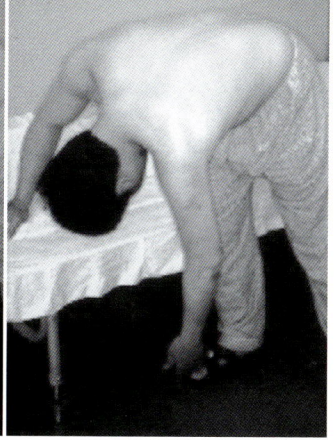

図 II-46
下垂位での早期運動療法（石黒）
腕の力を抜きリラックスした状態で行う．
当初から120°以上の可動域を獲得するように指導する．

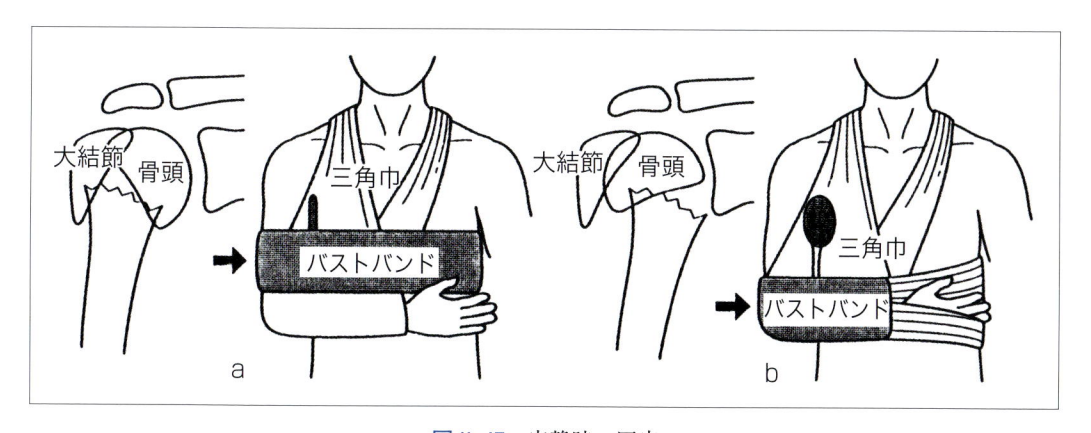

図 II-47 安静時の固定
a：骨幹部中央を押さえる場合
b：肘の部分を押さえる場合

としている．患者自身によって固定を外されないようストッキネットヴェルポー固定としている．結果的には可動域は制限されるが，洗顔や洗髪などの動作が可能な程度の可動域は獲得される．

下垂位での早期運動療法（石黒）

1．本法の適応について

立位や前屈位の保持が可能で，認知症がなく本法を理解できる症例に限定される．骨折面の転位が大きくても整復操作により上腕骨骨頭の骨折面と骨幹端との接触が得られるものは，たとえ3-part，4-part骨折でも本法の適応となる．しかし，脱臼骨折で骨頭が反転し徒手的に整復できないものは本法の適応から除外する．

2．整復操作と安静時の固定について

整復操作に際しては特に麻酔を行っていない．転位のあるものは一度，zero-position（敬礼位）での牽引を加えながら整復を試みる．上腕骨骨頭の骨折面と骨幹端との骨折面の接触が3/4以上得られれば問題ない．上腕骨骨頭が骨幹端に陥入しているものは，骨折面の接触が良いのでそのままとする．

整復後は腕を下垂位に戻し，三角巾（またはsling）とバストバンドを利用して固定する．骨幹端に対し上腕骨骨頭が内反している場合には薄めのタオルを腋に当てがい，骨幹部中央を押さえるようにバストバンドで固定する（図 II-47）．しかし，上腕骨骨頭が外反傾向にあるものでは腋にあてがうタオルを厚めとし，肘の部分を押さえるように固定する．4-part骨折で大結節の転位が大きなものに対しては肩関節中間位になるように固定することもある．

> **コツ** 転位のあるものに対してはzero-position位で整復操作を行う．夜間はしっかりと固定する．

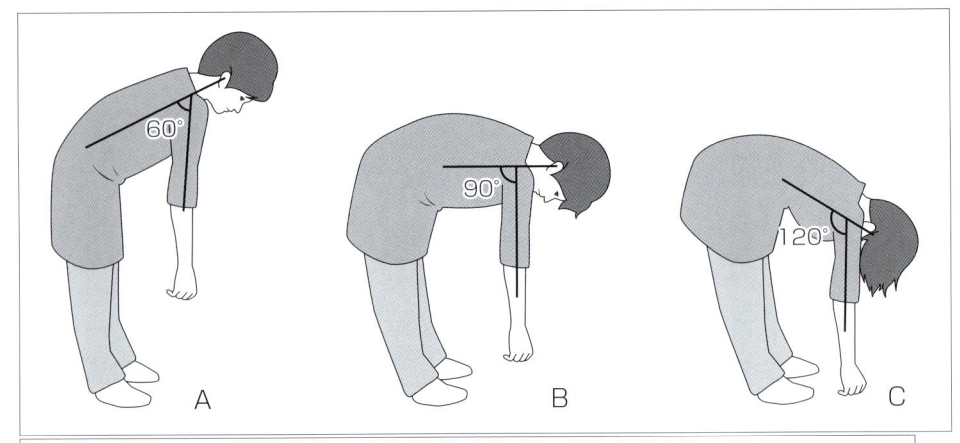

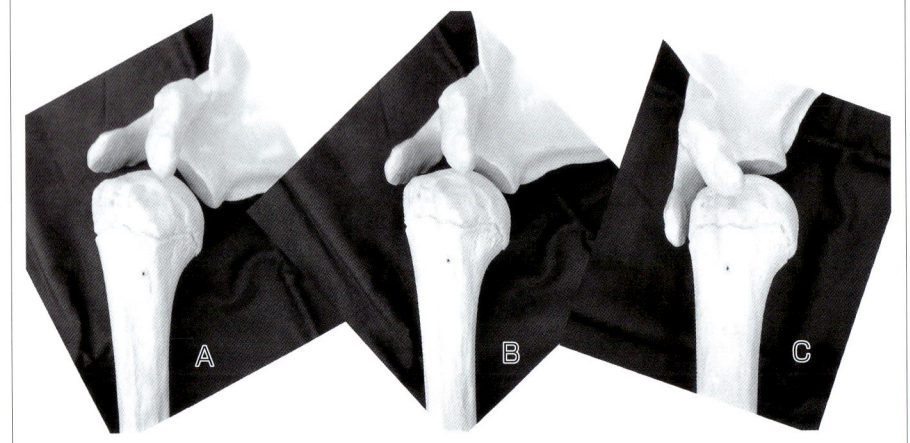

図 II-48
下垂位での振り子運動(肢位による違い)
- a：60°(A)，90°(B)，120°(C)下垂での振り子運動を示す．
- b：60°(A)，90°(B)，120°(C)での大結節と肩峰との位置関係を骨格標本により示す．

> **落とし穴・注意すべき点** 上腕骨の骨頭と骨幹端の骨折面とが3/4以上の接触が得られれば問題ない．徒手的に骨折面の接触が得られない場合には，手術的治療も考慮される．
>
> **ワンポイントアドバイス** 骨折面の適合性の良いものはそのままでも問題ない．安静時にもできるだけ整復位を保持するように努力する．

3．下垂位での振り子運動について

原則として受傷後1週から下垂位での振り子運動を行う(図 II-46)．患者およびその家族に対しては，①肩関節の動きを維持しながら，骨折面のズレを改善する方法である，②受傷後3週には仮骨が形成されるので，それまでにできるだけ多くの時間をかけて振り子運動を行う，③しっかり骨がつくまでは決して重力に抗して腕を上げないことなど，あらかじめ説明し理解を得ておく．

実際の手技を説明する．固定(三角巾やバストバンド)の着脱は必ず立位で腕を下垂した状態で行う．腕を下垂したまま，健側の手で身体を支え背中が床と平行になるまで前屈する．さらに肩を傾けできるだけzero-positionに近い体勢で，身体を前後に揺らしながらその反動を利用して腕の振り子運動を行う．症例にもよるがほぼ1日1,000～3,000回を目安とし，3～5度に分け一度につき10分間程度行う．腕の力を抜きリラックスした状態で行うことが大切で，当初から120°以上の可動域を獲得するように指導する．

60～90°下垂位での振り子運動では大結節が肩峰下に入ることはない．一方，120°下垂位での振り子運動は烏口肩峰アーチの下で積極的に骨折面を滑走させるため，転位骨片とacromionやglenoidとの骨性衝突はみられなくなる(図 II-48)．本法における最も重要なポイントである．運動療法中の痛みは鎮痛消炎剤の内服でコントロールされる程度のものである．昼間の固定は三角巾のみでも問題ないが，夜間は三角巾とバストバンドに

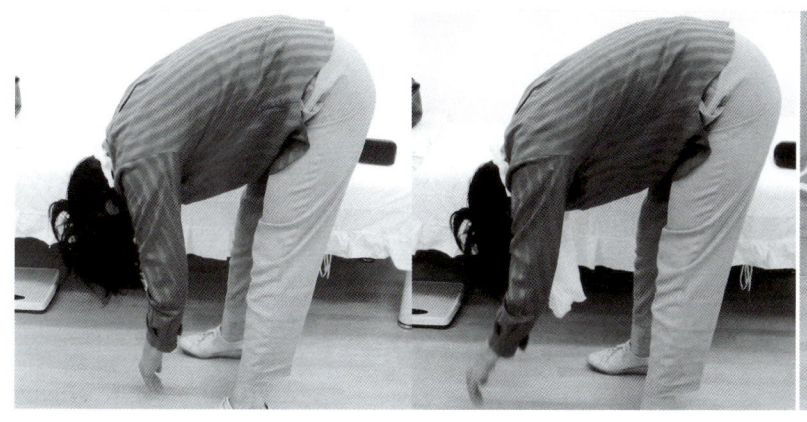

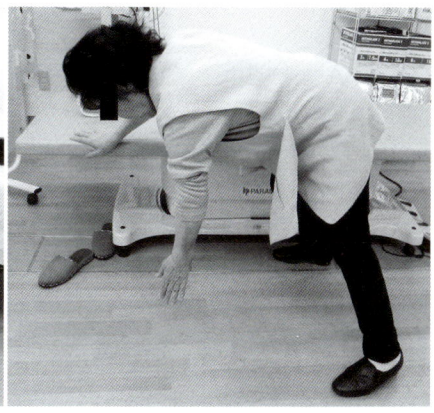

a．理想的な肢位での振り子運動例で，早期から良好な可動域が獲得される．

b．不十分な下垂位での振り子運動例で可動域が制限される．

図 II-49　下垂位での振り子運動

てしっかりと固定する．

> **コツ**　振り子運動開始当初から 120°以上の可動域を獲得するように努力する．
>
> **落とし穴・注意すべき点**　60〜90°下垂位での振り子運動では，大結節が肩峰下に収まらないため可動域制限を残す結果となる．
>
> **ワンポイントアドバイス**　時計の針が動く方向と反対方向にそれぞれリラックスした状態で振り子運動を行う．

4．挙上運動について

一般に，6 週後から腕の挙上運動を許可するが，はっきりした骨癒合が確認されていない場合には挙上の開始を 1〜2 週間遅らせることもある．再骨折を予防するため，この挙上運動の開始時期には特に注意を払っている．挙上運動は他動的にではなく，あくまでも自動運動を中心に行うが，最初の 1〜3 週間は健側で補助しながら挙上運動を行うことになる．高齢者では筋力も衰えており，90°の挙上域を獲得するまでに約 1 か月を要する．十分な挙上域が獲得されるまでの間は引き続き下垂位での振り子運動も併せて行い，夜間は sling とバストバンドにてしっかりと固定する．

> **コツ**　確実な骨癒合を獲得することが重要である．挙上運動の開始時期は慎重に判断する．
>
> **落とし穴・注意すべき点**　たとえ受傷後 6 週を過ぎていても骨癒合が不十分の場合には，挙上運動の開始時期を遅らせる．偽関節にしないことが重要である．
>
> **ワンポイントアドバイス**　挙上運動の開始時期には，腕の重みを軽減するため健側で補助しながら腕を挙上する．

5．可動域の獲得

運動療法開始当初から十分な可動域が得られているものほど拘縮がなく良好な獲得可動域が得られる傾向にあった．本法ではできるだけ最初から 120°以上の可動域を維持することが大切である（図 II-49）．

6．遺残転位と骨癒合

保存的治療ではどうしても遺残転位を残して骨癒合することになる．受傷直後には転位が大きくても，腫脹が減退すれば周囲の筋群により圧迫され，骨折面の接触が得られるようになる（図 II-50〜52）．

上腕骨の大結節には棘上筋・棘下筋・小円筋が，小結節には肩甲下筋腱が付着している．棘上筋の停止部を含む大きな骨片は棘下筋によって後方に転位するので，肩峰との間での骨性衝突は避けられる．3-part 骨折，4-part 骨折のような転位の大きな症例でも腱板自体の連続性は保たれているの

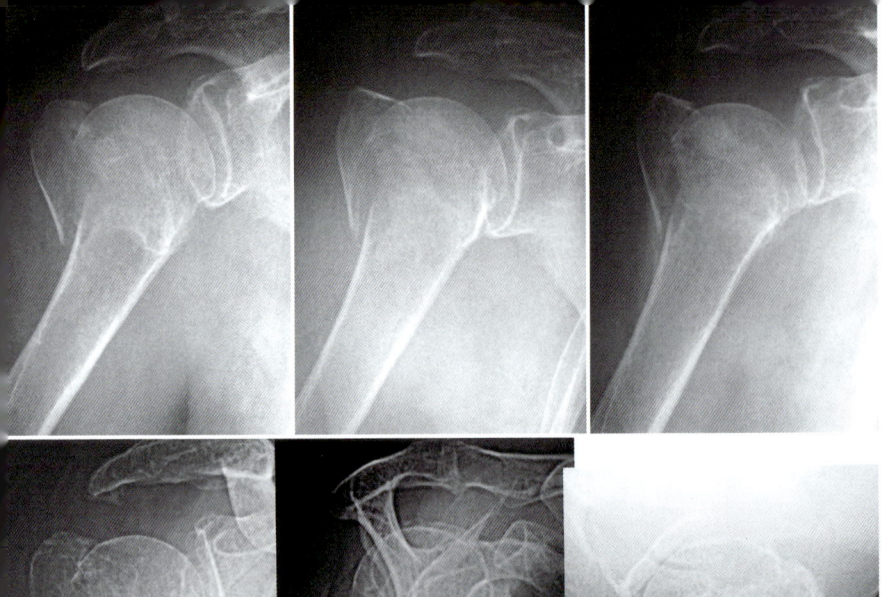

図 II-50
上腕骨近位端骨折例(82歳, 女性)
a：初診時のX線所見である．
b：整復操作を試みるも骨頭は陥入しているのでそのままとし，1週後から下垂位での振り子運動を行った．
c：7週後のX線所見で骨癒合は獲得されている．
d：2年1か月後のX線所見である．骨頭が陥入しているため，見かけ上の大結節高位となっている．
e：2年1か月後の可動域を示す(右肩)．

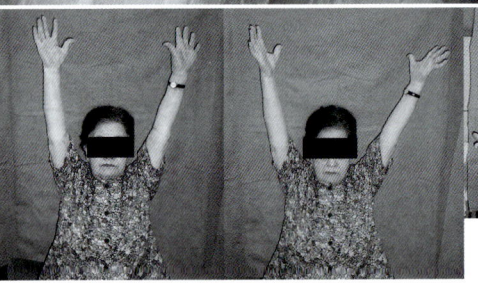

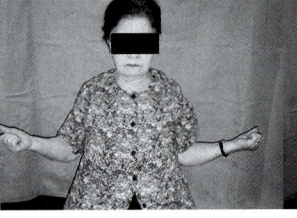

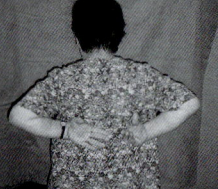

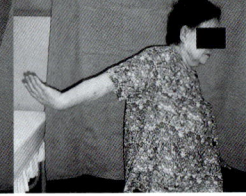

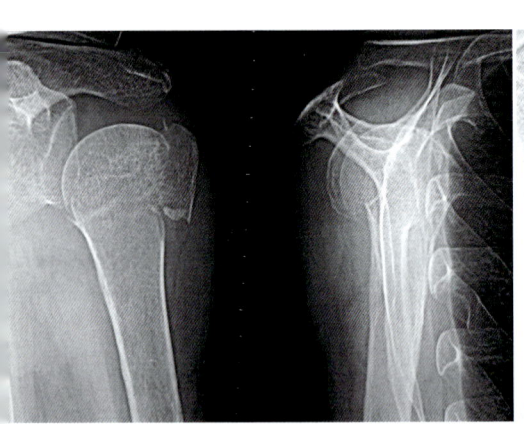

a．他院では手術的治療を勧められていたが，本人の希望により保存的に加療した．初診時のX線所見である．

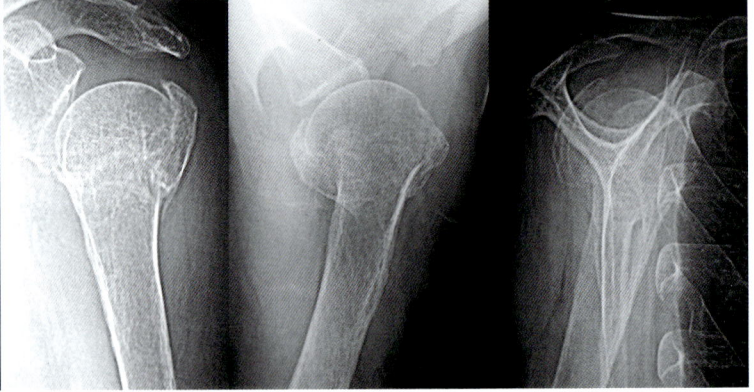

b．受傷後4か月でのX線所見である．骨癒合は獲得されており機能的にも問題ない．

図 II-51　上腕骨近位端骨折例(72歳, 女性)．受傷後8日目に来院

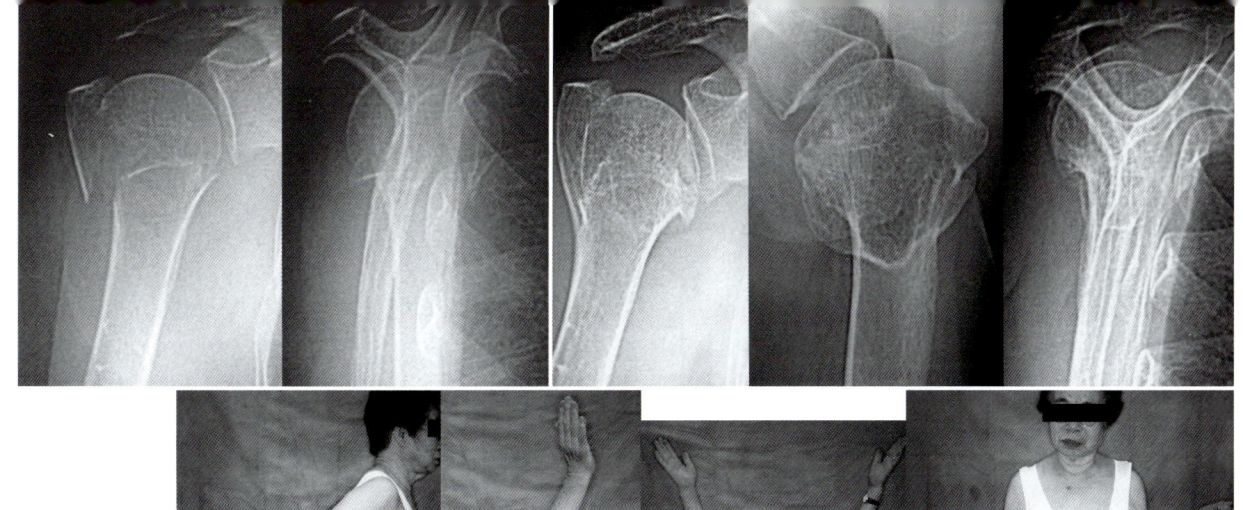

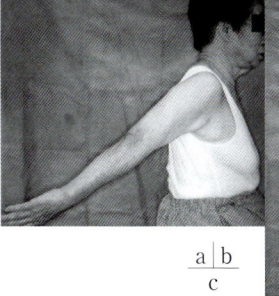

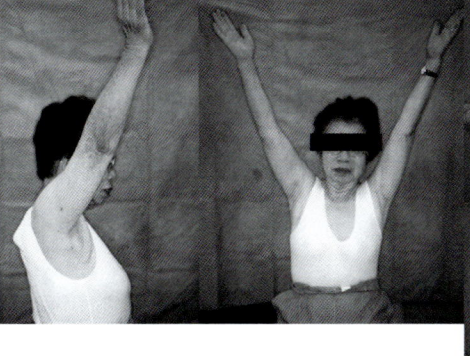

図 II-52
上腕骨近位端骨折例（82歳，女性）
　a：初診時のX線所見である．骨頭は陥入し大結節の転位が認められる．1週後から下垂位での振り子運動を行った．
　b：32か月後のX線所見である．上腕骨骨頭に部分的な骨壊死を認める．
　c：32か月後の可動域を示すが，日常生活動作での支障はないとのことであった．

で，骨癒合さえ得られれば動作筋としての機能を失うことはない．

X線写真上3週で仮骨形成を認め，健側での介肋を要してではあるが能動的な挙上運動を全例6～8週後から開始できた（図II-53, 54）．

考　察

1．治療方針について

1950年Charnleyは手術的に整復位を保持することは困難で線維性の強直をつくるだけであるから，骨頭が神経血管束を圧迫している場合と骨頭切除が最善の治療と思われる以外は手術的治療の適応はないと述べ，たとえ転位があっても動かしているほうが肩のレベルまでの可動域は得られると報告している[5]．

しかし，1970年Neerは1-part骨折，2-part骨折は保存的治療可能であるが，3-part骨折は観血的整復固定術（一部人工骨頭置換術），4-part骨折は人工骨頭置換術が最も良い治療法であると報告した[1]．最近は医療材料が進歩したため，早期運動療法を目的として1-part, 2-part骨折のようなものに対しても積極的に手術的治療がなされる傾向にある．しかし，保存的治療によっても機能的に問題を残しておらず本当に手術的治療の必要性があるのか疑問に感じているのは筆者だけではない．

2．従来の保存的治療について

肩関節は最も可動域の大きな関節であるため，従来のような3～4週間固定する治療法では容易に肩関節周囲での癒着を生じてしまう[6]．そのため，可動域訓練を誤れば骨折面での異常可動性をきたし偽関節や骨壊死発生の可能性が高くなる[1,7]．

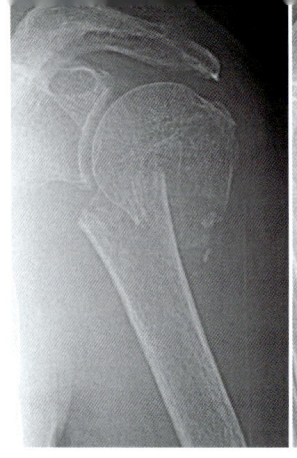

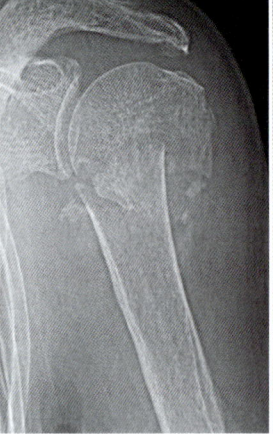

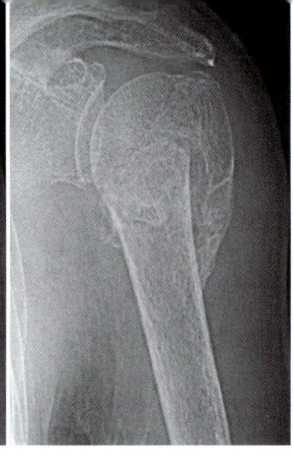

a|b|c

図 II-53
上腕骨近位端骨折例(80歳, 女性)
a：初診時のX線所見である. 徒手整復後, 1週後から下垂位での振り子運動を行った.
b：3週後のX線所見である. 仮骨形成が認められる.
c：3か月後のX線所見である. しっかりとした骨癒合が獲得されている.

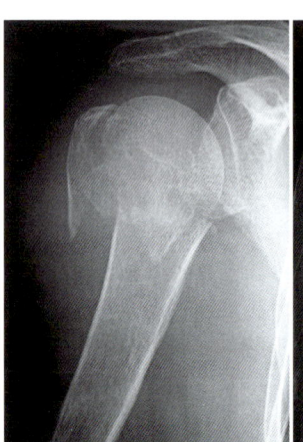

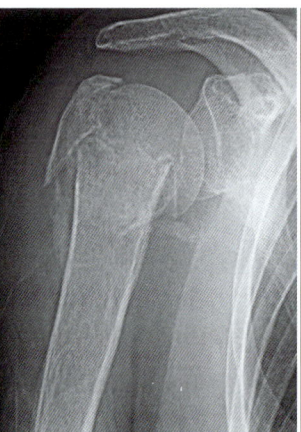

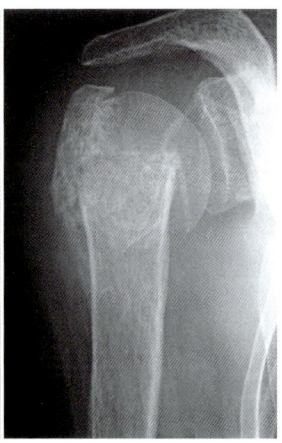

a|b|c

図 II-54
本法での限界といえる症例 (93歳, 女性)
a：初診時のX線所見である. 受傷後1週から介助により立位を保持し, 下垂位での振り子運動を行った.
b：3週後のX線所見である. 仮骨形成が認められる.
c：2か月後のX線所見である. 骨癒合は獲得されており, 健側の腕による介助での腕の挙上訓練を開始した.

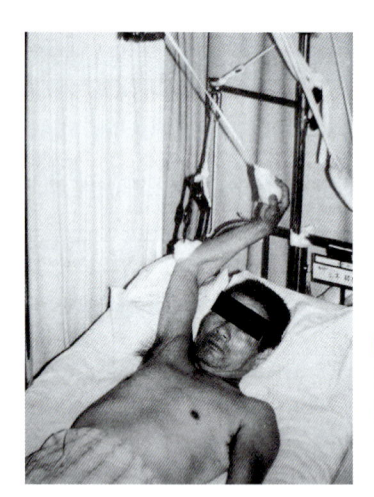

図 II-55
Zero-position位での牽引療法
(遠藤)

Zero-position位での牽引療法を行った信原と遠藤は転位のある骨折に対しても保存的治療で良好な成績を報告している[8)9)](図 II-55). しかし, 高齢者にとっての長期間のベッド上, 安静には厳しいものを感じる.

古くから行われている hanging cast 法も早期運動療法を可能にする方法であるが, 夜間のコントロールが難しく, 高齢者においては肩関節の機能不全を生じることも多いため近年ではあまり行われていない[10)]. 一方, 1963年保田は上腕骨骨折に対し立位で腕に重錘を持たせ, 前後に腕を振らせる振り子運動を行った. 安静時には腕を下方に牽引し腕をできるだけ動かすように指導している[11)](図 II-56). 1979年大城は身体を前屈し重錘を持たせた腕を前後左右に180°振らせる方法を報告し, 良好な結果を得ている[12)](図 II-57). それに対し本法は重錘を持たせることなく, 腕を下垂させ zero-position 位での早期運動療法を行う方法である[2)〜4)].

おわりに

日常生活を想定した場合, 目で確認しながら頭上の物をとるには約120°の可動域があれば十分である. 本法は120°の可動域を獲得しながら骨癒

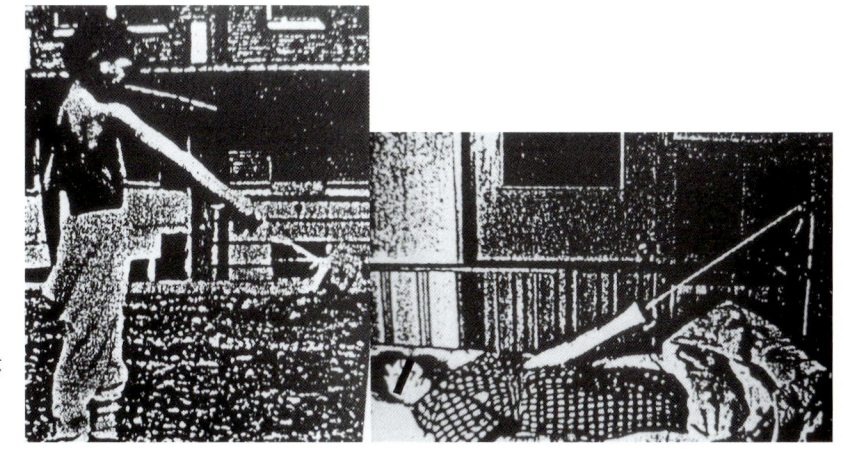

図 II-56
下垂位での振り子運動(保田)
第1週は0.5kg, 第2週は1kg, 第3週は2kgの重錘を腕に持たせる.

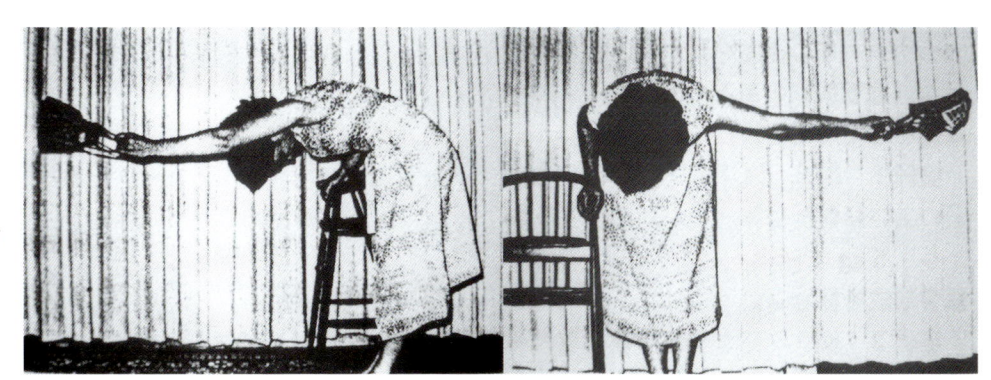

図 II-57
下垂位での振り子運動(大城)
1〜1.5kg(一時的に2kg)の重錘を腕に持たせる.

合を待つ方法のため, 予後を予測でき, 患者さんにとっても安心感のもてる治療法といえる. また, 肩関節としての安定性も獲得されており, 日常生活に支障をきたすような痛みを残したものがないことなどからも, 本法の有用性が認められる.

(石黒 隆)

文献

1) Neer CS II : Displaced proxlmal humeral fractures. J Bone Joint Surg. **52-A** : 1090-1103, 1970.
2) 石黒 隆ほか:上腕骨頚部骨折に対する保存的治療—下垂位での早期運動療法について—. 東日本整災誌. **12** : 52-56, 2000.
3) 石黒 隆ほか:上腕骨近位3-/4-part骨折の機能的治療—下垂位での早期運動療法について—. MB Orthop. **15**(13) : 35-43, 2002.
4) 石黒 隆, 橋爪信晴, 中山 学:上腕骨頚部骨折に対する積極的保存療法のコツ—下垂位での早期運動療法について—. MB Orthop. **19**(1) : 11-19, 2006.
5) Charnley J : The closed treatment of common fractures. golden jubilee edition. Colt Books. 71-73, 1999.
6) Young TB, et al : Conservative treatment of fractures and fracture-dislocations of the upper end of the humerus. J Bone Joint Surg. **67-B** : 373-377, 1985.
7) Leyshon RL : Closed treatment of fractures of the proximal humerus. Acta Orthop Scand. **55** : 48-51, 1984.
8) 信原克哉:上腕骨近位端骨折の治療—ゼロ・ポジションでの整復について. 日整会誌. **60** : 15-17, 1986.
9) 遠藤寿男:上腕骨近位端骨折の保存的治療. 整・災外. **30** : 357-364, 1987.
10) 衛藤正雄:上腕骨近位端骨折の分類法の歴史と治療法の変遷. MB Orthop. **10**(7) : 1-10, 1997.
11) 保田岩夫ほか:骨折の動力学的治療法. 災害医学. **VI**(1) : 37-46, 1963.
12) 大城力造:上腕骨骨体部骨折に対する早期運動療法(保田)の経験. 骨折. **2**(1) : 31-34, 1979.

II. 部位別治療の実際

2. 上腕骨骨折
3) 高齢者の上腕骨近位部骨折
②手術療法

Abstract

　高齢者の上腕骨近位部骨折に対する手術療法の適応と手技のコツを述べた．
　プレート骨接合術の利点は，スクリュー固定後にスクリューとプレートが一体化することでブレードプレートと同様の固定力(angular stability)を持つこと，プレートの小孔に縫合固定が可能であることが挙げられる．しかし，プレート固定法では，上腕骨頸部内側に骨欠損あるいは粉砕がある場合には内反変形治癒が危惧される．上腕骨近位部骨折に対する髄内釘骨接合術の利点は，ネイルで骨頭骨片を把持できることであり，上腕骨頸部内側に不安定性がある症例でも術中整復位を保持できる．
　髄内釘骨接合術の要点は，①ネイル挿入前に骨折の可及的整復位の獲得（骨頭，大結節，小結節），②ネイル挿入点の決定と挿入深度の調整，③小結節骨片の固定，④上腕骨頸部での骨折部の離開を残さないことである．高齢者では骨質も脆く，縫合固定を追加することも有用である．小結節骨片は，大結節骨片に縫合固定する．

Key words

上腕骨近位部骨折(proximal humeral fracture)，髄内釘固定術(intramedullary stabilization)，手術手技(surgical technique)，要点(knack)，盲点(pitfall)

はじめに

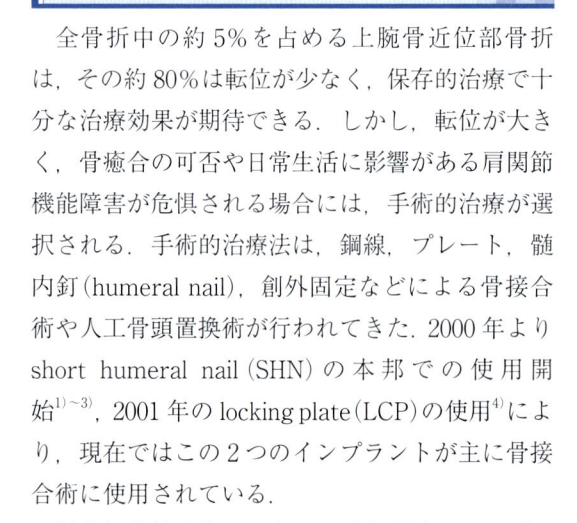

　全骨折中の約5%を占める上腕骨近位部骨折は，その約80%は転位が少なく，保存的治療で十分な治療効果が期待できる．しかし，転位が大きく，骨癒合の可否や日常生活に影響がある肩関節機能障害が危惧される場合には，手術的治療が選択される．手術的治療法は，鋼線，プレート，髄内釘(humeral nail)，創外固定などによる骨接合術や人工骨頭置換術が行われてきた．2000年よりshort humeral nail(SHN)の本邦での使用開始[1)~3)]，2001年のlocking plate(LCP)の使用[4)]により，現在ではこの2つのインプラントが主に骨接合術に使用されている．
　髄内釘骨接合術の利点は，手術器械，インプラントの進歩により手術手技が簡便になったこと，低侵襲であることが挙げられる．肩関節が大きな可動域を有する関節であるため，必ずしも解剖学的な整復位を必要としないためアライメントの獲得が容易である本法はこの部位では有用である．また，ネイルで骨頭骨片を把持できることがプレート固定法と比較しての利点として挙げられる（図II-58）[5)~8)]．
　本法の問題点は，腱板・骨頭軟骨への侵襲があること，骨粗鬆症の強い症例への固定性の獲得に限界があること，インプラントの特性としてネイルの位置によるスクリューの挿入方向が限定されること，不注意な手術手技による骨折部の転位などが挙げられる．
　プレート骨接合術の利点は，スクリュー固定後

にスクリューとプレートが一体化することでブレードプレートと同様の固定力(angular stability)を持つこと，プレートの小孔に縫合固定が可能であることが挙げられる．問題点として，上腕骨頸部内側に骨欠損あるいは粉砕がある場合に内反変形治癒が危惧されることである[4]．

筆者は，2000年10月より上腕骨近位部骨折に対する髄内釘骨接合術として，Polarus humeral nail(ACUMED 社，Portland；以下，Polarus，図II-59-a, b)を使用し，その臨床成績と問題点を報告してきた[1)~3)]．臨床評価をもとに2005年11月より，Polarusを改良したPolarus humeral nail 2(以下，Polarus 2，図II-59-c, d)の使用を開始した．今回，筆者の経験に基づき，高齢者における上腕骨近位端骨折に対する髄内釘骨接合術の手技について述べる．

適 応

手術適応は，Neer 分類[9)~11)] 2-part 外科頸骨折，3-part 骨折(頸部＋大結節，頸部＋小結節)と 4-part 骨折の一部である[5)~8)]．これらの骨折型の症例で，徒手整復で整復位が得られない症例，整復位の保持が外固定では困難な症例を手術適応とした．大結節骨片を伴う 3-part 骨折でも，小結節が上腕骨幹部に付着している場合は骨頭への血行障害の程度が 4-part に準じるので，高齢者では人工骨頭置換術の適応となる．4-part 骨折では，若年者で骨質がしっかりしていれば，骨折型にかかわらず骨接合術を第一選択としている．高齢者では，原則として外反陥入型[12)]を適応とするが，骨質が脆い症例では髄内釘では十分な固定が得られず，外固定期間が長くなり拘縮の危険性が高くなるため，人工骨頭置換術を適応とする．

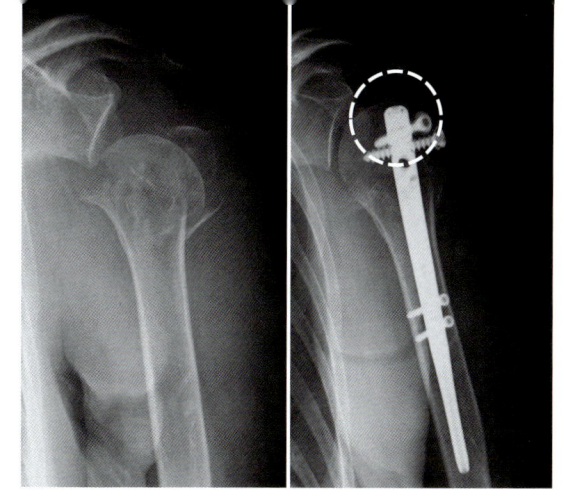

手術手技

1．術前準備

術前準備として，trauma series と呼ばれる単純 X 線撮影が望ましいが，筆者は，肩関節正面像(内旋位，外旋位)を撮影している．また，肩関節

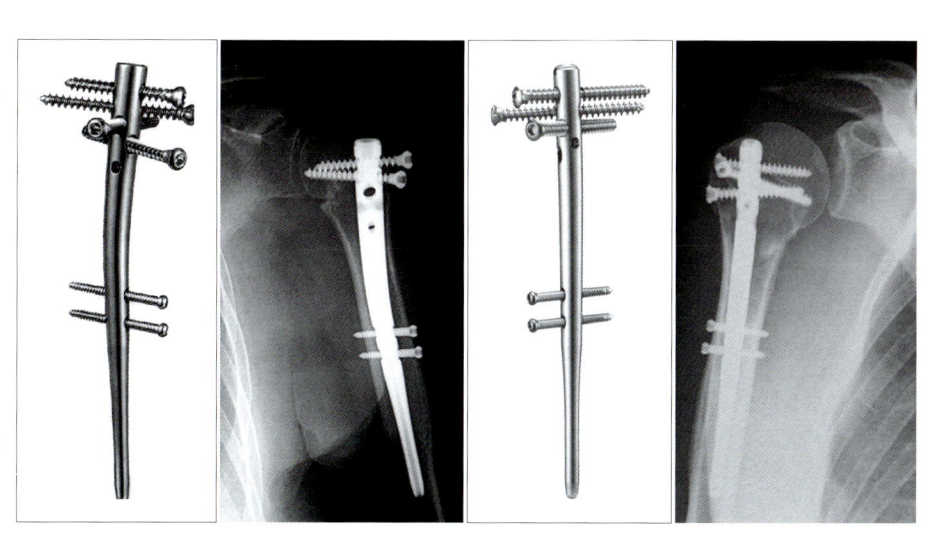

a|b 図 II-58 髄内釘骨接合術の利点
a：術前単純 X 線正面像(4-part 外反嵌入型)
b：術後単純 X 線正面像．ネイル近位端で骨頭骨片の把持がされている(破線円内)．

図 II-59
Polarus humeral nail
a，b：Polarus humeral nail
c，d：Polarus humeral nail 2

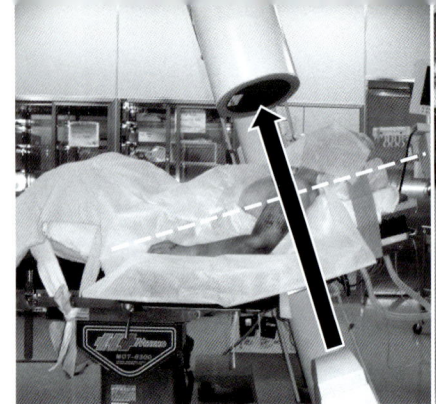

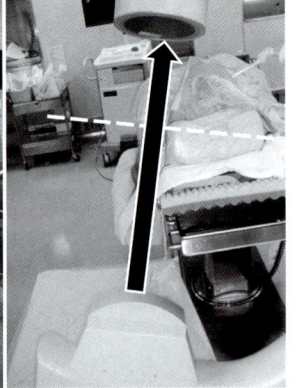

図 II-60
手術体位（破線：体軸，黒矢印：透視）
a：上半身挙上位（beach chair position）で患側肩関節が伸展できるようにしておく．
b：患側に枕を入れるため，透視を体軸に合わせて傾ける．

3D 画像も含めた CT 撮影は，術前の骨折部の転位方向と転位のない骨折線の有無の確認に有用である．

2．体 位

体位は，上半身挙上位（beach chair position）とし，患側肩関節が伸展できるようにしておく（図 II-60）．当院では，患側肩関節背側に枕を入れ，手術台より浮かせている．外科用イメージは，体軸に垂直に入れる．

3．皮 切

Deltoid-splitting approach と delto-pectoral approach の 2 つの進入路が選択される．筆者は前者を選択し，術中操作による腱板への侵襲を避けるため，小切開にはこだわらず，腱板を十分に確認後，進入している[5)～8)]．骨幹端内側部が beak 状で軟部組織が整復障害となる場合は，delto-pectoral approach の小皮切を加えて整復している．

4．基本手技[5)～8)]

Deltoid-splitting approach で進入し，肩峰下滑液包を縦割して，腱板を露出する．腱板には非吸収糸（Arthrex Fiber-Wire；以下，fiber-wire：Arthrex 社）を掛けて，骨頭骨片が後屈した骨折型や大結節骨片を伴う骨折型では，その骨片の整復と保持に用いる．腱板に fiber-wire を掛ける処置は，全例に有用であり，腱板に掛けた fiber-wire に牽引を加え，骨頭骨片あるいは大結節骨片周囲の癒着を用手的に剝離する．小結節骨片を伴う骨折型では，小結節骨片に穴をあけるか，または軟部組織に fiber-wire を掛け，周囲より剝離しておく．

整復位を保持した状態で，腱板を切開する．挿入点の決定は，透視下に慎重に行い，原則として骨頭頂点の軟骨部より挿入し，骨頭をネイルとスクリューで固定する central entry point（head-anchoring type）を選択している．挿入点には，骨折線近傍より挿入する lateral entry point（Gamma type）もあるが，骨頭骨片の確実に固定するには central entry point のほうが有効である．ネイル挿入点は，骨頭内旋位で骨頭中央，骨頭外旋位で骨頭中央やや外側の軟骨部分である．挿入点にガイドピンを刺入し，再度透視下で確認後，エントリーリーマーを用いて開窓する．Nail depth gauge[5)～8)]を装着して，ネイルを挿入する．大結節骨片を伴う骨折型では，骨片の確実な整復固定が重要であり，近位横止めスクリューは可能であれば 3 本挿入する．筆者は，最も近位はノンロッキングスクリューを使用し，軟骨下骨直下まで挿入し，2 本め以遠はロッキングスクリューを使用している．骨質が脆い症例や大結節が粉砕している症例では，ワッシャーの使用や腱板に掛けた糸をスクリューまたは骨幹部軟部組織に縫合することで固定する．4-part 外反嵌入型骨折では，小結節骨片は多くは，結節間溝より外側の大結節の前方部分を含んでいる（図 II-61）．小結節骨片に骨孔を開け，fiber-wire を掛けて整復し，大結節に穴を開けて縫合固定する．大結節骨片は後上方に転位し，小結節骨片は内側に転位するので，この骨片を縫合固定することで安定性が得られる．小結節骨片を固定するスクリューホールを持つ髄内釘

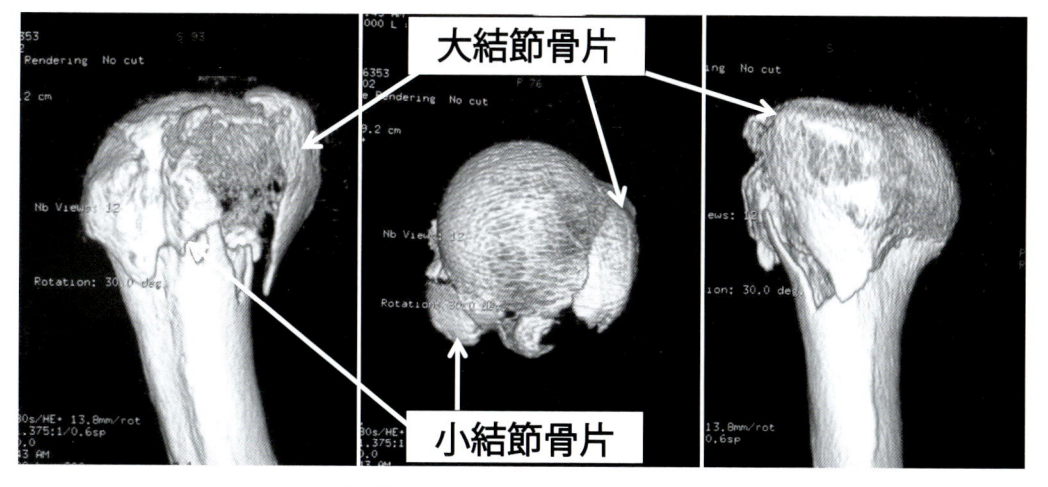

図 II-61　4-part 外反嵌入型 CT-3D 画像
大結節骨片は後上方に転位している．小結節骨片の多くは，結節間溝より外側の大結節の前方部分を含んでいる．小結節骨片を大結節骨片と縫合することで安定性を増す．

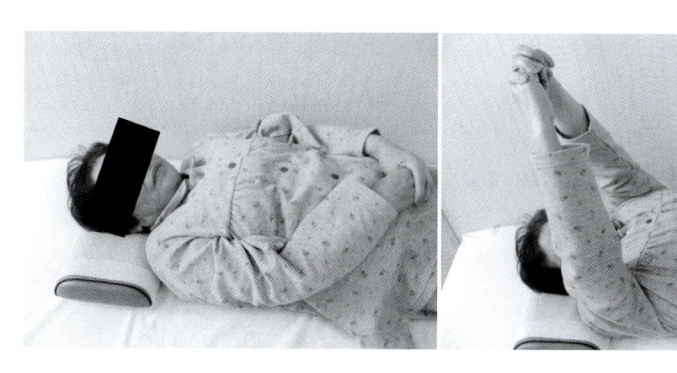

図 II-62
術後肩関節挙上訓練
背臥位で，健側上肢で患肢を保持し，前方挙上訓練を行う．

もあるが，筆者は用いていない．

遠位横止めスクリューは，2本固定し，挿入前に肘頭より長軸中枢方向に圧迫し，頚部の gap をなくした状態で挿入する．このとき，肩関節の内外旋は，中間位で助手が保持する．最後にポララスキャップスクリューを挿入する．ポララスキャップスクリューには，最も近位のスクリューの固定機能もある．腱板は，fiber-wire を用いて縫合する．

5．後療法（図 II-62）

後療法は，骨粗鬆症が強く固定性が不十分である症例，粉砕型を除いて，術後1週以内に自動挙上，伸展運動を開始し，回旋運動は術後3週以降より許可する．背臥位で，健側上肢で患肢を保持し，前方挙上訓練を行う．

臨床成績

1．対象および方法

2000年11月～2011年8月までの期間に Polarus を用いて骨接合術を行った上腕骨近位端骨折133骨折中，手術時年齢が65歳以上であった104骨折である．3か月以上追跡調査が可能であった94骨折（追跡調査率90.4％）を対象とした．手術時年齢は65～92歳，平均76歳，性別は男性13例，女性81例であった．受傷から手術までの期間は2～28日，平均12日，追跡調査期間は3～12か月，平均8.4か月であった．使用機種は，Polarus が36骨折，Polarus 2 が58骨折であった．

骨折型分類は，Neer 分類に従って行った．2-part 外科頚骨折56骨折，3-part（頚部+大結節）骨折27骨折（脱臼骨折1骨折），4-part 骨折1骨折であった．4-part 骨折のうち，7骨折は外反陥入型であった．

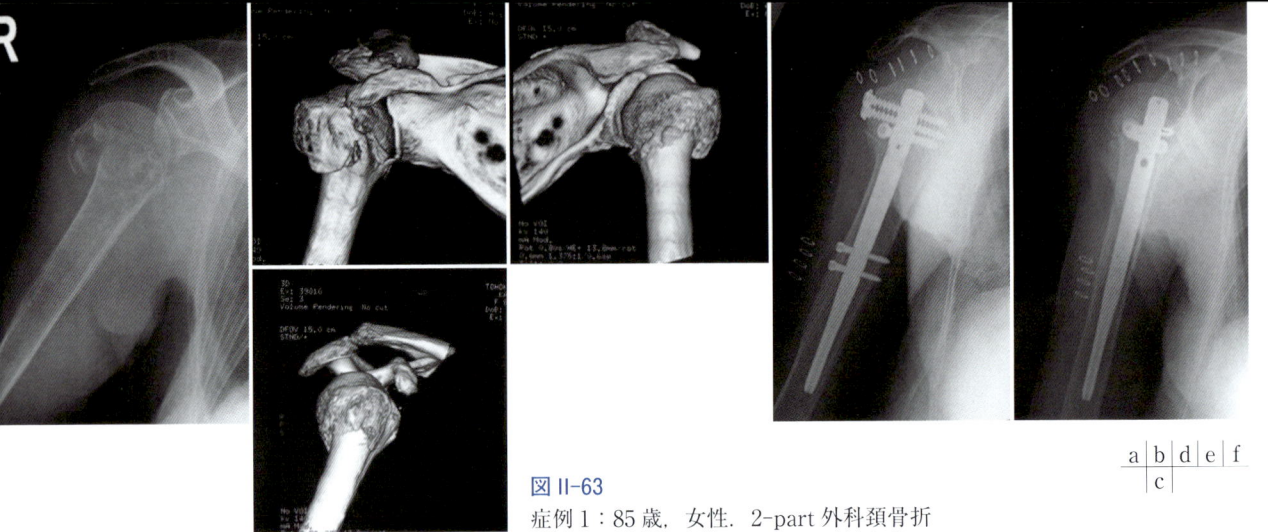

a	b	d	e	f
	c			

図 II-63

症例 1：85 歳，女性．2-part 外科頚骨折
　a：術前単純 X 線像　　　　　　　　b〜d：術前 3D-CT
　e：術直後単純 X 線像外旋位　　　　f：術直後単純 X 線像内旋位

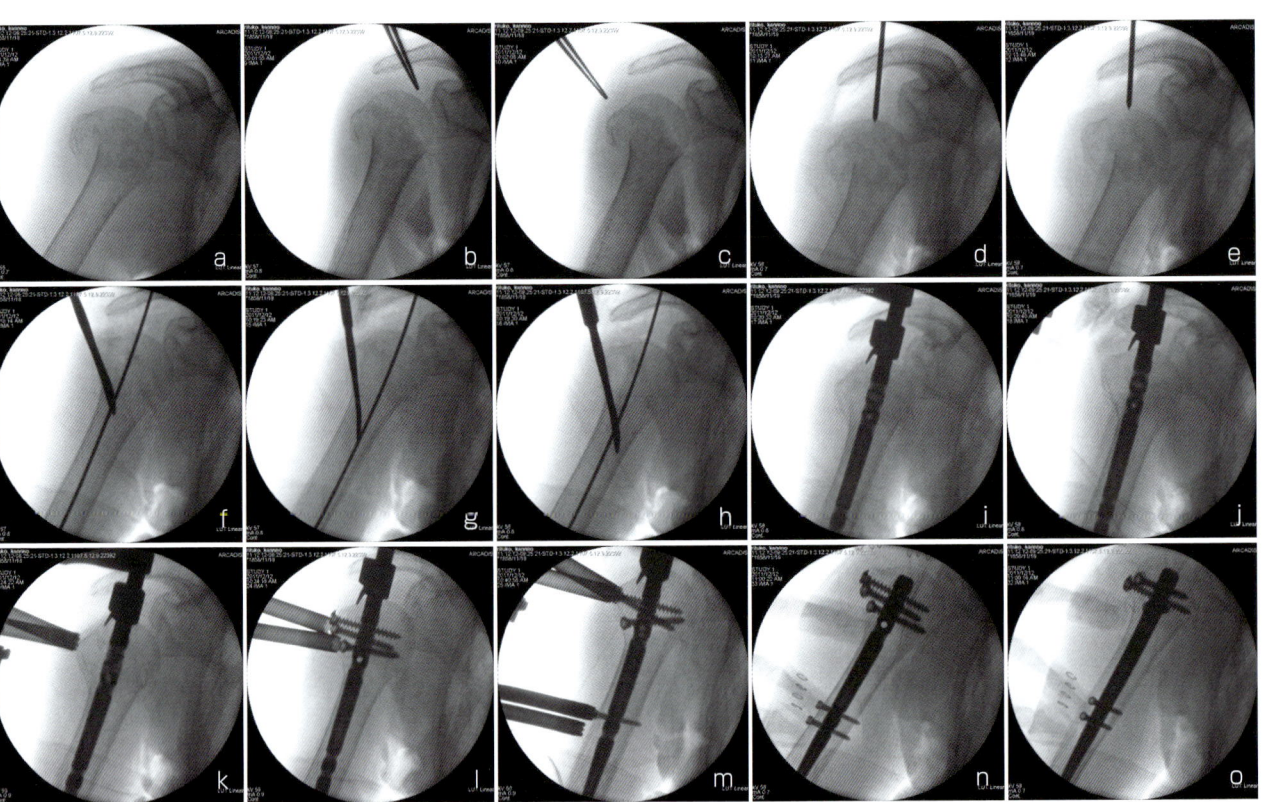

図 II-64　症例 1：術中透視画像

a：透視下に骨折（骨片の転位）を確認
b，c：透視下に骨頭幅を確認し，皮膚切開は骨頭中心よりやや内側から大結節骨片外側端
d，e：透視下に挿入点を確認
f〜j：reamer を用いて挿入孔作成し，guide pin を挿入．骨幹部の内側転位を整復するために大結節外側から骨幹部髄腔内に整復用エレバトリウムを挿入．髄腔の広い症例では，エレバトリウムを挿入した状態で nail depth gauge を装着した nail を挿入
k，l：近位横止めスクリューのガイドスリーブを挿入し，近位骨片にスクリューが挿入できることを確認
m：遠位横止めスクリュー挿入前に長軸中枢方向に圧迫し，頚部の離開をなくした状態を確認して，遠位横止めスクリューを 2 本挿入
n，o：透視下に内外旋を行い，骨折の整復と安定性を確認

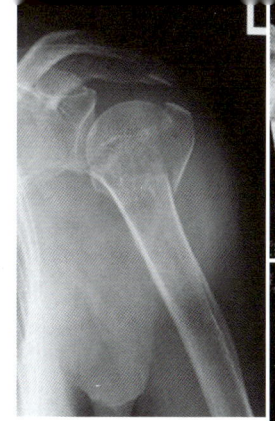

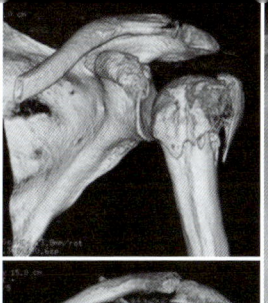

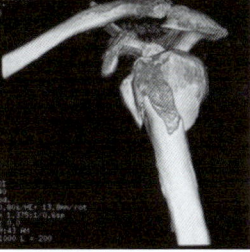

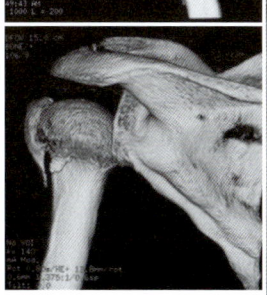

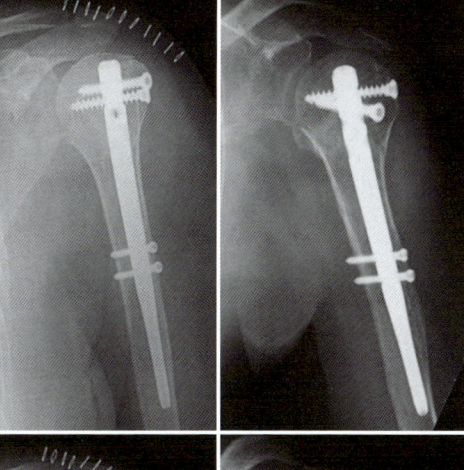

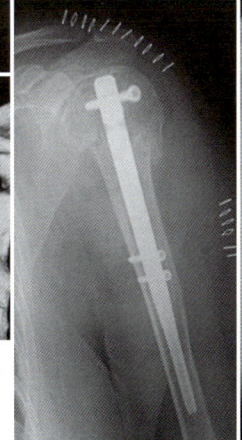

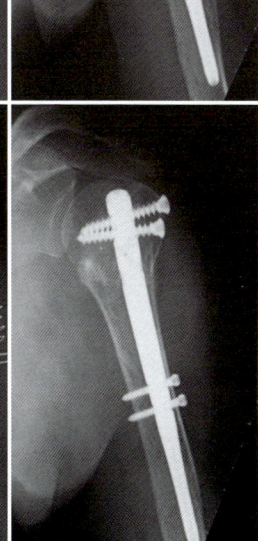

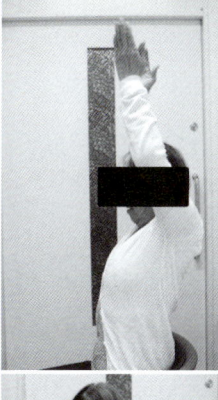

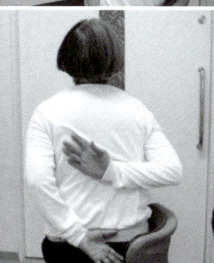

図 II-65　症例 2：67 歳，女性．4-part 外反嵌入型骨折
　　　　a：術前単純 X 線像
　　　　b〜d：術前 3D-CT
　　　　e，f：術直後単純 X 線像
　　　　g，h：術後 4 か月時単純 X 線像
　　　　i，j：術後 4 か月時肩関節可動域

　検討項目は，臨床評価として肩関節可動域（挙上，外旋，内旋）を調べ，X 線評価として骨癒合の有無，術後合併症を調べた．骨癒合の有無は，内旋位，外旋位の 2 方向の単純 X 線像で骨折線が消失した状態で判断した．

2．結　果

　可動域は挙上は 30〜170°，平均 114.4°，外旋は 0〜60°，平均 29.5°，内旋は Th10 から殿部，平均 L4 であった．骨折型別では 2-part 骨折は，挙上は 40〜170°，平均 111.8°，外旋は 10〜60°，平均 29.7°，内旋は L1 から殿部，平均 L4 であった．3-part 骨折は挙上は 70〜170°，平均 126.5°，外旋は 10〜60°，平均 33.4°，内旋は，Th10 から殿部，平均 L3 であった．4-part 骨折は，挙上は 30〜160°，平均 97.3°，外旋は 0〜40°，平均 20.0°，内旋は Th12 から殿部，平均 L4 であった．

　骨癒合遷延（術後 6 か月以上）が 2 骨折に認められたが，最終調査時には全例骨癒合が認められた．合併症として近位横止めスクリューのバックアウトが 7 骨折（7.4％），スクリューヘッドの疼痛（バックアウトなし）が 10 骨折（10.6％）に認められ，全例骨癒合後であり，スクリューを抜去した．骨頭の内反変形が 3 骨折（3.2％）に認められ，上腕骨頭壊死を 4-part 骨折の 1 骨折（1.1％）に認めた．

症例供覧

　術中透視画像を示し，手術手技について提示する．
症例 1（図 II-63，64）：85 歳，女性
2-part 外科頚骨折．自宅で転倒し受傷した．高

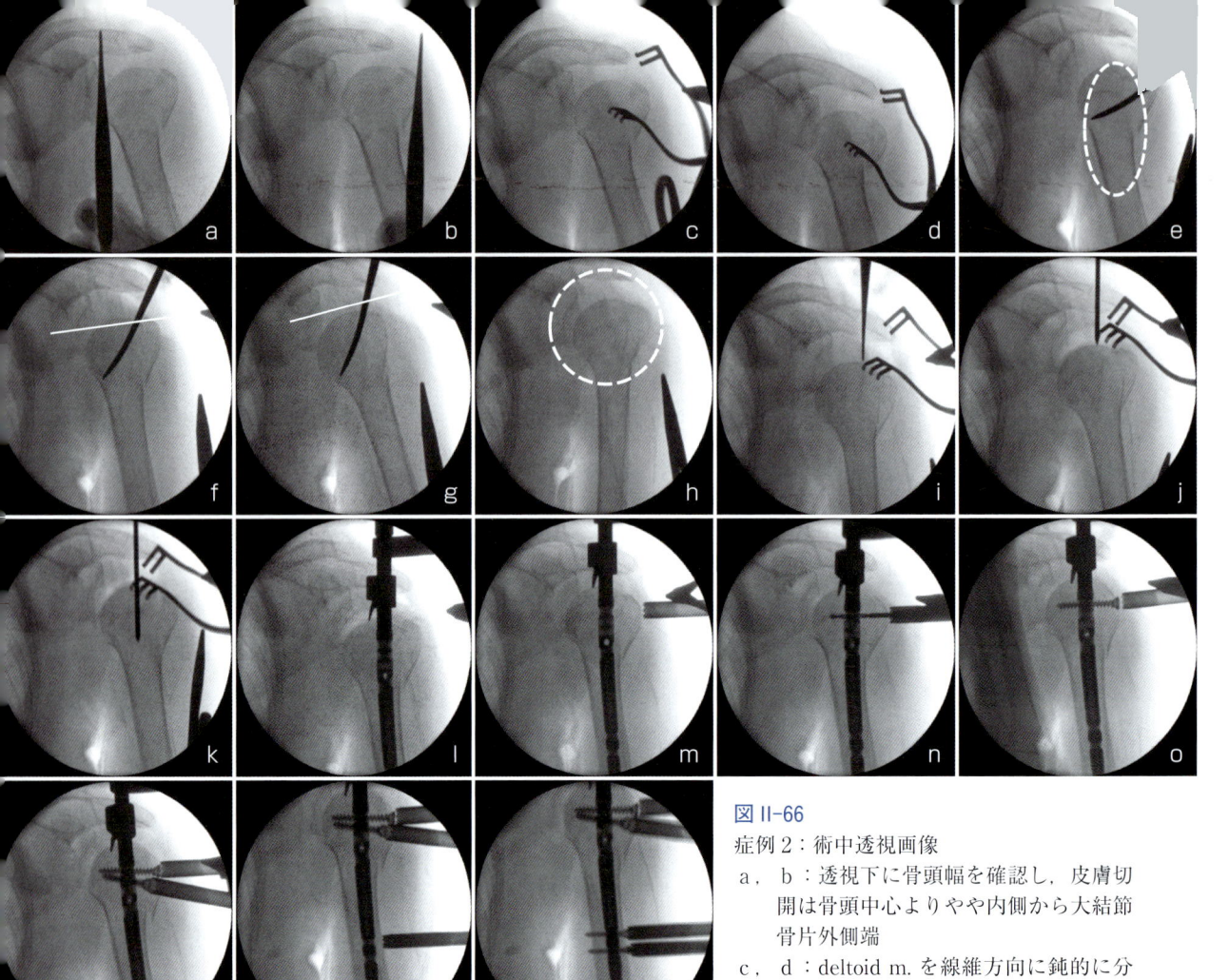

図 II-66
症例2：術中透視画像

a，b：透視下に骨頭幅を確認し，皮膚切開は骨頭中心よりやや内側から大結節骨片外側端

c，d：deltoid m. を線維方向に鈍的に分け，subacrominal bursa を縦切開して，鈍的に癒着を剝離. 腱板に絹糸を掛け，大結節骨片が整復されることを，透視下に確認. 小結節骨片は，軟部組織に絹糸を掛ける.

e：骨頭骨片が外反位であるので大結節骨片の前方より整復用エレバトリウムを挿入

f，g：エレバトリウム尖端は，骨内に留め，内側の連続性を温存し，愛護的に整復. 腱板に掛けた絹糸を用いて，大結節骨片を整復し，大結節近位端が，骨頭近位端より下方になるように整復

h：骨頭骨片の外側端に大結節骨片を陥入することができれば，整復位は安定不可能の場合は絹糸を用いて整復位を保持

i：透視下に挿入点を確認し，腱板を切開

j，k：Guide wire を刺入．Guide wire を刺入後，reamer を用いて挿入孔作成

l：Nail depth gauge を用いて nail を挿入（本症例では，挿入深度を5mmとし，内側にガイド尖端をおいた．

m，n：大結節骨片の整復位を確認し，近位横止めスクリューのガイドスリーブで保持．Drilling は骨質が脆い症例では，対側に貫通しないように注意し，透視下で先端の位置を確認

o：最近位横止めスクリューは，non-locking screw を使用し，大結節骨片の骨質が脆いあるいは粉砕の場合は，washer 使用

p：2本目以遠は，locking screw を使用．小結節骨片は，大結節骨片に縫合固定

q，r：遠位横止めスクリュー挿入前に長軸中枢方向に圧迫し，頚部の離開をなくした状態を確認して，遠位横止めスクリューを2本挿入

齢であり，保存的治療を選択したが，骨折部の安静が得られないため，受傷後15日目に，Polarus 2を用いて骨接合術を行った．

症例2（図II-65，66）：67歳，女性
4-part 骨折（外反陥入型）．屋外で転倒し受傷した．受傷後11日目に，Polarus 2を用いて骨接合

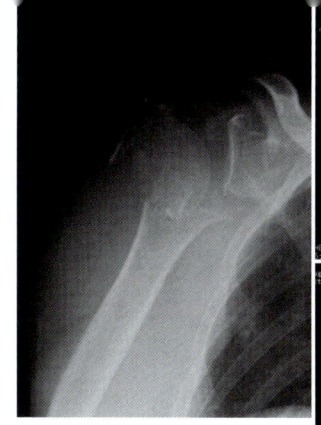

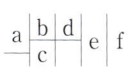

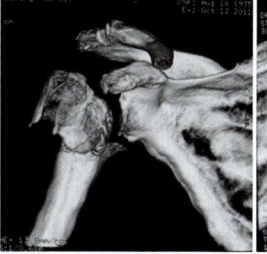

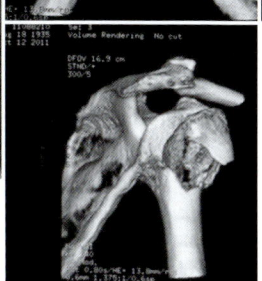

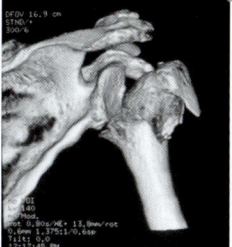

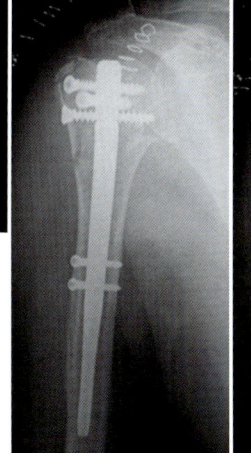

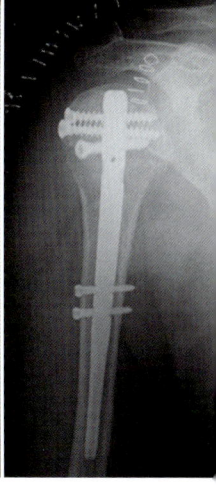

図 II-67　症例 3：76 歳，女性．3-part 骨折
　a：術前単純 X 線像　　　　　　　　b〜d：術前 3D-CT
　e：術直後単純 X 線像外旋位　　　　f：術直後単純 X 線像内旋位

術を行った．術後 4 か月の調査時，骨癒合が認められ，可動域は，挙上 120°，外旋 20°，内旋臀部と良好であった．

症例 3（図 II-67, 68）：76 歳，女性

3-part 骨折．自転車走行中に転倒し受傷した．受傷後 6 日目に，Polarus 2 を用いて骨接合術を行った．

手術のコツ

1．手術の要点

　髄内釘骨接合術の要点は，①ネイル挿入前に骨折の可及的整復位の獲得（骨頭，大結節，小結節），②ネイル挿入点の決定と挿入深度の調整，③小結節骨片の固定，④上腕骨頚部での骨折部の離開を残さないことである．高齢者では骨質も脆く，縫合固定を追加することも有用である．小結節骨片は，大結節骨片に縫合固定する．

2．整復の注意点

　2-part 骨折では，骨頭骨片は回旋し骨幹部は内方に転位している症例や骨折部で前方凸変形を伴う症例があり，至適挿入点の決定が困難であることが多い．腱板の大結節付着部を目印にして，腱板に fiber-wire を掛け骨頭の回旋，後屈を整復して，挿入点を決める．術前に健側の肩関節単純 X 線像を撮影し，透視下に骨頭形態を健側と比較して整復の目安にする．

　内反，外反した骨頭骨片の転位の整復方法は，ジョイスティックテクニックやエレバトリウム（以下，エレバ）を骨折部より挿入して整復する（図 II-69）．筆者は，整復用の先端が直と弯曲した 2 サイズのエレバを作成し，使用している（図 II-70）．内・外反を整復する際には，骨頭内側骨折部を温存するように注意し，過矯正にならないようにする．ネイル挿入のためのガイドピンは，内反型では上腕骨軸よりやや内側（正中側）に，外反型では外側に傾けて刺入する．この方向でネイル挿入孔を作成すると，ネイルを挿入すると整復位が得られる．

　骨幹部の内側方転位は，骨頭外側より遠位骨幹部髄腔内にエレバを挿入し，整復する（図 II-64-f〜h）．この整復位を保持し，肘頭より長軸中枢方向に圧迫して骨折部を陥入させて安定させる．この操作で不安定な場合，髄腔が広い症例では，エレバを挿入したまま，ネイルを挿入する．

> **ワンポイント アドバイス**
>
> ＜骨頭骨片＞
> ・2-part 骨折では回旋転位，後屈（前方凸）転位に注意．
> ・骨頭骨片が内反あるいは外反した骨折では，整復後のガイドピンの刺入方向が重要．

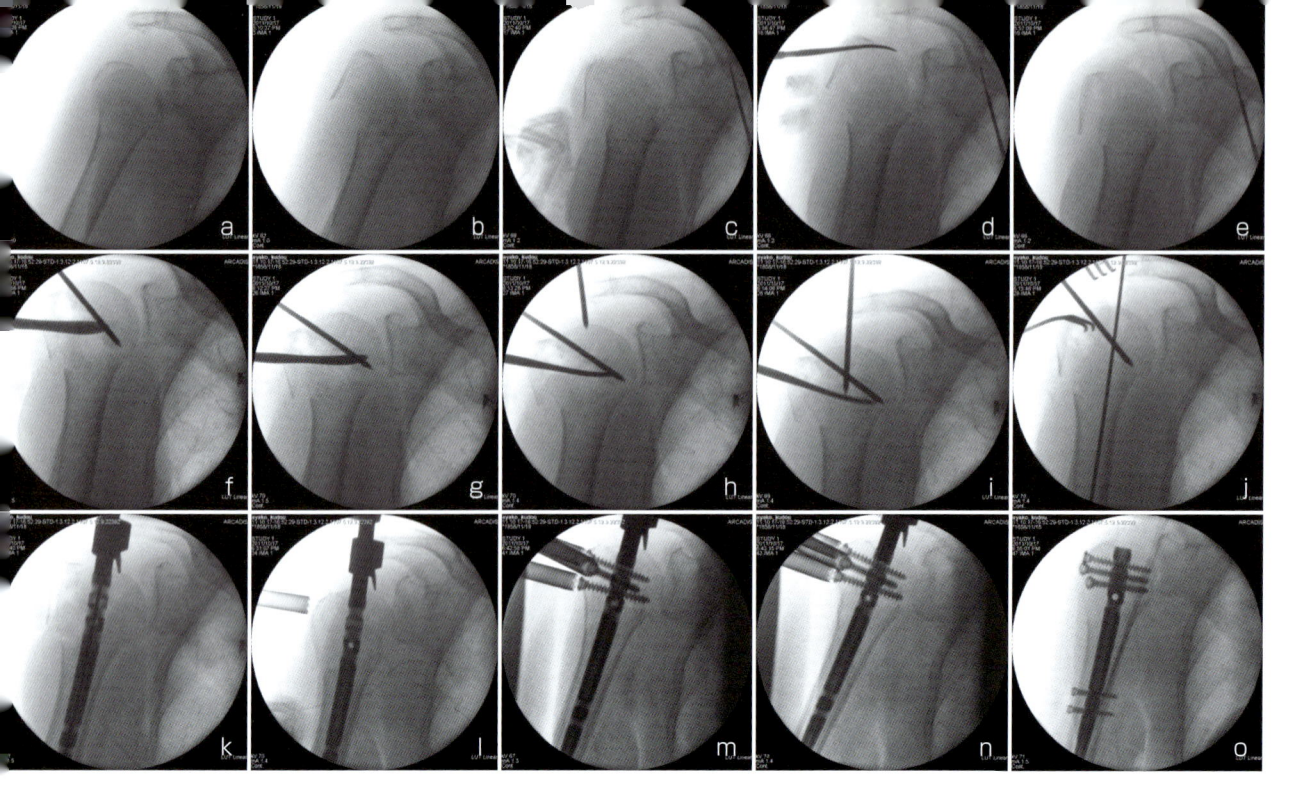

図 II-68　症例 3：術中透視画像

a, b：透視下に骨折（骨片の転位）を確認
c：Deltoid m. を線維方向に鈍的に分け，subacrominal bursa を縦切開して，鈍的に癒着を剥離．腱板に絹糸を掛け，大結節骨片が整復されることを，透視下に確認
d, e：本症例では，骨頭骨片が内反位しており，大結節骨片の前方より整復用エレバトリウムを挿入し，骨頭骨片と大結節骨片の陥入を剥離 delto-pectoral approach（小切開）で，遠位骨片内側の軟部組織を外す．
f, g：エレバトリウム尖端は，骨内に留め，内側の連続性を温存し，愛護的に整復．骨頭骨片の外側端に大結節骨片を陥入することができれば，整復位は安定．径 3 mm K 鋼線を骨頭骨片に刺入し，joystick として使用
h, i：透視下に挿入点を確認し，腱板を切開．整復位を保持した状態で，guide wire を刺入
j：Reamer を用いて挿入孔作成し，guide pin を挿入
k：Nail depth gauge を用いて nail を挿入（本症例では，挿入深度を 5 mm とし，内側にガイド尖端をおいた）
l：大結節骨片の整復位を確認し，近位横止めスクリューのガイドスリーブで保持．Drilling は，骨質が脆い症例では，対側に貫通しないように注意し，透視下で先端の位置を確認
m, n：3 本挿入ガイドスリーブを挿入した状態で，安定性が増す．
o：遠位横止めスクリュー挿入前に長軸中枢方向に圧迫し，頚部の離開をなくした状態を確認して，遠位横止めスクリューを 2 本挿入

- 軟骨下骨の骨質が良好な部分にネイル近位端を置き，ネイルで骨片を把持．

＜大結節骨片＞
- 大結節近位端が上腕骨頭近位端より下方になるように整復位を保持．
- 大結節骨片が粉砕している場合には，主要骨片に付着している軟部組織に fiber-wire を掛け，スクリュー固定に軟部組織の縫合固定を追加．

＜小結節骨片＞
- 大結節骨片に fiber-wire で縫合固定．

＜骨幹部＞
- 2-part 骨折での骨幹部の側方転位は，整復し，骨幹部近位端を骨頭骨片内に陥入させる．
- 遠位横止めスクリュー挿入前に，肘部から中枢に圧迫を加えて，骨折部離開をなくす．

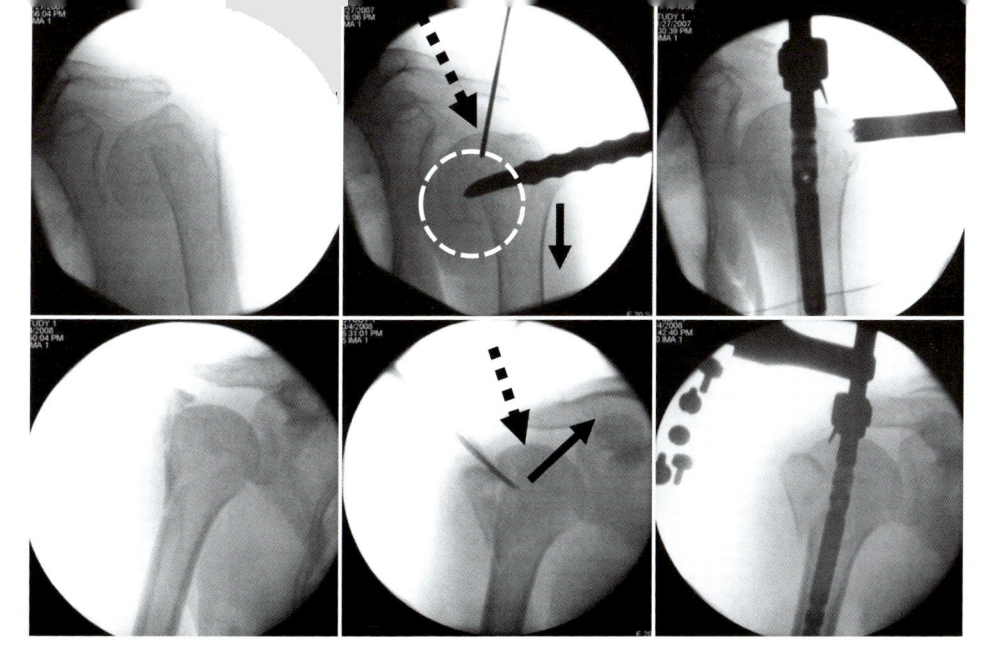

a	b	c
d	e	f

図 II-69　内反，外反した骨頭骨片の整復とガイドピンの刺入
a：内反転位した骨頭骨片
b：ジョイスティックテクニックとエレバトリウムを骨折部より挿入して整復．
　　ガイドピンを上腕骨軸よりやや内側に傾けて（外側に向けて）刺入する．
c：ネイル挿入孔を作成し，ネイルを挿入すると整復位が得られる．
d：外反転位した骨頭骨片
e：エレバトリウムを骨折部より挿入して整復
　　ガイドピンを上腕骨軸よりやや外側に傾けて（外側に向けて）刺入する．
f：ネイル挿入孔を作成し，ネイルを挿入すると整復位が得られる．

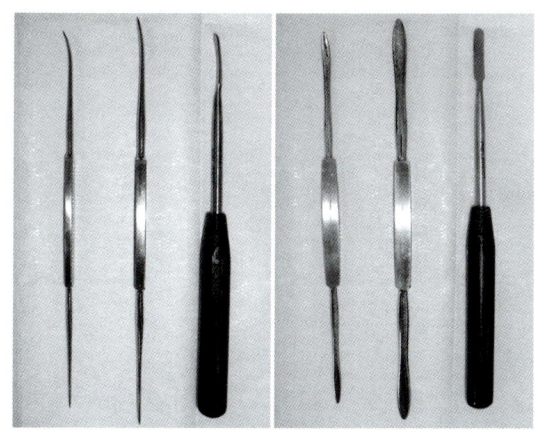

図 II-70　整復手術器械
整復用の先端が直と弯曲した2サイズのエレバトリウムを作成し，使用している．

ることで早期の後療法開始と安定した臨床成績を得ることが可能になる．

（井上　尚美）

引用文献

1) 井上尚美，佐藤克巳，伊藤　克ほか：上腕骨近位端骨折に対する Polarus humeral nail の治療成績．別冊整形外科．**44**：23-27，2003．
2) 井上尚美：上腕骨近位端骨折に対する髄内釘固定法の治療成績．骨・関節・靱帯．**18**：143-148，2005．
3) 井上尚美，長谷川和重，大橋　隆ほか：上腕骨近位端骨折に対する Polarus humeral nail の治療成績と適応．骨折．**27**：253-257，2005．
4) 衣笠清人：プレート固定．上腕骨近位端骨折．玉井和哉編，107-113，金原出版，2010．
5) 井上尚美，佐藤克巳：上腕骨近位端骨折に対する髄内釘骨接合術．整・災外．**50**：309-317，2007．
6) 井上尚美，佐藤克巳：上腕骨近位端骨折に対する髄内釘骨接合術―手術手技の注意点と工夫―．骨折．**32**：321-325，2010．

結　語

高齢者の上腕骨近位部骨折に対する髄内釘骨接合術では，適応を厳密に行い，縫合固定を併用す

7) 井上尚美：上腕骨近位端骨折；髄内釘法．MB Orthop. **23**(10)：1-11, 2010.
8) 井上尚美：髄内釘固定．上腕骨近位端骨折．玉井和哉編，101-106，金原出版，2010.
9) Neer CS：Displaced proximal humeral fractures, part I Classification and evaluation. J Bone Joint Surg. **52-A**：1077-1089, 1970.
10) Neer CS：Displaced proximal humeral fractures, part II Treatment of three-part and four-part displacement. J Bone Joint Surg. **52-A**：1090-1103, 1970.
11) Neer CS：Four-segment classification of proximal humeral fractures：Purpose and reliable use. J Shoulder Elbow Surg. **11**：389-400, 2002.
12) Jacob RP, Kristiansen T, Mayo K, et al：Four-part valgus impacted fractures of the proximal humerus. J Bone Joint Surg. **73-B**：295-298, 1991.

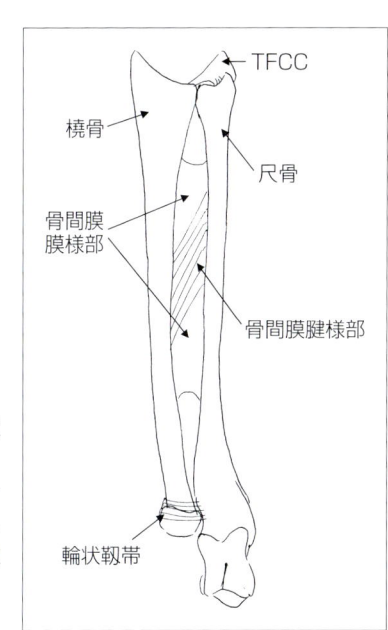

3. 前腕骨骨折
1）前腕骨骨折・脱臼（両前腕骨骨折・Monteggia 脱臼骨折・Galeazzi 脱臼骨折）

Abstract

　前腕骨は橈骨と尺骨の2つの骨の総称で，両骨は，近位は近位橈尺関節（proximal radioulnar joint；PRUJ），遠位は遠位橈尺関節（distal radioulnar joint；DRUJ）で連結し，さらに前腕屈筋と伸筋の筋間中隔に相当する骨間膜によって中央部でも連結される．代表的な前腕骨の骨折には橈骨骨折，尺骨骨折，両前腕骨骨折があり，脱臼には近位橈尺関節脱臼，遠位橈尺関節脱臼，脱臼骨折には橈骨遠位骨折にDRUJ脱臼を伴うGaleazzi脱臼骨折，尺骨近位骨折に橈骨頭脱臼を伴うMonteggia脱臼骨折，橈骨頭骨折にDRUJ脱臼を伴うEssex-Lopresti骨折がある．本項では代表的な前腕骨骨折・脱臼の治療について，両前腕骨骨折・Galeazzi脱臼骨折・Monteggia脱臼骨折を中心に解説する．

Key words

両前腕骨骨折（forearm bone fractures），Galeazzi脱臼骨折（Galeazzi fracture-dislocation），Monteggia脱臼骨折（Monteggia fracture-dislocation）

前腕の機能解剖

　前腕は橈骨と尺骨で構成され，近位では腕頭，腕尺関節を介して上腕に連結し，遠位では橈骨手根関節を介して手とリンクする（図II-71）．前腕の運動は回内外運動で，その本態は尺骨周囲を橈骨が橈骨頭中心と尺骨小窩を通過する回旋軸周りの相対円運動である．この運動のために橈骨と尺骨は近位橈尺関節（PRUJ）と遠位橈尺関節（DRUJ）で連結している．PRUJでは橈骨頭はほぼ円形で尺骨の橈骨切痕に接触し，輪状靱帯で固定される．この部位では橈骨は橈骨頭中央部を中心として回転運動する．一方，DRUJでは尺骨頭は橈骨の尺骨切痕に対向し，尺骨小窩を中心として橈骨が回転する．遠位橈尺関節の支持機構は三角線維軟骨複合体（TFCC）である[1]．尺骨はほぼ

図 II-71
前腕骨および軟部支持組織のシェーマ
橈骨，尺骨およびその支持機構であるTFCC，骨間膜，輪状靱帯で構成される．

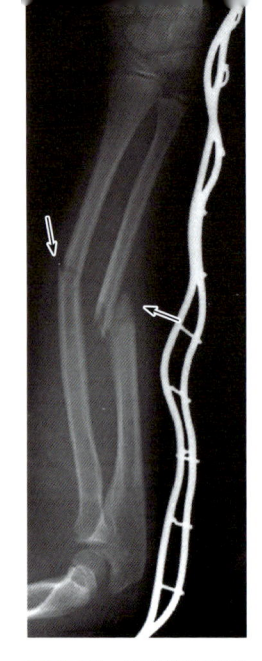

図 II-72 両前腕骨骨折（矢印）

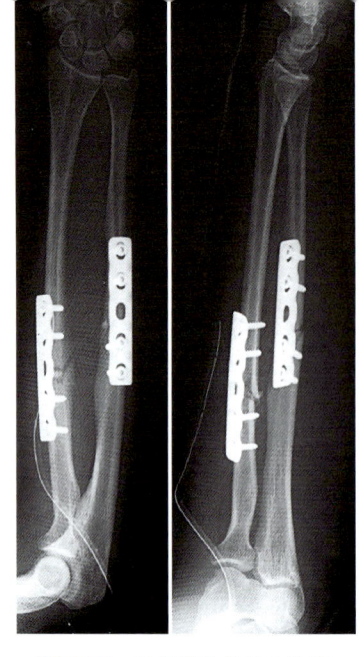

図 II-73 両前腕骨骨折の治療 回内外中に強大な回旋トルクがかかるため，プレート固定が良い．

直線状の形態を呈するが，橈骨は軽度弯曲している．これは橈骨が尺骨周囲を回転するために有利な構造である．

橈骨と尺骨の間には前腕屈筋群と伸筋群の筋間中隔である前腕骨間膜が存在し，橈骨と尺骨を連結している[2]．骨間膜は尺骨遠位1/5から橈骨中央1/3へ向かう厚い腱様部とその遠位および近位に広がる膜様部がある．尺骨中央部から橈骨近位部に向かう斜索と呼ばれる線維と個体によって背側斜走線維（dorsal oblique cord）[2]や遠位側に橈骨 sigmoid notch 下部から尺骨遠位1/4に走行する線維が存在する[3]．斜索以外はすべての個体にあるわけではないので，機能意義には不確かな点がある．骨間膜の機能には筋間中隔以外に橈尺間の axial 方向の支持性と腱様部を介する橈骨から尺骨への荷重伝達機能，円滑な回内外を誘導する機能，筋の起始としての機能がある．

前腕骨単独骨折

橈骨骨折の頻度が高い．橈骨骨幹部骨折と尺骨骨幹部骨折はほとんどが直達外力によって生じる．手をつくといった介達外力では DRUJ や PRUJ の脱臼や両前腕骨骨折を生じることが多く，単独骨折を生じることは稀と考えてよい．

診断は局所の疼痛，腫脹，前腕の変形といった自覚症状と骨折部の圧痛や軋音に加え単純 X 線で容易に可能である．治療では転位がわずかな場合にはギプス固定が選択される．転位の大きい場合（1/2横径以上）には，両前腕骨骨折同様に回内外運動中に生じる強大な回旋トルクに拮抗するためにプレートでの固定が望ましい．橈骨および尺骨では骨髄径が小さいため，回旋トルクに弱い髄内釘は折損の可能性があるうえ，挿入中に途中で停止してしまうことがあるので，筆者は薦めない．

両前腕骨骨折

両前腕骨が骨折する場合には直達外力によるほぼ同高位で骨折するもの（図 II-72）と，手をついた際の介達外力により spiral に骨折を生じる場合がある．変形治癒すると骨形態に異常が生じ，回旋軸に異常が生じ，著明な回内外可動域制限を生じる．したがって，早期に骨アライメントを正常に戻すことが重要となる．

前腕骨骨折では前腕の変形，腫脹，前腕部の疼痛，回内外運動制限を呈し，圧痛点や軋音を骨折部に認める．両前腕骨骨折では X 線撮影が最も有効である．単なる正面像，側面像で診断できる場合が多い．転位方向を確認するためには両斜位像を追加したほうが良い．

両前腕骨骨折の場合，小児例では整復が得られた場合には肘上からのギプスシーネ固定が有効である．回内外の力によって骨折部に再転位が生じる場合があるので肘下の固定は良くない．腫脹が生じる場合が多いので，ギプスシーネ固定のほうが良い．成人例や小児でも骨折の転位が整復できない場合には手術を考慮する．回内外時に骨折部に強いトルクがかかるため，橈骨，尺骨ともにプレート固定が望ましい（図 II-73）．

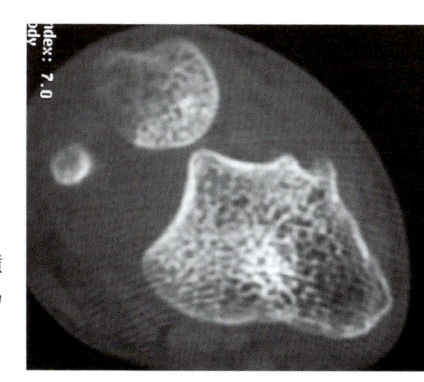

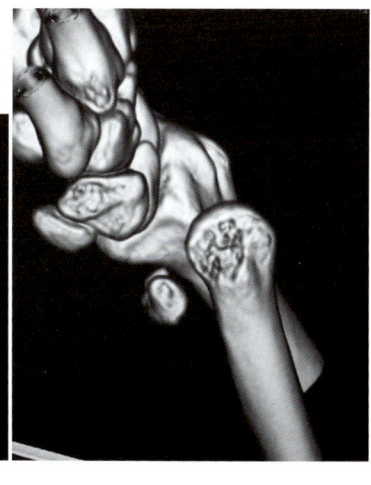

図 II-74
DRUJ 背側脱臼
DRUJ の脱臼は CT 横断像や 3DCT で容易に把握できる.

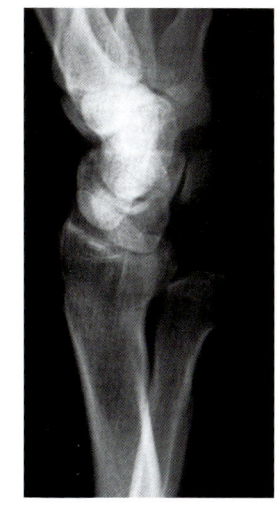

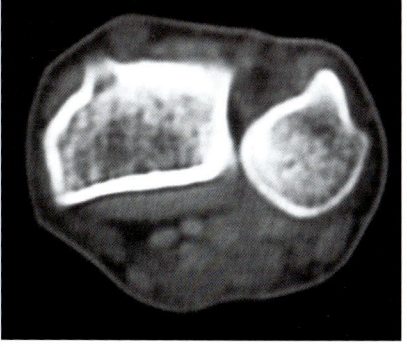

図 II-75
DRUJ 掌側脱臼
DRUJ 掌側脱臼では尺骨頭が橈骨に対して掌側に脱臼する.

コツ 筆者は尺骨への進入には尺側縦切開を用い，橈骨には神経保護や屈筋保護の観点から遠位骨折には掌側進入である Henry 法を，中央部から近位骨折には橈側進入法である Thompson 法を用いている.

ワンポイントアドバイス

（1）1つの骨折線にとらわれて他の部位の骨折，脱臼を見逃すことがないように．また，手関節と肘関節に同時に損傷が生じる場合があるので，前腕骨骨折の場合には手関節や肘関節のX線写真を撮るほうが良い.

（2）橈側進入の場合には plate を健側橈骨の弯曲に合わせて曲げる必要があり，健側のX線撮影は必須となる.

PRUJ 脱臼

橈骨頭が脱臼する病態であるが，新鮮例でみつかる例は珍しい．陳旧例でみつかる場合が多いものの，単独脱臼は少なく，ほとんどの症例は先天性橈骨頭脱臼か小児期の Monteggia 脱臼骨折の遺残と考えられる.

DRUJ 脱臼

尺骨頭が橈骨に対して背側方向に脱臼する場合を DRUJ 背側脱臼（図 II-74），尺骨頭が掌側に脱臼する場合を DRUJ 掌側脱臼（図 II-75）と呼ぶ[4]．

解剖学的には尺骨が近位連結であるので，DRUJ 背側脱臼は橈骨の掌側脱臼ということになるが，尺骨頭の位置関係で理解しやすいことと慣例で背側脱臼，掌側脱臼が定義されている.

症状は DRUJ 部に限局した疼痛，外観上の変形，腫脹，著明な回内外制限を呈する．背側脱臼の場合，回外が制限され，掌側脱臼の場合には回内可動域が制限される．DRUJ の支持機構である TFCC が断裂する場合と尺骨茎状突起骨折を伴う場合が多いとされる．治療は新鮮例では徒手整復し整復が得られれば，背側脱臼の場合には回外位での 2～3 週の肘上シーネ固定とその後中間位に戻して 2～3 週の肘下ギプス固定を行う．掌側脱臼の場合には，背側脱臼と逆に回内位での 2～3 週の肘上シーネ固定とその後，前腕中間位での 2～3 週の肘下ギプス固定を行う．整復不可能な場

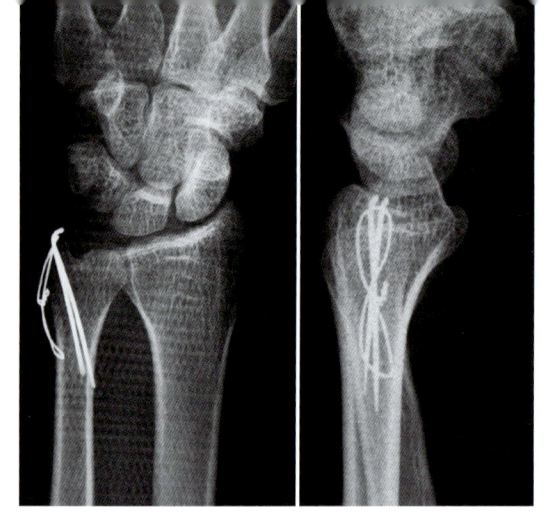

図 II-76　DRUJ 背側脱臼の治療
尺骨頭の整復後に尺骨茎状突起の骨接合と TFCC の直視下修復を行った．

合には観血的に整復を行い，必要に応じて TFCC の修復および尺骨茎状突起の接合を行う[5]（図 II-76）．

> **落とし穴・注意すべき点**　DRUJ の脱臼は単純 X 線では診断できない場合が多いため，CT や MRI 横断像で確認する．

Monteggia 脱臼骨折

Monteggia 脱臼骨折は尺骨骨幹部の骨折と橈骨頭脱臼を伴う損傷で（図 II-77），Bado により 4 type に分類されている[6]．Type 1 は橈骨頭が前方に脱臼するもの（図 II-77），type 2 は橈骨頭が後方に脱臼するもの，type 3 は橈骨頭が側方に脱臼するもので（図 II-78），Hume 型と呼ばれる肘頭骨折に橈骨頭脱臼を合併するものも含む．Type 4 は尺骨の骨幹部骨折・橈骨頭脱臼に橈骨の骨幹部骨折を同時発症するもので，Bado は橈尺骨骨折の部位は同位置としているが，近年は両前腕骨折の位置は問わない（図 II-79）．

診断は単純 X 線で行うが，特に小児では橈骨遠位に骨折を認める場合があるため，手関節から肘関節までの X 線撮影を行う必要がある（図 II-79）．

> **落とし穴・注意すべき点**　橈骨頭脱臼を見逃すことが多いため注意が必要である．
>
> **コツ**　単純 X 線で橈骨頭と上腕骨小頭の位置関係に注目する．正常では橈骨頭と小頭は対向するが，橈骨頭脱臼がある場合には橈骨頭と上腕骨小頭が対向しない．

治療は保存療法では脱臼整復保持が困難なので，少なくとも尺骨骨幹部骨折の観血的治療を要し（図 II-77, 78），尺骨の固定が得られれば，前腕回内外を行ううちに橈骨頭が自然整復される場合

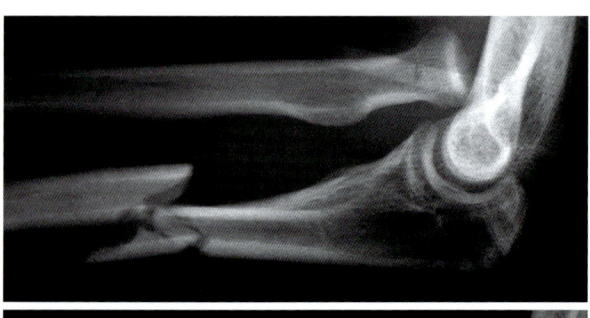

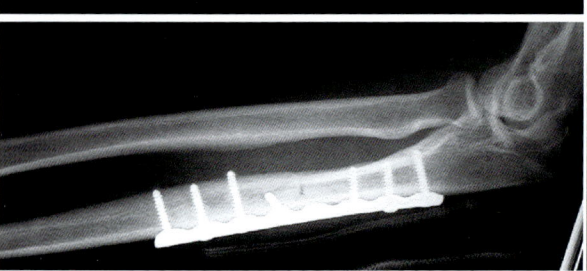

a
b

図 II-77
Monteggia 脱臼骨折（Bado type 1）
尺骨の骨折に橈骨の前方脱臼を合併する．
a：術前
b：治療は尺骨のプレート固定と橈骨頭の観血整復を要した．

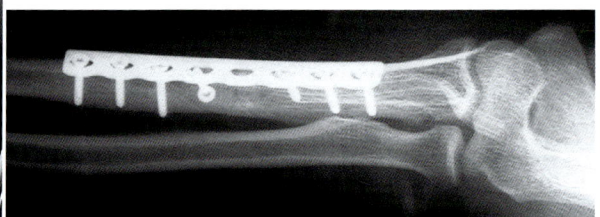

図 II-78 Monteggia 脱臼骨折（Bado type 3）
尺骨の骨折に橈骨の側方脱臼を合併する．
a：術前
b：治療は尺骨のプレート固定と橈骨頭の観血整復を要した．

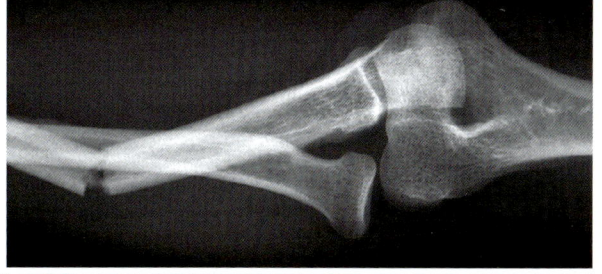

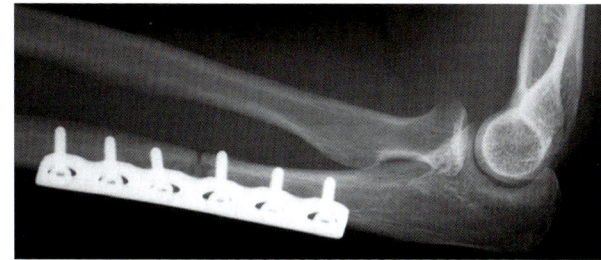

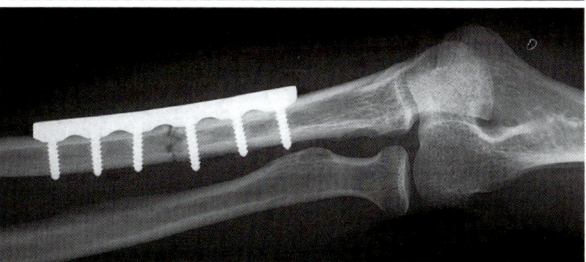

がある一方，輪状靱帯が橈骨頭から抜けている場合には輪状靱帯が整復障害因子となるため，観血的な整復を要する場合も多い．

Galeazzi 脱臼骨折

Galeazzi 脱臼骨折は橈骨遠位 1/4 部の骨折に遠位橈尺関節の脱臼を伴うものである（図 II-80）．尺骨茎状突起が骨折する場合が多いが，TFCC のみが完全断裂しても遠位橈尺関節脱臼を生じるため，必ずしも尺骨茎状突起骨折は必須ではない[7)8)]．橈骨遠位端骨折に遠位橈尺関節脱臼を伴う亜型や骨膜剝離を伴う小児 Galeazzi equivalent 骨折などがある[9)]．症状は手関節の変形，特に尺骨頭の脱臼に伴う変形を認める．著明な回内外可動域制限を呈する場合も多い．単純 X 線正面像，側面像だけで橈骨の骨折は確認できるが，尺骨頭脱臼や形状突起骨折の把握ができない場合があるため，CT や MRI での横断像が遠位橈尺関節脱臼の診断には有用である（図 II-81）．また，MRI では遠位橈尺関節脱臼に伴う TFCC 損傷の診断が可能である．

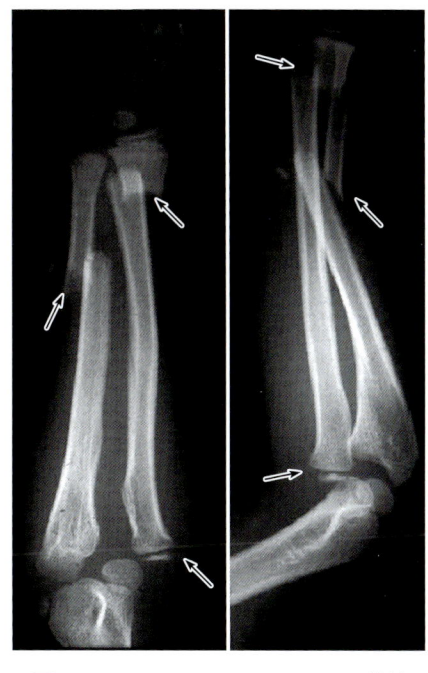

図 II-79 Bado type 4 Monteggia 骨折
Spiral 型の両前腕骨骨折に橈骨頭脱臼を合併した外傷である．

保存療法で治療することは難しいため，観血的治療を選択する．骨折部をプレートで固定したうえで回内外を行うと整復位が取れる場合があり，その場合には DRUJ 脱臼の治療同様に尺骨頭が背側脱臼した場合には回外位，尺骨頭が掌側脱臼した場合には回内位で肘上ギプス（シーネ）固定を行う．遠位橈尺関節脱臼が整復不可能な場合には手

> **ワンポイント アドバイス** Galeazzi 脱臼骨折での遠位橈尺関節脱臼を見逃し，陳旧性 Galeazzi 脱臼骨折になると治療が非常に難しくなるので，迷ったら CT を撮影したほうが良い．

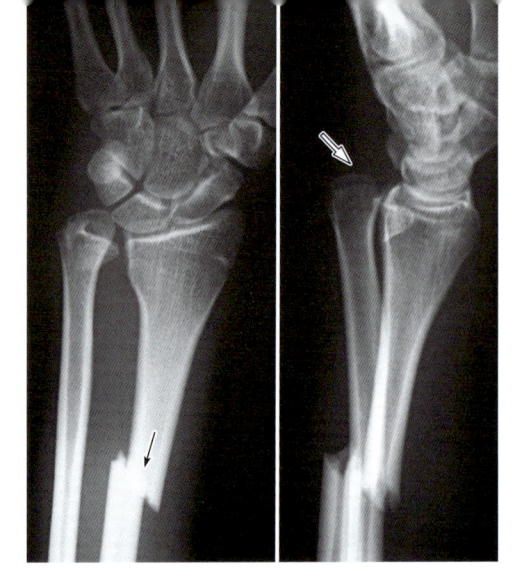

図 II-80　Galeazzi 骨折
橈骨骨幹部骨折（黒矢印）と遠位橈尺関節脱臼（白矢印）を合併した脱臼骨折である．

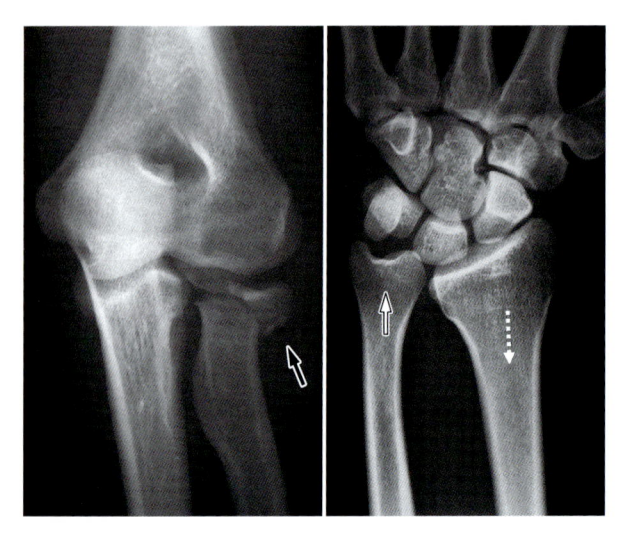

図 II-81　Galeazzi 骨折の CT
CT では遠位橈尺関節脱臼（矢印）が容易に把握できる．

術的に整復を行う（図 II-82）．Kirschner 鋼線で橈尺骨間の仮固定を行う場合もあるが，近年では付着している TFCC の修復を目的として転位した尺骨茎状突起骨片の固定を行う場合や TFCC 自体を直接修復することが試みられている（図 II-82）．

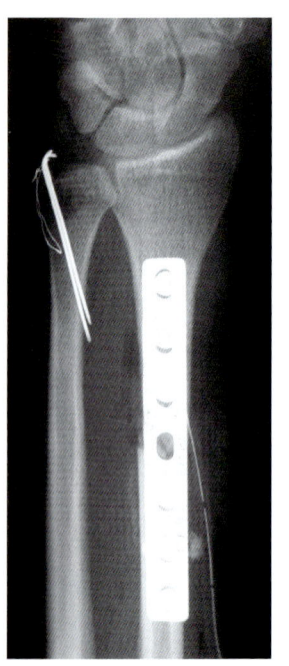

図 II-82
Galeazzi 脱臼骨折の術後
本症例では橈骨のプレート固定と尺骨茎状突起接合および TFCC の修復を行った．

Essex-Lopresti 骨折

橈骨頭骨折に DRUJ 脱臼を生じる複合外傷で，前腕全体に力が加わり，前腕の遠位と近位，すなわち双極に外傷を生じる[10]．前腕の長軸方向の外力と回旋力の複合によって生じるため，軸圧が強く，橈骨頭が粉砕し，橈骨の近位変位（proximal migration：longitudinal radioulnar dissociation；LRUD）を生じる type 1（図 II-83）と回旋力主体で生じ，橈骨頭の骨折が軽度で DRUJ 脱臼を生じる type 2 がある[11]．Type 1 は橈骨頭の整復固定または人工橈骨頭挿入，DRUJ 脱臼の整復と TFCC の修復または再建に加え，必要に応じて骨間膜の再建を要するのに対し，type 2 では橈骨頭の損傷が

図 II-83
Essex-Lopresti 骨折
橈骨頭粉砕骨折（黒矢印）と遠位橈尺関節の長軸脱臼（白矢印）を合併した脱臼骨折である．白破線矢印は橈骨の中枢への移動を示す．

軽度なため，DRUJ の整復保持に努めることで良好な成績が期待できる．

後療法

前腕骨骨折では保存療法の場合には仮骨形成後，プレートで固定した場合には 3～4 週程度で自動可動域訓練を開始し，さらに 2 週程度他動可動域訓練を行う．作業療法士の管理下でのリハビリが望ましい．DRUJ 脱臼ではギプス除去後に 2 週程度の自動運動の後で作業療法士監視下での慎重な他動可動域訓練を行う．強い力で他動可動域訓練を行うと再脱臼を生じる可能性があるので注意を要する．

Monteggia 脱臼骨折では 3 週程度の肘上ギプスシーネ固定の後で，肘の屈伸運動と同時に回内外可動域訓練を自動運動を 2 週，その後，他動運動を 2～3 週行う．強く回内すると橈骨頭が前方脱臼しやすく，回外強制では橈骨頭が後方に脱臼しやすいため，過度な他動訓練は厳禁である．

Galeazzi 脱臼骨折では TFCC の修復を行わない場合には 4～6 週程度橈尺間を仮固定し，その後，鋼線を抜去し自動可動域訓練と他動可動域訓練を行う．尺骨茎状突起骨折を固定した場合や TFCC を修復した場合には尺骨頭背側脱臼では回外位ギプスシーネ，掌側脱臼では回内位ギプスシーネを 2 週行い，その後中間位での肘上ギプス固定を 2 週間行った後，自動可動域訓練を 2 週間，他動可動域訓練を 2 週間行う．

（中村　俊康）

文献

1) Nakamura T, Yabe Y, Horiuchi Y：Functional anatomy of the triangular fibrocartilage complex. J Hand Surg. **21-B**：581-586, 1996.
2) Nakamura T, Yabe Y, Horiuchi Y：Functional anatomy of the interosseous membrane of the forearm-Dynamic changes during rotation-. Hand Surg. **4**：67-73, 1999.
3) Moritomo H, Noda K, Goto A, et al：Interosseous membrane of the forearm：length change of ligaments during forearm rotation. J Hand Surg. **34**：685-91, 2009.
4) 小野宏之，中村俊康，高山真一郎ほか：骨傷のない遠位橈尺関節掌側脱臼の病態と治療経験．日手会誌．**18**：579-532，2001．
5) Nakamura T, Sato K, Okazaki M, et al：Repair of the foveal detachment of the triangular fibrocartilage complex：Open and arthroscopic transosseous techniques. Hand Clinics. **27**：281-290, 2011.
6) Bado JL：The Monteggia lesion. Clin Orthop. **50**：71-86, 1967.
7) 菊池淑人，堀内行雄，中村俊康ほか：尺骨茎状突起基部骨折を伴った Galeazzi 骨折の検討．日手会誌．**17**：94-98，2000．
8) 菊池淑人，堀内行雄，中村俊康ほか：尺骨茎状突起基部骨折を伴わない Galeazzi 骨折の検討．日手会誌．**19**：579-583，2002．
9) Imatani J, Hashizume H, Nishida K, et al：The Galeazzi-equivalent lesion in children revisited. J H21B：455-7, 1996.
10) Essex-Lopresti P：Fracture of the radial head with distal radioulnar dislocation. J Bone Joint Surg. **33-B**：244-247, 1951.
11) 中村俊康：Essex-Lopresti 骨折の治療戦略．MB Orthop. **21**(7)：85-92，2008．

3. 前腕骨骨折
2）高齢者の橈骨遠位骨折
①保存療法

Abstract

　橈骨遠位骨折に対する積極的な保存療法を記述した．麻酔は静脈内区域麻酔を用い，整復外固定後の自動運動指導時に，患者の実行を確認する．徒手整復はフィンガートラップを用いて強力に行い，掌側骨皮質の整復を目指す．外固定は手部に密着させて固定性を得て，指の動きを制限しない長さと形状にする．筆者は，手関節背屈位で手根骨背側部を強く圧迫するキャストを整復直後より装着することを勧める．このキャストはつまみ動作が可能なので患者は日常生活で患肢を使用し，それにより腫脹が軽減し拘縮が予防される．また，このキャストは骨折の整復位の保持に優れている．保存療法で問題となるのは外固定中のADL制限，その後の関節拘縮および変形治癒だが，いずれも積極的で丁寧な保存療法により軽減できる．多くの患者は手術を望まないので，医師は保存療法に習熟して患者の期待に応えるべきである．

Key words

橈骨遠位骨折（distal radius fracture），保存療法（conservative treatment），キャスト（cast），非観血的整復（closed reduction）

はじめに

　近年，橈骨遠位骨折の手術療法が普及するとともに，保存療法は転位がないか，転位を容認して除痛を目的とする場合にのみ消極的に用いられる傾向にある．しかし，保存療法を検討した論文の多くが，中等度の転位が残存しても臨床成績は良好と報告している．整復と外固定を丁寧に行えば，転位を中等度以内に収めることは困難ではないので，もっと積極的に保存療法を用いるべきである．筆者が勧める積極的保存療法を記述した．

診　察

　問診では受傷機転，他部位の痛みの有無，前医がいる場合はその治療内容をきく．問診から合併損傷や転倒の原因疾患（脳梗塞など）が判明することがある．視診で皮膚に水疱や裂創がないか確認する．裂創は骨片による開放創の場合がある．水疱があったり超高齢で皮膚が薄い患者では，フィンガートラップ装着や徒手整復に配慮を要する．指の知覚をチェックし，腫脹や転位した骨片による手根管症候群を見落とさないようにする．

画像検査

　画像検査の目的は，骨折型の判定，転位の評価（計測），そして合併損傷の診断である．関節面の判定には両斜位像やCTが必要になることが多い．計測には前腕を回内外中間位として撮影した手関節の正確な正面・側面像が必要である．撮り方が正しく一定していないと計測値の経時的な比較が信頼できない．時に手根骨や中手骨に損傷を合併することがあるので，橈骨遠位以外も注意深く読影する．

表 II-2 整復の目標[1]

項目	許容範囲
ulnar variance	健側との差が 5 mm 未満
radial incriantion	15°以上
palmar tilt または dorsal tilt	palmar tilt 20°から dorsal tilt 15°まで
関節面不適合	2 mm 以下

方針決定

本骨折は，どのような折れ方でも保存療法で急性期の痛みは軽快し，1～2か月で骨癒合が得られる．しかし，本骨折は変形治癒となりやすく，高度の変形治癒は臨床成績（痛みと機能）に関係するので，整復目標が検討された．したがって，治療方針の決定には，患者の手機能への要求度と整復目標達成の見通しを考慮する必要がある．すなわち，廃用手や全介助の高齢者では整復目標を意識する必要はないが，手の機能を必要とする症例では整復目標の達成が重要であり，保存療法で達成する見込みがなければ手術療法を考慮する．

整復目標はいくつか報告があるが[1,2]，いずれも中等度までの変形を容認している（表II-2）．保存療法で整復目標を達成できるかを予測するには，関節面の転位と背側骨皮質の粉砕が重要である．関節内骨折（AO分類B型およびC型）で関節面の転位が大きい場合は，保存療法では整復しきれないことが多い．また，背側骨皮質の粉砕（AO分類A3型）があると整復後に背屈再転位する可能性が増す．一方，筆者の経験では，治療前の背屈転位が過大な症例が整復後に背屈再転位しやすい傾向はなかった．

> **ワンポイントアドバイス** 治療前に結果を予測するのは必ずしも容易ではない．しかし，整復後1週間でかなり正確に予測できるので，症例によってはまず保存療法を開始し，1週間後の状態で手術を考慮しても遅くない．

整復のための麻酔法

骨折の転位を整復したい場合は麻酔を用いたほうが良い．しかし，容易に整復できそうな場合，すなわち求める整復量が少ないか，あるいは患者が超高齢で筋力が弱い場合は，無麻酔で整復することもある．

1．血腫内浸潤麻酔

受傷後早期には有効である．骨折部へ針を刺して血液の吸引を確認し，局所麻酔薬を注入する（1％キシロカイン®10 ml程度）[3]．注入後5分以上経ってから整復操作を開始する．稀に深部感染を引き起こすので，清潔操作に十分注意する．

2．腕神経叢ブロック

筋弛緩が得られるが，局所麻酔薬の必要量が多く，症例によっては手技が難しい．時に麻酔効果の出現に時間がかかるが，時間をかけて持続垂直牽引[4]を行うには適している．多くの文献が腋窩ブロックを勧めるが，肝心の橈骨遠位の効きが悪い．斜角筋間ブロックは橈骨遠位には良く効くが，前腕尺側の効きが悪い．超音波画像診断装置を用いた鎖骨上ブロックが最良である．

3．静脈内区域麻酔

筆者はこの麻酔法を勧める．利点は，手技が容易で除痛が確実，筋弛緩が得られ局所麻酔薬の必要量が少ないことである．駆血の解除で速やかに麻酔効果が消失するので，患者が帰宅する前に自動運動を実際に行わせて，患肢使用への患者の不安を解消することができる．手技のポイントを述べると，手背の静脈が確保できない場合は肘窩部の静脈でも可能で，エスマルヒを用いなくても5分間程度高挙すれば静脈は虚脱する．タニケットがなければ血圧計のカフで代用できるが，麻酔中に緩まないようにテープなどで補強する．浸潤麻

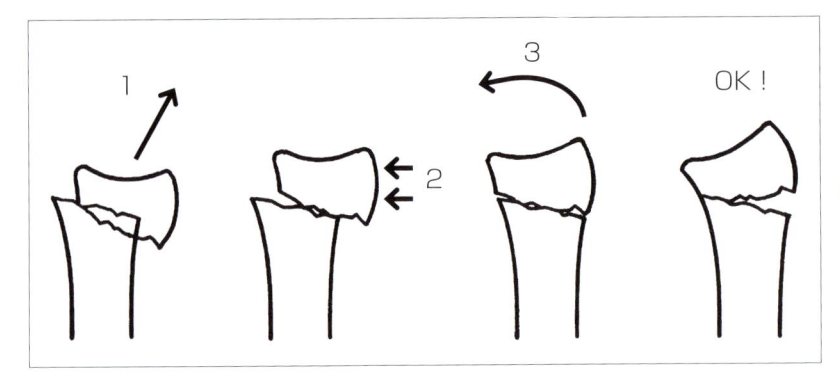

図 II-84
整復の基本
長軸方向に十分に牽引し(1)，次いで遠位骨片を掌側へ圧迫し(2)，牽引しつつ手関節を掌尺屈させる(3).

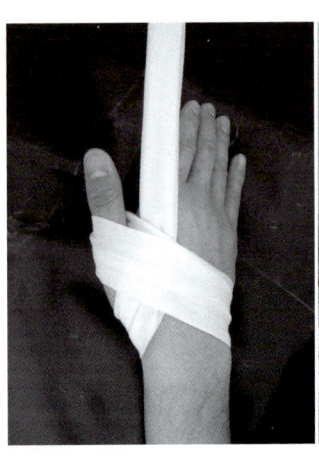

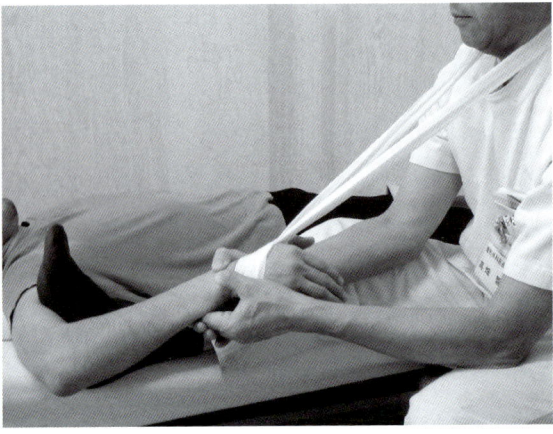

a|b

図 II-85
フィンガートラップがない場合
a：帯を患者の手首に図のように回して牽引すると良い．
b：点滴スタンドが無くても帯の一端を術者の首にかけると，術者は両手が使える．

酔用のキシロカイン®には添加物が含まれるため，不整脈治療用の静注用2%リドカインを生理食塩水で希釈して用いる．筆者は高齢女性には0.5%に希釈して20 mlを注入している．

注意すべき点 静脈内区域麻酔の駆血は15分以上経過してから解除する．それ以前に解除したり，タニケットやカフが緩んだり破裂すると，局所麻酔薬中毒の恐れがある．

徒手整復法

本骨折は一般に整復は容易といわれているが，掌側骨皮質のズレはいわゆる愛護的操作では完全な整復が困難な場合があるので，筆者は麻酔下の強力な整復を心がけている．

1．整復の基本と実際

整復ではまず長軸方向に十分に牽引して骨折部の食い込みを外し，次いで遠位骨片を掌側へ圧迫して掌側骨皮質のズレを整復する．遠位骨片の掌屈(palmar tilt の回復)が不十分の場合は，牽引しつつ手関節を高度に掌尺屈させて ligamentotaxis を利用する(図 II-84)．すなわち，整復時に一時的にCotton-Loder肢位を取るのは構わない．これらを術者の両手だけで行うのは容易ではなく，フィンガートラップに上腕対抗牽引を加えた垂直牽引が有用である．患者は仰臥位とし，点滴スタンドなどから吊り下げたフィンガートラップを母指と示指[4]，あるいは示指と中指[5]に装着し，手～前腕を吊り下げる．上腕に2〜3 kgの対抗牽引をかけてしばらく放置し，患者がリラックスして十分牽引できた頃に遠位骨片を掌側へ圧迫する[4)5)]．そして垂直牽引のままで外固定を装着する．フィンガートラップがない場合は，帯や包帯を患者の手首に回して牽引できるが，牽引状態で外固定を装着することはできない．点滴スタンドがなくても帯の一端を術者の首にかけて牽引すれば，術者は空いた両手で遠位骨片圧迫や手関節掌屈ができる(図 II-85)．

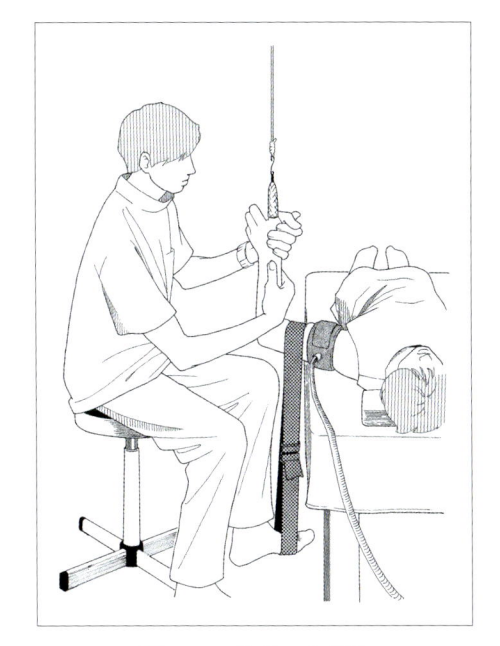

図 II-86　筆者の整復法
フィンガートラップは示指のみに装着する．上腕の対抗牽引を術者が足で加減する．患者の母指を術者がつかんで牽引力を追加し，術者の反対の手で前腕を掴み母指で遠位骨片背側を圧迫しつつ手関節を掌屈させる．

2．筆者の整復法

患者仰臥位は同じだが，フィンガートラップは示指のみに装着する．上腕には帯（包帯でもよい）を回して床に下げ，術者が足で踏んで対抗牽引とする．さらに患者の母指を術者がつかんで牽引力を追加し，術者の反対の手で前腕をつかみ母指で遠位骨片背側を圧迫しつつ手関節を掌屈させる（図 II-86）．整復操作が終われば，垂直牽引状態に戻し，上腕の対抗牽引は軽く踏む程度にして外固定を装着する．

外固定法

骨折部の安定には外固定具の「長さ」と「密着」が重要である．しかし，長すぎると関節拘縮の原因になる．つまみ動作と肘の屈伸が可能な外固定だと，患者は外固定中も患肢を使用するので，腫脹は軽減して関節拘縮は予防される．固定肢位は，手関節を高度に掌尺屈させる，いわゆる Cotton-Loder 肢位が有名だが，手根管症候群や MP 関節拘縮が多発するのでやってはいけない．現在は，

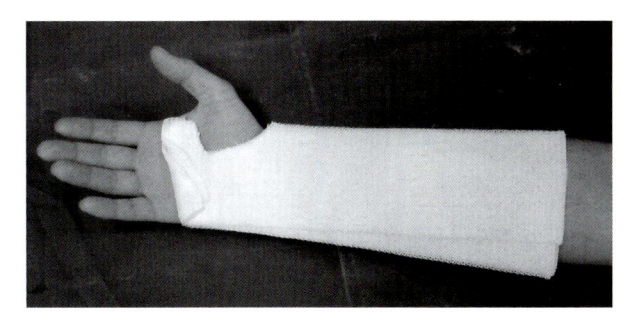

図 II-87　手掌部の長さと形状に配慮したシーネ
母指球部をハサミで切除し，尺側の遠位端を折り曲げれば指の動きを制限しにくい（注：分かりやすくするため下巻きの綿を外してある）．

手関節中間位〜軽度掌屈位が推奨されているが，筆者は手関節背屈位で固定している．

1．弾性包帯・簡易装具など

転位がないか軽度で，骨折部が安定している場合は，痛みが軽く転位進行の恐れが少ない．そのような場合やキャスト装着がかえって危険な認知症患者には，弾性包帯や既製の簡易装具[7]を装着しても良い．

2．シーネ

治療の初期に装着され，腫脹増強の恐れがなくなったらキャストに変更することが多い．固定性は簡易装具よりも良く，シュガータンより悪い．シート状の製品もあるが，筆者はロール状のキャスティングテープを伸ばして形状を患者に合わせるのを好む．シーネ手掌部の長さと形状に十分配慮する．母指球部をハサミで切除し，尺側の遠位端を折り曲げれば指の動きを制限しにくい（図 II-87）．固定性を良くするには包帯をしっかり巻いてシーネを密着させるが，伸びない包帯が良いか伸縮する包帯が良いかは意見が分かれる．遠位骨片背側を圧迫する目的で背側にシーネを装着する方法があるが，筆者は経験がない．

> **落とし穴**　包帯の巻き方が悪くても指（特に母指）の動きを制限するので注意が必要．

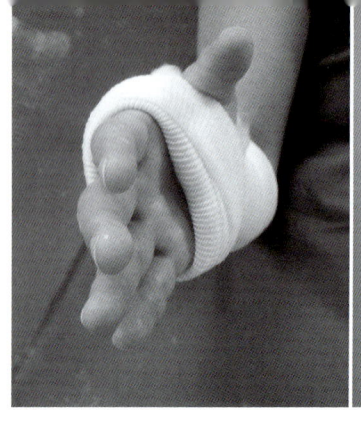

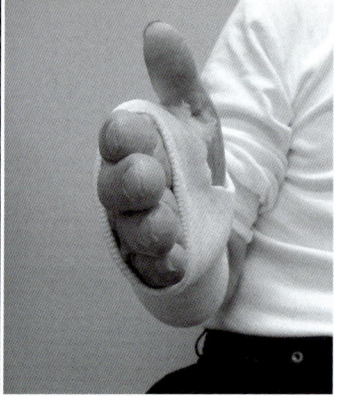

a．キャスティングテープを巻いてすぐ放置するとキャストの断面が円形になり，固定性が悪い．

b．キャストが硬化するまで術者の手で圧迫して密着させれば固定性が良い．

図II-88　キャストの断面形状

図II-89　手関節背屈位キャスト
整復直後に装着したキャストの1週間後．書字が可能であった．

3．シュガータン（sugar tong splint）

シュガータンとは角砂糖はさみのことである．密着したシュガータンの固定性は下手なキャストよりも良い．回外位や手関節背屈位で固定することもできる．手掌部は長すぎないよう，手背部は短すぎないように気をつける．1本の長いシーネを肘部で折り返す方法は長さの調節が難しく，肘の折り返し部にしわができる．あらかじめ綿を巻いてから掌側と背側に別々にシーネを装着して肘後方で接着する方法は[4]作製しやすいが，除去したら作り直すしかない．腫脹が軽減したら新調しなくても包帯をきつく巻き足せば良い．

注意すべき点　シュガータン装着中は肘関節屈伸と回内外が制限されるので，患肢が使いやすいとはいえない．

4．キャスト

キャスティングテープを巻いてすぐ放置するとテープの弾性によりキャストの断面が円形になり，固定性が悪い．キャスティングテープが硬化するまで術者の手で圧迫してキャストを密着させれば固定性が良い（図II-88）．手掌部は長すぎないよう，手背部は短すぎないように気をつける．キャストが硬化する前にキャスト用はさみで近位手掌皮線が見えるまで母指球部を除圧する．

コツ　手部の保持は，小指球から第2〜5中手骨遠位部までのL字形の部分を，術者の手で掌側と背側から圧迫する．このL字形の部分が密着していれば，母指球部を大きく除圧しても固定性は問題ない．

5．筆者のキャスト法

筆者の方法の特徴は，整復直後よりキャスト固定すること，固定肢位が手関節背屈位であること，そして整復位保持のため手根骨背側を強く圧迫することである．つまみ動作が可能なのでキャスト固定中のADL制限が少なく（図II-89），そのためキャスト除去後の関節拘縮が軽度である．そして，背屈型橈骨遠位骨折の整復位の保持に優れている．

落とし穴　この方法は掌屈型の橈骨遠位骨折では再転位しやすい．掌側骨皮質が粉砕した例にも向かない．

作成方法を述べる．骨折を垂直牽引で整復した直後の場合は，垂直牽引の状態で2インチのキャスティングテープ1〜2巻を巻き，それから手関節を背屈する．キャストを巻き替えるときや整復しない場合は，患者は座位で上腕を体側につけ，手をちょうど握手を求めるように差し出させて

図 II-90
手関節背屈位キャストの作成
 a：最初の持ち方．術者の母指で患者の手掌を押えて手関節を背屈させ，環指で手根骨背側を強く圧迫しつつ患者の手を掌側に圧迫する．術者の反対の手で患者の前腕遠位掌側を背側へ圧迫する．
 b：持ち変えた後．キャストが少し固まってきたら，患者の手関節が橈屈するのを避けるため，患者の肘関節を伸展して術者の両手を患者の手～前腕の橈側から差し込むかたちに変更する．

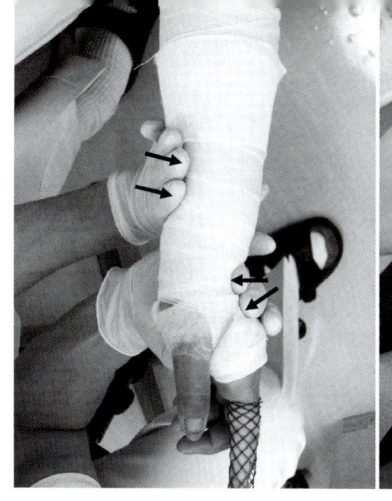

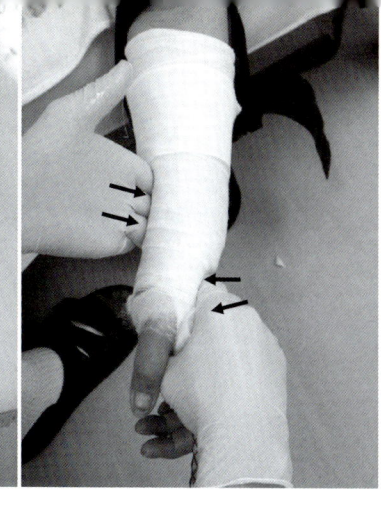

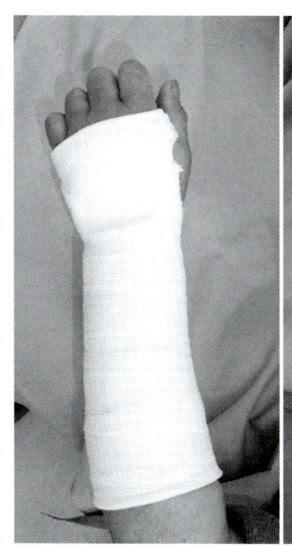

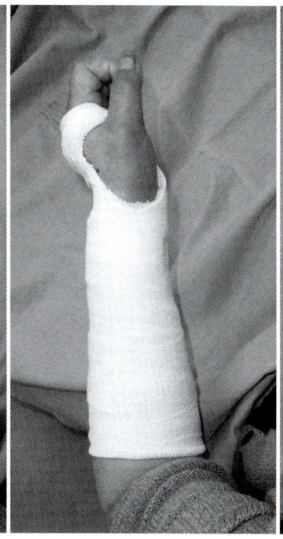

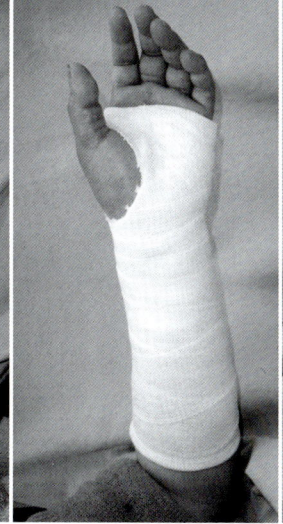

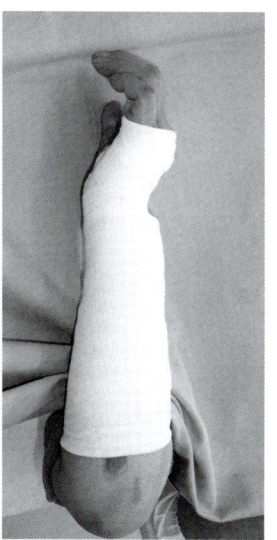

図 II-91　整復直後に装着した手関節背屈位キャスト
小指球から第 2～5 中手骨遠位部までの L 字形の部分を掌背側からしっかり圧迫すれば手の固定性は良好で，母指球を完全に露出しても問題ない．

キャスティングテープを巻く．巻いたら，まず術者の両手を患者の手～前腕の尺側から差し入れる．患肢が左の場合は，術者の右手で患者の手を保持しつつ掌側に圧迫し，術者の左手で患者の前腕遠位掌側を背側へ圧迫する．患肢が右の場合は術者の手を左右逆にする．患者の手を保持する術者の手は，環指で手根骨背側を強く圧迫し，示指と中指で中手骨背側を押え，母指で患者の手掌を押えて手関節を背屈させる．キャストが少し固まってきたら，患者の手関節が橈屈するのを避けるため，患者の肘関節を伸展して術者の両手を患者の手～前腕の橈側から差し込むかたちに変更する．変更後も手背と前腕掌側の圧迫は継続する（図 II-90）．キャストが半ば固まってきたら，母指球部をキャスト用はさみで除圧し，母指球を完全に露出する．そして，小指球から第 2～5 中手骨遠位部までの L 字形を掌背側からしっかり圧迫して手部がゆるまないように保持する．キャストが十分硬化してから術者の手を離す．

完成したキャストの状態を述べる．手関節は中等度背屈位である．中手骨～手根骨背側が掌側に圧迫され，特に手根骨背側は強く圧迫されている．それに対抗して前腕掌側が軽く圧迫されている．キャストの手掌部は短く手背部は長い．母指球部は完全に露出している（図 II-91）[6)7)]．

> **ワンポイントアドバイス** このキャストは装着中のADL制限が少ないので橈骨遠位骨折以外にも使っている．その場合は手根骨背側を圧迫する必要はない．

後療法

 どのような外固定でも腫脹軽減と関節拘縮予防のため，患者に患肢を①下垂のまま放置しない，②時々高挙する（肩の拘縮防止にもなる），③指をよく動かす，の3点を指示する．その際，患者に実行させて恐怖心を取り除くことが重要である．そして，日常生活で患肢を積極的に使用するよう指導する．1週ごとの来院でX線写真をチェックし，許容できない再転位が出現したら手術を考慮する．腫脹軽減で外固定がゆるんでいれば，新調か締め直しを行う．固定期間は転位のない骨折で3～4週，転位を整復した骨折で4～5週，4週時点で再転位が進行中であれば5～6週である．

> **注意すべき点** 患者は，骨折して外固定した上肢には安静が必要と思い込んでいるので，十分説明して誤解を解かなければならない．

合併症

1．絞扼

 シーネを伸縮する包帯できつく巻いたとき，キャスティングテープを引っ張りながら巻いたとき（テープが硬化し始めたのに巻き続けると生じる），あるいは外固定後に腫脹が増強したときに，外固定による絞扼が生じる．キャストの場合の臨時の対応としては尺側を縦割して少し開き，間に割り箸などをはさむ．母指球周辺の絞扼が強い場合は，母指球周囲の除圧で対応できることがある．

2．関節拘縮

 肩関節とMP関節に関節拘縮が発生しやすい．肩関節の拘縮は患肢を使わずに下垂したままでいることが原因である．MP関節の拘縮は外固定が遠位に長すぎたり手関節掌屈位固定で生じやすいが，手を使わないことも原因である．ともに予防が重要であり，患者に患肢の自動運動と日常生活での使用を励行してもらう．

3．長母指伸筋腱断裂

 稀に長母指伸筋腱の皮下断裂が生じる．転位がほとんどない骨折に多く[8]，患者が手を使わない場合は発見が遅れることがある．治療は固有示指伸筋を用いた腱移行術がスタンダードである．

> **ワンポイントアドバイス** 転位がほとんどない骨折では腱断裂続発の可能性を説明しておいたほうが良い．

おわりに

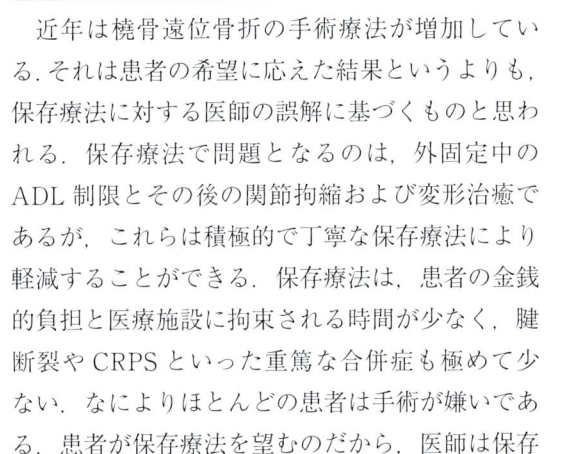

 近年は橈骨遠位骨折の手術療法が増加している．それは患者の希望に応えた結果というよりも，保存療法に対する医師の誤解に基づくものと思われる．保存療法で問題となるのは，外固定中のADL制限とその後の関節拘縮および変形治癒であるが，これらは積極的で丁寧な保存療法により軽減することができる．保存療法は，患者の金銭的負担と医療施設に拘束される時間が少なく，腱断裂やCRPSといった重篤な合併症も極めて少ない．なによりほとんどの患者は手術が嫌いである．患者が保存療法を望むのだから，医師は保存療法に習熟して患者の期待に応えるべきである．

（高畑　智嗣）

文献

1) Calandruccio JH, et al：Orthopaedic Knowledge Update 6. 361-364, American Academy of Orthopaedic Surgeons, 1999.
2) 佐々木　孝ほか：橈骨遠位端骨折に対する創外固定．日手会誌．**13**：13-16, 1999.
3) 志賀敏哉：骨折の整復に使える局所麻酔法．骨折

治療の要点と盲点．松下　隆編．90-91，文光堂，2009．
4）佐々木　孝：橈骨遠位端骨折の保存的治療法とその限界―特に不安定型骨折に対する保存的治療の限界症例について―．臨整外．**37**：1029-1039，2002．
5）池田和男：橈骨遠位端骨折②保存療法．骨折治療の要点と盲点．松下　隆編．88-89，文光堂，2009．
6）高畑智嗣：橈骨遠位端骨折の背屈位固定による保存療法．MB Orthop. **23**(2)：19-24，2010．
7）高畑智嗣：固定肢位の考え方と実際．手関節背屈位固定．橈骨遠位端骨折．進歩と治療法の選択．斎藤英彦，森谷浩治編．110-115，金原出版，2010．
8）代田雅彦ほか：橈骨遠位端骨折に続発する長母指伸筋腱断裂の予防法．日手会誌．**21**：452-548，2004．

II. 部位別治療の実際

3. 前腕骨骨折
2）高齢者の橈骨遠位骨折
②手術療法―掌側ロッキングプレートを用いた治療―

Abstract

　掌側ロッキングプレートの普及により，橈骨遠位骨折術後の機能回復はより早期に得られるものとなった．昨今の超高齢化社会の到来とともに，高齢者といえども身の回りのことを自身で行う必要のある人や，活発な社会活動を続けている人も多くなり，患者の社会背景を考慮して手術治療を行うことも多くなっている．早期社会復帰が可能となった一方で，伸筋腱，屈筋腱断裂といった重篤な機能障害となり得る合併症の報告もあり，その手技には注意を要する．今回，橈骨遠位骨折に対する手術適応，手術手技とそのコツ，注意すべき点として術中・術後合併症およびその回避方法について言及した．

Key words

橈骨遠位骨折（distal radius fracture），高齢者（elderly patient），掌側ロッキングプレート（volar locking plate）

はじめに

　橈骨遠位骨折は高齢者に頻発する骨折の1つであり，従来は多少の変形治癒も容認され，保存療法が選択される傾向にあった．しかし，超高齢化社会の到来とともに高齢者といえども身の回りのことを自身で行う必要のある人や，活発な社会活動を続けている人も多くなり，患者の社会背景を考慮して手術療法を行うことも多くなってきた．一方，橈骨遠位骨折に対する手術療法は，Orbay[1]が2000年に掌側ロッキングプレート（VLP）を用いた固定法を報告以降，簡便な手技，優れた初期固定性，少ない合併症等により全世界に広まり，現在は一般的な治療方法となった．このような背景より，近年は高齢者の橈骨遠位骨折に対して積極的にVLP固定を行い，早期に通常の日常生活が行えるようにする治療が選択されてきてい

る[2〜4]．本稿では高齢者橈骨遠位骨折に対するVLPによる手術適応，手術手技とそのコツ，注意すべき点としてVLP使用での合併症およびその回避方法，そして手術加療におけるワンポイントアドバイスについて述べる．

手術適応

　手術適応は佐々木[5]が報告した創外固定の適応をそのまま用いる術者も多いが，VLP固定（図II-92）による良好な手術成績が期待できること，受傷前と同等のADLを獲得することを考えると，佐々木による適応のうち，受傷時橈骨短縮10 mm以上を5 mm以上に，整復後の背屈転位5°以上を10°以上に，また，橈骨短縮が5 mm以上を健側比2 mm以上に，それぞれ改変したもの（表II-3）が現在の治療レベルに一致しているであろう．しかし，表記以外でも一人暮らしにより長期のギプス

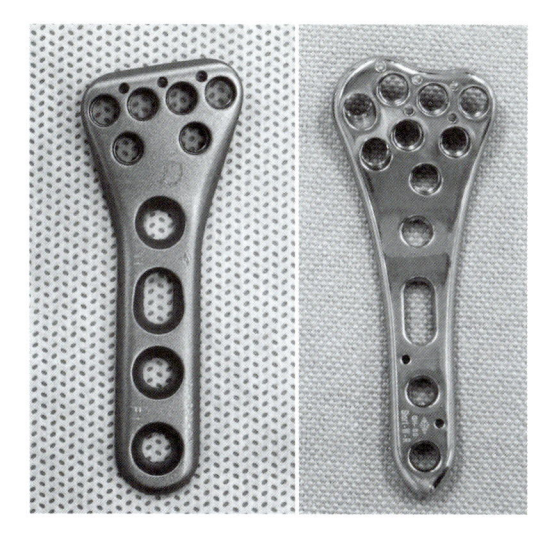

a．DRV Locking Plate　　b．Hearty Plate
　（右用スタンダード）　　（左用スタンダード）

図II-92　筆者らの開発したロッキングプレート

表II-3　高齢者に対する掌側ロッキングプレート固定の手術適応（佐々木の適応を一部改変）

1. 受傷時に掌・背屈転位20°以上あるいは橈骨短縮5mm以上
2. 整復後の背屈転位10°以上あるいは橈骨短縮が健側比2mm以上
3. 粉砕型Smith骨折
4. 関節内骨折では整復後のstep-offが1mm以上あるいはgapが3mm以上
5. 多発骨折

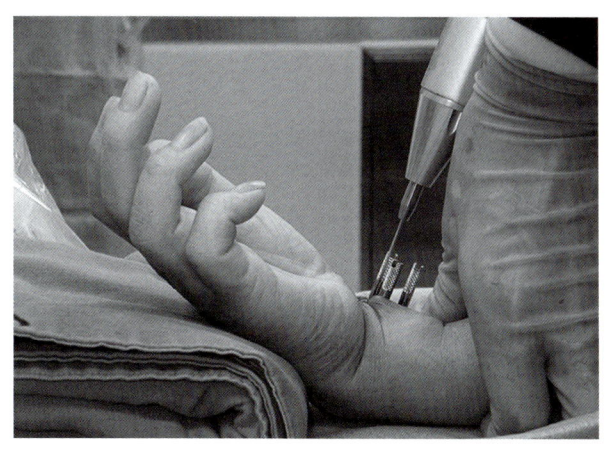

図II-93　橈骨背屈変形の整復とプレート仮固定
浮かした手関節部をプレートごと背側に圧迫することで橈骨遠位部の背屈変形を整復する．整復位を維持しながらK-Wの仮固定を行う．

固定が日常生活に支障をきたす場合等，社会的状況や患者の希望により手術は行う．これらの適応条件は，青壮年者層と同じであり，年齢により条件は変えない．

また初診時，骨折に対する徒手整復を試みるが，その際は腋窩伝達麻酔を行い無痛下での施術が大切である．Hematoma blockは麻酔効果が不十分であり，また医原性の開放骨折となり得るので不適切である．

手術手技とコツ

橈側手根屈筋腱（FCR）のやや橈側に約5cmの縦皮切を置く．止血操作を行いつつ，皮下の展開後，FCR腱鞘を切開してFCRを尺側へ除ける．FCRの直下で深筋膜を縦切した後，長母指屈筋腱（FPL）を尺側へ除けて進入する．方形回内筋（PQ）の橈骨付着部を橈骨の橈側付着部でコ状に切離して尺側へ翻転させ骨折部を露出する．転位した掌側皮質骨の整復操作は徒手的に掌側骨皮質を合わせるようにすると容易に整復されることが多いが，徒手的には整復が困難なときには小エレバトリウムを骨折部に挿入し梃子の原理を応用して愛護的に行う．そして，整復状態をX線透視下に確認する．整復されていない関節内骨片や背側のdie punch骨片は掌側骨折部から経骨髄的に刺入した0.7～1.0mmの細いKirschner鋼線（K-W）を用いて整復する．細いK-Wを用いる理由は，整復操作による軟骨下骨周囲の海綿骨の破壊を最小限にし，後のロッキングピンでの遠位骨片固定時の固定性を維持する目的がある．このようにすることで橈骨骨端の骨欠損部への人工骨補充の必要性も軽減できる．整復した骨片が不安定な際は，0.7～1.0mmのK-Wで仮固定を行う．このとき，後のロッキングピン刺入の障害とならない位置へK-Wを刺入する配慮が必要である．

プレートを骨折部に置き，X線透視下に軟骨下骨にロッキングピンを刺入できるようにプレートの設置位置を決める．橈骨遠位部の背屈転位の整復は，橈骨遠位部が掌側傾斜となるよう折り畳んだ四角巾を手背部に置き，浮いた手関節をプレートの上から徒手的に背側方向へ圧迫することで得られる（図II-93）．本操作により橈骨掌側遠位部とプレートを密着することが同時に可能となり，最近注目されているFPL腱断裂の原因の1つで

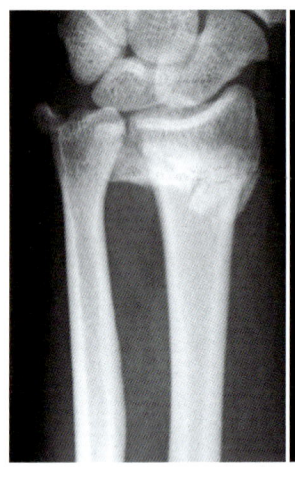

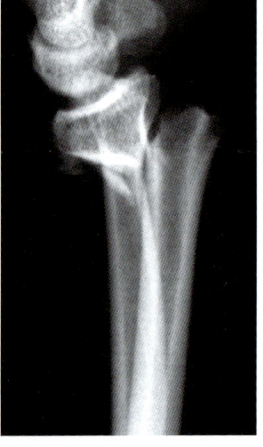

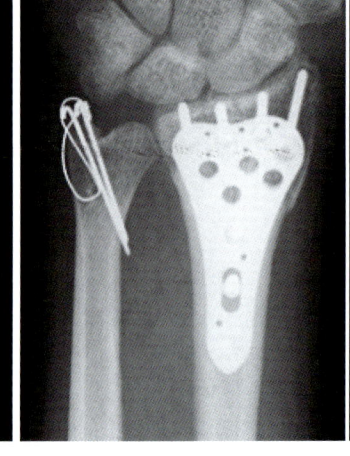

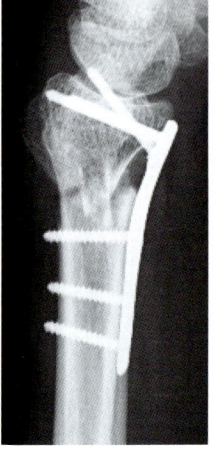

a．背側転位型橈骨遠位関節外骨折と尺骨茎状突起骨折を合併

b．橈骨の固定にサイズがワイド-ショートサイズのプレートを使用．最橈側のロッキングピンは橈骨茎状突起に向かって刺入されている．

図 II-94　Hearty Plate による固定

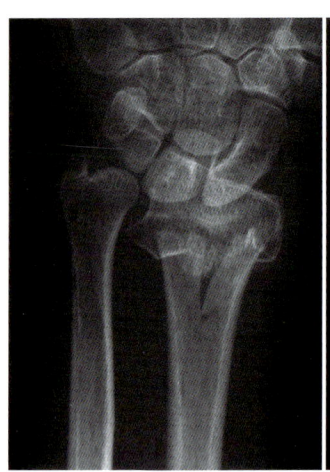

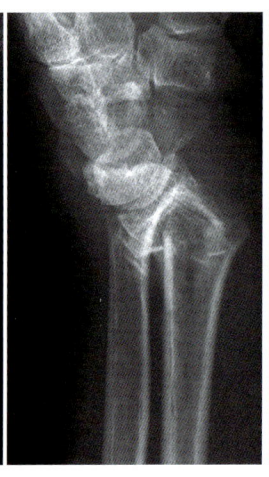

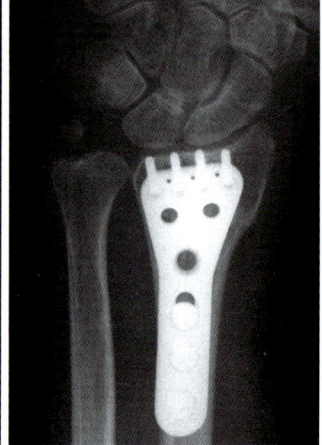

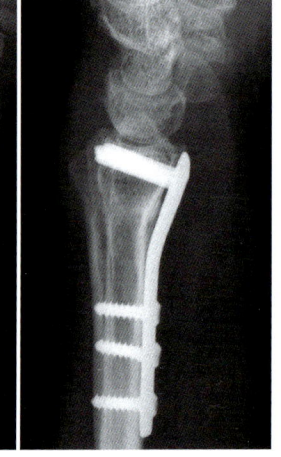

a．背側転位型橈骨遠位関節内骨折と尺骨茎状突起骨折を合併

b．橈骨の固定にサイズがスタンダードサイズのプレートを使用

図 II-95　DRV Locking Plate による固定

あるプレートの浮き上がりを予防できる．しかし，この操作は掌側の皮質骨に粉砕がない場合にのみ可能であり，粉砕がみられる場合は整復位を保持できないため，condylar stabilizing 法やフィンガートラップによる牽引下にプレートと K-W の仮固定を行う必要がある．

プレート遠位部のロッキングホールをドリリング後にロッキングピン4本で固定する．橈骨茎状突起骨折に関しては，Hearty Plate のような橈骨茎状突起固定用ロッキングホールを有するプレートではロッキングピン・スクリューの刺入が可能であるが（図 II-94），DRV Locking Plate のような通常のプレートでは 1.2～1.5 mm の K-W による追加固定を適宜行う（図 II-95）．また，骨折部の粉砕が高度な例では必要に応じて K-W 固定を追加する．

DRV Locking Plate を含めて，チタン製で厚みが 2.0 mm 以上の掌側ロッキングプレートは固定性に優れているので[6]，骨粗鬆症のある高齢者でも骨欠損部への骨移植や人工骨充填の必要性はほとんどないと考えられる[3)4)]．閉創時，PQ の全層と腕橈骨筋腱を 3-0 ナイロン糸で8字縫合するこ

とでPQをしっかり縫着し，さらに遠位部はOrbayらが報告した，方形回内筋と掌側関節包の間の"Intermediate Fibrous Zone"[7]とを埋没縫合することでプレートを完全に被覆閉鎖可能である．

術後は基本的に外固定をせず，術翌日より手指，手関節，前腕の可動域訓練を開始する．また，関節外あるいは関節内骨折でも遠位骨片が十分強固に固定できた例では患肢にて500 g以下の物を持つことは許可し，食事や衣服の着脱などADLでの使用を積極的に行わせる．

合併症

橈骨遠位骨折に対するVLP固定術後に生じた合併症として伸筋腱や屈筋腱障害，内固定材の破損，手根管症候群や複合性局所疼痛症候群などが報告されている[8〜12]．

伸筋腱損傷に関する報告では，9例中7例と大部分がEPLである[5)7)]．断裂時期は術後4週〜12か月と報告による違いはあるが，その原因はスクリューの突出もしくはそのドリリングによるものであった．掌側から背側に向かって刺入されたスクリューやドリルの先端が遠位背側皮質を穿破，突出することで，腱障害が発生することが推測される．

VLPの普及に伴い，注目されている合併症が屈筋腱，特にFPL断裂である[9)11)]．使用したプレートや術後断裂時期は報告によりまちまちであり，また，FDP損傷やFDS，FDP複合損傷の報告もあるが，その大多数はFPL損傷である．使用プレートはAcu-Loc，2.4 LCDRPプレートといった遠位設置型のプレートが大多数であった．術後屈筋腱断裂時期は平均10か月で，原因はプレートの遠位設置や骨折転位矯正不足もしくは再転位による背屈変形が多数を占めていた．また，Orbay[7]は橈骨遠位掌側の骨性隆起の頂点をいわゆる"Watershed Line"として提唱し，プレート設置がこのlineを越えたり，接したりしないことが屈筋腱損傷を防ぐのに必須であると述べている．筆者の施設での屈筋腱断裂は250例中FDP

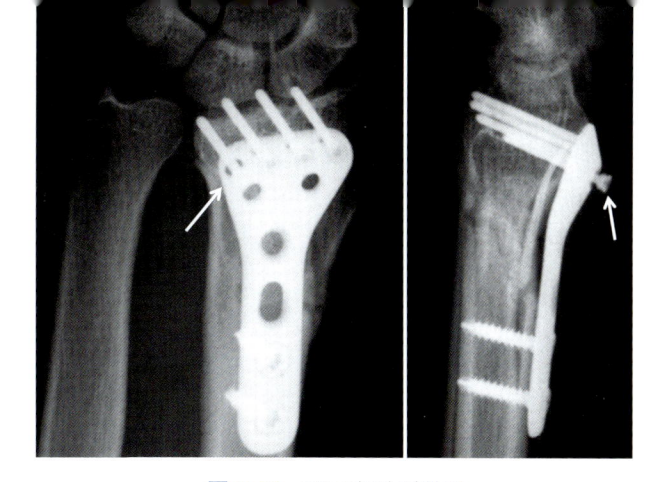

図II-96　FDP部分断裂例
矢印：逸脱したロッキングピン

部分損傷の1例のみであるが，本例はロッキングピンの逸脱によって生じており，比較的稀な原因である（図II-96）．その他は，FPLの違和感を2例に認めた．1例は抜釘時，症状となり得る明らかな異常所見はみられなかった．もう1例は受傷時のPQ損傷が強く，縫合，縫着が行えなかった症例であるが，抜釘時プレート表面は柔らかい瘢痕組織で覆われており，詳細な原因は不明であった．2例ともに抜釘術後は症状が消失している．

注意すべき点

（1）解剖学的整復位を目指す．特に背屈変形を残さない．

（2）プレートを固定する際，プレート遠位部がいわゆる"Watershed Line"を越えない．

（3）ロッキングピン・スクリュー用のドリリング時に背側皮質骨をなるべく貫通させない．

（4）ロッキングピン・スクリューは術後矯正損失を予防するためできるだけ軟骨下骨直下に刺入し，その長さは実際の計測値よりも1 mm短いものを使用する．

（5）プレートとFPLが直接接触しないよう，特にプレート橈骨遠位尺側部を軟部組織で被覆する．

（6）K-Wを経皮的に刺入する際は切開部分の皮下組織をペアン等で十分排除すること．

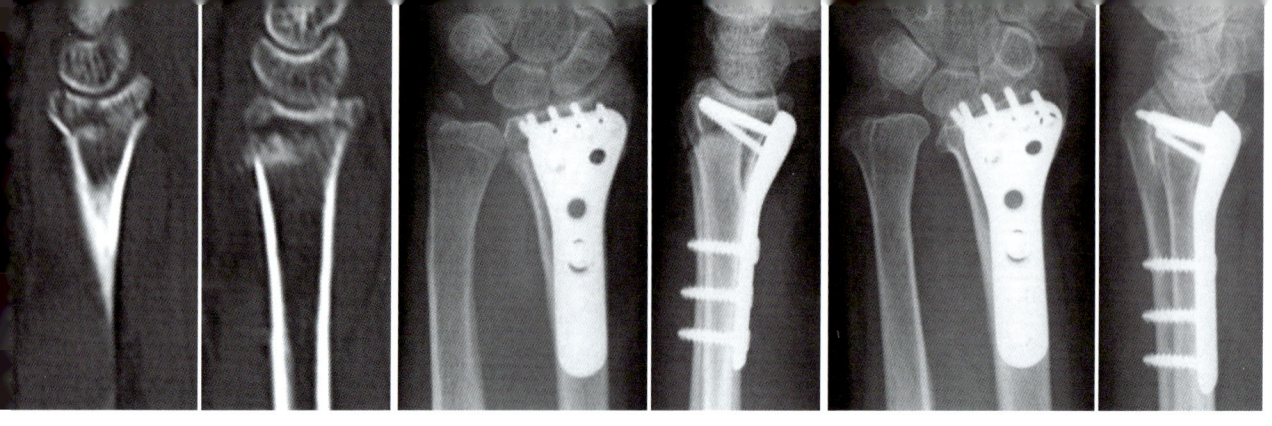

a．術前 CT 像　　　　　　　　　b．術直後単純 X 線像　　　　　　　c．術後 1 年単純 X 線像
Lunate facet 骨片は菲薄　　　　　　　　　　　　　　　　　　　　　Lunate facet 骨片が近位へ転位した．

図 II-97　術後骨片転位例

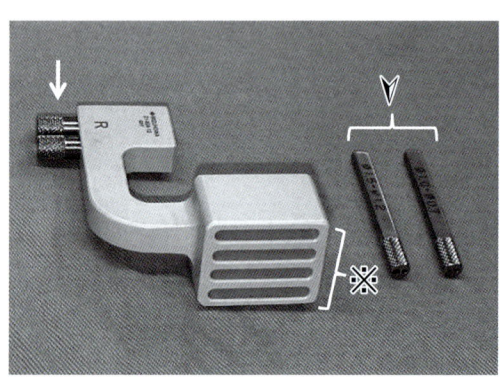

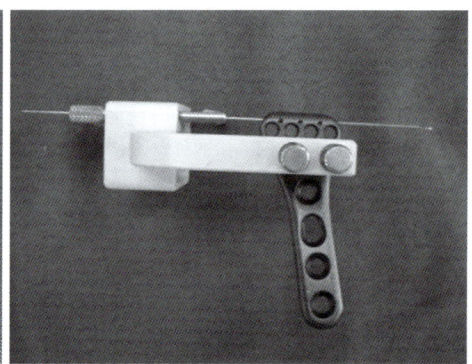

図 II-98　K-W 刺入ガイド　　　　　　　　　　　　　　　　　　　　　　　　　a|b
a：プレートとの接続用スクリュー（→）．スリーブは骨片の大きさによって選択する（▷）．
　左右共用でスレットは 4 列（※）あるので，ロッキングピンの直上，直下に K-W を刺入可能
b：左側使用時．K-W はロッキングピンの直上に刺入させることができる．

ワンポイントアドバイス

　近位設置型プレートの問題点として，その形状から掌側軟骨下骨をロッキングピンで支持することが不可能な点にある．これは，球面である軟骨下骨のロッキングピンによる支持は 1 点であるため，骨の脆弱性があり，関節面骨片が粉砕している例では，ロッキングピンで支持可能な関節面骨片はわずかとなり，術後骨片転位の原因となる（図 II-97）．
　この問題点の対策として，軟骨下骨とロッキングピンとの間に，橈側から K-W を刺入することで関節面骨片に対し，点ではなく面で支える格子状固定を追加し，術後の関節面骨片再転位を予防することは有用と思われる．しかし，格子状固定を追加するためには，K-W をロッキングピン直上に刺入して K-W をロッキングピンで支える必要があり，手技的には非常に煩雑である．そこで，ロッキングピン直上へ自動的に K-W を刺入できる専用のガイドを考案し使用している．本ガイドは X 線透過性のある樹脂でできており，付属の固定用ネジを用いて DRV Locking Plate あるいは Hearty Plate の近位部ロッキングホールに接続して使用する．橈骨茎状突起よりロッキングピンに接して，その直上と直下に K-W を刺入するためのスレットが左右用にそれぞれ 2 か所ずつ設計されている．刺入の際は 0.7，1.0 mm 用もしくは 1.2，1.5 mm K-W 用のガイドスリーブをスレットに挿入して，橈骨橈側から掌側方向あるいは背側方向へ任意に K-W を刺入することができる（図 II-98）．通常，関節内粉砕骨折で術後短縮転位

a. CT では掌側転位型の橈骨遠位関節内骨折で，側面像で示される lunate facet 掌側部骨片は近位設置型プレートでは構造上軟骨下骨部にロッキングピンを刺入することは不可能で，術後再転位の原因となる．

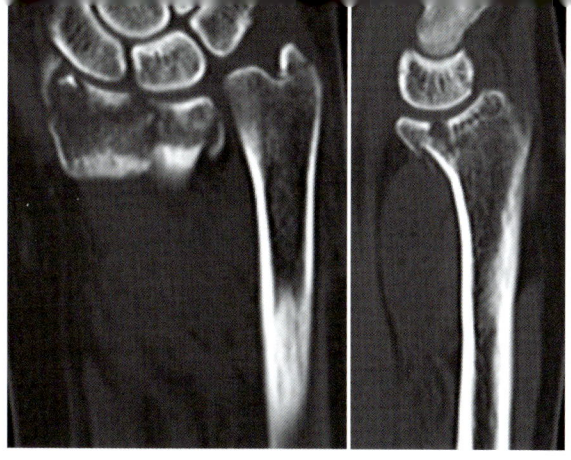

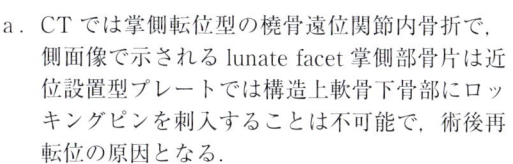

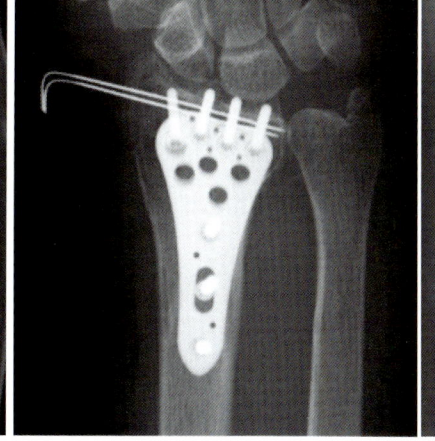

b. K-W 刺入ガイドを用いて，0.7 mm K-W 2 本を橈側より刺入．ロッキングピンと軟骨下骨の間で，掌側に K-W が刺入されている．

図 II-99 格子状固定例

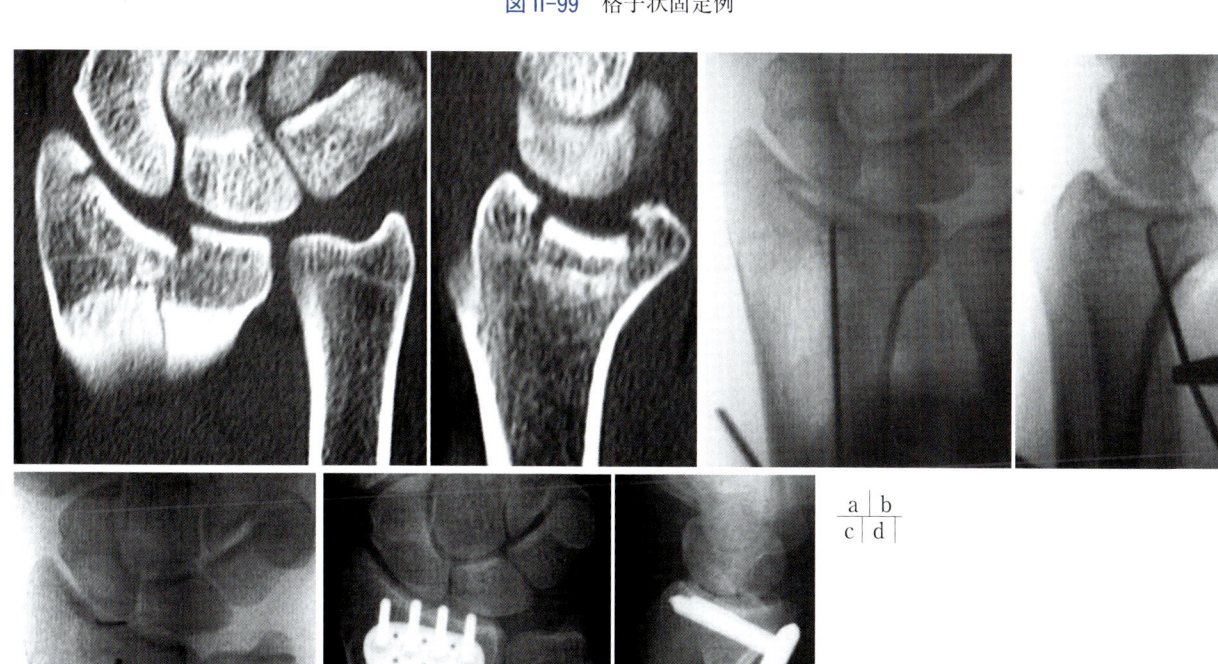

図 II-100 経骨髄的骨片整復
a：CT では橈骨関節面中央部の陥没がみられる．
b：K-W を用いて陥没骨片を経骨髄的に整復
c：整復位を保持しつつ，掌側より K-W での仮固定
d：ロッキングピンは軟骨下骨直下に刺入できたため，K-W は抜去した．

3．前腕骨骨折　2）高齢者の橈骨遠位骨折　②手術療法—掌側ロッキングプレートを用いた治療—

する場合は，lunate facet の特に掌側面の支えが不十分なことにより生じると思われるため，K-W は lunate facet 掌側に刺入することが大切である[13]（図 II-99）．

手術中の徒手整復操作だけでは整復困難な骨片の 1 つに，橈骨の central depression タイプの骨折がある（図 II-100）．このような陥凹骨片は K-W を用いた経骨髄的整復操作が必要となる．0.7～1.0 mm の細い K-W を遠位骨幹端部の骨折線より挿入し（刺入位置を骨折線と異なる位置に設けたいときにはドリルで掘削し刺入口作製），陥没した骨片を末梢方向より手根骨に押しつけるように整復する．その際，K-W の先端が関節内に突出しないよう注意をし，場合により先端部分を切り落として先を鈍に，もしくは先端をわずかに曲げて操作を行う．透視下に整復位を確認後，K-W を掌側から刺入し，プレート設置の邪魔にならないところまで背側へ進めて骨片を仮固定し，その後プレート固定を行う（図 II-100）．整復した陥没骨片がロッキングピン等で良好に固定できた場合はプレート固定のみで良いが，固定性に問題があると思われるときには前述の格子状固定を追加すると安心である．

（高井　盛光，長田　伝重，玉井　和哉）

参考文献

1) Orbay JL：The treatment of unstable distal radius fractures with volar fixation. Hand Surg. **5**：103-112, 2000.
2) Kiyoshige Y：Condylar stabilizing technique with AO/ASIF distal radius plate for Colles' fracture associated with osteoporosis. Tech Hand Up Extrem Surg. **6**：205-208, 2002.
3) Orbay JL, Fernandez DL：Volar fixed-angle plate fixation for unstable distal radius fractures in the elderly patients. J Hand Surg. **29-A**：96-102, 2004.
4) Osada D, Fujita S, Yamaguchi T, et al：Volar-locking plate fixation for unstable distal radius fractures in elderly patients. J Jpn Soc Surg Hand. **22**：406-410, 2005.
5) 佐々木　孝：橈骨遠位端骨折の保存的治療―ギプス固定を創外固定の適応―．整・災外．**32**：249-256，1989.
6) Kamei S, Osada D, Tamai K, et al：Stability of volar locking plate systems for AO type C3 fractures of the distal radius：biomechanical study in a cadaveric model. J Orthop Sci. **15**：357-364, 2010.
7) Orbay J：Volar plate fixation of distal radius fractures. Hand Clin. **21**：347-354, 2005.
8) Orbay JL, Touhami A, et al：Current concepts in volar fixed-angle fixation of unstable distal radius fractures. Clin Orthop Relat. **445**：58-67, 2006.
9) Soong M, van Leerdam R, Guitton TG, et al：Fracture of the distal radius：risk factors for complications after locked volar plate fixation. J Hand Surg. **36-A**：3-9, 2011.
10) Lattmann T, Meier C, Dietrich M, Forberger J, et al：Results of volar locking plate osteosynthesis for distal radial fractures. J Trauma. **70**：1510-1518, 2011.
11) Arora R, Lutz M, Hennerbichler A, et al：Complications following internal fixation of unstable distal radius fracture with a palmar locking-plate. J Orthop Trauma. **21**：316-22, 2007.
12) Yu YR, Makhni MC, Tabrizi S, et al：Complications of low-profile dorsal versus volar locking plates in the distal radius：a comparative study. J Hand Surg. **36-A**：1135-1141, 2011.
13) 高井盛光，長田伝重，本田俊夫ほか：橈骨遠位端骨折に対する掌側ロッキングプレート固定橈骨遠位端骨折に対する掌側ロッキングプレート固定―Kirschner 鋼線刺入ガイドを用いた遠位骨片格子状固定の試み―．臨整外．**41**：1097-1103, 2009.

II．部位別治療の実際

達人が教える外傷骨折治療

4．手根骨・中手骨の骨折

Abstract

　舟状骨骨折は診断が遅れやすいことや近位骨片への血流の問題で偽関節になりやすい．転位のない骨折はギプス固定で治療可能である．転位のある骨折，あるいは早期社会復帰を希望するときには強固な内固定を行う．有鉤骨鉤骨折は単純X線検査で診断できないことがある．保存的加療で偽関節となることもある．早期のスポーツ復帰を希望する例では摘出術を行う．近年，偽関節例に対する低出力超音波パルス療法の有用性が報告されており，治療選択の1つとなる可能性が示唆される．中手骨骨幹部骨折は背側凸変形が特徴であり，回旋変形による指交差現象に注意が必要である．保存療法として石黒らのknuckle castや装具療法による早期運動療法が有用である．中手骨頚部骨折はパンチ動作により発生することが多く，背側凸変形が起こりやすい．保存的には石黒らのknuckle castと早期運動，手術を要すれば経皮鋼線固定（Foucher法）が有用である．

Key words

手根骨（carpal bone），中手骨（metacarpus），骨折（fracture），舟状骨（scaphoid），有鉤骨鉤（hook of the hamate）

舟状骨骨折

1．特　徴

　若年から壮年にかけて活動性の高い年代層の男性がスポーツ，転倒などにより手関節背屈位を強制された場合に発生し，手根骨骨折の中では最も頻度が高い．本骨折治療の問題点は，舟状骨が中央部（胴部）で遠位に向かって20°回内，30°尺屈するようにねじれているという解剖学的特殊性から，通常の単純X線2方向撮影ではしばしば見過ごされやすいこと，舟状骨の血行は遠位掌・背側から進入する橈骨動脈の枝によりほとんど栄養されているため，近位骨片の血流障害が生じやすく，結果的に偽関節に陥りやすいことである．

2．診　断

1）症　状

　解剖学的嗅ぎタバコ窩（anatomical snuff-box）の腫脹と同部および舟状骨結節部の圧痛が特徴的である．

> **落とし穴・注意すべき点**　手関節部の腫脹，疼痛，可動域制限は強くないことに注意が必要である．

2）画像検査

　Russe 4方向撮影（正面，側面，15°回外位，15°回内位）したX線像で骨折線を確認する（図II-101）．単純X線像で骨折線が不明なときはCT，MRIが有用である[1]．

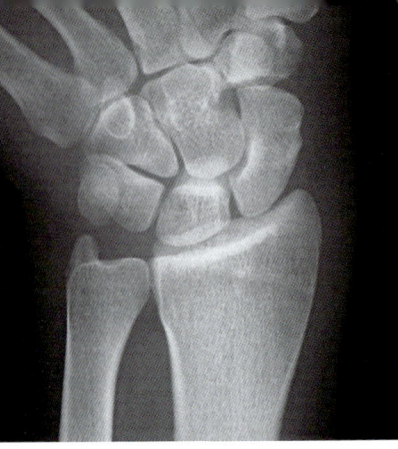

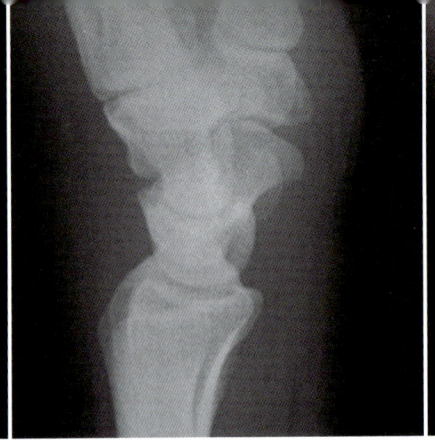

a．正面像では骨折線は不明　　　b．側面像でも骨折線は不明　　　c．15°回内位撮影では骨折線が明瞭

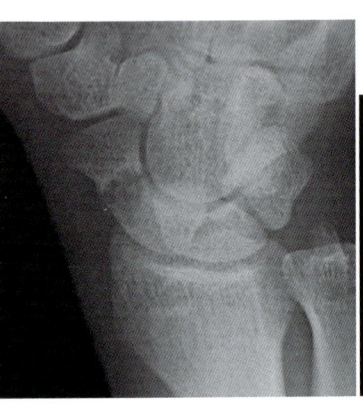

図 II-101　単純 X 線像

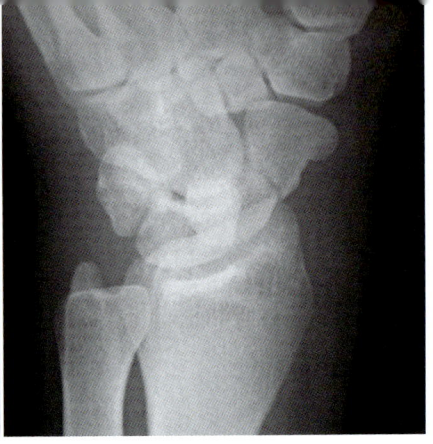

a．初診時単純 X 線像上は骨折部周辺の骨透亮像の増大と骨硬化像が認められる．

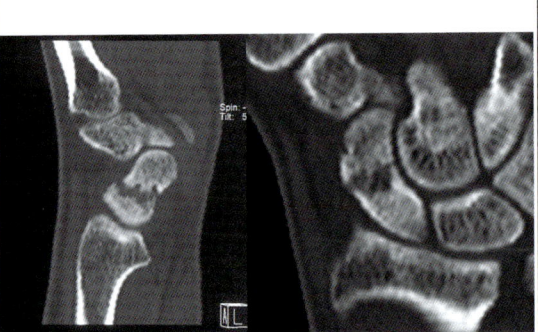

b．CT では骨折部の透亮像の増大が認められる．

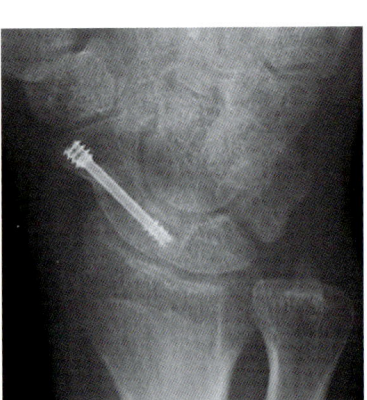

c．術後 2 か月．骨癒合は完成している．

図 II-102　不顕性癒合例
19 歳，男性．1 年前スノーボードで受傷．画像上は偽関節と診断したが，術中所見では骨折線，異常可動性もないため，不顕性癒合と判断し Herbert type screw 固定し治癒

落とし穴・注意すべき点　陳旧例において単純 X 線像や CT 上は骨透亮像増大，蜂巣状，cyst 様で，偽関節と思われる例に実際は一部癒合している，いわるゆる不顕性癒合[2]があるので注意が必要である（図 II-102）．この場合は鏡視下に骨折部の異常可動性のないことを確認できれば経皮的スクリュー固定で対応できる[3]．

3）鑑別診断
橈骨遠位骨折，手関節部打撲，捻挫である．

ワンポイントアドバイス　上記症状はあるが単純 X 線像で骨折線が不明のときは，手関節の外固定を行い 2〜3 週間後に再度単純 X 線検査を行うと骨折線が明瞭となり診断できることが多い．

3．治療
1）転位のない骨折
Filan & Herbert 分類[4]（図 II-103）type A2，すなわち転位のない安定型の骨折は基本的に保存的に加療する．骨癒合の得にくい骨折であることを念頭に置き，前腕近位から母指指尖部までギプス固定（上腕から固定するとの意見もある）を 6〜10

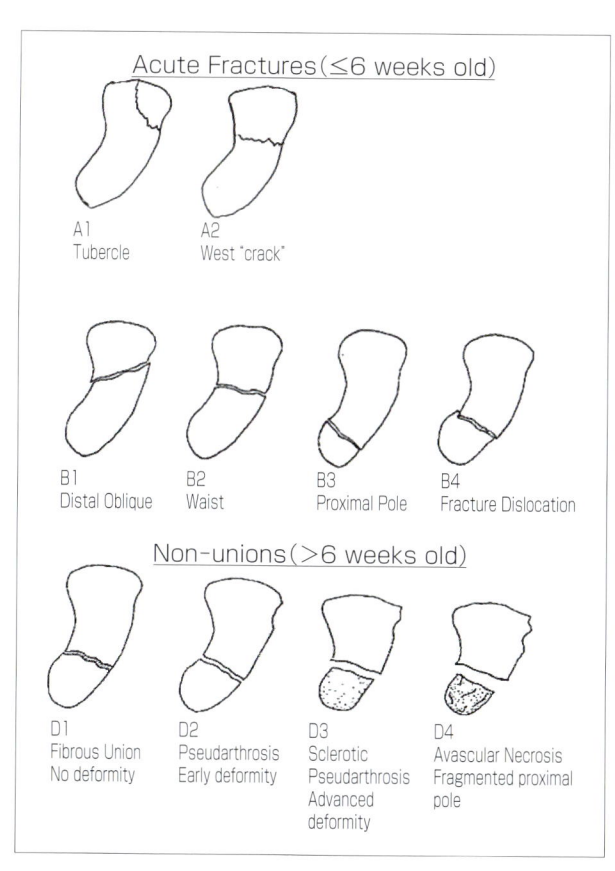

図 II-103　舟状骨骨折の分類[4]

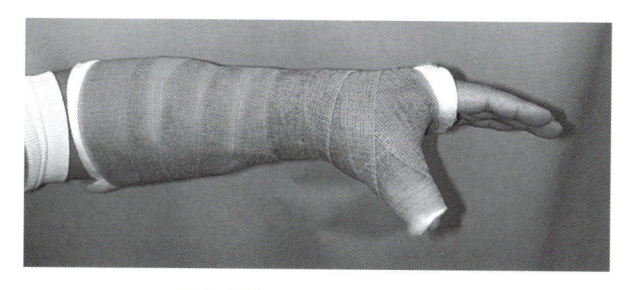

図 II-104　Thumb spica cast

週間と比較的長期に行う（図 II-104）．近年は，骨癒合の早期獲得，あるいは早期の社会復帰を目的に舟状骨専用のスクリューによる経皮的内固定を行うことも多い（図 II-105）．この場合はガイドワイヤーを刺入して，その後に専用のスクリューで固定を行う．使用する内固定材料は中空構造となっている DTJ screw®（メイラ社）や Mini-Acu-trak screw®（アキュメド社）が使いやすい．手技の実際は，舟状大菱形骨関節（ST 関節）掌側直上に 5〜10 mm の皮切を置き，X-p 透視下にガイドワイヤーを至適位置に刺入してスクリュー長の計測後，ガイドワイヤーをさらに刺入して後のドリリング時にガイドワイヤーが抜けないようにして，実際の計測値よりも 2〜4 mm 短いスクリュー（成人男性では 22〜26 mm が多い）を刺入固定する．術後の外固定は不要である．

ワンポイントアドバイス　至適位置にスクリューを刺入するためにガイドワイヤーの刺入位置，方向には注意が必要である（図 II-106）．ST 関節を十分に展開して大菱形骨を押し下げるようにして関節内からガイドワイヤーを刺入する[3]．大菱形骨に当たらないようにガイドワイヤーを刺入すると掌側刺入になり，刺入方向が強斜位となり，スクリュー先端が十分に近位に達せず，west 近位部骨折や斜骨折で固定性が得られにくくなる[3]．

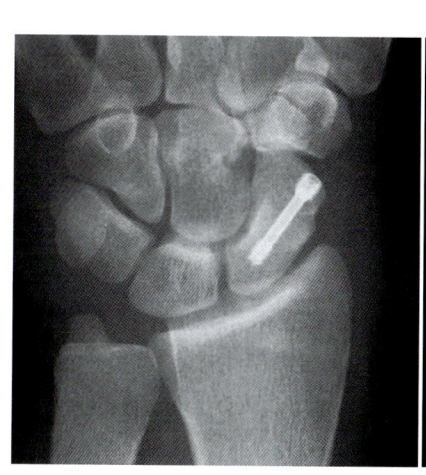

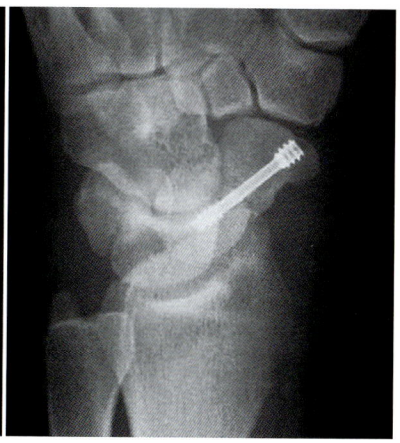

図 II-105
図 II-101 症例の DTJ screw® 経皮的固定後

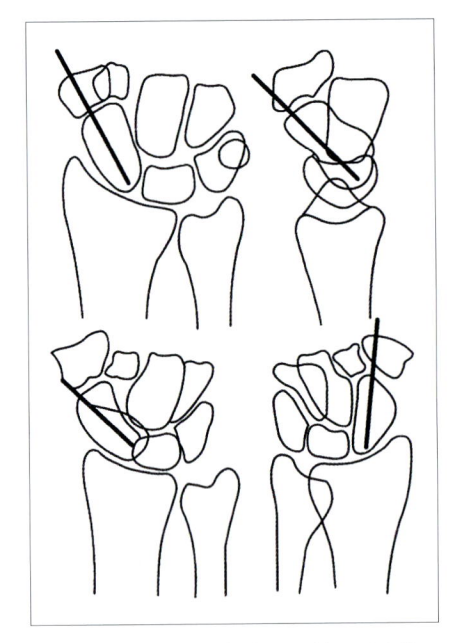

図 II-106　前後，左右，回外，回内位におけるガイドワイヤーの至適位置（坪川ら[3]より転載）

2）転位のある骨折

　Type B と type D1 の一部では掌側展開で骨折部を整復して，至適位置にガイドワイヤーを刺入後に回旋予防の Kirschner 鋼線（K-W）を後のスクリュー固定に干渉しない位置で仮固定した後に，上記のスクリュー等で内固定を行う．スクリュー固定後に固定性が良好であれば K-W は抜去するが，固定性に不安のあるときにはそのまま留置とする．術後は 4 週間の thumb spica cast とし，以降は必要に応じて骨癒合まで装具固定を追加する．

> **ワンポイントアドバイス**　舟状骨骨折は元来骨癒合の得難い骨折であるという認識のもと，骨癒合まで慎重な経過観察を心がける．

有頭骨鉤骨折

1．特　徴

　有鉤骨鉤骨折はゴルフクラブやテニスラケット，野球のバット等を振る動作などの繰り返す小外力によって起こる疲労骨折型と，転倒して小指球部を強打した場合など一度の外力で発生する型が知られている．通常の正面・側面 2 方向 X 線像では診断不可能であり，手関節捻挫，三角線維軟骨複合体（TFCC）損傷，手指屈筋腱腱鞘炎などとされることも多い[5]．

2．診　断

1）症　状

　有鉤骨鉤部の圧痛，環・小指の遠位指節間（DIP）関節の抵抗性屈曲運動時痛である．稀に，小指の深指屈筋（FDP）腱の骨折部での皮下断裂による DIP 関節屈曲障害が認められる．

2）画像検査

　単純 X 線の手根管撮影（図 II-107）や 45°回外斜位像で確認するが基部骨折などで骨折部位が描出されないこともある．この場合は CT が有用である．

3．治　療

1）転位のない（わずかな）骨折

　前腕から環・小指の MP 関節までのギプス固定で治癒が期待できる．固定期間は 6～8 週間必要である．

2）転位のある骨折

　鉤部には環・小指屈筋腱の滑車効果があるので観血的整復内固定を試みる（図 II-107）．進入法は小指球部橈側に縦皮切を加える掌側法が一般的で簡便である．しかし，ゴルフクラブやテニスラケットなどのスポーツを行う場合には術後の創部痛の軽減目的で小指球部尺側の皮切より，小指球の表面を橈側に進んで鉤部に至る方法も考慮される．鉤部は橈側に弯曲しているため髄腔は思いのほか狭いので，固定には DTJ mini screw®（メイラ社）や Mini-Acutrak screw®（アキュメド社）など，なるべく細く小さいスクリューを用いる．

> **ワンポイントアドバイス**　癒合には比較的長期間を要し，偽関節になる可能性もある．

3）早期のスポーツ復帰を希望する例

　鉤部の摘出術が最も有効で，術後の愁訴もほと

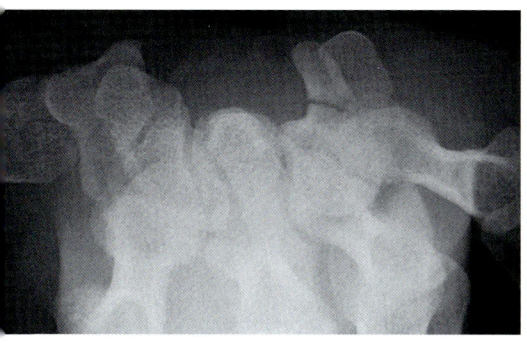

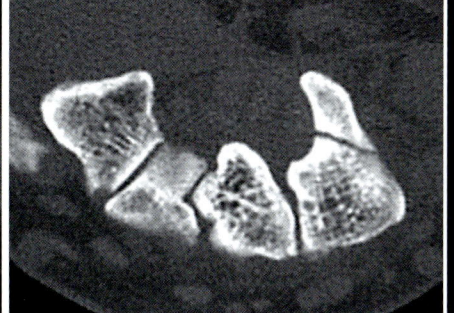

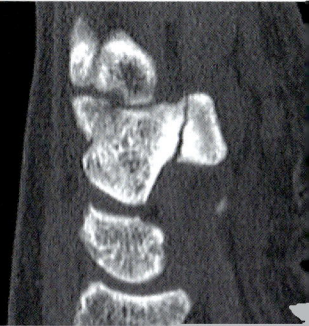

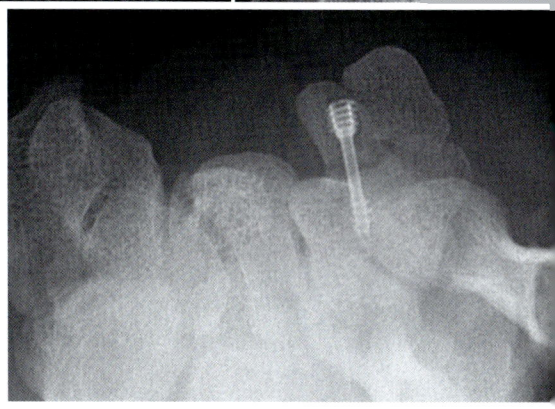

図 II-107
有鉤骨鉤骨折
　a：手根管撮影
　b：CT
　c：DTJ mini screw®固定後

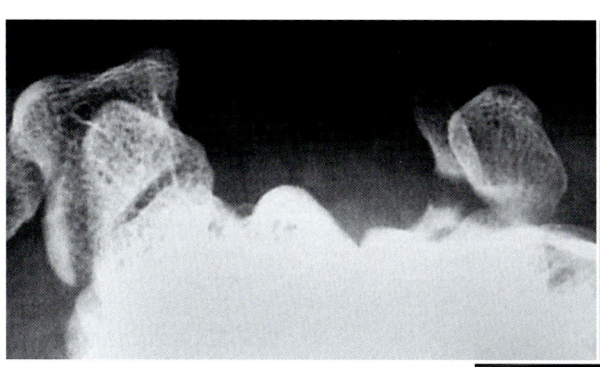

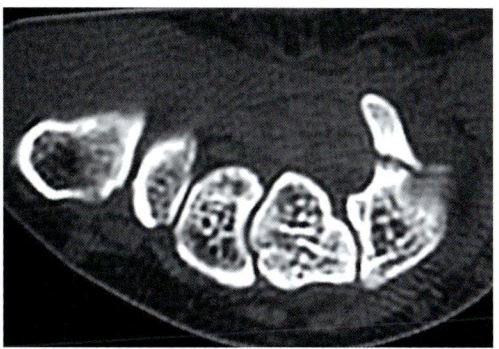

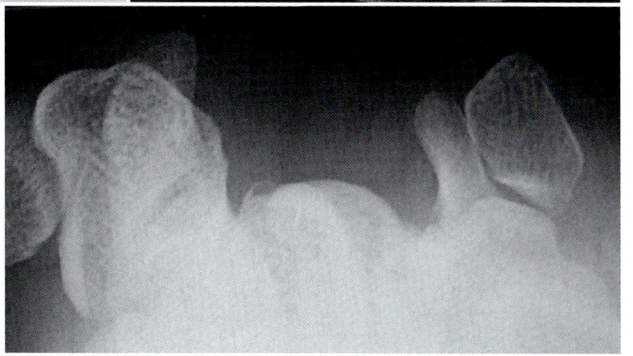

図 II-108
有鉤骨鉤骨折偽関節例
　a：受傷6か月後の初診時手根管撮影では骨折部の開大著明
　b：初診時CT上も骨折部明瞭
　c：低出力超音波パルスの照射治療を4か月施行した．2年後の手根管撮影で骨癒合が認められる．

んどない[6]．進入法は観血的整復内固定法と同様である．

4）陳旧例，偽関節例

鉤部の摘出術が一般的である．近年，低出力超音波パルスを用いた保存的治療により高い癒合率が得られたという報告[7,8]がなされており，治療期間を急がない症例では鉤部を摘出しない有用な方法となることが期待できる（図 II-108）．

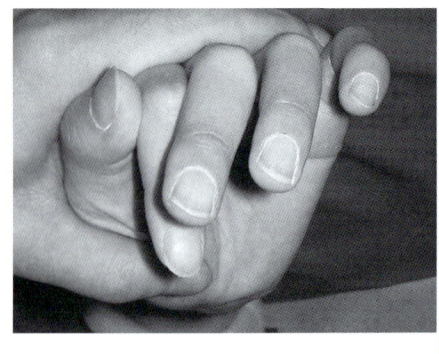

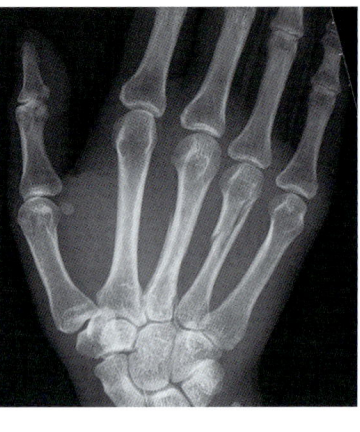

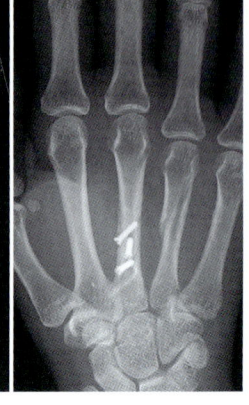

図 II-109
a：第3中手骨骨幹部骨折による示指側
　への指交差現象
b：他院初診時. 第3,4中手骨骨幹部骨折
c：受傷3週後. 当科受診し, 指交差変形
　の存在した第3中手骨に対してscrew固定を行った.

| a | b | c |

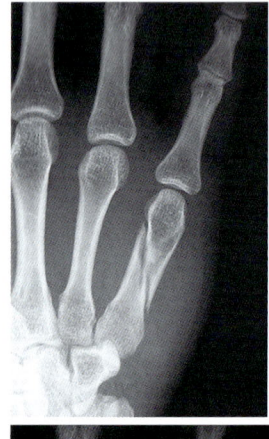

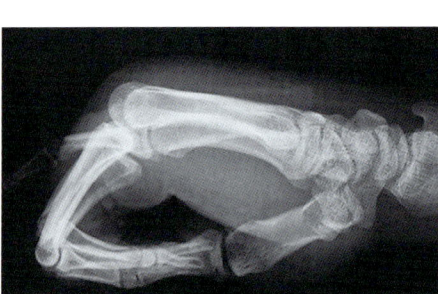

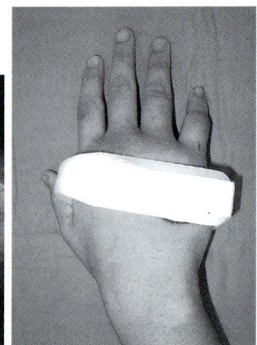

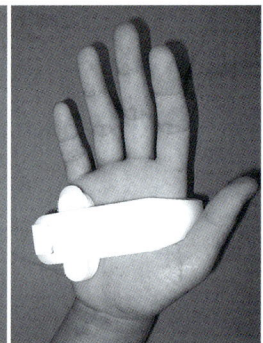

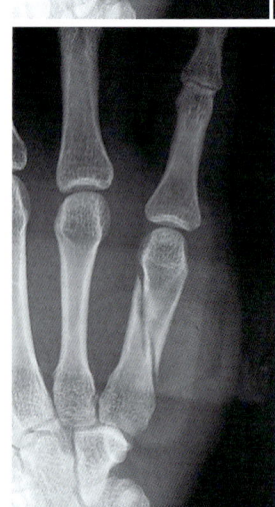

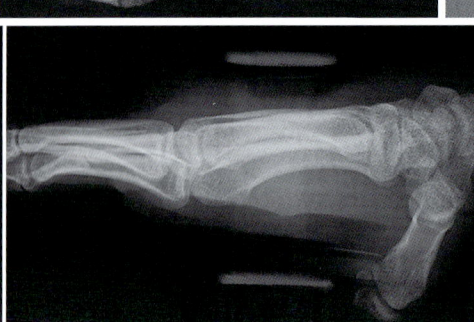

図 II-110
第5中手骨骨折
a：正面と側面像. 側面では背側凸変形が認められる.
b：Galveston metacarpal brace 装着. 背側の骨折部に当てたパットと掌側の2つのパットとで3点固定として変形を矯正
c：装具装着後単純X線像. 側面像で背側凸変形が矯正されたことが確認できる.

| a | b |
| c | |

中手骨骨折

1. 特　徴

中手骨骨折は上肢骨折の中でも指節骨骨折とならび最も頻度の高い骨折である. 部位により特徴的な骨折転位を示す. 斜骨折や螺旋骨折の多くは保存的治療が可能であるが, 横骨折や粉砕骨折では手術的治療の必要なことがある.

2. 中手骨骨幹部骨折

1）診　断

症状は手背部全体の腫脹, 疼痛, 変形などである.

> **落とし穴・注意すべき点** 斜骨折・螺旋骨折では回旋変形により指交差現象（図II-109）が発生することがある．必ず患指を屈曲させて本現象の有無をチェックする．

単純X線検査は手の2方向撮影をオーダーすると通常は正面と斜位像が撮影される．骨折の診断はこれら2つの画像で十分であるが，背側凸変形の程度を正確に判断する目的で完全な側面像を追加することもある（図II-110）．

2）治療

徒手整復後に比較的安定している骨折で短縮が問題にならない例では，石黒ら[9]の提唱したknuckle castによる早期運動療法が有用である（図II-111）．MP関節を屈曲位にして背側凸変形の原因である骨間筋を弛緩させた状態で，DIP・PIP関節の運動を行うことで回旋・背側凸変形の矯正と指の拘縮発生を予防する．

> **ワンポイントアドバイス** 石黒法はMP関節を70〜90°の屈曲位にギプス固定することがポイントである．原法[9]はMP関節をさらに屈曲できるように掌側をトリミングしているが，実際はさらなる屈曲は不可能に近く，手掌部横アーチの形成と保持の観点からもMP関節掌側のトリミングは不要である．

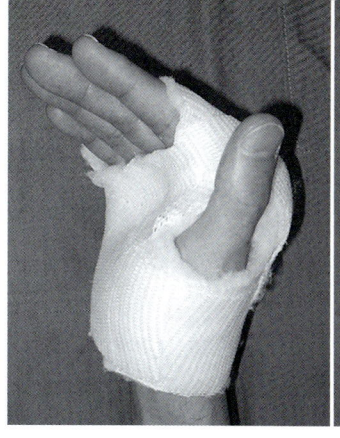

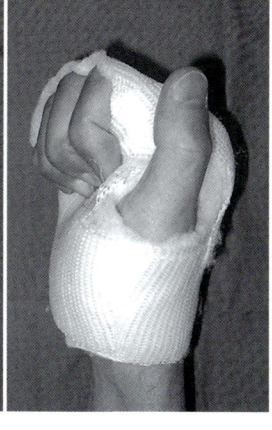

図II-111 石黒らの報告したknuckle castによる早期運動療法

また，Galveston metacarpal braceは横骨折，斜骨折，螺旋骨折でも整復位の保持と回旋変形の予防に優れ，手洗い可能など日常生活上での不便も少ない（図II-110）．変形の残存や不安定な骨折ではK-Wの経皮刺入，スクリュー固定，プレート固定などを適宜行う（図II-109）．

3．中手骨頚部骨折（ボクサー骨折）

1）診断

パンチ動作などの後に発生する主に小指，環指

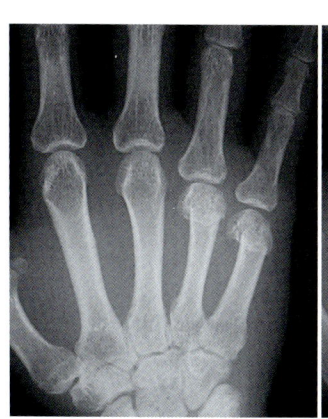

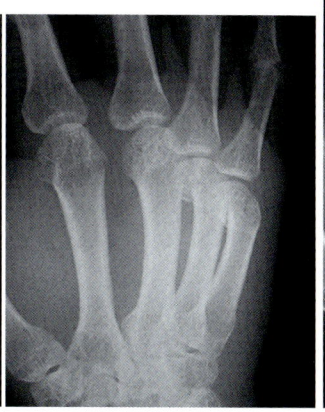

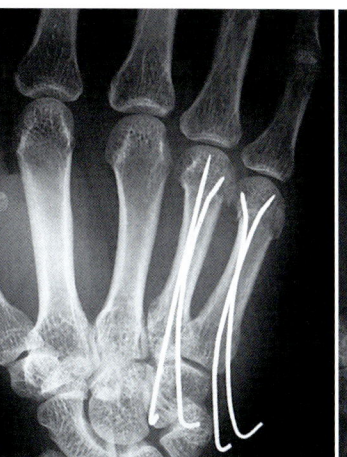

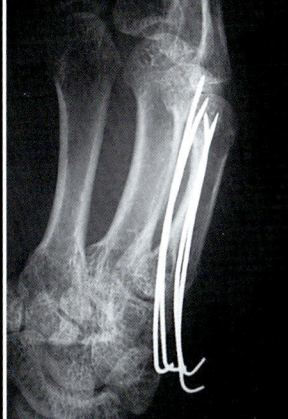

a．背側凸変形が認められる． b．Foucher法施行．背側凸変形は矯正されている．

図II-112 第4，5中手骨骨折

のMP関節背側の腫脹，疼痛．

単純X線検査はMP関節の正面，側面像，適宜斜位像で，頚部に骨折と通常背側凸変形を認める（図II-112）．

> **ワンポイントアドバイス** 完全な側面像では他の骨と重なって読影しづらいとの理由で斜位像を推奨する記述もあるが，治療法を選択するうえで背側凸変形の程度を正確に判断する必要があるので，完全な側面像を第一選択とすべきである．他の骨との重なりは皮質骨の線を注意深く追っていくと判別可能である．

2）治療

背側凸変形の許容範囲については種々の意見があり，統一見解は得られていない．示指，中指の手根中手（CM）関節は固定されているので第2，3中手骨頚部骨折は解剖学的に整復すべきと考える．一方，環指，小指のCM関節は20～30°の可動域があるため，第4，5中手骨頚部骨折はある程度の変形が許容される．50°までの背側凸変形を許容する意見もあるが，筆者は30°以内に整復すべきと考えている．徒手整復はJahss法[10]に準じて患指を遠位方向に牽引の後にMP関節とPIP関節を90°屈曲位に保持してPIP関節を背側に押し上げ，かつ骨折部を掌側に押し下げて整復する方法があるが煩雑である．Jahss法を用いなくとも，MP関節を過伸展させて，背側凸部を押し込むことで比較的容易に整復される．しかし，整復位の保持は通常困難である．外固定法として石黒法は頚部骨折にも有用である．

> **落とし穴・注意すべき点** 環指，小指の頚部骨折ではMP関節を70°以上の屈曲位でギプス固定したつもりでギプスの外観上もMP関節背側部は十分な屈曲位となっている場合でも，実際は骨折部で屈曲位となっていることが多い．また，軟部組織の著明な腫脹やMP関節掌側部の圧迫不十分によっても屈曲角度は甘くなりやすい．時としてMP関節がほぼ伸展位に固定されていることもあるので注意が必要である．

整復位の保持が困難な例では経皮的K-W髄内固定法（Foucher法[11]）が簡便で有用である．1.2mm前後のK-Wを通常2本使用するが，髄腔の狭い女性では1本の場合がある．背側凸変形は曲げたK-Wの先端を掌側に向けて骨折部を越えて進めた後に180°回転させることで，容易に整復される．K-Wの先端を関節内に穿破しない程度に軟骨下骨近くまで少し推し進めて再転位を予防する（図II-112）．術後は隣接指とbuddy tapingを行い自動運動を行わせる．

（長田　伝重）

文献

1) Mallee W, Doornberg JN, Ring D, et al：Comparison of CT and MRI for diagnosis of suspected scaphoid fractures. J Bone Joint Surg. **93-A**：20-28, 2011.
2) 長田伝重，亀井秀造，亀田正裕ほか：舟状骨不顕性癒合例の検討．東日本整災誌．**19**：94-96, 2007.
3) 坪川直人，吉津孝衛，牧　裕：舟状骨骨折の小皮切のよる刺入固定．整・災外．**44**：1395-1367, 2001.
4) Filan SL, Herbert TJ：Herbert screw fixation of scaphoid fractures. J Bone Joint Surg. **78-B**：519-529, 1996.
5) 村上恒二，生田義和，越智光夫ほか：有鈎骨鈎骨折の病態および診断と治療における問題点．日手会誌．**8**：627-630, 1991.
6) 伊藤恵康：有鈎骨骨折の手術的治療．OS NOW. **1**：80-85, 1991.
7) 藤岡宏幸，牧野　健，坂井宏成ほか：有鈎骨鈎骨折に対する超音波治療と鈎切除術の比較検討．日手会誌．**22**：54-57, 2005.
8) 藤田聡志，長田伝重，高井盛光ほか：有鈎骨鈎骨折に対して低出力超音波パルスを用いて治療を行った2例．整形外科．**61**：1090-1092, 2010.
9) 石黒　隆，橋爪信晴，井上研次ほか：指基節骨および中手骨骨折に対する保存的治療―MP関節屈曲位早期運動療法―．日手会誌．**8**：704-708, 1991.
10) Jahss SA：Fracture of the metacarpals：a new method of reduction and immobilization. J Bone Joint Surg. **20-A**：178-186, 1938.
11) Foucher G："Bouquet" osteosynthesis in metacarpal neck fractures. J Hand Surg. **20-A**：S86-89, 1995.

II. 部位別治療の実際

達人が教える外傷骨折治療

5．高齢者の脊椎椎体骨折
1）保存療法

Abstract

椎体骨折が生じると，受傷後1か月間骨折部は不安定で容易に椎体変形するので早期診断・治療開始が重要である．早期診断のためには体動時痛を問診で聴取することが非常に重要であり，後壁損傷などの骨折型を把握するためMRIとCTを撮影する．

初期治療のポイントは反張位整復を行わないこと，外固定は硬性コルセットまたはギプスを使用し，肥満があると外固定力は低下するので安静臥床期間を長くすることである．

生活指導が重要で，ベッドでの生活を勧め，疼痛の少ないほうや椎体圧潰の少ないほうから起き上がるように指導する．

一方，50〜60歳代の元気な人には整復を行う．この際に骨粗鬆症があると椎体内前方部に骨欠損が生じやすいので整復位の保持のため椎体前縁が骨癒合するまで長期間外固定を行う．受傷早期に整復するようにし，腹部症状が安定する受傷後1〜2週以後に反張位でギプス固定を行う．この方法は麻痺例でも悪化することなく安全で効果的である．

Key words

椎体骨折（vertebral fractures），骨粗鬆症（osteoporosis），保存治療（conservative treatment），高齢者（old ages），診断（diagnosis）

近年，高齢者の増加に伴い骨粗鬆症のある脊椎に椎体骨折が生じることが多くなっている．多くは後方へ転倒し尻餅をついたときに生じるが，その他にお米や布団などの重いものを持ったりしたときや，畑作業や草むしりなどの作業を長時間行っても生じることがある．いったん骨折が生じると椎体変形は元に復元することなく進行するので早期診断・早期治療開始が重要である[1]．

疼痛のパターン

1．急性痛，体動時痛，慢性痛

骨折する部位は胸腰椎移行部に多いが，疼痛はむしろ骨盤付近の腰部に感じやすい[2]．また，骨折が胸椎部に生じたときは背部痛とともに肋間神経に沿って放散し，胸部や腹部に痛みが生じることもある[1]．痛みは受傷後4〜6週間は強く，3か月以内に和らぐとされ「急性痛」と呼ばれている[3]．痛みには特徴があり，寝ている姿勢から起き上がろうとする瞬間にピリッとくる鋭い痛みが生じ，いったん立ち上がればあまり痛くなく，歩行もなんとか可能というもので，体勢を変える動作に伴って生じる[3]．しかし，この痛みは骨癒合が遷延したときは受傷後3か月以上経過しても続くので，「体動時痛」とも呼ばれている[4]．また，受傷早期には寝返りしたときにも強く感じる．この体動時痛が骨粗鬆症のある人に突然生じれば，X線検査で骨折が明らかでなくても骨折を考えたほうがよいといわれている[1]．

時間の経過とともに体動時痛は軽くなるが，詳しく尋ねると骨折が治る頃まで起き上がるときに

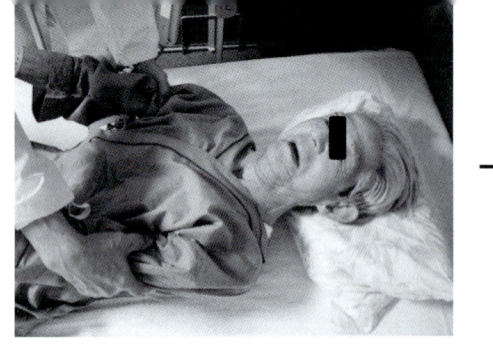

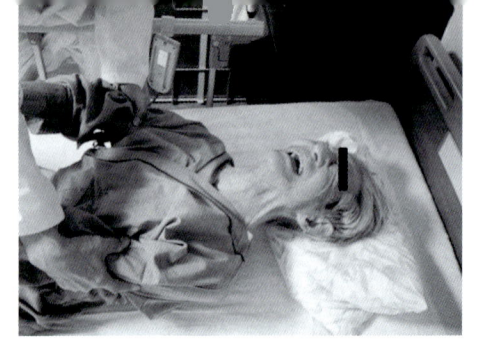

図 II-113 体動時痛誘発試験（浦山）
仰臥位に寝た姿勢から，両腕を持って体を 1～2 cm ほど持ち上げるだけで，のけぞるような鋭い痛みが瞬時に出現する．

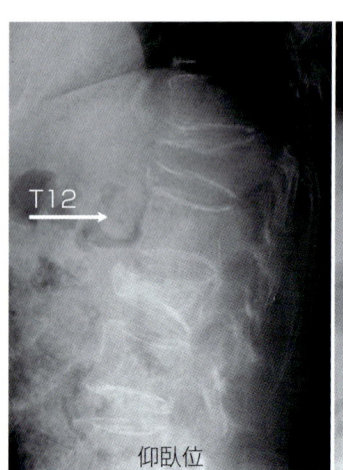

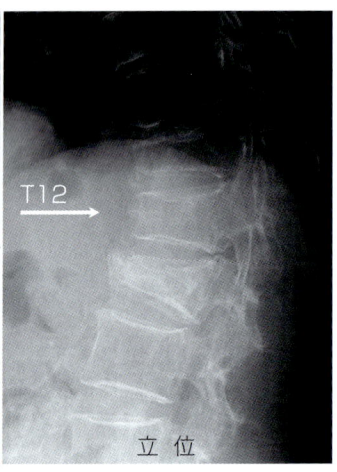

図 II-114 圧迫骨折初期診断
77歳，女性．新鮮受傷椎体 T12．仰臥位と立位での椎体前縁の形態変化により診断する．

瞬間的に生じる痛みとして続く．また，骨折が治っていない時期によく動いたりすると，この体動時痛が増強し歩行困難になったり，ときに肋間神経や坐骨神経に沿って放散し腹痛や下肢痛を訴え，さらに嘔気・嘔吐や食欲低下さえも生じることがある[5]ので注意が必要である．

骨癒合すると体動時痛は完全に消失する．しかし，コルセットなどの外固定を外した後は長時間座っていたり，台所仕事をしたりして立っているだけで腰が痛くなってくる．同一姿勢を保っていると次第に増強してくる腰痛で，体動時痛の瞬間的に生じる痛みとは異なる．腰痛は骨盤への移行部や骨折部周囲に生じやすく，重苦しくだるいように感じ，ベッドで横になるとすぐに楽になる．そして10～20分くらいすると再び楽に動けるようになる．これは脊柱変形による椎間関節症や躯幹筋の筋力低下により生じるといわれている「慢性痛」[3]と呼べるもので，骨癒合後でも残っていることが多く，骨の痛みの「体動時痛」と区別する必要がある．

診 断

早期診断のためには体動時痛を問診で聴取することが非常に重要である．うまく答えることができない人には診察室で寝て頂き，その位置から両腕を持って1～2 cm体を持ち上げるだけで鋭い痛みが瞬時に出現する（図 II-113）．単純 X 線検査は胸腰椎移行部を中心に可能な限り立位もしくは座位で撮影し，受傷した部位と骨折の程度を診断する[6]．骨折の判断に迷うときがあるが，椎体前縁の形態変化に注目し，立位と仰臥位の側面像を比較すると骨折部位がはっきりすることがある（図 II-114）．また，MRI は 90％以上の確率で椎体骨折を診断できるので[7]，できるだけ早い時期に MRI を撮影する．

骨折すると椎体前方部が圧潰するが，上縁中央部の損傷では体動時痛はあまり強くなく早期に治りやすい傾向があり[8]，一方，椎体中心部の損傷では椎体圧潰が進行しやすい傾向がある[6)8]．特に骨折が椎体の後方部にまで及ぶ（図 II-115）と破裂骨折のように脊柱管内に骨片が陥入することがあるので痛みが強く，稀に麻痺が生じることもある．このように椎体の後壁損傷を伴っていると椎体圧潰が進行しやすく，遅発性に麻痺も生じやすい[9]．圧迫骨折を一元的に1つの疾患として扱うのではなく，損傷椎体の部位および程度とともに椎体後壁

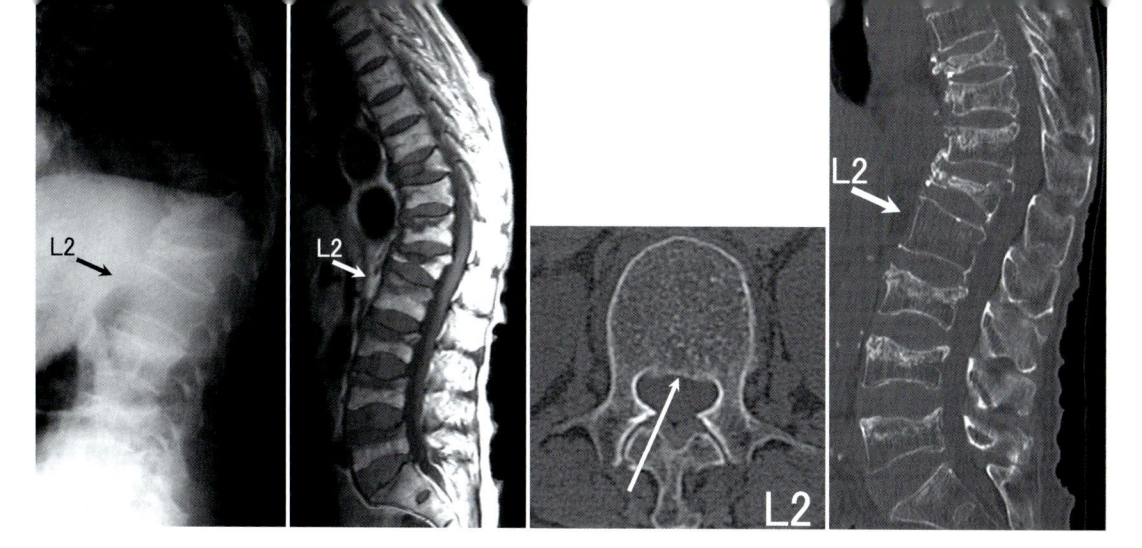

図 II-115 76歳，女性．RA．受傷椎体 L2

a：受傷後3日．多発性圧迫骨折があり新鮮骨折部位は不明
b：受傷後3日のMRI T1強調像．L2椎体に辺縁が不鮮明な低輝度領域がみられ，L2上縁の損傷と診断
c, d：受傷後7日のCT像．矢状断像ではL2椎体に骨折の所見は乏しいが，冠状断像では後壁損傷がみられる．

損傷を常に念頭に置いて診断しなければならない．

単純Xpのみでは骨折型を十分に把握できないのでMRIとCTを撮影する（図II-115）．

MRIでは受傷早期に骨折部はT1強調像で辺縁不鮮明な低輝度[7]，脂肪抑制T2強調像では高輝度な領域として描出される．多くは受傷後1か月の間にT1強調像での低輝度領域は拡大し[8)10]，その後，椎体後方部および非損傷側から輝度は回復する[10)11]．

CTでは発症早期の変化が少なく[1]，MRIに比べ圧迫骨折の診断率は劣るが，椎体後壁損傷やend plateの損傷を含め骨折形態を判断するためには大切である（図II-115）．経時的には受傷後1か月間は骨梁の破壊が進行しやすい[4)8)11]．一方では，骨折修復機転が2週ごろから生じ，椎体後方部に骨硬化像や椎体周囲に仮骨がみられるようになる[11]．したがって，骨折した椎体が骨癒合に向かうためには，第一に椎体後方部が骨硬化し骨癒合して安定化することが重要である．

受傷早期に予後予測を行うにはMRIやCTでは難しく，Gd-DTPAによる造影MRIが行われる．非造影部が最初から小さい傾向にあれば，血流の回復も早く予後良好であるが，非造影部がより広ければ血流の回復も悪く予後不良になりやすい[10]．また，受傷後1か月のMRI T1強調像で低輝度領域が椎体全体に及んでいたり[10]，CTでも骨梁の損傷が広範で椎体前方から椎体後壁にまで及んでいれば骨癒合は遷延しやすいといわれている[4)11]．

> **診断の注意すべき点**
> ・体動時痛を問診で聴取する．
> ・体動時痛誘発試験を参考にする．
> ・単純X線検査は胸腰椎移行部(T12, L1)を中心に可能な限り立位で撮影し，椎体前縁の形態変化に注目する．
> ・診断に迷ったときは，立位と仰臥位の側面像を比較したり，MRIを早期に撮影する．
> ・早期に診断し，適切な治療を行う．
> ・圧迫骨折を一元的に1つの疾患として扱うのではなく，損傷椎体の部位および程度とともに椎体後壁損傷を常に念頭に置いて画像診断する．

遷延治癒と椎体内 cleft

受傷後3か月を経過しても骨癒合が得られていず，体動時痛を訴えるときに遷延治癒と定義している[11]．遷延治癒となった30例の調査では，体動時痛は29例で受傷後96〜593日（中央値215日）で完全に消失した．6か月以内に10例，1年以内に25例で消失した．骨癒合は椎体中央部では遅

れるが，後方部から側方，次いで椎体前縁と椎体周囲から骨癒合し，椎体前縁の骨癒合まで4.5～31.5か月(中央値9.5か月)要した[11]．

椎体内cleftは受傷後3週頃からみられるといわれているが[6,12]，椎体圧潰の高度な破裂骨折では受傷直後の整復位でもみられることがある[4]．そもそも椎体内cleftは立位から後屈位もしくは仰臥位や反張位になったときにみられ，骨折部の動き(椎体内不安定性もしくは異常可動性)に伴って生じる骨折部の一部であり，骨欠損部や骨癒合遷延部の一部であるので，仮骨や骨性架橋が椎体周囲と骨癒合し，不安定性が減少してくるとcleftの大きさも縮小してくる[11]．遷延治癒では仮骨から成長した骨性架橋が椎体側方によく観察されるようになる．仮骨は椎体周囲の骨癒合を助け，骨性架橋は骨癒合遷延部や椎体内cleftを包み込むように成長し，隣接椎体と連続するようになり椎体内不安定性を減少させる[11]．遷延治癒となった自験例30例のうち19例でcleftが受傷後2週～7か月(中央値2.5か月)で観察され，1年以内に10例が，最終的に12例で消失した(4.5～17か月：中央値8.5か月)．Cleft自体が骨組織によって修復されることは少なく，むしろ荷重により圧潰しながら縮小すると思われる．その結果として，椎体中央部の高さは減少し，椎間板間隙は拡大する．消失したcleft周囲には骨硬化像はみられなかったが，残存した骨癒合遷延部やcleft周囲には次第に骨硬化性変化がみられるようになった．

体動時痛や椎体内cleftの消失および骨癒合遷延部の骨癒合ならびにMRIの輝度回復は受傷後2年までに生じる[6,11,13]と報告されていることから，骨折修復機転は少なくとも2年は続くと思われ，偽関節の診断は慎重でなければならない．したがって，受傷後3か月を過ぎ，椎体内cleftがみられれば偽関節という診断のもとに椎体形成術などの手術を安易に行うべきではなく，正確な診断と丁寧な生活指導により，保存治療を優先すべきである．

保存療法

治療の基本は保存療法である．受傷後1か月の間，骨折部は不安定で容易に椎体は変形するので特に注意が必要である[8]．椎体圧潰が進行し，骨癒合が遷延しやすい骨折部位として胸腰椎移行部が指摘され[2,6]，骨折形態として高度椎体圧潰や椎体後壁損傷[9]が示されている．治療法で問題となるのは治療開始の遅れなどのために適切な外固定が行われていないことであり，早期に診断し，適切な治療を行う必要がある[6,12]．

初期治療ポイントは以下の通りである[8]．
・反張位整復を行わない．
・外固定は硬性コルセットもしくはギプスを使用する．
・肥満があると外固定力は低下するので安静臥床期間を長くする．

脊椎圧迫骨折を整復すると骨折部のかみ合わせをはずすことになり，さらに不安定性が増加するので，椎体圧潰が高度でなければ整復しないようにする．

外固定は軟性コルセットでは椎体圧潰が進行しやすく，骨癒合も遷延しやすいため不十分で，硬性コルセットを主に使用する．特に骨癒合が遷延しやすい胸腰椎移行部の椎体後壁損傷例は体動時腰痛も強いので2週ほどの臥床安静期間を設けている．その後に硬性コルセットを装着して歩行を開始する．受傷直後から歩行するときは体幹ギプス固定を行うようにする．また，肥満があり外固定が不十分と判断されるときは必ず2週以上の臥床安静を行っている[8]．上記のように治療した椎体後壁損傷40例(平均年齢77歳)では，外固定は受傷後33～135日(中央値65.5日)まで行い，6例が遷延治癒となったが，体動時痛は17～269日(中央値48.5日)で消失し，全例で骨癒合した．椎体前方圧縮率も初診時1～43%(中央値19%)から最終時3～85%(中央値27%)になったが有意差なく椎体高は保たれた[8]．

一方，50～60歳代の元気な人には整復を行って

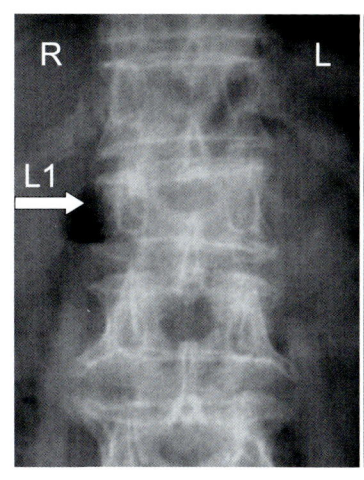

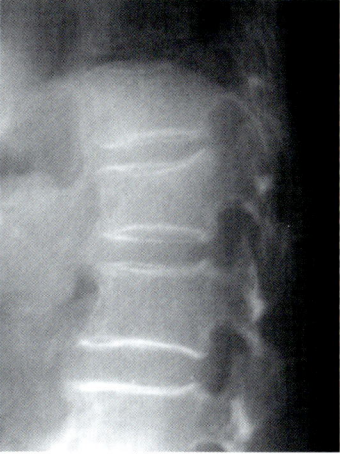

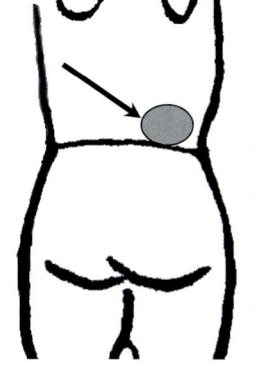

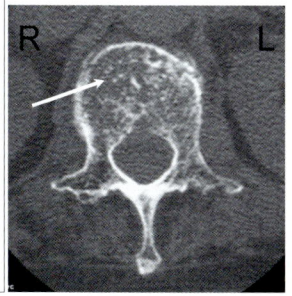

図 II-116　79歳，女性．受傷椎体 L1
椎体右側の骨折（白矢印）で右側の体動時腰痛（黒矢印）を訴えていた．硬性コルセットを装着後，ベッドの都合で右側から起き上がっていたが，左側から起き上がるようにしたところ，体動時腰痛は激減した．

いる[4]．後弯変形が残ると慢性痛が残りやすく，受傷前の仕事に復帰しにくいからである．この際に骨粗鬆症があると椎体前方部に骨欠損が生じやすい[4)5)]ので，整復位の保持のため椎体前方部が骨癒合するまで長期間外固定を行うか骨欠損部に人工骨を充填している[5]．反張位ギプス固定を行った破裂骨折12例（平均年齢60.2歳）では0〜12週（中央値8週）から歩行を開始し，受傷後11〜17週（中央値12週）までギプスを装着後，硬性コルセットを受傷後15〜26.5週（中央値18.5週）まで装着した．体動時痛は受傷後2〜60週（中央値8週）で消失し，4例が遷延治癒になったが全例で骨癒合した．椎体前方圧縮率も初診時25〜62%（中央値44.5%）から最終時5〜33%（中央値23%）と有意に改善した（$p<0.0001$）[4]．

日常生活指導

畳の上よりむしろ立ち上がりやすいベッドでの生活を勧めており，側臥位からの起き上がり方を説明する．また，画像検査で左右どちらが多く圧潰しているかを調べ，椎体圧潰の少ないほうや痛みの少ないほうからの起き上がりも勧めている（図 II-116）．それでも椎体後方部に骨硬化像がみられるころまで強い痛みが続きやすいので，寝たり起きたりの回数はあまり多くしないほうがよいと思われる．頻尿の人は特に寝たり起きたりする

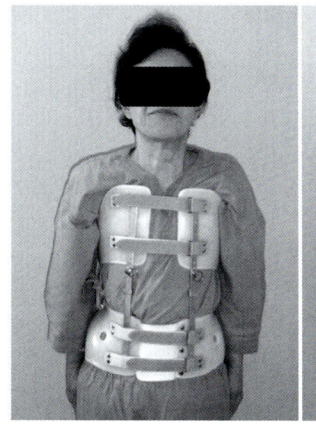

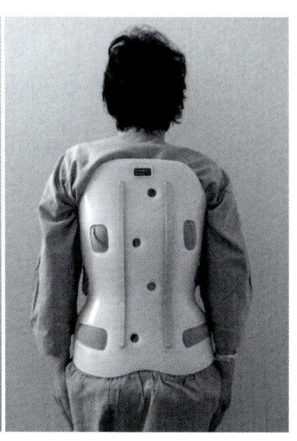

図 II-117　硬性コルセット
前方と後方を一体化し，通気性の確保のため装具の前後面にいくつか穴を開け，さらに前方部を大きく開窓し固定力が低下しないように金属フレームで補強してある．

ことが多いので，受傷早期には尿の回数を減らすお薬を飲んでもらうこともある．受傷後1〜2か月間は入浴を控え，洗髪を含めて立位でのシャワー浴を勧めている．

遷延治癒になったときには骨癒合していない旨を必ず説明し[8)11)]，骨折部での不安定性が少なく，かつ起き上がるときに楽であるようにと考え，ベッド上では側臥位での安静を勧めている．また，重量物の挙上や長時間の農作業など骨折部に負担をかける作業を控えるように指導している[11]．

硬性コルセット（図 II-117）

胸腰仙椎装具はJewett型装具に代表されるよ

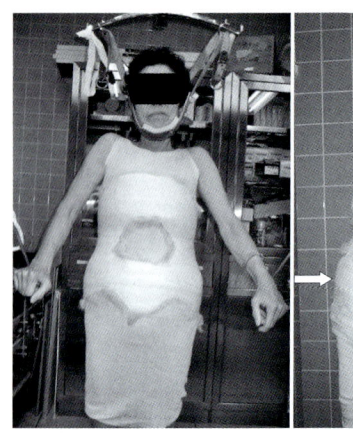

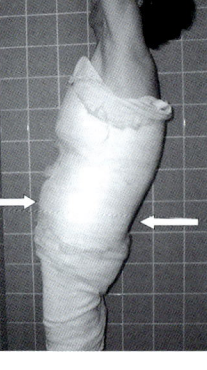

図 II-118　立位体幹ギプス
採型台に立ち，両手を支持台において体を安定させ，頚部を軽く牽引し，わずかに胸を反らすようにして胸部から恥骨部までギプスを巻く．腰部の固定性を増加させるために下腹部と仙骨部を前後に押さえながら（矢印），ギプスが固まるのを待つ．

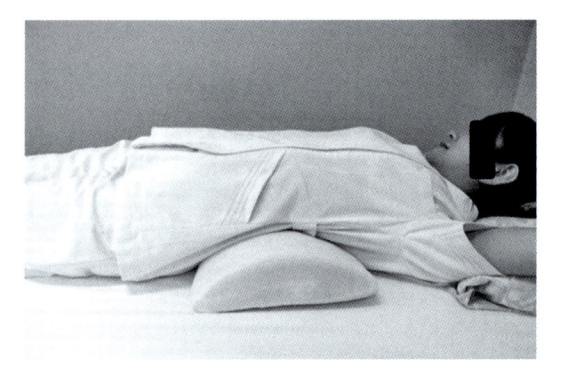

図 II-120　ベッド上反張位
高齢者では低反発ウレタン性の腰枕（30×50×7 cm）を腰部に当て反張位にする．

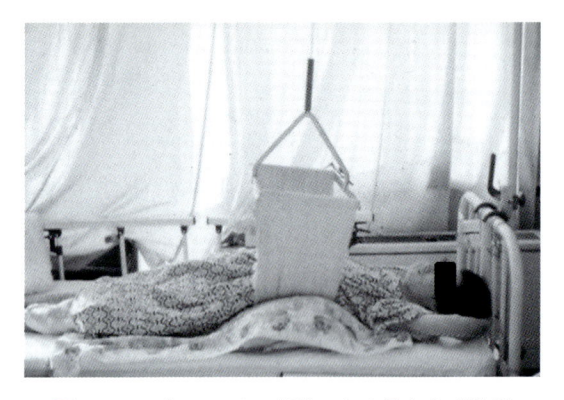

図 II-119　キャンパス牽引による吊り上げ整復
腰部に高さ5 cmほどで幅約20 cmの綿が入った小座布団を当て反張位にする．小座布団だけでは反張が減少するのでキャンパス牽引も併用する．

体幹ギプス（図 II-118）

二重折にしたストッキネット8号を頚部から大腿まで着せ，ストッキネットの間にムートン製のパッドを胸部・腸骨部・腰背部に当てておき，その上から綿包帯を巻きギプスの準備をする．ギプス固定は採型台に立ち，両手を支持台において体を安定させ，頚部を軽く牽引し胸を反らすようにしておき，幅の広いギプス包帯を用いて胸部から恥骨部まで巻く．胸部は乳房を包み込みさらに頭側にまでギプスを転がすように巻き，腰部はわずかに強めに巻く．巻き終わった後，直ちに下腹部を押さえ腰部の固定性を増加させる．最後に鼠径部と腋窩部を切除し上腹部を開窓する．背部はできるだけ高い位置で固定したほうがよいといわれている[1]．

反張位整復

整復を行いたいときは受傷当日に行い，遅くても受傷後5日目までには整復位とする[4)14)]．身体の柔軟な若年者ではキャンパス牽引で吊り上げて整復していたこともあった（図 II-119）が，最近は吊り上げずに高さ5 cmほどで幅約20 cmの，あまり沈みこまないように密に綿が入った小座布団のみを使用している[15)]．高齢者では柔らかい低反発ウレタン性の腰枕（30×50×7 cm，ユーテックスインターナショナル Co., Ltd.；名古屋）を腰部に当て反張位にすることもある（図 II-120）．整復が足りなければ反張位を強くするか，仰臥位吊り上げ式でギプスを巻く．麻痺例もこの方法で治療し

うに体の前面を胸骨部と恥骨部に，体の後面を胸腰椎部に支点をとり，3点固定で体幹の前屈位を避けるようになっている．しかし，2パーツに分離したものより着脱が容易な前後一体型のモールド型硬性装具が使いやすいので，胸部から腸骨を包み込むようにしたものを用いている．通気性に劣るので，装具の前後面にいくつか穴を開け，さらに前方部を大きく開窓し固定力が低下しないように金属フレームで補強している．立ち上がってから装着するのではなく，起き上がるときには装着していることが重要なので，おおむね1日中装着しているが，ベッド上で横になっているときは装具のベルトをゆるめるようにしている．

図 II-121
66歳, 男性. 第1腰椎破裂骨折. 麻痺 Frankel D 入院後直ちに反張位整復により麻痺はEに回復. 受傷後8週で側面像は整復位にあり, CT上椎体後方部は骨癒合しており歩行を開始した. 体幹ギプスを受傷後3か月まで, その後, 硬性コルセットを1か月間装着し椎体前方圧縮率は受傷時62%から2年後33%に, 脊柱管内陥入骨片占拠率は受傷時57%から30%に改善し, 症状は全くなく原職に復帰していた.

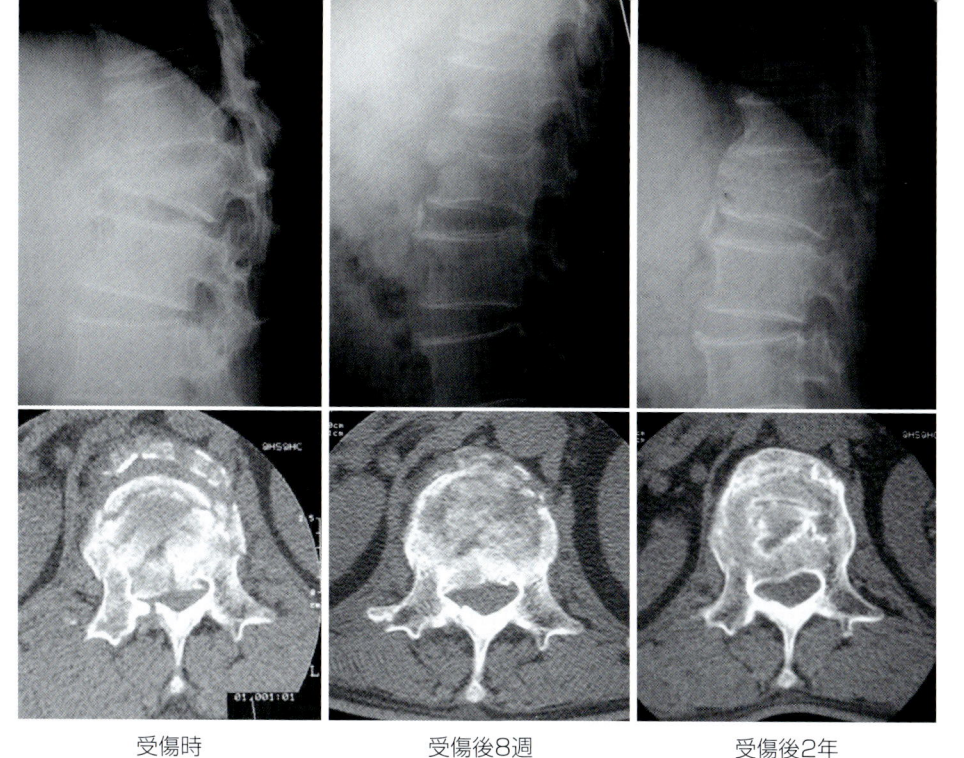

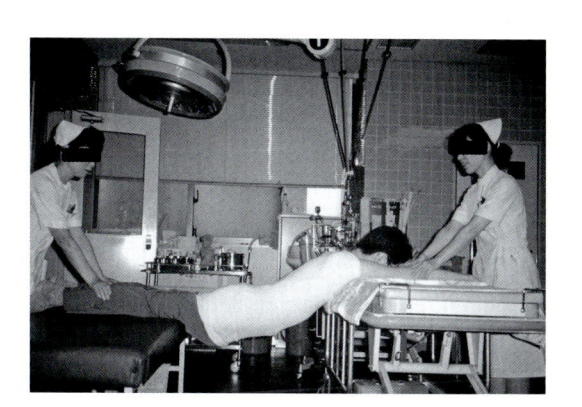

受傷時　　　　　受傷後8週　　　　　受傷後2年

図 II-122　腹臥位反張位体幹ギプス
頭部を高くして反張を強くし, 両手・両脚を介助者に支えてもらう. 胸骨部から恥骨部までギプスを巻き, 胸骨部は乳房を包み込みギプスを転がすように巻き, 腰部はわずかに強めに巻く.

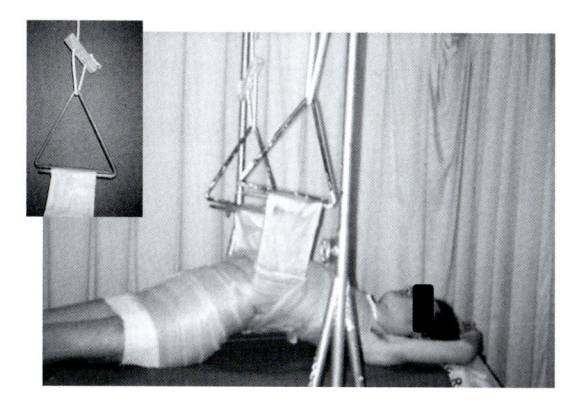

図 II-123　吊り上げ式背臥位体幹ギプス
幅15cmの布製のベルトを上位腰椎に当て吊り上げる. 布製ベルトは金属製のトライアングルを通して, 採型台の上から吊るした紐にワンタッチで止まるようにしてある. ストレッチャーの上に仰臥位にして布ベルトを設置し, ストレッチャーを下げることにより8cmほど吊り上げる.

ているが[16] (図 II-121), 麻痺が出現したり悪化したりしたことはなく安全で効果的である. 受傷後1週間は麻痺性イレウスが生じることがある[14]ので食事制限を行い, よく観察する. その間に整復位と椎体内骨欠損の程度を単純X線とCTで確認しておく. 体幹ギプスは受傷後1~2週過ぎてから腹臥位反張位 (図 II-122) で行う. 頭部を高くすると反張が強くなり, ずり落ちないように両手・両脚を介助者に支えてもらう. 既に整復して

あるのですばやく巻く. 胸骨部から恥骨部まで巻き, 胸骨部は乳房を包み込みギプスを転がすように巻き, 腰部はわずかに強めに巻く. 巻き終わった後, ギプスが硬化するまで腹臥位のまま直ちに下腹部と胸部に両手を当て下から持ち上げるようにすると患者は楽になり, 下腹部の圧が高くなり腰部の固定性も増加する.

さらに整復を行いたいときは仰臥位吊り上げ

式[14])で行う．幅15cmの布製のベルトを上位腰椎に当て吊り上げる．布製ベルトは金属製のトライアングルを通して，採型台の上から吊るした紐にワンタッチで止まるようにしてある．ストレッチャーの上に仰臥位にして布ベルトを設置し，ストレッチャーを下げることにより8cmほど吊り上げる（図Ⅱ-123）．仰臥位で行うので，異常が生じたときはすぐに対処できる．布製ベルトは引き抜きやすくするために油紙で巻いておき，吊り上げるときにベルトの間隔を狭くすると，胸部の圧迫感が強くなるので広くしておく．最後にベルトを引き抜き，開いた隙間にギプスを追加し，腋窩・鼠径部・上腹部をカットする．

体幹ギプス装着後は骨折型に応じて歩行を開始するが，破裂骨折で椎体が高度に粉砕した例は，椎体後方部が骨癒合する6～12週間ベッド上安静にする．その間も腰部に小座布団を当てギプスが壊れないようにするが，躯幹筋の訓練のため痛みに応じて尻上げ運動や両下肢挙上訓練を行う．

保存療法成功のコツ
- 整復するかしないか受傷早期に決める．
- 基本的には反張位整復を行わない．
- 外固定は硬性コルセットもしくは体幹ギプスを使用する．
- 肥満があると外固定力は低下するので安静臥床期間を長くする．
- 整復するときは受傷早期に反張位で行う．
- 反張位体幹ギプスを受傷後1～2週以後に装着する．
- 骨粗鬆症があると，椎体内前方部に骨欠損が生じやすいので，整復位保持のため椎体前縁が骨癒合するまで長期間外固定を行う．

（浦山　茂樹）

文献

1) 吉田　徹，見松健太郎，南場宏通ほか：骨粗鬆症性脊椎圧迫骨折の保存治療—体幹ギプス療法を中心に—．整・災外．**49**(7)：779-787, 2006.
2) Kim DH, Vaccaro AR：Osteoporotic compression fractures of the spine；current options and considerations for treatment. Spine J. **6**：479-487, 2006.
3) Silverman SL：The clinical consequences of vertebral compression fracture. Bone. **13**(Suppl 2)：S27-31, 1992.
4) 浦山茂樹，本多儀行，安田剛敏：低骨量を伴う50～60歳代の脊椎破裂骨折に対する保存治療—CTによる骨折治癒過程の観察—．関節外科．**23**(3)：356-365, 2004.
5) 浦山茂樹：胸腰椎部骨粗鬆症性脊椎破裂骨折に対するハイドロキシアパタイトを用いた局麻下経皮的椎体形成術．臨整外．**40**(7)：753-762, 2005.
6) Sugita M, Watanabe N, Mikami Y, et al：Classification of vertebral compression fractures in the osteoporotic spine. J Spinal Disord Tech. **18**：376-381, 2005.
7) 中野哲雄，越智龍弥，宮薗一樹ほか：骨粗鬆症性新鮮椎体骨折のMRIによる診断とX線像の経過観察による診断の異同．Osteoporosis Jpn. **12**(1)：89-90, 2004.
8) 浦山茂樹，今西理恵子，吉川　啓：骨粗鬆症性椎体骨折後壁損傷に対する保存治療．骨折．**29**(4)：735-739, 2007.
9) Hoshino M, Nakamura H, Terai H, et al：Factors affecting neurological deficits and intractable back pain in patients with insufficient bone union following osteoporotic vertebral fracture. Eur Spine J. **18**：1279-1286, 2009.
10) Cho T, Matsuda M, Sakurai M：MRI findings on healing process of vertebral fracture in osteoporosis. J Orthop Sci. **1**：16-33, 1996.
11) 浦山茂樹：骨粗鬆症性脊椎椎体骨折遷延治癒における骨癒合過程の観察．臨整外．**43**(4)：321-326, 2008.
12) Ito Y, Hasegawa Y, Toda K：Pathogenesis and diagnosis of delayed vertebral collapse resulting from osteoporotic spinal fracture. Spine J. **2**：101-106, 2002.
13) Yamato M, Nishimura G, Kuramochi E, et al：MR appearance at different ages of osteoporotic compression fractures of the vertebrae. Radiat Med. **16**：329-334, 1998.
14) 浦山茂樹，丸田喜美子，上田　剛ほか：胸腰椎破裂骨折に対する保存治療．MB Orthop. **5**(7)：33-45, 1992.
15) 浦山茂樹，佐伯次登，野上重知ほか：中・高齢者の高度椎体圧潰に対するハイドロキシアパタイト充填術．J Clin Reha. **20**(12)：1096-1100, 2011.
16) 浦山茂樹，上田　剛，藤江秀樹ほか：神経症状を伴った腰椎部破裂骨折の治療経験．骨折．**18**：387-392, 1996.

II．部位別治療の実際

5．高齢者の脊椎椎体骨折
2）手術療法

Abstract

　高齢者の脊椎椎体骨折，すなわち骨粗鬆症性椎体骨折の手術治療としては，外科的治療と保存治療との中間に位置する，経皮的に椎体を補強する手技（椎体形成術・balloon kyphoplasty；BKP）が存在する．本邦において2011年に導入されたBKPは安全かつ確実な手技であり，今後重要な役割を担っていくものと考えられる．また，外科的治療を考慮すべき病態には主に，遅発性麻痺・偽関節による強い腰背部痛・高度な局所後弯による起立歩行障害があり，前二者に対しては後方固定術が，後者に対しては短縮術が第一選択と考えられる．前方固定はいずれの病態をも適応とするが，しばしば後方固定の併用を要する．内固定剤のゆるみを防ぐためには，フック・高分子ポリエチレンテープ・クロスリンク・ハイドロキシアパタイトなどの使用を推奨したい．

Key words

骨粗鬆症（osteoporosis），椎体骨折（vertebral fracture），BKP（balloon kyphoplasty），脊椎固定術（spinal fusion）

手術に至る骨粗鬆症性椎体骨折の病態と手術適応

1．骨癒合遷延化のメカニズム

　様々な保存治療が行われていても，ときとして椎体の圧潰が進行し，遷延治癒や偽関節に至る．骨癒合が遷延化するメカニズムは以下のごとく考えられている[1]．

骨粗鬆症による骨の脆弱性と形成能の低下
↓
軽微な外力による脊椎骨折
↓
日常生活動作での反復するmicrodamageにより骨折治癒機転が障害
↓
椎体内の壊死および線維性結合組織への置換

> **ワンポイントアドバイス**
>
> ＜仰臥位と立位でのX線側面像を撮ろう＞　新規椎体骨折を正確に診断し，早期に適切な保存治療をすることが重要である．診断には仰臥位と立位（または座位）でのX線側面像が極めて有用であり，初診時に速やかに新規骨折の有無を診断可能である[2]．この仰臥位と立位（または座位）でのX線側面像は，骨癒合の判定や遷延治癒・偽関節の診断にも有用である．

2．外科的治療の適応

　外科治療の主な適応は以下のごとくである[3,4]．
　1）損傷した椎体の後壁の骨片が脊柱管に突出し，下肢の痛み・しびれ・麻痺や会陰部のしびれ・排尿障害などを生じる場合，
　2）椎体が骨癒合せずに偽関節となり痛みが残

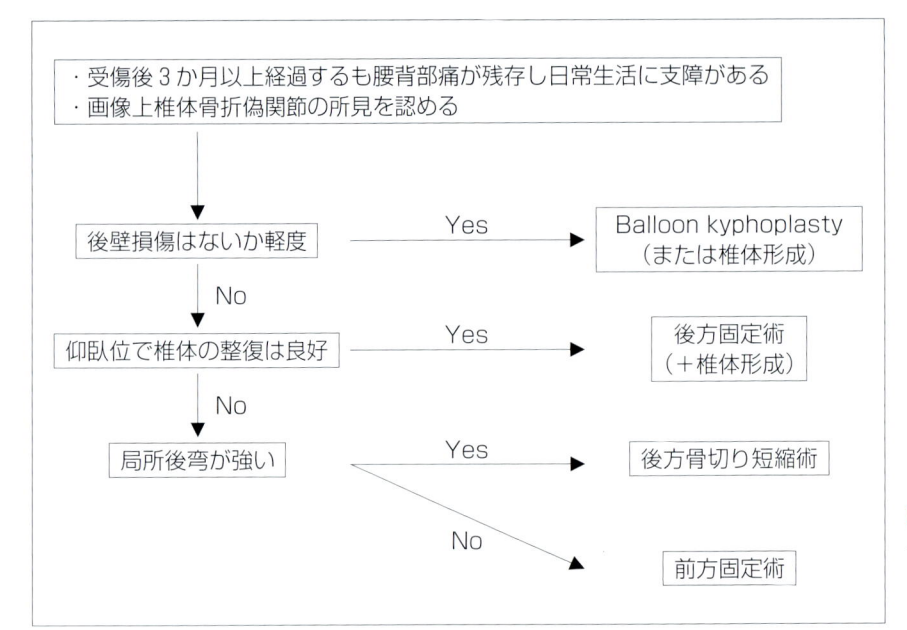

```
・受傷後3か月以上経過するも腰背部痛が残存し日常生活に支障がある
・画像上椎体骨折偽関節の所見を認める
        ↓
後壁損傷はないか軽度 ──Yes──→ Balloon kyphoplasty（または椎体形成）
        ↓No
仰臥位で椎体の整復は良好 ──Yes──→ 後方固定術（＋椎体形成）
        ↓No
局所後弯が強い ──Yes──→ 後方骨切り短縮術
        ↓No
        → 前方固定術
```

図 II-124 手術法選択のためのフローチャート

存する場合，

3）椎体の楔状化が著しく高度の局所後弯を呈する場合．

多くの場合，手術法にはいくつかの選択肢が存在し，答えは1つではないが，ここでは簡略化したフローチャート[5]を示す（図 II-124）．ある手術法だけを常に行うということなく，病態と患者の状態（年齢・合併症・既往症など）に合わせて最良の方法を選択することが望ましい．そのためにはあらゆる手術手技に精通していたい．

椎体形成術と balloon kyphoplasty (BKP)

1．椎体形成術（vertebroplasty）と生体材料

1）手術法の概略

局所麻酔下に経椎弓根的に生体材料を損傷椎体内に充填する治療法であり，保存治療と外科治療との中間に位置づけられるが，保存治療と比較して成績に差がないことが報告されている[6)7)]．欧米では骨セメント（PMMA）が用いられているが，肺塞栓などの重篤な合併症が多く報告されていることから，日本ではハイドロキシアパタイトやリン酸カルシウムが多く用いられている（図 II-125）．

2）椎体形成術の適応（厚生労働省 HP より）

受傷後3か月以上経過しても，なお偽関節などによる疼痛があり，椎体高は1/2以上残存し，当該椎体以外の既存の脊椎圧迫骨折は2椎体以下であるものに対して，施行椎体を1椎体に限定して行う，とされている．

> **注意すべき点**
>
> ＜椎体形成術は整形外科医が行う＞　注入時あるいは経過中にセメントやブロックなどが脊柱管内などに脱出して，麻痺や脊髄症状，馬尾症状，神経根症状などを発症した場合，緊急に脊柱管を開創して除圧などを図らねばならない．そのため経皮的椎体形成術を行うにしても，全身麻酔下に直ちに脊椎開創手術を行える施設で，それを行える医師が行うべきである．あるいはそれを行える医師との連携が確立している場合にしか行われてはならないことは当然である．

2．Balloon kyphoplasty (BKP)

1）手術法の概略

手技は圧潰した椎体内にバルーンカテーテルをX線透視下に経皮的に挿入し，バルーンを徐々に拡大して椎体高を回復させ，バルーンを抜去した後，椎体内に形成された腔隙に骨セメントを注入する（図 II-126，127）．

バルーンにより椎体高を回復させると同時に，セメントを注入する空隙をあらかじめ形成する点が前述の vertebroplasty との大きな違いであり，

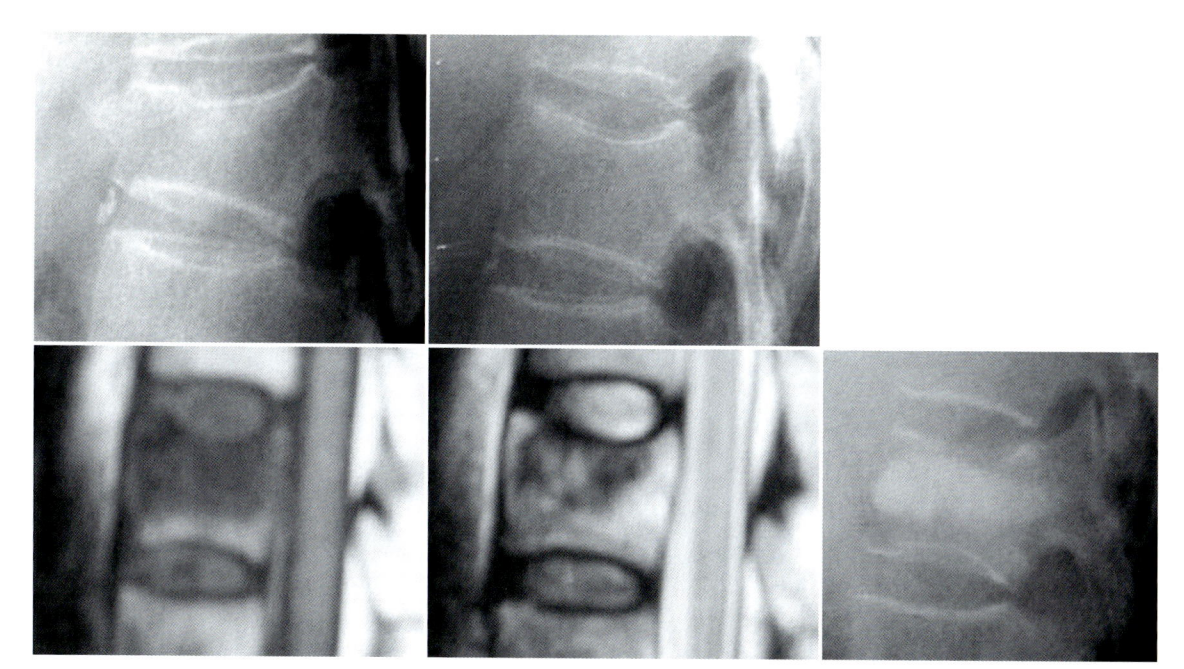

a	b	
c	d	e

図 II-125 71歳，女性．骨粗鬆症性椎体骨折遷延治癒

a：単純X線側面像（立位）．T12椎体前方部の椎体高は減少し，楔状化率は46％である．
b：単純X線側面像（仰臥位）．T12椎体前方部の椎体高は回復しており，楔状化率は18％である．この2枚のX線写真により椎体の不安定性ありと診断される．
c：MRI T1強調矢状断像．T12椎体内の骨髄の信号強度は低下している．
d：MRI T2強調矢状断像．cでの低輝度領域は，この画像では高低の信号強度が混在している．
e：受傷後3か月で痛みの改善なく，局所麻酔下にハイドロキシアパタイトを経椎弓根的に椎体内に充填（椎体形成）し，直後から痛みの改善を認めた．

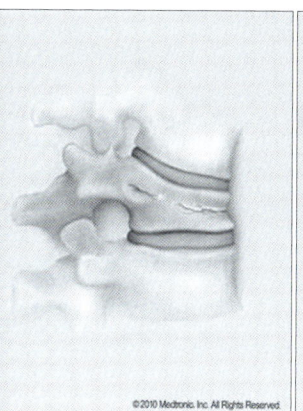

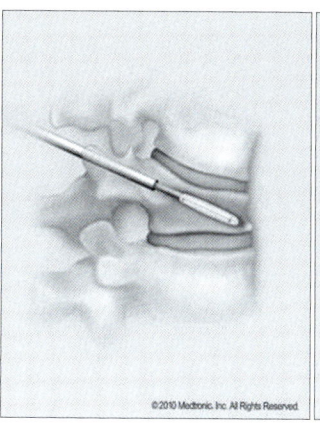

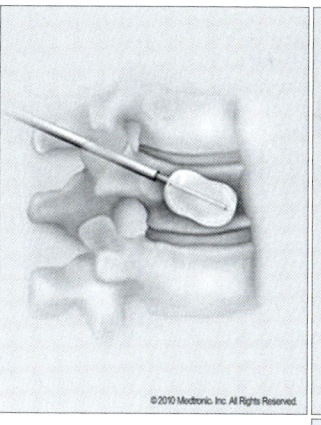

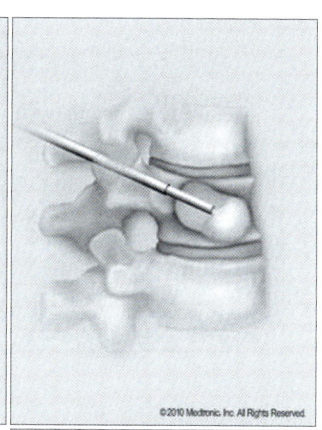

a	b	c	d
	e		

図 II-126
Balloon kyphoplasty（BKP）の手術手技のシェーマ
a：椎体骨折により椎体は楔状化している．
b：圧潰した椎体内にバルーンカテーテルをX線透視下に経皮的に挿入
c：バルーンを拡大し，椎体高を回復させる．
d：バルーンを抜去し，バルーンにより椎体内に形成された腔隙に骨セメントを徐々に注入する．
e：骨セメントが十分に充填され，椎体高は回復している．
（メドトロニック社資料より）

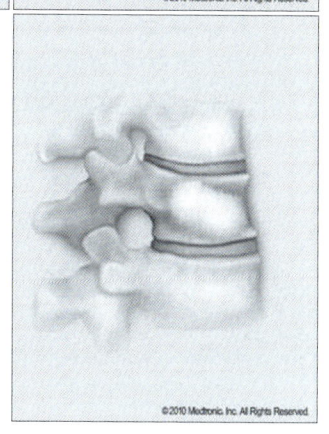

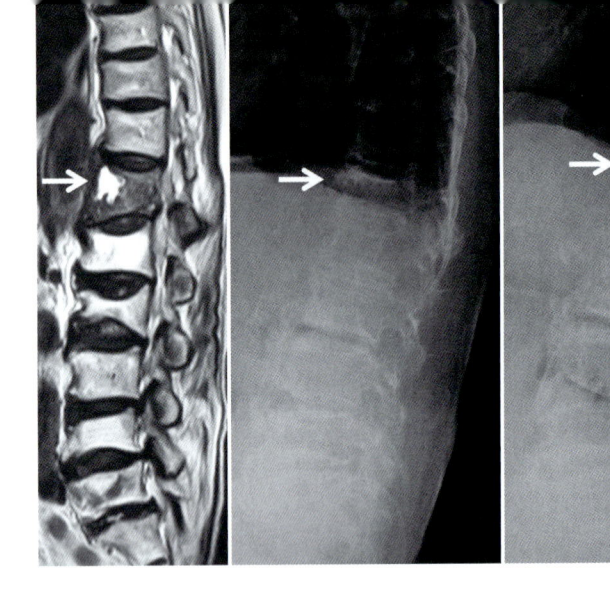

| a | b | c |

図 II-127
75歳，女性．骨粗鬆症性椎体骨折遷延治癒
- a：MRI T2 強調傍矢状断像．T12 椎体内に高輝度部分（液体貯留）を認める．
- b：単純 X 線側面像（立位）．T12 椎体は楔状化（→）しているが，後壁は保たれている．
- c：受傷後 3 か月で痛みの改善なく BKP 施行．全身麻酔下に椎体の頭側後外縁からのアプローチにより椎体内に骨セメントを充填し，直後から痛みが消失した．

それによりセメントの脊柱管内流出や肺塞栓などの合併症を回避し得る．

欧米では確立された手技であり，本邦においてもようやく承認され一部の施設で使用可能となった．筆者の経験によれば，極めて安全・確実な手技であり，大腿骨頸部骨折の手術同様に，多くの整形外科医によって施行されるようになると思われる．

2）手術適応

> **ワンポイントアドバイス**
>
> ＜BKP は 2 方向透視下に＞　X 線透視装置は 2 台用意し，2 方向を同時に見えるようにすることがポイント．間違いなく手術が安全・確実かつ迅速に終わる．胸椎では経椎弓根的アプローチではなく，椎弓根の頭外側で椎体の後外側上縁からのアプローチがおすすめである．

外科的治療

1．後方からの固定術

1）遅発性神経麻痺に対する手術

骨粗鬆症性椎体骨折では，high energy な外傷による破裂骨折と違い，受傷直後から麻痺が起こることはない．遅発性脊髄障害は，椎体の後壁損傷を伴う骨折において経過中に後壁が脊柱管内へしだいに大きく突出するか，損傷椎の局所後弯が進行することにより発生する．入院安静・外固定，外科的には固定術のみにより筋力が改善することも多い．一方で椎弓切除術単独は脊椎の支持性を低下・局所後弯を増強させ，神経症状の悪化につながることが懸念される．

2）偽関節に対する手術

本邦で比較的多く行われているのは，ハイドロキシアパタイトを用いた椎体形成を併用した後方固定術である．骨粗鬆症性でない椎体破裂骨折に対してはインストゥルメントを用いた矯正が行われることが多いが[8]，骨粗鬆症性椎体骨折においては体位による矯正以外，インストゥルメントを用いた矯正は原則として行っていない（図 II-128）．矯正操作によるスクリューのゆるみが懸念されることと，矯正位を維持するためにはより多くの固定アンカーを必要とするためである．

> **ピットフォール**
>
> ＜偽関節の画像診断と手術法の選択＞　単純 X 線側面仰臥位・立位像において alligator mouth と呼ばれる椎体不安定性所見を認める．MRI 上は椎体内偽関節部の裂隙に液体貯留像がみられる（図 II-128, 129）．MRI 上は同様の所見であっても，再構成 CT では，椎体内の裂隙周囲の骨がしっかり残存している場合（図 II-128）と，壊死・吸収されている場合（図 II-129）があり，注意が必要である．椎体形成術を併用した後方固定術は前者に対して適応となるが，後者に対しては適応とならないと考えられる．

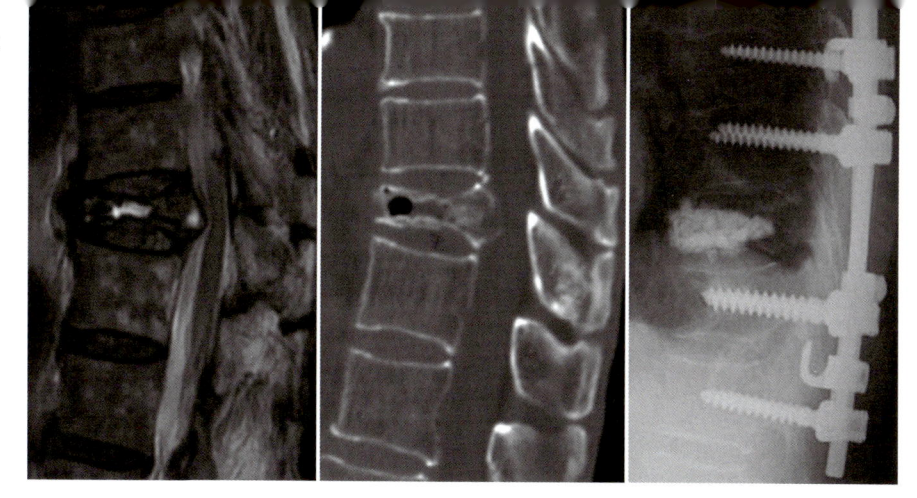

図 II-128　78歳，男性．強い腰背部痛により起立・歩行困難な偽関節例
a：MRI T2強調傍矢状断像．T11椎体内に高輝度部分(液体貯留)を認める．
b：CT矢状断像．T11椎体内に空隙を認めるが，周囲の骨組織は連続性を保っている．
c：術後1年での単純X線立位側面像．T11椎体にハイドロキシアパタイトを用いた椎体形成を行ったうえで，PSならびにhookを使用した固定を行い経過良好である．

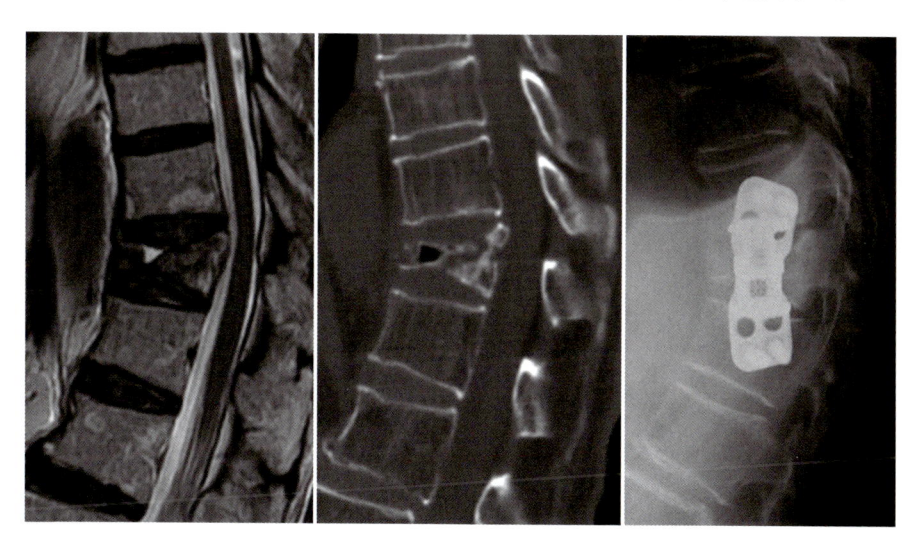

図 II-129　78歳，男性．強い腰背部痛により起立・歩行困難な偽関節例
a：MRI T2強調傍矢状断像．T11椎体内に高輝度部分(液体貯留)を認める．
b：CT矢状断像．T11椎体内に空隙を認めるが，周囲の骨組織は連続性を保っておらず，椎体の壊死が広範であることが推測できる．図 II-127と類似した症例であるが，本例では椎体形成術は適応にならないと考えられる．
c：術後1年での単純X線立位側面像．T11椎体にexpandable cageを用いた椎体置換を行ったうえで，locking plateを使用した前方固定を行い症状は消失している．

2．前方固定術

椎体骨折においては，前方支柱再建が原則であることはいうまでもなく，前方固定術は，遅発性麻痺・偽関節・局所後弯などの様々な病態に対して適用される．特に椎体の壊死・圧潰が高度な場合には，前方からの手術が必須と考えられる(図 II-129)．したがってその意義は重要であるが，追加的な後方固定が必要な症例も少なからず存在する．

近年，前方固定用のプレートには四肢の骨折手術と同様のロッキングプレートが，さらに椎体置換用ケージには簡単な操作でケージ自体が伸延するexpandable cageが使用可能となり，固定性が向上するとともにスクリュー・ルースニングのリスクが軽減されている．

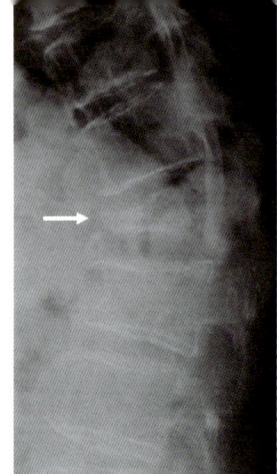

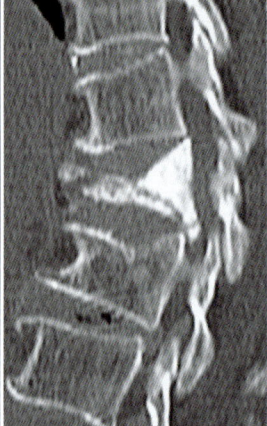

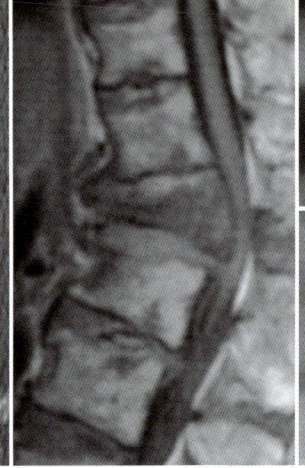

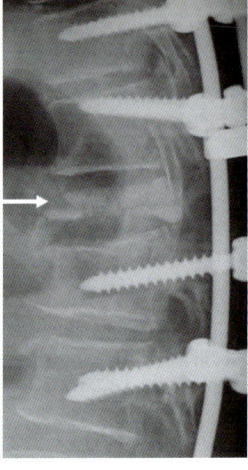

図 II-130　68 歳，女性．遅発性神経麻痺を伴った後弯例　　a | b | c | d
　a：単純 X 線側面像（受傷後 7 か月）．L1 椎体は楔状化（→）している．
　b：CT 矢状断像．楔状化した L1 椎体に強い骨硬化を認める．
　c：MRI T1 強調矢状断像．L1 椎体後壁の脊柱管内への突出を認める．
　d：術後単純 X 線側面像．L1 椎体の pedicle subtraction osteotomy（→）および
　　　後方固定を行った．アライメントおよび麻痺は良好に改善した．

> **コツ**　＜胸腰椎移行部へのアプローチ＞
>
> （1）正確な側臥位とし，切除予定の肋骨の上にワイヤーなどを貼り付けて X 線撮影し，皮切位置が正しいかを確認．
>
> （2）肋骨を切除したら肋軟骨をメスで縦切開し，上下の肋軟骨片に糸をかけておき，この肋軟骨片の間から腹膜外腔に進入し，腹斜筋と腹横筋をまとめて腹側に 5 cm ほど切開する（前方の皮切・筋肉の切開は最小限とする）．腹側では腹膜が薄く損傷しやすいので注意．その後，背側で横隔膜を腹側から十分確認する．
>
> （3）肋骨床を切開しその尾側で胸膜を剥離していく．先に確認した横隔膜を胸壁から 1～2 cm のところで背側に向かって切開していく．横隔膜の脚を確認してこれを切離すると目標とする椎体に到達する．
>
> （4）分節動静脈をまとめて結紮し，椎体の側壁から椎弓根を展開．椎体の前後壁と反対側の側壁を残して海綿骨を十分切除する．進入側の椎弓根を切除して硬膜間と脊柱管に突出した骨片を確認し，その間を剥離して骨片を腹側の椎体内に還納するようにして切除する．

3．後方からの椎体骨切り（短縮）術

1）手術法の概略

　この手術は，手術操作および短縮による脊髄への影響を考えると，腰椎に適応すべきと思われる．腰椎においては横突起を切離し，損傷椎の椎弓根・椎弓・上下関節突起・頭側椎の下関節突起などを切除（骨移植に用いる）した後，損傷椎の上下の終板を温存して椎体を楔状に切除し，短縮する．

2）手術法の長所・短所と適応

　この手術法は神経組織の除圧，後弯の矯正，固定を同時に行える優れた術式である（図 II-130）．一方で，高齢者に対し手術時間や出血量の点で侵襲が大きいことは言うまでもない．また，本来椎体骨折であり前方支柱の損傷であるこの外傷に対し，ほぼ完全に後方部分を切除することにより，脊柱の支持性を失ってしまうことは，感染などの合併症が起こった場合のことを考えると，安易に適応とすべき術式ではないと思われる．Rigid な局所後弯を合併した高度楔状変形例で神経除圧が必要な症例が適応となる．

> **コツ**　＜短縮術を安全に確実に[9]＞
>
> （1）椎体側方の展開はコブラスパにガーゼを巻いて鈍的に行う．これにより十分前方まで出血することなく骨膜下に展開することが可能であ

る．途中でガーゼがしばしば裂けるのでその点に注意する．

（2）骨切りのために椎体後面を露出する際，硬膜外の豊富な静脈叢はペンフィールドを2本用いて内側によけることができ，骨切り・骨切除終了後は著明に縮小している．この方法はTLIFの準備の際も同様で，椎間板椎体後方の静脈叢を頭外側によけることができる．なるべく戦わないのがコツ．

（3）椎体前方の海綿骨は鋭匙を用いて切除していき，前方の骨皮質まで到達する．椎体側方の骨皮質は骨切りの最終段階まで残しておくと様々な操作が安心して行え，最後にリュウエルで切除する．

（4）また，この手術においては，短縮した椎体を支持しているのは上下の椎間板のみであり，骨性には支持されていない．最近，筆者らは短縮椎上下の椎間に経椎間孔的後方椎体間固定術（TLIF）[10]を追加して，前方支柱を再建している．

ピットフォール ＜合併症を防ぐために＞

（1）L3神経根を十分に外側まで除圧せずに骨切りを行うと，十分な骨切り幅が確保されず，また過度に神経根をレトラクトすることにより術後に神経症状（筋力低下や大腿のしびれなど）が出現するリスクがあるため，注意が必要である．

（2）短縮は術者と助手が徒手的に行う．インプラントにより椎体を圧迫・短縮しようとするとインプラントがゆるみやすい．

4．骨粗鬆症に起因する内固定材のゆるみや脱転への対策

1）アンカーの種類と数を増やすことが重要

胸椎の下向きはラミナフック，上向きはファセットフック，腰椎はいずれもラミナフックとする．胸椎の下向きのラミナフックは脱転時に脊髄を圧迫するリスクがあるが，代用としての横突起フックに関しては，下位胸椎では解剖学的に横突起が小さいこと，さらに骨粗鬆症例において横突起は易骨折性であることなどが懸念される．

2）スクリューの補強のためにはハイドロキシアパタイト

数本のHAスティックを椎弓根から椎体内に充填した後，スクリューを挿入している．

3）仙骨のスクリューは前方骨皮質を貫通する

ストレートのプローベを用いると良い．その際，L5神経根損傷や内腸骨動脈損傷のリスクがあるため，約20°内向きに刺入する．

4）高分子ポリエチレンテープ

椎弓下に通した高分子ポリエチレンテープをロッドまたはクロスリンクと締結する．損傷椎の上下に少なくとも2本ずつ，可及的に多く使用する．以前はワイヤーが使用されていたが，骨粗鬆症骨においてはワイヤーは骨をチーズカットしていくため用いられない．

5）クロスリンクの設置

インプラントの頭側と尾側の2箇所に設置すると強力である．

術後に発生する椎体骨折

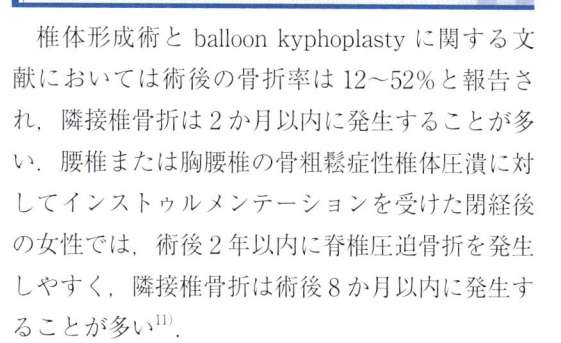

椎体形成術とballoon kyphoplastyに関する文献においては術後の骨折率は12〜52％と報告され，隣接椎骨折は2か月以内に発生することが多い．腰椎または胸腰椎の骨粗鬆症性椎体圧潰に対してインストゥルメンテーションを受けた閉経後の女性では，術後2年以内に脊椎圧迫骨折を発生しやすく，隣接椎骨折は術後8か月以内に発生することが多い[11]．

骨粗鬆症性椎体圧潰に対する固定術を行う際には，こうした新規骨折の発生に留意する必要があることを銘記したい．

ワンポイントアドバイス

＜椎体骨折による後弯化と矢状面バランスの諸問題＞　中位胸椎に圧迫骨折が多発すると円背となり，後弯が胸椎だけでなく腰椎でも発生すると全

後弯となる.円背や全後弯では脊柱の重心は大きく前方へ移動し,杖やsilver carでの前屈歩行となる.また,腰椎背筋群のコンパートメント内圧が上昇し筋阻血状態となり,筋・筋膜性腰痛と間欠跛行が生じる.この間欠跛行のために腰部脊柱管狭窄症として治療されることが少なくないが,下肢症状ではなく腰痛が主体であること,脊柱の矢状面バランスが悪く,重心が前方へ移動しているために前屈しているのであって,前屈での症状の改善はないことにより鑑別可能であり注意したい[12].また,こうした後弯変形に伴う矢状面バランスの障害は,診察室での座位ではわからず,また支持あり(何かにつかまって撮影)でのX線像にも表れない.問診が重要であるとともに,自分の目で歩容を確認するようにしたい.

おわりに

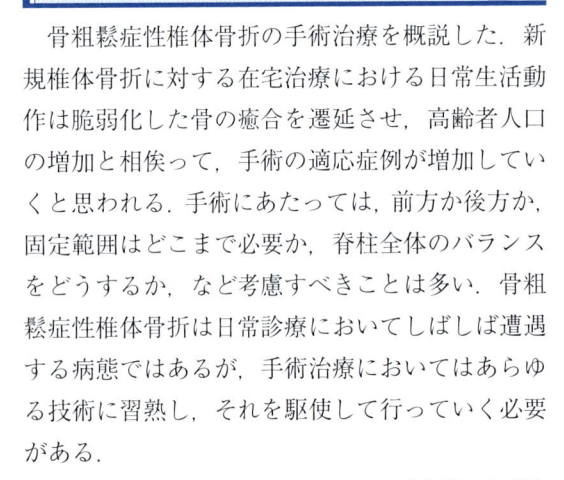

骨粗鬆症性椎体骨折の手術治療を概説した.新規椎体骨折に対する在宅治療における日常生活動作は脆弱化した骨の癒合を遷延させ,高齢者人口の増加と相俟って,手術の適応症例が増加していくと思われる.手術にあたっては,前方か後方か,固定範囲はどこまで必要か,脊柱全体のバランスをどうするか,など考慮すべきことは多い.骨粗鬆症性椎体骨折は日常診療においてしばしば遭遇する病態ではあるが,手術治療においてはあらゆる技術に習熟し,それを駆使して行っていく必要がある.

(豊根　知明)

文献

1) 豊根知明:教育研修講演:骨粗鬆症性椎体骨折の病態と治療.J Spine Res. **1**:62-70, 2010.
2) Toyone T, Tanaka T, Kato D, et al:Changes in vertebral wedging rate between supine and standing position and its association with back pain:a prospective study in patients with osteoporotic vertebral compression fractures. Spine. **31**:2963-2966, 2006.
3) 豊根知明:脊椎圧迫骨折.今日の治療指針:私はこう治療している2009年版.801-802,医学書院,2009.
4) 豊根知明:(Part 6)脊椎骨折の治療　保存療法とKyphoplastyなどの外科的治療　保存治療と外科的治療の考え方.Bone Joint Nerve. **1**(2):349-357, 2011.
5) 豊根知明:脊椎骨折.整形外科臨床パサージュ第4巻　骨粗鬆症のトータルマネジメント.中村耕三総編集,中山書店,218-228, 2010.
6) Buchbinder R, Osborne RH, Ebeling PR, et al:A randomized trial of vertebroplasty for painful osteoporotic vertebral fractures. N Engl J Med. **361**:557-568, 2009.
7) Kallmes DF, Comstock BA, Heagerty PJ, et al:A randomized trial of vertebroplasty for osteoporotic spinal fractures. N Engl J Med. **361**:569-579, 2009.
8) Toyone T, Tanaka T, Kato D, et al:The management of acute thoracolumbar burst fractures with transpedicular intracorporeal hydroxyapatite grafting following indirect reduction and pedicle screw fixation:a prospective study. Spine. **31**:E208-214, 2006.
9) 豊根知明:骨粗鬆症性椎体骨折後の後弯変形に対するPSO(Pedicle Subtraction Osteotomy).整形外科 Surgical Technique. **1**(5):15-30, 2011.
10) 豊根知明:経椎間孔的腰椎後方椎体間固定術(TLIF).整形外科手術イラストレイテッド・腰椎の手術.戸山芳昭総編集,109-117,中山書店,2010.
11) 豊根知明,男澤朝行,和田佑一ほか:胸腰椎固定術の長期成績—固定術後に発生する椎体骨折に注目して.関節外科. **28**:620-624, 2009.
12) 豊根知明:高齢者の腰痛:画像診断のポイント.日本医事新報. **4493**:69-72, 2010.

6. 骨盤輪骨折

Abstract

骨盤輪骨折は高エネルギー外傷によって生じ，生命の危機や多くの合併損傷を伴う場合もある重篤な外傷である．搬入後直ちに単純X線前後像と造影CT撮影を行い，骨折型の判定と急性期の迅速な出血性ショック改善のためTAEと創外固定を行う．循環動態が安定した後，画像診断で後方要素の破綻状態を正確に判断して，その骨折型に合った適切な固定法を考慮する．部分不安定型であれば創外固定で，完全不安定型では後方要素に対してプレートを用いた内固定が必要になる．また，軟部組織損傷や神経損傷に対しても注意しないと，治療期間の延長や後遺障害を残す結果となる．

Key words

高エネルギー外傷（high energy trauma），骨盤輪骨折（pelvic ring fracture），前方要素（anterior structures），後方要素（posterior structures），完全不安定型（completely unstable fracture）

はじめに

骨盤は寛骨と仙骨で構成され，重要な造血，貯血臓器であるとともに，骨盤腔に臓器を保持し，上半身の荷重を下肢に伝える重要な役割を持つ．特に，骨盤の後方は強靱な靱帯と仙骨で構成され，骨盤輪の安定性に非常に重要な役割を果たしている．骨盤輪骨折の多くは高エネルギー外傷で発生し，出血性ショックや尿路生殖器損傷などの合併損傷を伴ったりすることが多い．急性期の迅速かつ適切な初期治療と，正確な診断に基づいた根治的治療を行わないと，不幸な転機や大きな後遺症を残す結果となる．本稿では初期治療と正確な診断，および各骨折型に適した根治的治療法について概説する．

診 断

1．臨床診断

問　診：受傷機転をよく聞く．

視　診：開放創の有無，皮下出血の部位，骨盤の左右差の変形，会陰部の皮下出血，陰嚢・陰唇の腫大，尿道・膣・肛門からの出血，下肢長差を注意深く診る．

触　診：圧痛部位，骨盤の不安定性，骨盤周囲の皮下血腫，皮下デグロービング損傷（Morel-Lavallee lesion）の有無，下肢の感覚・運動障害の確認．

> **落とし穴・注意すべき点**　皮下血腫やMorel-Lavallee lesionは初診時見逃されやすいので注意を要する．骨盤周囲をよく触診すること．

2．画像診断

1）単純X線

一般に骨盤前後像，骨盤入口像，骨盤出口像の3方向を撮る．ただし，搬入時循環動態が悪いときは前後像のみ撮影する．

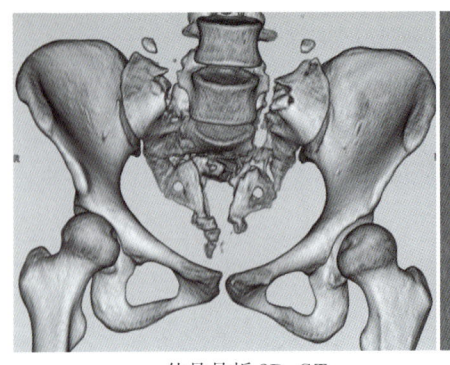

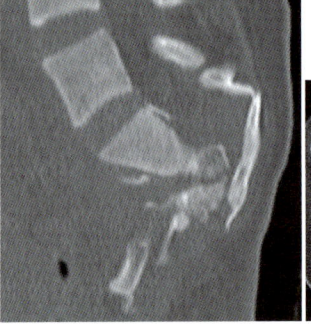

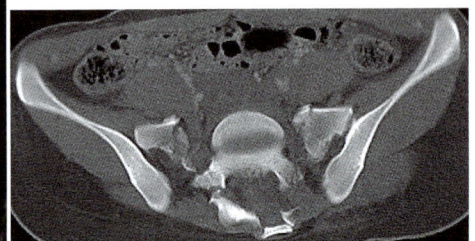

a．仙骨骨折 3D-CT　　　　　　b．CT 側面像　　　　　　　c．CT 軸面像

図 II-131　仙骨 H 字骨折

2）CT

骨盤後方部の損傷状態を把握するため必須．骨盤輪の回旋変形，および骨折周囲の血腫や軟部組織損傷の把握．造影 CT は活動性出血の有無まで確認できるため有用である．

3）3D-CT

骨盤輪骨折の部位，程度，転位方向が一目瞭然に把握できる．

3．造影検査

尿路造影は膀胱損傷，尿道損傷の診断に不可欠で，Foley カテーテルの挿入は，造影のみならず治療としても必要である．

> **ワンポイントアドバイス**　骨盤後方部の損傷は単純 X 線前後像では読影が難しいので CT でしっかり確認する．

骨折型

1．骨盤輪

骨盤輪骨折の骨折型は，受傷機転として前後からの圧迫（AP compression），側方からの圧迫（lateral compression）といわゆる Malgaigne 骨折に代表される垂直剪断（vertical shear injury）による外力の方向によって生じた骨折型で分類される．受傷機転から分類する Young & Burgess 分類は，出血量，合併損傷に関与するが，治療方針を決定するには，骨盤輪の安定性に重要な後方要素の損傷状態に重点を置いた AO 分類[1]が広く用いられる．

2．仙　骨

仙骨は 3 つの zone に分けた Denis 分類[2]が用いられる．Zone II は神経孔部で骨折するため神経損傷を合併することが多い．また，特殊例として高所からの転落例では，H 型に骨折する suicide jumper fracture が生じる（図 II-131）．

3．不安定性の評価

徒手的不安定性，2.5 cm 以上の恥骨結合離開，骨盤輪後方部の 1 cm 以上の転位，仙骨骨折，第 5 腰椎横突起骨折があれば完全不安定型骨盤輪骨折（type C）が疑われる．C1 は片側の完全不安定型で，type C1-1 は大坐骨切痕で完全に断裂し転位した骨折型で，type C1-2 は仙腸関節脱臼，または脱臼骨折で，腸骨後方が転位せず残っている形を crescent fracture と呼び，type C1-3 は仙骨骨折である（図 II-132）．

治療法

1．急性期の治療

出血のコントロールが重要で，部分不安定型（type B）と完全不安定型（type C）に対して，まず循環動態の安定と骨盤輪を安定させる方法として以下の方法が用いられる．

1）PASG（pneumatic anti-shock garment）

どこででも短時間で簡単に装着でき，上半身の循環血液量を確保できる．しかし，長期装着すると合併症をきたすため，患者搬送時および搬入初期時のみ使用したほうが良い（図 II-133-a）．

2）シーツラッピング

搬入直後，とりあえず早急にできる簡単な骨盤固定方法で[3]，シーツを幅 20 cm 位に折り，骨盤

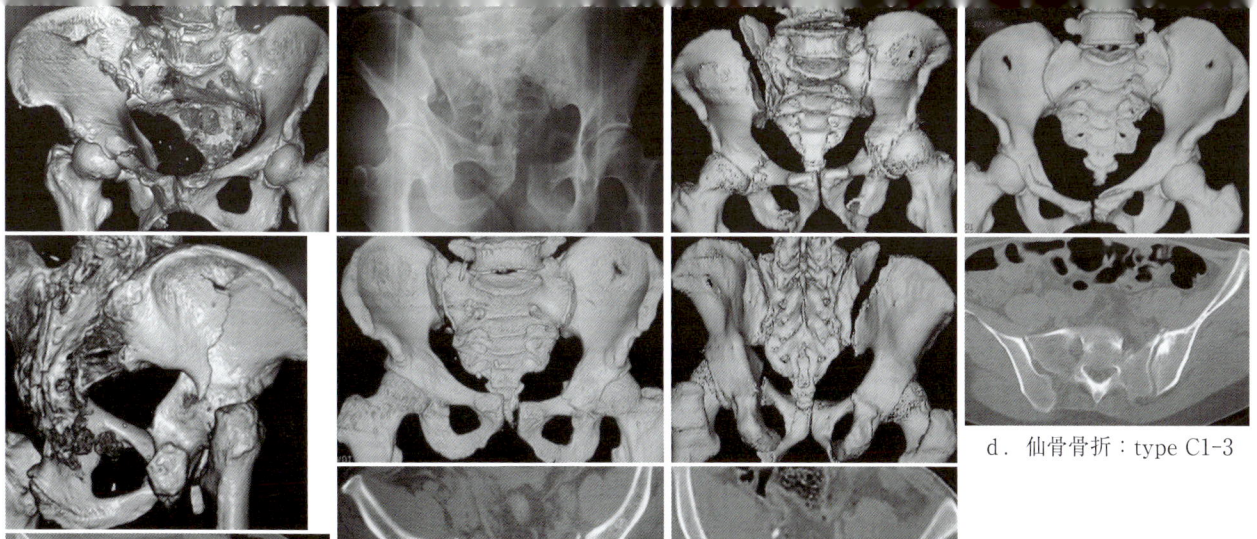

a．腸骨骨折：type C1-1
b．仙腸関節脱臼：type C1-2
c．仙腸関節脱臼骨折：type C1-2. Crescent fracture
d．仙骨骨折：type C1-3

図 II-132　完全不安定型骨盤輪骨折

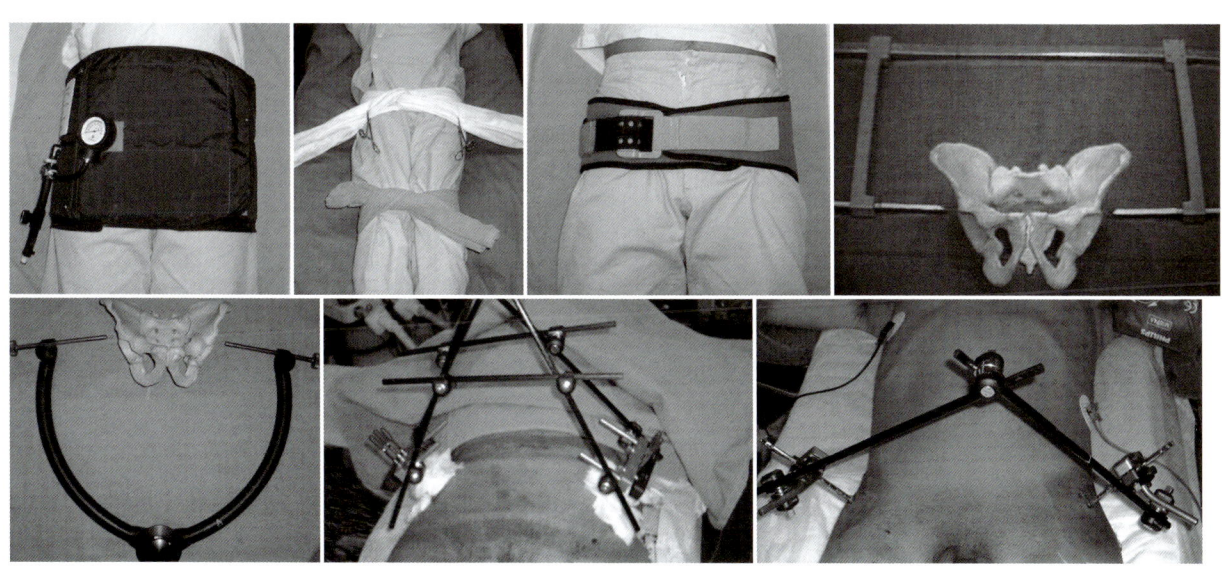

a	b	c	d
e	f	g	

図 II-133　急性期の固定法
a：PASG
b：シーツラッピング
c：サムスリング
d：AO/ASIF pelvic C-clamp
e：ACE pelvic stabilizer system
f：腸骨翼ハーフピン刺入法
g：下前腸骨棘ハーフピン刺入法

の大転子部に巻き，双方から縛り上げて固定する（図 II-133-b）．

3）簡易骨盤固定ベルト

バストバンドや抑制帯を用いてもある程度固定できるが，専用の製品が市販されている[4]．ベルトを骨盤の大転子部に回し引っ張り緊張を加える（図 II-133-c）．

4）C-clamp, pelvic stabilizer

超緊急用の特殊な創外固定である．救急室で素早く装着可能であるが，適応骨折型が限られ，皮膚・筋肉損傷や神経損傷，感染を起こす可能性もあり，適応には慎重を期する[5]．循環動態が安定したら，できるだけ早期に通常の創外固定に変更する必要がある（図II-133-d, e）．

5）直達牽引

垂直方向の不安定性がある場合は，創外固定を装着しても垂直方向に再転位する可能性があるため，大腿骨から鋼線牽引（8～12kg）を追加しておく．

6）通常の創外固定

3つの方法がある．両側の腸骨翼にハーフピンを刺入してフレームを組み立てて固定する方法は，一般的で慣れたらイメージなしで初療室でもできるが固定性は弱い．両側の下前腸骨棘に1本のハーフピンを刺入して前方でフレームを組む方法は，臼蓋上方の最も固くbone stockが豊富な部位にピンを刺入するため，より前方要素の整復固定性を強くする方法である．しかし，イメージが必要となる．この2つを組み合わせた方法はより固定性が向上する．ただし，創外固定は前方要素の固定には有効であるが，後方要素の破綻した完全不安定型に対する固定性は期待できない．

a）腸骨翼ハーフピン刺入法（high route法）：
両側の腸骨稜部を消毒した後，上前腸骨棘から1cm後方に約1cmの皮膚切開を加え，腸骨の内板と外板を指で挟み刺入方向を確認して，ハーフピンを腸骨翼の傾斜に沿って髄内に刺入する．さらに1cm後方に同様に2本目，3本目と刺入していく．両側に2～3本のハーフピンが刺入されたらクランプを取り付け，左右をバーで連結する[6]（図II-133-f）．

> **ワンポイントアドバイス** Type C1-2の場合は，内固定の際，前方進入の術野に入り感染のリスクとなるため創外固定を行わないかlow route法にする．

b）下前腸骨棘ハーフピン刺入法（low route法）：
股関節前面部を消毒した後，上前腸骨棘から5cm末梢部に1cmの皮膚切開を加え，透視下にハーフピンを深部に進め下前腸骨棘に当てる．透視を約30°外側斜位，約30°尾側斜位に振って，下前腸骨棘から上後腸骨棘が一直線になり現れる流涙形のtepee像を出し，その中心から上後腸骨棘に向けてハーフピンを5～6cm刺入する．左右1本ずつハーフピンを刺入したらクランプを取り付けバーで連結し，透視下に整復して固定する（図II-133-g）．

> **落とし穴・注意すべき点** 外側大腿皮神経を損傷しないようにスリーブを用いる．軟部組織が厚く動く部位なので刺入部感染に注意．

7）経カテーテル的動脈塞栓術（transcatheter arterial embolization；TAE）

動脈性出血は10～20%程度であるが，急性期の循環動態安定のためには有効な手段である．しかし，殿筋壊死などの合併症をきたす可能性もあるため，片側の内腸骨動脈，または選択的出血源血管塞栓術が好ましい．Agoliniら[7]は3時間以内に行うことを推奨している．

> **ワンポイントアドバイス** Type Aでも高齢者の場合は搬入時安定していても，徐々にショック状態となる可能性があるため積極的にTAEを行ったほうが良い．

8）ガーゼパッキング

欧州で主に行われている．下腹部正中切開で経腹膜外的に後腹膜腔にガーゼをパッキングしてタンポナーデを行う方法である[8]．感染の危険もあるため48時間以内に除去が必要で，骨盤外科を熟知した外傷外科スタッフが行わないと危険である．

9）開放骨折に対する処置

十分な洗浄とデブリドマンをして，パッキング

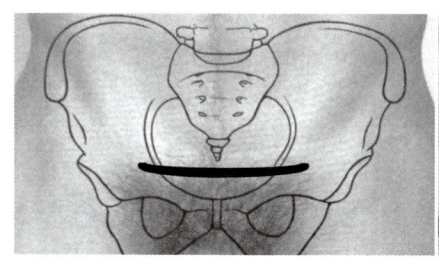

a．恥骨結節から2横指中枢に横切開　　b．恥骨結合部を展開　　c．恥骨結節上面にプレートを設置

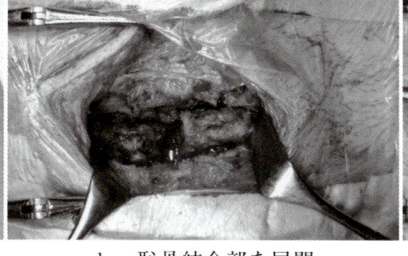

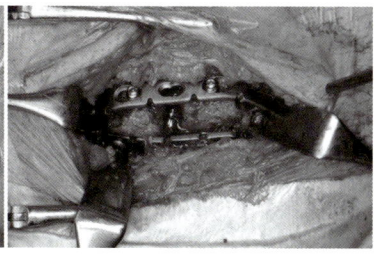

図Ⅱ-134　恥骨結合部固定法

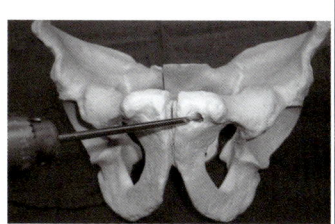

a．恥骨結節下方にドリルで開窓　　b．2.0 K-wire の鈍を髄腔内に挿入　　c．6.5 mm CCS を刺入　　d．斜位像で確認

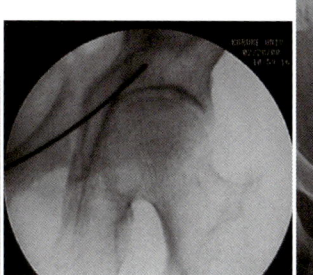

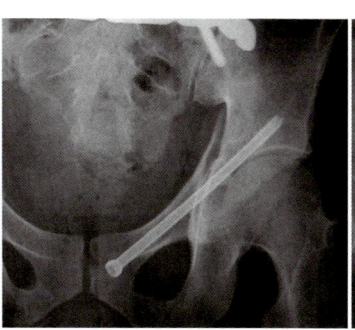

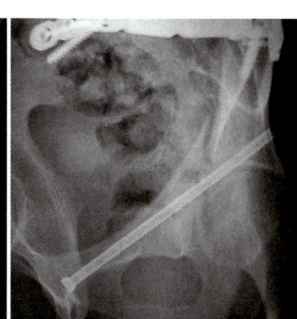

図Ⅱ-135　恥骨上肢固定法

または創外固定にて対処する．創は開放のままとし，後に VAC 療法などで治癒するまで続ける．また，陰部や肛門周囲に開放創がある場合は，尿道瘻や人工肛門造設が必須で，必ず末梢腸管内を十分洗浄しておく必要がある．

2．保存的治療

転位のない骨盤輪骨折（type A と B の一部）は，約2〜6週間のベッド上安静か牽引を行う．ただし，高齢者では安定型（type A）の症例でも出血性ショックをきたす恐れがあるため注意を要する．

3．観血的治療

1）手術の適応とタイミング

部分不安定型（type B）は創外固定でも治療可能であるが，完全不安定型（type C）は，解剖学的整復と内固定による強固な固定が必要である．全身状態が安定すればできるだけ早期に，遅くても3週間以内に手術を行う．

2）骨盤前方要素の固定法

a）**恥骨結合離開**：部分不安定型（type B-1）と，完全不安定型（type C）で後方をスクリューで固定した例は，pfannenstiel approach で恥骨結合部を展開し，恥骨結節上面にプレートを合わせ固定する（図Ⅱ-134）．または，通常の創外固定を装着する．

b）**恥骨上・下肢骨折**（straddle fracture, four rami fracture）：両側の恥骨上肢と下肢の4か所で骨折した症例では，恥骨結節部が不安定なため固定したほうが良い．Pfannenstiel approach で展開してプレートで固定するか，経皮的に恥骨結節部から 6.5 mm cannulated cancellous screw（以下，CCS）を髄内に挿入して固定する（図Ⅱ-135）．

c）**特殊な type B2**：lateral compression で恥骨結節部が前後に重なり動かなくなった状態を locked symphysis と呼ばれる．徒手整復が不可能なことが多く観血的治療が必要になる．Pfannenstiel approach で展開して整復した後プレートで固定する（図Ⅱ-136）．

> **落とし穴・注意すべき点**　前方固定する場合，尿路損傷を合併していることが多いため，術前の評価と術中の十分な洗浄で注意する．

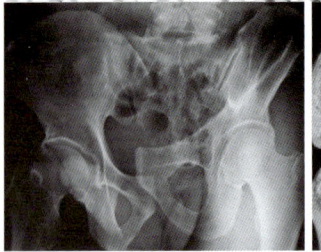

a．X線前後像で恥骨結合の重なり
b．3D-CT像
c．恥骨結合部を展開，lockingを確認
d．Lockingを解除して整復

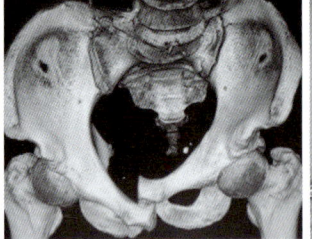

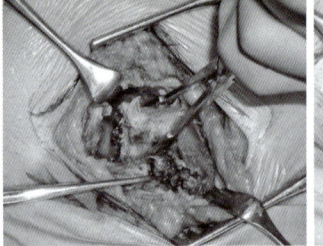

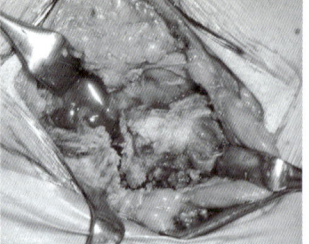

図 II-136　Locked symphysis

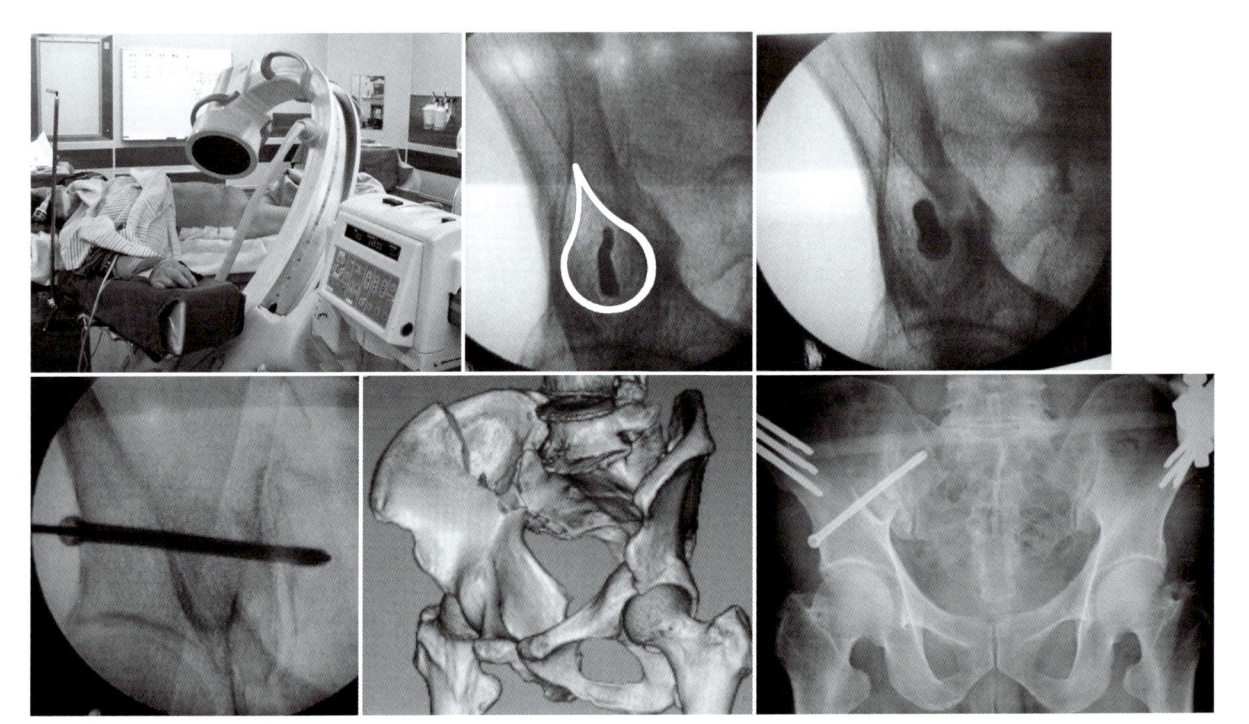

図 II-137　腸骨骨折固定法
a：Cアームを30°，30°傾斜させる．
b：Tepee像の中心にガイドピン刺入
c：6.5 mm CCSを刺入
d：斜位像で確認
e：腸骨骨折の3D-CT像
f：術後X線前後像

a	b	c
d	e	f

3）骨盤後方要素の固定法

〈腸骨骨折：type C1-1〉

　転位が大きくない例は，low route法の創外固定か，この方法に準じて下前腸骨棘から上後腸骨棘に向け長さ130〜150 mmの6.5 mm CCSを刺入して固定する．または，前方進入法で展開しreconstruction plateで固定する（図 II-137）．

〈仙腸関節脱臼骨折：type C1-2〉

　a）Iliosacral screw固定法：脱臼が整復されている場合に適応．仰臥位または腹臥位でイメージ透視下に，小切開で腸骨外側より第1仙骨椎体に向け，6.5 mm CCSを1〜2本刺入し固定する．誤刺入する危険性も高く，正確な刺入には熟練の技術を要する[9]．

> **コツ**　まず側面像でS1椎体の上1/3に斜めに走る仙骨翼線（iliac cortical density；ICD）より下に刺入し，やや前歩に向けて進める．

　b）仙腸関節前方プレート固定法：脱臼が著明

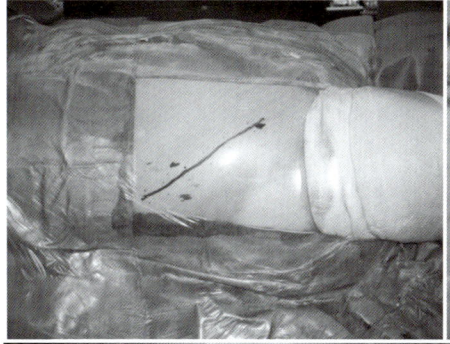

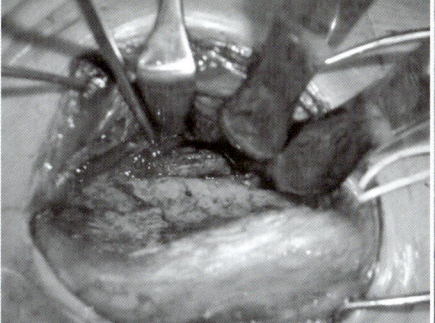

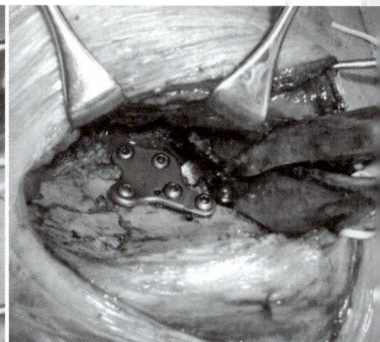

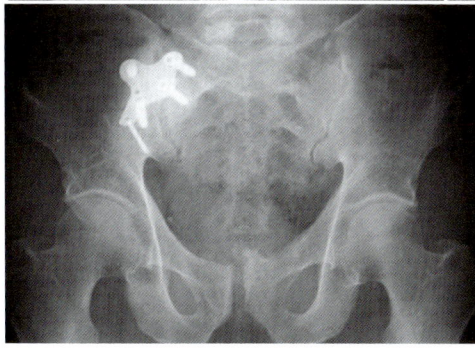

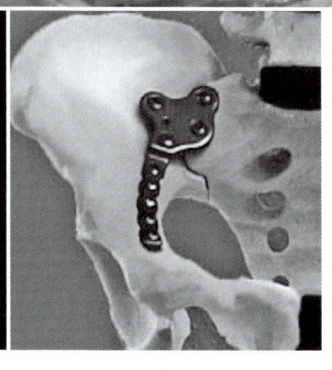

図 II-138　仙腸関節前方プレート固定法
a：仰臥位で腸骨稜に沿って皮膚切開
b：腸骨稜から腸骨窩を骨膜下に剥離展開
c：仙腸関節整復してプレートで固定
d：術後X線前後像
e：プレート固定模型

で整復されない場合に適応．仰臥位にて前方進入法で直視下に仙腸関節を展開し，脱臼を整復しSacroiliac Plate（Best Medical，Tokyo）で固定する．関節面は損傷されていることが多いので，骨移植を併用したほうが良い[10]（図 II-138）．

ワンポイントアドバイス　仙腸関節の少し外側に腸骨に入る栄養血管があるため出血する．注意深く剥離していくと確認できるため，凝固するかしばらくパッキングしておく．

〈仙骨骨折：type C1-3〉

a）Iliosacral screw 固定法：方法は前記と同じであるが，転位や粉砕の少ない仙骨骨折に適応．第1仙骨椎体まで刺入しなければならないため，非常に難しく固定性も弱い．

落とし穴・注意すべき点　6.5 mm CCS は締めすぎると神経を圧迫する可能性があるため，全ねじスクリューを用いたほうが良い．

b）Sacral bar 固定法：腹臥位で殿部に小切開を加え，腸骨後方部外側から反対の腸骨に貫通させ固定する．仙骨が粉砕している場合は十分な固定はできない．

c）後方プレート固定法：腹臥位で両側の後上腸骨棘部直上に約5 cm の縦切開を加え，後上腸骨棘部を骨膜下に剥離した後，1.5×1.5 cm の骨溝をつくる．傍脊柱筋群を仙骨椎弓から剥離して棘突起を基部で切離して挙上した後，M-Shaped transiliac plate（Best Medical，Tokyo）を傍脊柱筋群の下をくぐらせ180°反転し，6本のスクリューを刺入して両側の腸骨を固定する．小侵襲で強固な固定が可能である[11)12)]（図 II-139）．

落とし穴・注意すべき点　上後腸骨棘の外側を剥離する場合，尾側深部には上殿動脈があるので注意を要する．

第1仙骨棘突起

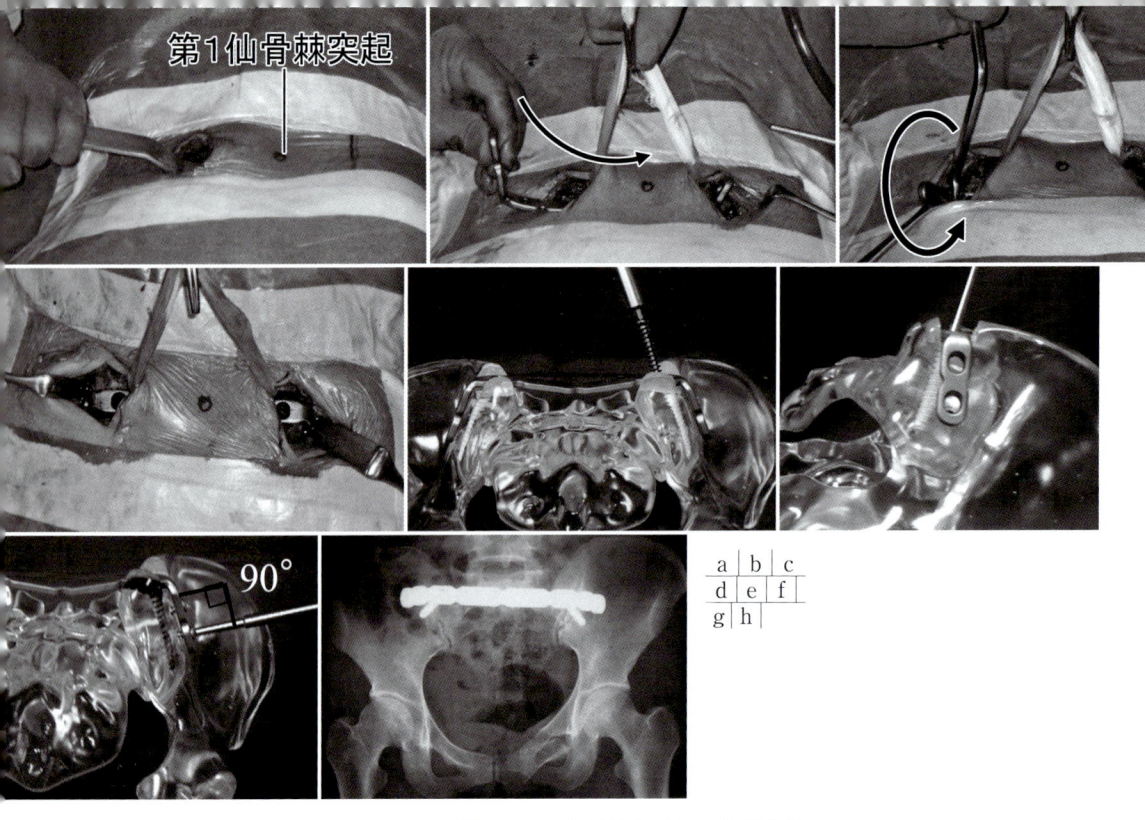

図 II-139　仙骨後方プレート固定法
a：腹臥位で両側の上後腸骨棘直上に 5 cm の縦切開を加える．
b：傍脊柱筋を挙上してトンネルを作り，プレートを通す．
c：プレートを 180°反転する．
d：プレートを骨溝に落とし込む．
e：6.5 mm cancellous screw を 20°外側に向ける．
f：20°尾側に向け刺入する．
g：4.5 mm cortical screw をプレートに垂直に，20°頭側に向け刺入する．
h：術後 X 線前後像

ワンポイントアドバイス　長さ 40～60 mm の 6.5 mm cancellous screw を外側に 20°，尾側に 20°の方向で大坐骨切痕に向けて刺入．側方は長さ 20～30 mm の 4.5 mm cortical screw をプレート面に垂直に，頭側に 20°で仙腸関節まで刺入する．2 本目は経皮的に刺入する．

〈両側仙骨骨折（type C3-3）〉

両側の仙骨が骨折しているため，脊椎と骨盤輪が完全に断裂している．そのため脊椎と骨盤輪を同時に固定する必要がある．従来は脊椎インストゥルメントを用いた Galvestone 法が用いられていたが，骨盤の固定が弱いためロッドの折損，スクリューのゆるみが生じる可能性があった[13]．そこで，脊椎インストゥルメントと M-Shaped transiliac plate をロッドで連結する固定法を行う[14]（図 II-140）．

コツ　ロッド連結部（ヘッド）が小さい pedicle screw system を用いる．

後療法

術翌日から体交と上半身起座，術後 2～5 日で坐位を許可し，5～10 日で患側免荷起立，車椅子乗車，4～6 週から部分荷重歩行とする．創外固定は術後 6～8 週で抜去する．

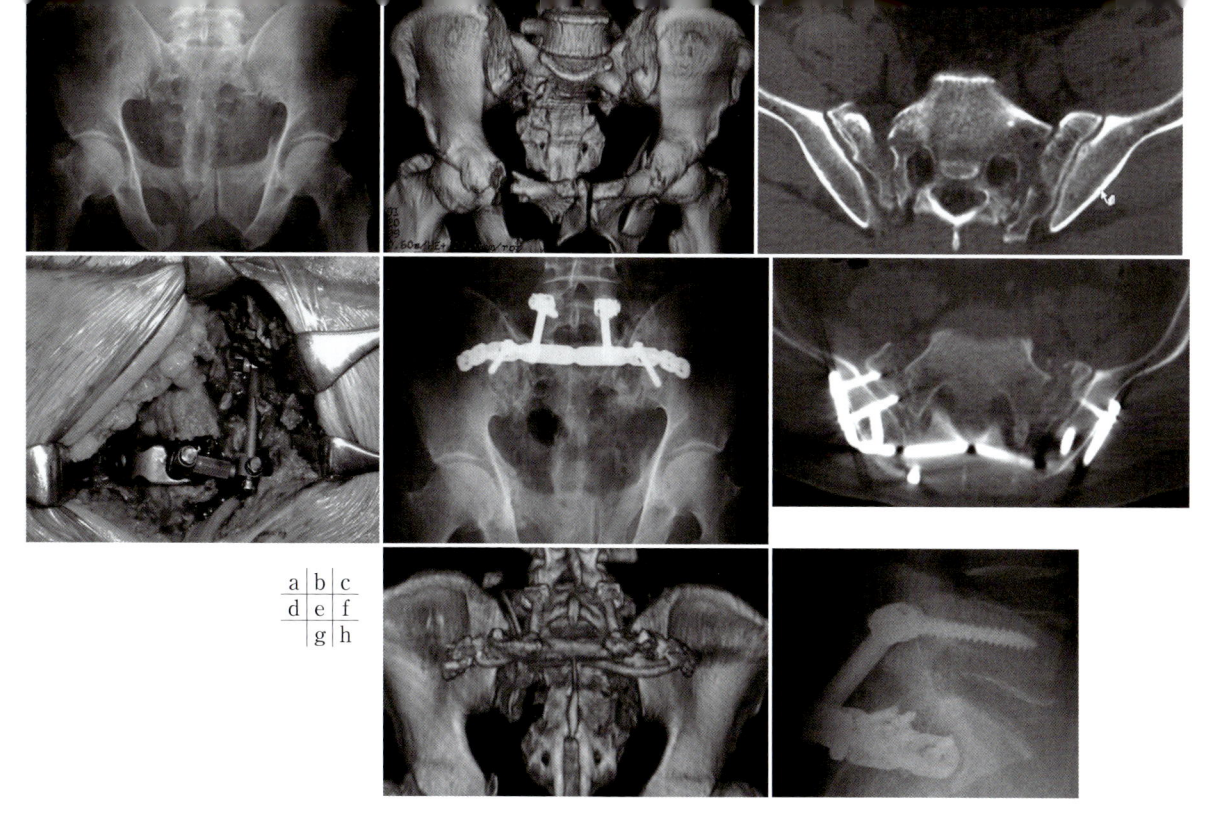

図 II-140　両側仙骨骨折（type C3-3）
a：受傷時 X 線前後像　　　b：受傷時 3D-CT
c：受傷時 CT　　　　　　　d：プレートと脊椎インストゥルメントの連結
e：術後 X 線前後像　　　　f：術後 CT 像
g：術後 3D-CT　　　　　　h：術後 X 線側面像

合併症

1．殿筋壊死

殿部強打による筋挫滅，または内腸骨動脈塞栓によって生じる可能性がある．特に両側の内腸骨動脈を塞栓すると確率は高くなる．治療は根気強く洗浄とデブリドマンを繰り返し，肉芽の盛り上がりを待って植皮を行う（図 II-141）．

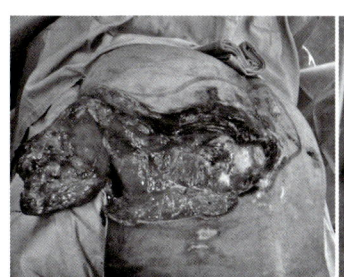

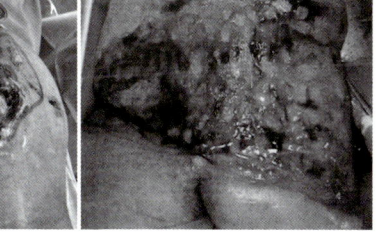

a．広範囲の壊死　　　b．植皮後

図 II-141　殿筋壊死

2．Morel-Lavallee lesion

骨盤周囲の皮下デグロービングで，搬入直後は判明できないこともあり，感染の原因になることがある．治療は早期に切開して血腫除去し掻爬後，持続吸引をしたほうが良い[15]（図 II-142）．

3．神経麻痺

Type C1-3 の zoon II の仙骨骨折で生じることが多い．仙骨翼骨折部に L5 神経根を挟み込み麻痺が生じることもある．一般に片側の膀胱直腸障害を生じ，経過とともに回復してくることもあるが，受傷直後から完全麻痺の場合は回復が難しい．

4．変形治癒・偽関節

骨盤変形治癒の矯正手術は困難である．垂直方向の転位残存は脚長差を生じるため，骨延長術が必要となる．偽関節は主に仙腸関節と仙骨部に生

6．骨盤輪骨折

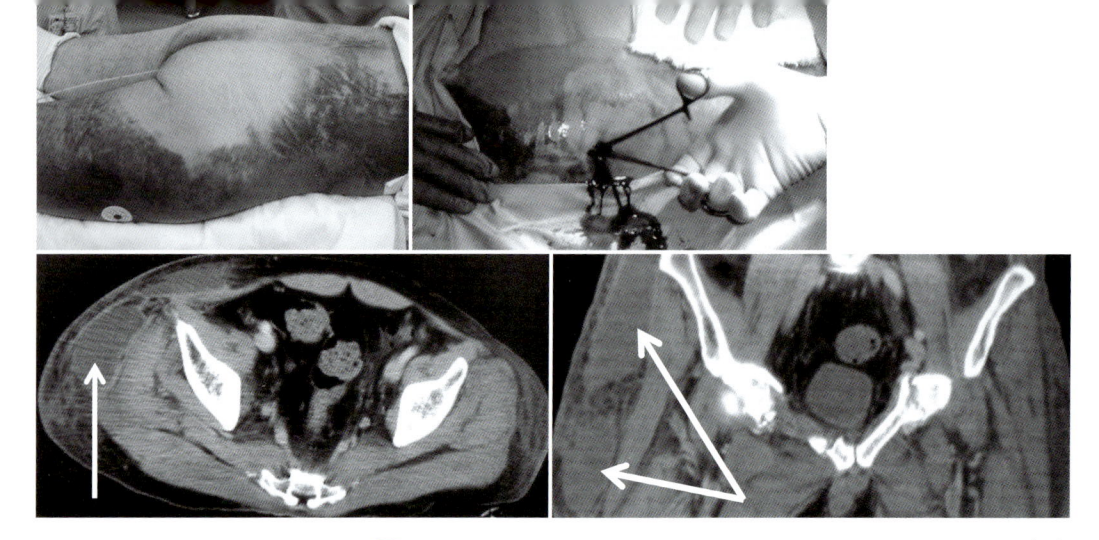

図 II-142　Morel-Lavallee leasion
a：広範囲の皮下出血痕
b：切開し血腫除去
c，d：CT にて皮下の血腫（矢印）

a	b
c	d

じ痛みが残存する．偽関節部搔爬後骨移植とプレート固定，または，脊椎インストゥルメント併用を行う．

（白濱　正博）

文　献

1) Müller ME：Comprehensive classification of Fractures. AOAA Japan Chapter, 25-26, 1999.
2) Denis F, et al：Sacral fractures；an important problem. Retrospective analysis of 236 cases. Clin Orthop. **227**：67-81, 1988.
3) 田中啓司，新藤正輝：骨盤輪骨折の急性期治療．MB Orthop. **17**(11)：53-60，2004.
4) Bottlang M, et al：Noninvasive reduction of open-book pelvic fractures by circumferential compression. J Orthop Trauma. **16**：367-373, 2002.
5) Buckle R, Browner BD, Morandi M：Emergency reduction for pelvic ring disruption and controlof associated hemorrhage using the pelvic stabilizer. Techniques in Orthopaedics. **9**：258-266, 1994.
6) Yang AP, Iannacone WM：External fixation for pelvic ring disruptions. Orthopaedic Clinics of North America. **28**：331-344, 1997.
7) Agolini SF, Shah K, Jaffe J, et al：Arterial embolization is a rapid and effective technique for controlling pelvic fracture hemorrhage. J Trauma. **43**：395-399, 1997.
8) Pohlmann T, et al：The technique of packing for control of hemorrhage in complex pelvic fractures. Techniques in Orthopaedics. **9**：267-270, 1994.
9) Routt MLC, et al：Iliosacral screw fixation；early complications of the percutaneous technique. J Orthop Trauma. **11**：584-589, 1997.
10) 澤口　毅ほか：仙腸関節固定用プレートの使用経験．骨折．**20**：401-405，1998.
11) Shirahama M：Surgcal treatment of vertically unstable sacral fractures using a new plate. Kurume Medical Journal. **52**：9-18, 2005.
12) 白濱正博：骨盤輪骨折に対する M-Shaped transiliac plate 固定術．整・災外．**53**：267-273，2010.
13) Bellabarba C, Schildhauer TA, Vaccaro AR：Complications associated with surgical stabilization of high-grade sacral fracture dislocations with spino-pelvic instability. Spine. **31**：S80-S88, 2006.
14) 白濱正博：骨盤輪後方の固定法（仙骨）．MB Orthop. **23**(9)：63-70，2010.
15) Tseng S, Tornetta P：Percutaneous management of Morel-Lavallee leasions. J Bone Joint Surg. **88-A**：92-96, 2006.

達人が教える外傷骨折治療

II. 部位別治療の実際

7. 寛骨臼骨折

Abstract

寛骨臼骨折では転位のない場合や臼蓋荷重部と骨頭との関係が良好な場合には，保存療法により良好な成績が得られる．しかし，荷重部関節面に転位のある場合には，手術により完全な整復と強固な内固定を行って早期関節運動を可能にする必要がある．画像診断で骨折状態を正確に把握し，骨折型に応じて手術アプローチを選択する．画像診断では関節面の陥没骨折や関節内骨片を見落とさないことも大切である．手術アプローチとしては後方，ilioinguinal あるいはその両者の併用により大部分の骨折型に対応できる．手術では解剖を熟知し，種々の整復手技に習熟しておく必要がある．近年は高齢者の転倒に伴う寛骨臼骨折が増加している．骨接合が可能なものもあるが，一期的人工関節置換が必要な場合もある．寛骨臼骨折は，頻度も少なく難しい手術であるので安易に手術を行うことは勧められない．十分な研鑽を積んだうえで手術をすることを勧める．

Key words

寛骨臼骨折（acetabular fracture），手術（surgery），観血的整復（open reduction），内固定（internal fixation）

はじめに

寛骨臼骨折の多くは，交通事故，高所よりの転落を原因とする高エネルギー損傷として大転子部または膝関節に加わった大きな外力が，骨頭を介して作用して生じる．多発外傷に伴うことが多く，骨頭骨折を伴うこともある．また近年では，骨粗鬆症を伴う高齢者の転倒により生じることも少なくない．荷重部関節面の転位が残存すると変形性関節症をきたしやすく予後不良である[1]．良好な股関節機能を獲得するためには関節面の正確な整復が不可欠である[1,2]．

落とし穴・注意すべき点　荷重関節面の転位が残存すると変形性関節症を生じる．関節面の完全な整復が不可欠である．

ワンポイントアドバイス　多発外傷に伴うことが多いため，全身状態，他部位の損傷も検索する．最近では高齢者の転倒による寛骨臼骨折が増加している．

分類

本骨折は単に臼蓋関節面の骨折としてではなく，寛骨全体の骨折として理解することが診断，治療のうえで非常に重要である．Judet & Letournel[3]は，この点から寛骨臼は腸骨稜前部から恥骨にいたる前柱（anterior column）と，腸骨下部から坐骨にいたる後柱（posterior column）とにより逆 Y 字状に支持されており，これに前壁と後壁を加えたものを寛骨臼の構成要素とした．この概念は寛骨臼骨折を理解するうえで非常に有用である（図 II-143）．

本骨折の骨折状態を最も的確に表現できる分類法は Judet & Letournel 分類[3]である．これでは基本骨折（elementary fracture）として寛骨臼を構成

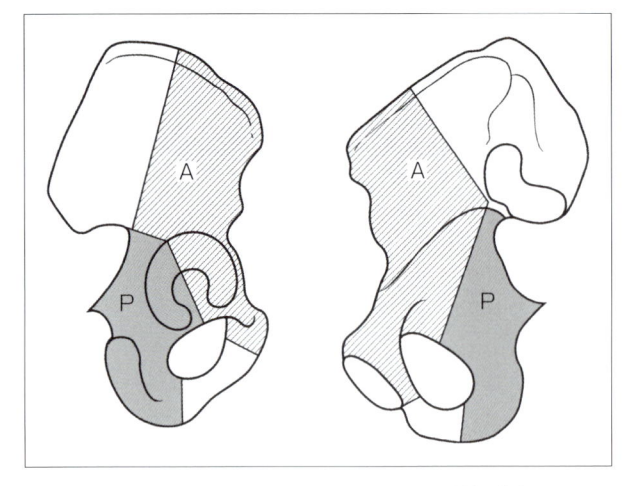

図 II-143　寛骨臼の前柱 (A) および後柱 (P)

いの連続性が断たれている骨折と定義される．つまり，両柱骨折ではすべての関節面が脊柱に連なる腸骨後方部分との連続性を失っているのが特徴である[4]．

臨床症状

股関節部の強い疼痛を訴えるとともに，後方脱臼を伴う場合には，下肢は短縮し，屈曲，内転，内旋位をとる．骨盤輪損傷を合併する場合には，大量出血によるショックを伴うこともある．多発外傷に伴うことも少なくないため，他部位の骨折や血管神経損傷の合併がないかチェックが必要である．後壁，後柱の骨折では坐骨神経麻痺を合併しやすい．前壁，前柱骨折では大腿動静脈の損傷を伴う場合がある．

する前柱，後柱，前壁，後壁の各々の骨折と横骨折の5型を，複合骨折 (associated fracture) として基本骨折の少なくとも2型以上を含む5型の合計10型に分類している (図 II-144)．その中で，両柱骨折は前柱，後柱がともに関節面をつけてお互

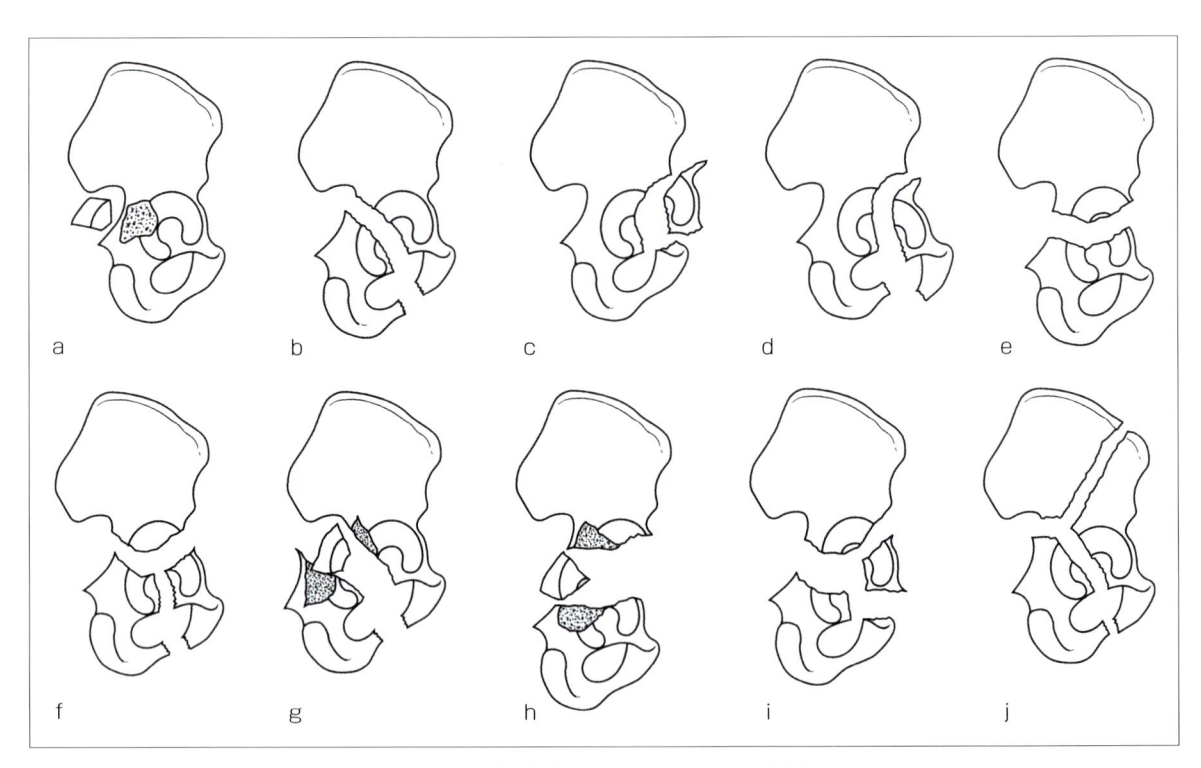

図 II-144　骨折型 (Judet & Letournel 分類)

a〜e：基本骨折
　a：後壁骨折　　b：後柱骨折　　c：前壁骨折　　d：前柱骨折　　e：横骨折
f〜j：複合骨折
　f：T字状骨折　　g：後柱＋後壁骨折　　h：横骨折＋後壁骨折　　i：前方＋後方半横骨折　　j：両柱骨折

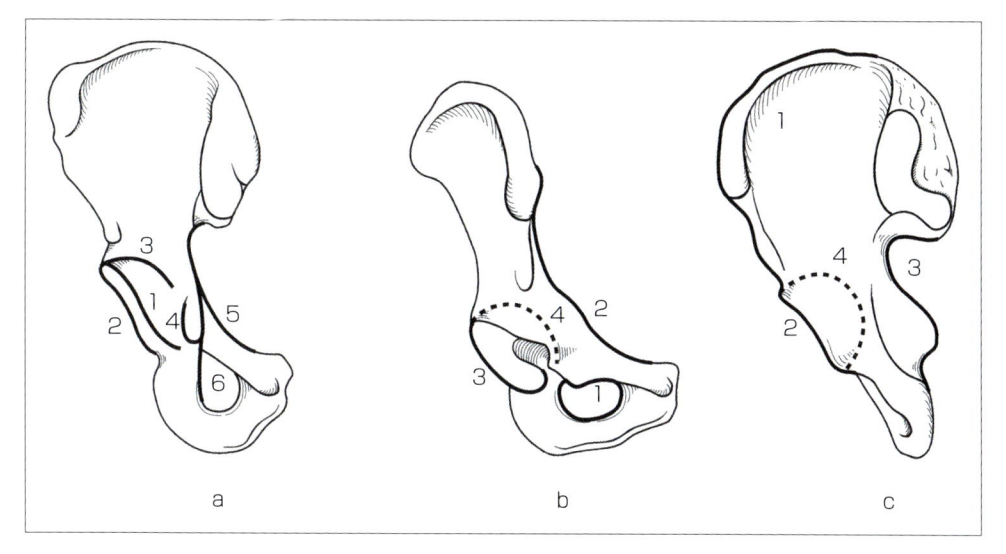

図 II-145　寛骨臼 X 線所見読影の指標
a：前後像（1. 前壁辺縁，2. 後壁辺縁，3. 臼蓋荷重部，4. 涙痕（寛骨臼内壁），
5. iliopectineal line, 6. ilioischial line）
b：Obturator oblique view（1. 閉鎖孔，2. 前柱辺縁，3. 後壁辺縁，4. 関節面）
c：Iliac oblique view（1. 腸骨翼，2. 前壁辺縁，3. 後柱辺縁，4. 関節面）

画像診断

寛骨は立体的に複雑な形状であるため，各種画像診断により骨折状態を正確に把握する必要がある．

1．単純 X 線像

骨盤正面 X 線像と斜位像で以下のランドマークをチェックする（図 II-145）．

1）前後像

1. 前壁辺縁，2. 後壁辺縁，3. 臼蓋荷重部，4. 涙痕（寛骨臼内壁），5. iliopectineal line, 6. ilioischial line.

2）Obturator oblique view：患側前 45°斜位

1. 閉鎖孔，2. 前柱辺縁，3. 後壁辺縁，4. 関節面．

3）Iliac oblique view：健側前 45°斜位

1. 腸骨翼，2. 前壁辺縁，3. 後柱辺縁，4. 関節面．

このうち iliopectineal line は前柱を，ilioischial line は後柱を示しており，これら 2 つのランドマークの破綻はそれぞれの柱の骨折を示している．各画像における指標となる線をたどり，その断裂により前，後壁と前，後柱の骨折を判断して骨折型を診断する（図 II-146）．

2．CT スキャン

腸骨翼から仙骨レベル，臼蓋近位の前柱と後柱の接合部，臼蓋荷重部，股関節中央部，恥骨下枝，坐骨結節まで，前柱と後柱をそれぞれ連続的に追いかけて読影する．ポイントとしては，

1）矢状面の骨折は横骨折成分を示している（図 II-147-a）．

2）前額面の骨折は，前柱と後柱の分離を示している（図 II-147-b）．

3）股関節レベルでは，関節内骨片，関節面の陥没骨折（marginal impaction），骨片の大きさと転位方向，大腿骨頭の転位を判断する（図 II-147-c, d）．Marginal impaction は骨頭が後方へ脱臼する際，臼蓋関節面後方内側の陥没骨折（骨軟骨骨折）を生じるもので，放置すると関節面の不適合を生じるため整復が必要である．

3．3DCT 像

3DCT は骨折状態を明瞭に描出して，骨折型を正確に把握できる．片側損傷の場合には対側の重なりを避けるため，大腿骨頭を取り除いて片側だけを出力すると良い（図 II-148）．

> **落とし穴・注意すべき点**　画像診断では，すぐに 3DCT に頼る傾向があるが，X 線前後像と両斜位像を丁寧に読影する必要がある．術中に整

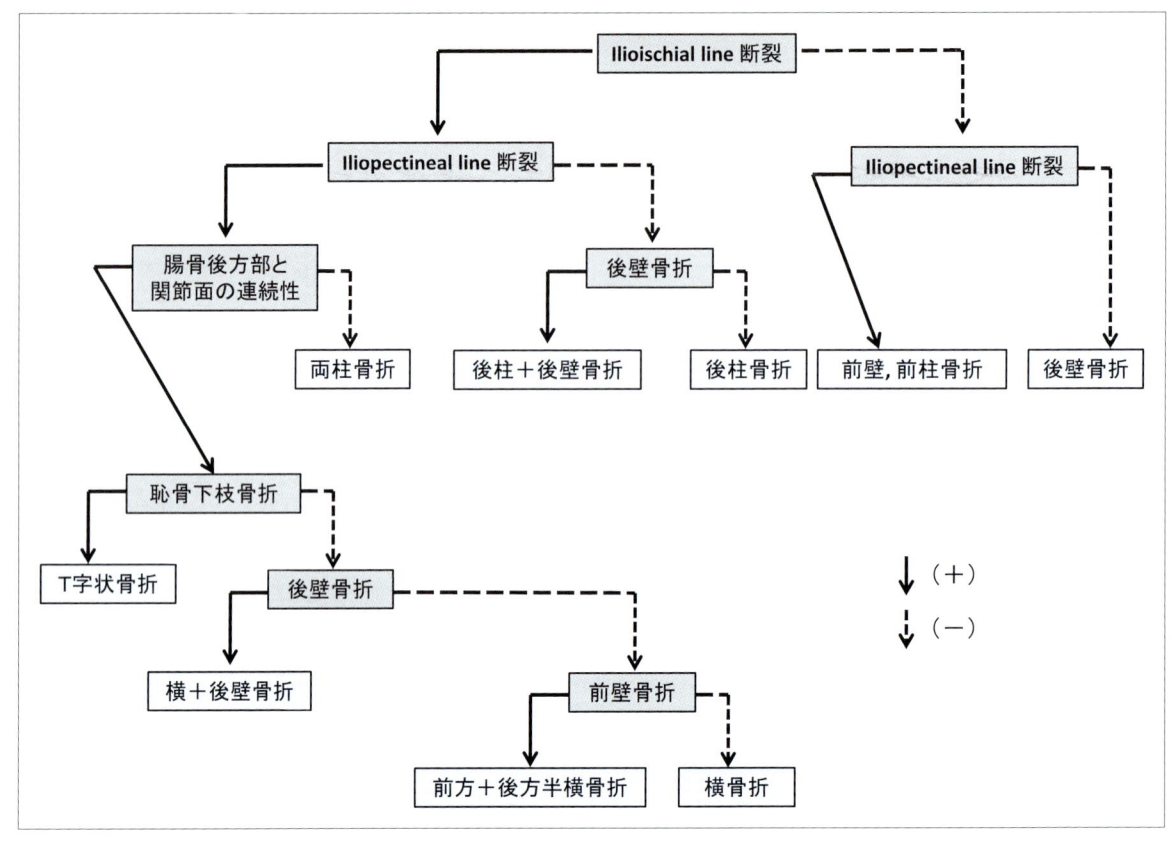

図 II-146 寛骨臼骨折の骨折型診断の進め方

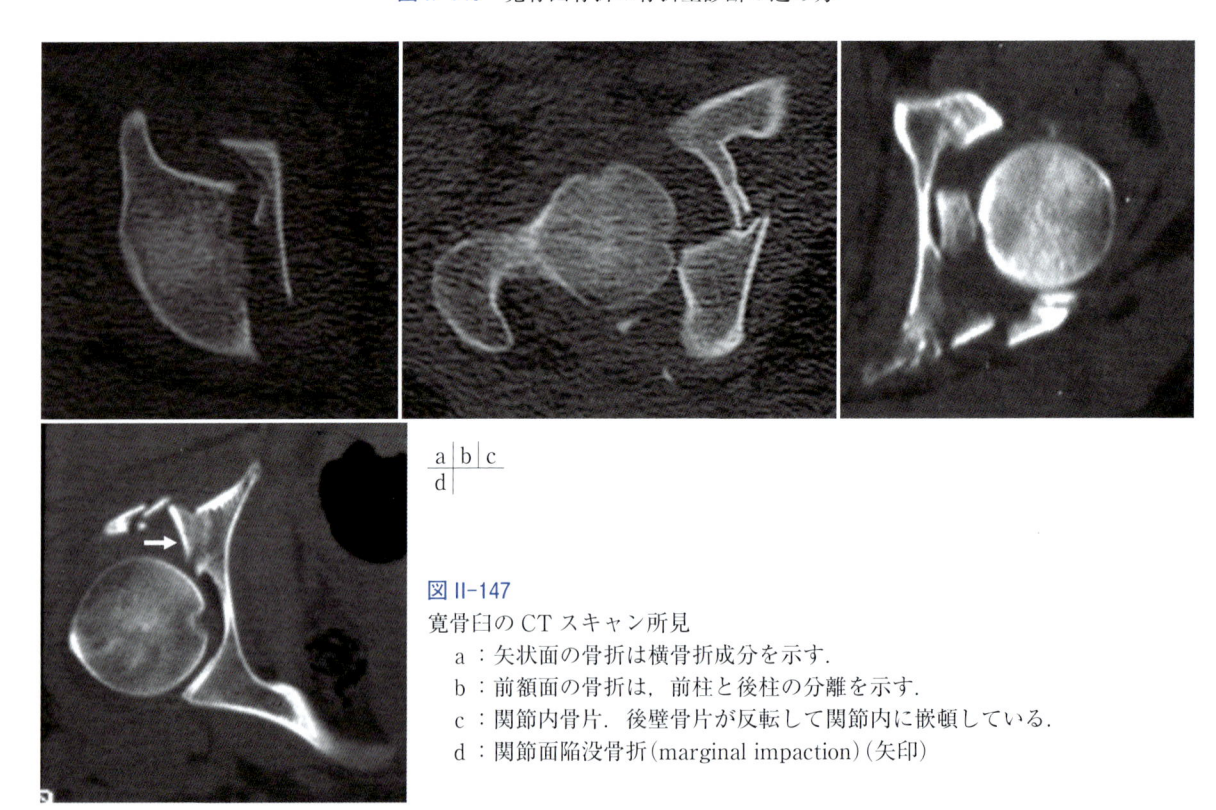

図 II-147
寛骨臼の CT スキャン所見
　a：矢状面の骨折は横骨折成分を示す．
　b：前額面の骨折は，前柱と後柱の分離を示す．
　c：関節内骨片．後壁骨片が反転して関節内に嵌頓している．
　d：関節面陥没骨折（marginal impaction）（矢印）

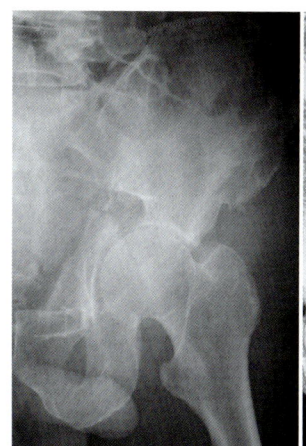

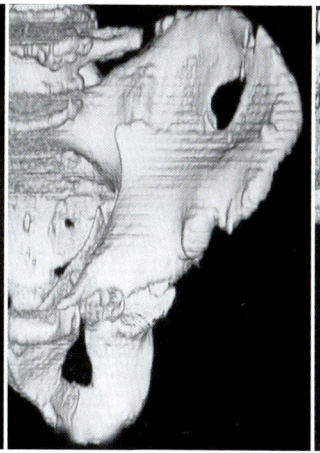

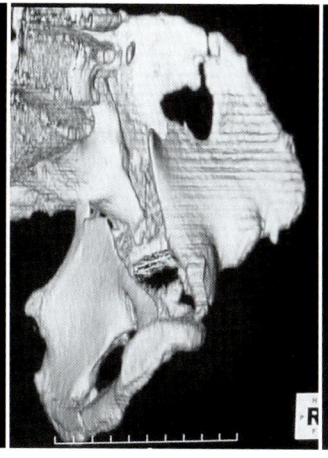

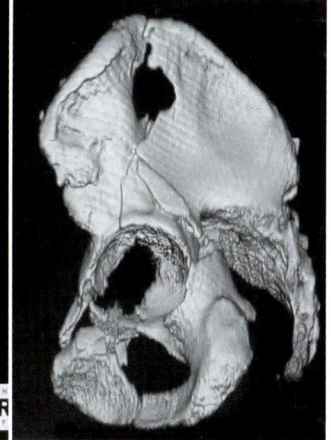

a | b | c | d

図 II-148　61歳，男性．両柱骨折
a：X線前後像
b〜d：3DCT

復状態やスクリューの位置を確認するのは透視像であるので，X線像の理解が不可欠である．また，marginal impactionや関節内骨片は3DCTでは見落としやすいのでaxial CTやMPR像を注意深く読む必要がある．

> **ワンポイントアドバイス**　寛骨臼骨折がすべて手術適応となるわけではない．転位のない骨折や，臼蓋荷重部と骨頭の関係が良好な場合には保存療法で良い成績が得られる．

治療

1．保存療法[1]

　転位のない骨折は介達牽引を2週間程度行い，牽引中も股関節の運動は許可する．転位のある骨折に対する保存療法の適応は，牽引しない状態で，X線正面および斜位2方向ともに骨頭が荷重部と良好な適合性を保っている場合である．この評価に関してMattaは骨頭中心を通る垂線と骨頭中心と骨折部を結ぶ線のなす角roof arc angle[5]を測定し，X線正面および斜位2方向ともに45°以上であれば保存療法の適応としている．転位のある骨折に対して保存療法を行う場合には，大腿骨遠位部または脛骨近位部で下肢直達牽引を約4週間行い，徐々に股関節の可動域訓練と部分荷重歩行を許可し，受傷後約3か月で全荷重とする．保存療法では1か月間は1週ごとにX線写真撮影を行い，転位を生じないことを確認する．大転子部での側方直達牽引は，手術が必要となった場合には感染の危険性が高くなるので勧められない．

2．手術療法

　寛骨臼骨折は荷重関節内骨折であり，関節面の転位が放置されると外傷性関節症を生じる．そのため，手術的に関節面の正確な整復と強固な内固定を行い，早期関節運動を可能にする必要がある．

1）手術適応

①徒手整復不能な脱臼骨折，
②大きい後壁骨片のため関節不安定性がある場合，
③荷重関節面の整復が得られない場合（2mm以上の転位），
④関節内陥入骨片のある場合，
⑤坐骨神経麻痺が合併する場合，
である．
⑥同側大腿骨骨折や膝の損傷を合併する場合にも，これらの損傷を治療するに際して，安定した股関節が必要なため手術適応となる．後壁骨折は後壁骨片の幅が関節面の50％を超える場合は手術の絶対適応である[6]．

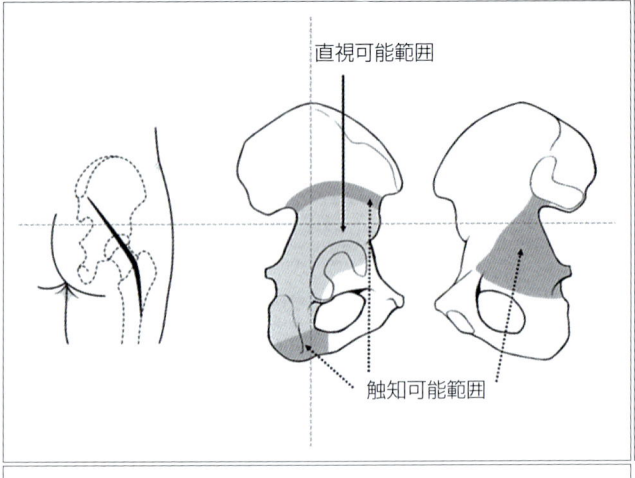

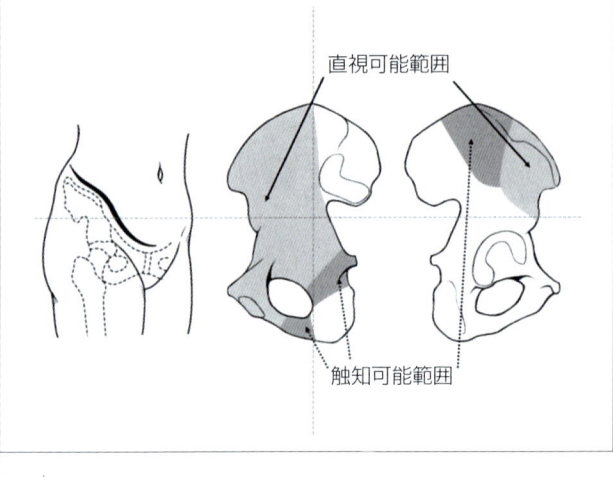

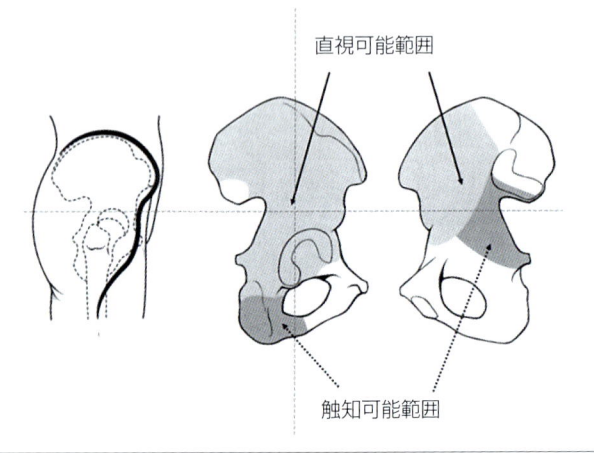

図 II-149
手術アプローチ(皮切と展開可能範囲)
a：Posterior approach
b：Ilioinguinal approach
c：Extended iliofemoral approach

2）手術の禁忌

①全身状態の安定しない場合，
②術野になる範囲に創がある場合，
③骨粗鬆症が高度な場合，
④骨折の粉砕が強い場合，

である．

落とし穴・注意すべき点 手術には解剖を熟知し，種々の整復法や固定法に関する十分な知識が不可欠で，安易に手術を行い，整復が得られない場合には，保存療法より成績が劣る．そのため術者の経験も手術適応を決めるうえで重要な要素である．

ワンポイントアドバイス 熟練した術者の助手をすることや，研修コースに参加することにより，自分の技術を磨く必要がある．

手術時期としては徒手整復不能な脱臼骨折は骨頭血流温存の点から緊急に観血的整復が必要であるが，それ以外では全身状態が安定し，内部の出血が止まった受傷後数日～1週間以内が望ましい．受傷3週以後は仮骨形成が起こり整復が難しくなる．

3）手術準備

画像診断により手術アプローチ，整復順序や内固定部位について手術計画を立てる．また手術に必要な特殊整復鉗子，内固定材料，回収血輸血装置，十分量の輸血などを準備する．深部静脈血栓を合併していることも少なくないので，術前に超音波，静脈造影CT，MRI静脈造影などでスクリーニングを行っておくことも必要である[7]．

4）手術アプローチ

単独ですべての骨折型に対応できるアプローチはないため，骨折型をよく検討して骨折部の整復固定操作が十分可能な展開が得られるものを選択する．各アプローチの特徴を述べる（図II-149）．

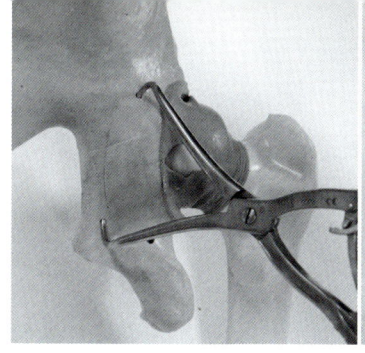

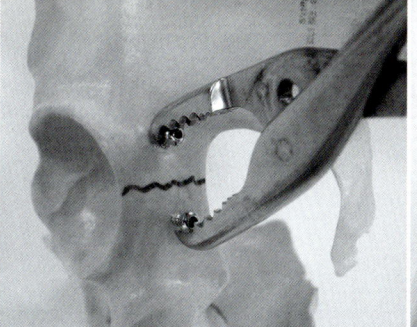

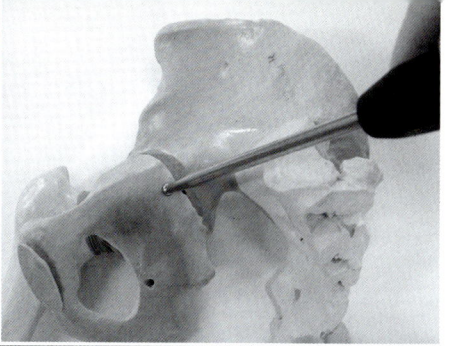

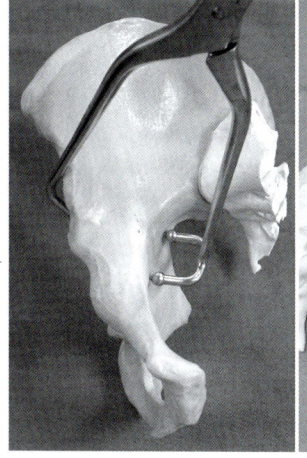

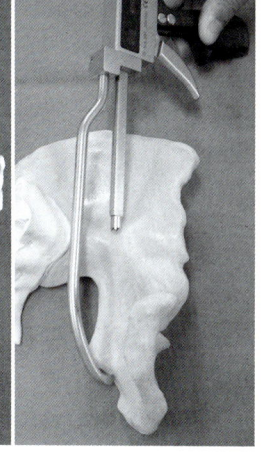

図 II-150　整復
　a：骨にあけたドリル穴を利用した後柱の整復
　b：スクリューの頭を利用した後柱の整復
　c：内側から外側に押して整復
　d：骨盤整復鉗子による後柱の整復
　e：Coaxial reduction forceps を用いた後柱の整復

a）後方アプローチ(Kocher-Langenbeck)：後壁と後柱の展開が可能で，侵襲が少ない．側臥位または腹臥位で行うが，腹臥位のほうが，大腿の重さが外側への牽引力として作用し，後柱の整復が得やすい．また坐骨内面である quadrilateral surface の操作もしやすい．術中は常に膝を屈曲して坐骨神経の緊張を避け神経損傷を予防する．臼蓋上方まで展開する必要がある場合には大転子を外転筋と外側広筋との連続性を保ったまま切離する trochanteric flip osteotomy を行う[8]．後壁骨折，後柱骨折，後壁＋後柱骨折，横骨折，横骨折＋後壁骨折，T字状骨折が適応となる．

b）前方アプローチ(Ilioinguinal approach[3][9])：仰臥位で腸骨稜前方2/3から上前腸骨棘を経て恥骨結合上方にいたる皮切で，腸骨より腸骨筋と腹筋群を一塊として剝離し，上前腸骨棘内側で外側大腿皮神経を分離した後，外腹斜筋腱膜を上前腸骨棘から皮切と同様に正中まで切開する．さらに鼠径靱帯から内腹斜筋と腹横筋が合わさって形成される conjoint tendon を切離した後，腸腰筋と大腿神経，大腿動静脈，精索（女性では円靱帯）にそれぞれテープをかけ挙上する．これにより仙腸関節から腸骨窩，腸恥隆起を経て恥骨上枝までの展開が得られる．股関節を屈曲外旋位にして腸腰筋の緊張を緩めると，良い視野が得られる．骨折の整復と固定は各構造物の間から行う．このアプローチでは関節面を直視下に整復することは不可能で，寛骨内面の骨折線を正確に整復することにより関節面の整復を得る．本アプローチの利点は前柱の良好な展開が得られること，外転筋を剝離しないので術後筋力低下が少なく，異所性骨化の発生がないことである．前壁骨折，前柱骨折，横骨折，前方＋後方半横骨折，両柱骨折が適応となる．欠点としては外側大腿皮神経が牽引されやすく，術後大腿部の知覚障害を伴うことが多いことである．あらかじめ患者に説明しておく必要がある．

c）拡大または合併アプローチ：以前試みられた前後両柱を同時に展開整復するための拡大アプローチは[10]〜[12]，出血が多く，感染，異所性骨化，神経麻痺，筋力低下や関節拘縮などの合併症が少なくないため，現在では特殊な症例や陳旧例に対する extended iliofemoral approach[3] を除いてあまり用いられなくなっている．前後両柱の骨折を伴う複合骨折に対しては，後方アプローチと前方アプローチのいずれか1つのアプローチから両柱の整復固定を行うか[13][14]，両者を併用[15]する．

5）整復

ポイント付き，鋸歯型，Frabauf型骨鉗子や骨盤用整復鉗子，bone hook を用いる（図 II-150）．

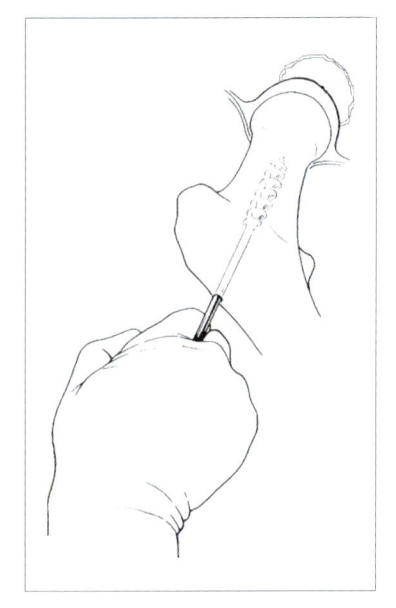

図 II-151　術中牽引
大転子部に大腿骨頭抜去器を刺入して牽引する．

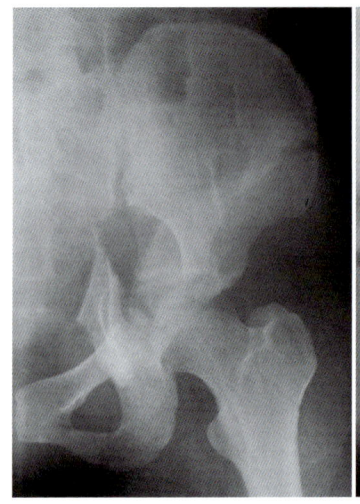

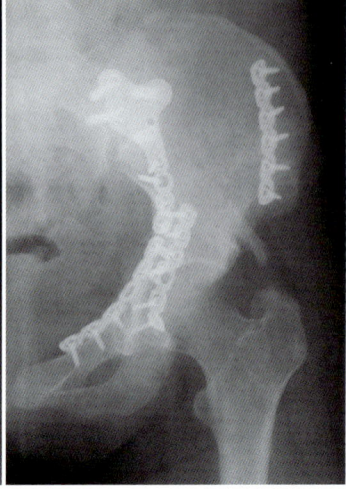

図 II-152　28歳，女性．両柱骨折．Ilioinguinal approach と posterior approach の併用による整復固定．仙腸関節の前方固定も行った．
　a：正面 X 線像．前柱，後柱ともに大きく転位している．仙腸関節の離開も伴っている．
　b：術後3年．股関節 JOA スコア 95 点

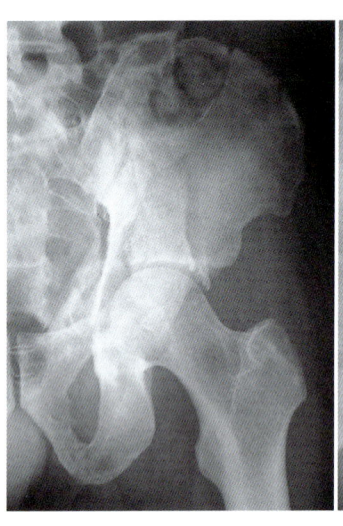

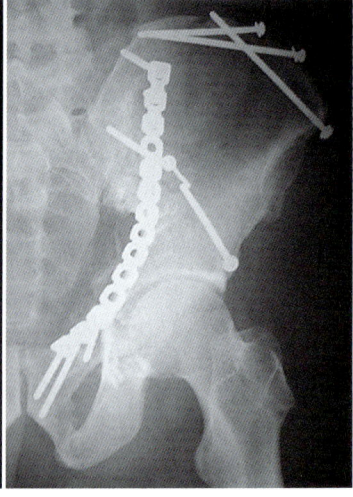

a｜b

図 II-153
49歳，男性．両柱骨折．Ilioinguinal approach 単独による整復固定
　a：受傷時 X 線像
　b：術後1年．股関節 JOA スコア 88 点

また，骨にあけたドリル孔や刺入したスクリューの頭を利用して整復すると便利である．大転子部に小切開から Shanz pin または大腿骨頭抜去器を刺入して，術中牽引として利用する（図 II-151）．関節面の整復を最優先するが，実際には正常な位置にある骨片（通常は仙骨に連続する寛骨後方部分）に対して転位した骨片を順次整復する[16]．整復が得られたところで，直径2～3 mm の Kirschner 鋼線により仮固定をした後，AO pelvic reconstruction plate と直径 3.5 mm スクリューを用いて固定する．固定部位としては腸骨稜，弓状線，坐骨切痕部や関節近傍の豊富な bone stock を利用する[16]．関節近傍でスクリューを使用する際には関節内誤刺入を避けるため，1本固定するごとに股関節を動かし動きがスムーズなことを確認し，また創閉鎖前に X 線透視正面および両斜位にて，整復と固定状態を確認する（図 II-152, 153）．

6）後壁骨折

日ごろ遭遇することの多い，後壁骨折の整復固定を詳しく述べる．手術アプローチは後方アプローチを用い，骨折部を展開した後，後壁骨片を骨頭側へ翻転し関節内を観察し，関節内骨片があ

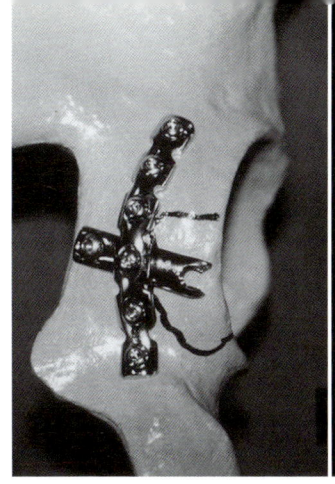

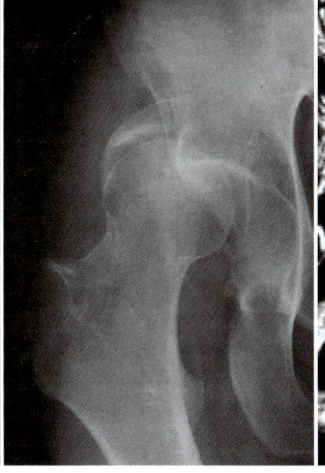

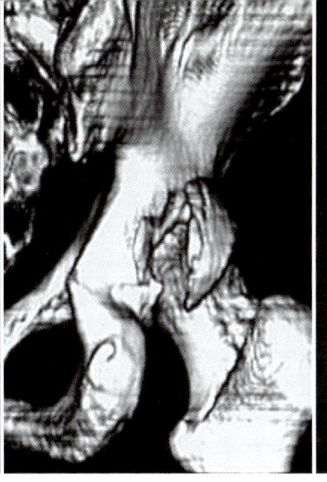

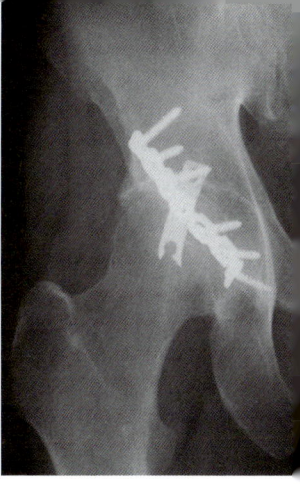

a．Spring plate 法　　　b．術前　　　c．3DCT　　　d．術後3年．股関節 JOA スコア95点

図 II-154　35歳，男性．後壁骨折．Spring plate による後壁骨折の固定

る場合には大きい骨片は整復固定し，小さい骨軟骨片は洗浄除去する．その際，後壁骨片の血行を障害しないため骨片に付着する関節包は温存する．また大転子に Shanz pin や大腿骨頭抜去器を刺入し牽引を加えると関節内が観察しやすい．次に骨頭の整復位を保ち関節面の陥没骨折（marginal impaction）[17)18)]がある場合には，陥没した関節面を含む骨片を大腿骨頭に合わせ挙上し，それにより生じた骨欠損に大転子部より海綿骨移植を行う．通常，骨移植を行ったあと後壁骨片の整復固定を行えば，関節面骨片の固定は不要である．固定が必要な場合には軟骨下骨部で関節面に平行に2本の Kirschner 鋼線で固定し，鋼線は骨片から突出しないよう切断後軽く打ち込んだ後，後壁骨片を固定する．Kirschner 鋼線の代わりに直径1.5 mm スクリューを用いても良い．後壁骨片の固定は AO pelvic reconstruction plate を用いて，臼蓋上方の腸骨健常部から後壁骨片を押さえるように坐骨結節部基部まで固定する．後壁骨片が薄い場合には spring plate 法を用いる（図 II-154）．これは AO 1/3 円プレートをスクリュー穴部分で切断し，先端を曲げたものを骨折部から離れたスクリュー穴で固定して後壁骨片を押さえるようした後，さらにこの plate を reconstruction プレートで押さえて固定する．この方法では後壁骨片自体にスクリューを刺入する必要がなく，関節内 screw 穿孔の危険性がない．また，骨片が薄い場合にも使用可能であり，ある程度の粉砕骨折にも利用できる．

後療法は術翌日より CPM を使用し，術後1週間で座位，車椅子，2週後より松葉杖による接地歩行と可動域訓練を行う．荷重は4～6週で部分荷重，10～12週で全荷重とする．

7）高齢者骨折

最近では高齢者の転倒による寛骨臼骨折が増加しており，前壁や前柱骨折が多い．また，荷重関節面の陥没を伴うことも多く，観血的整復内固定が困難な場合には，骨接合を併用した一期的人工関節置換が必要となることもある[19)20)]．

合併症と予後

1．神経損傷

後方脱臼に伴う坐骨神経損傷が多く，腓骨神経領域の麻痺が多い．手術により坐骨神経，大腿神経，上殿神経，外側大腿皮神経などの麻痺を合併することがあり十分な注意が必要である．

2．異所性骨化

後方アプローチや大転子の切離が必要な手術に伴って発生し，ilioinguinal アプローチに伴うものは少ない．疼痛や可動域制限をきたすことは少ないが，切除を要する場合もある．頭部損傷を伴う場合に合併しやすい．予防にはインドメタシン内服，X線照射が有効である[21)]．

3．外傷性関節症

荷重部関節面の整復不良，関節内骨片，大腿骨頭の軟骨損傷や骨折を合併する場合に起こりやすい．その発生頻度は手術的に関節内骨片が除去され関節面の正確な整復が得られた場合には5〜20％とされている[2)22)23)]．

4．大腿骨頭壊死

後方脱臼に合併することが多く，整復までに時間を経過した場合はその発生が増加する．術後は骨スキャン，MRIなどにより骨頭のcollapseが生じる以前に早期診断を行い，適切な治療により骨頭温存に努めることが重要である．

（澤口　毅）

文献

1) Rowe CR, Lowell JD：Prognosis of fractures of the acetabulum. J Bone Joint Surg. **43-A**：30-59, 1961.
2) Matta JM：Fractures of the acetabulum；accuracy of reduction and clinical results in patients managed operatively within three weeks after the injury. J Bone Joint Surg. **78-A**：1632-1645, 1996.
3) Judet R, Judet J, Letournel E：Fractures of the acetabulum. Classification and surgical approaches for open reduction. J Bone Joint Surg. **46-A**：1615-1646, 1964.
4) Judet R, Judet J, Letournel E：Associated both column fractures. Fractures of the acetabulum, 253-313, Springer-Verlag, 1993.
5) Matta JM, Anderson LM, et al：Fractures of the acetabulum. A retrospective analysis. Clin Orthop. **205**：230-240, 1986.
6) Vailas JC, Hurwitz S, et al：Posterior acetabular fracture-dislocations：Fragment size, joint capsule, and stability. J Trauma. **29**：1494-1496, 1989.
7) Montgomery KD, Potter HG, et al：The detection and management of proximal deep venous thrombosis in patients with acute acetabular fractures：a follow-up report. J Orthop Trauma. **11**：330-336, 1997.
8) Siebenrock KA, Gautier E, et al：Trochanteric flip osteotomy for cranial extension and muscle protection in acetabular fracture fixation using a Kocher-Langenbeck approach. J Orthop Trauma. **12**：387-391, 1998.
9) 澤口　毅：寛骨臼骨折に対するilioinguinal approach．手術．**44**：1627-1633，1990.
10) Mears DC, Rubash HE：Extensile exposure of the pelvis. Contemp Orthop. **6**：21-32, 1983.
11) Senegas J, Liorzou G, et al：Complex acetabular fractures：a transtrochanteric lateral surgical approach. Clin Orthop. **151**：107-114, 1980.
12) Reinert CM, Bosse MJ, et al：A modified extensile exposure for the treatment of complex or malunited acetabular fractures. J Bone Joint Surg. **70-A**：329-337, 1988.
13) Helft DL, Schmelling GJ, et al：Management of complex acetabular fractures through single nonextensile exposures. Clin Orthop. **305**：58-68, 1994.
14) 澤口　毅，西村立也：寛骨臼複合骨折に対する前方単独進入固定の経験．Hip Joint．**30**：288-293, 2004.
15) 澤口　毅：寛骨臼複合骨折に対する前方，後方合併アプローチと経大転子アプローチの比較．骨折 **18**：362-367，1996.
16) 澤口　毅：寛骨臼骨折の手術的整復・固定法．骨折．**15**：223-228，1993.
17) Letournel E, Judet R：Posterior wall fracture. Fractures of the acetabulum, 67-88, Springer-Verlag, 1993.
18) 澤口　毅：股関節後方脱臼骨折の治療成績．Hip Joint．**23**：367-371，1997.
19) Ferguson TA, Patel R, et al：Fractures of the acetabulum in patients aged 60 years and older：an epidemiological and radiological study. J Bone Joint Surg. **92-B**：250-257, 2010.
20) Mears DC, Velyvis JH：Acute total hip arthroplasty for selected displaced acetabular fractures：two to twelve-year results. J Bone Joint Surg. **84-A**：1-9, 2002.
21) 澤口　毅：寛骨臼骨折手術に伴う異所性骨化について．Hip Joint．**18**：319-322，1992.
22) Mayo KA：Open reduction and internal fixation of fractures of the acetabulum. Clin Orthop. **305**：31-37, 1994.
23) 澤口　毅：寛骨臼骨折の長期手術成績．骨折．**23**：86-90，2001.

II. 部位別治療の実際

8. 高齢者の大腿骨近位部骨折
1) 大腿骨頚部骨折

Abstract

高齢者の大腿骨頚部骨折は骨粗鬆症を基盤としたもので，軽微な外力や時には外傷機序が明らかでない場合でも起こることがあり，治療をも困難にする．診断には臨床症状に加えて単純X線写真が必須であるが，骨折線が認められなくても骨折がないと断定できないことがあるので注意が必要である．骨折部は関節包内にあって解剖学的に独特な頚体角を有しており，その部に骨膜は存在しない．このためいったん骨折が起こると，骨片間に滑液が入り込んでしまい骨折部には剪断力が働くばかりか，骨膜性の骨化は得られない．さらに大腿骨頭への血行が特殊であるなど，骨癒合には極めて不利な条件が多い．よって，治療法の選択にあたっては，年齢，全身的，社会的な要素を考慮したうえで，骨折部の種々の情報から骨癒合する可能性が高いか否かを術前に判定し，高いものには骨接合術を，低いものには人工物置換術を選択すれば手術は1回ですむので合理的である．

Key words

大腿骨頚部骨折(femoral neck fracture)，Garden分類(Garden's classification)，骨接合術(osteosynthesis)，人工物置換術(hip prosthesis replacement)

定義・概念

大腿骨近位部の骨折は股関節面に近い側から，a：骨頭骨折(head fracture)，b：骨頭下を含む頚部骨折(neck fracture)，c：頚基部骨折(basicervical fracture, basal fracture of the femoral neck)，d：転子部骨折(trochanteric fracture)，転子間骨折(intertrochanteric fracture)，または転子貫通骨折(pertrochanteric fracture)，e：転子下骨折(subtrochanteric fracture)に分けることが妥当であると考えられる(図II-155)[1]．本稿ではこのうちのbについて述べる．

青壮年者はかなり大きな外力を受けてもbおよびdを起こすことは少なく，むしろ股関節の脱臼や脱臼骨折，aやeを起こすことのほうが多い．ところが高齢者では，軽微な外力でも容易にbや

図 II-155
大腿骨近位部骨折の分類
  a：骨頭骨折(head fracture)
  b：頚部骨折(neck fracture)
  c：頚基部骨折(basicervical fracture, basal fracture of the femoral neck)
  d：転子部骨折(trochanteric fracture)，転子間骨折(intertrochanteric fracture)または転子貫通骨折(pertrochanteric fracture)
  e：転子下骨折(subtrochanteric fracture)
  (文献1より引用)

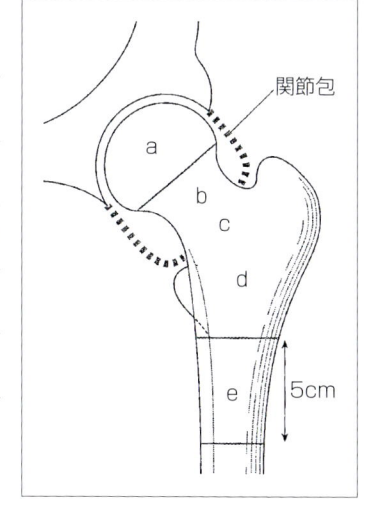

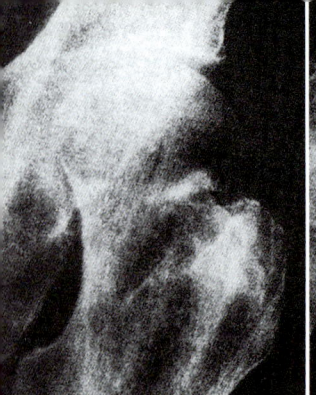

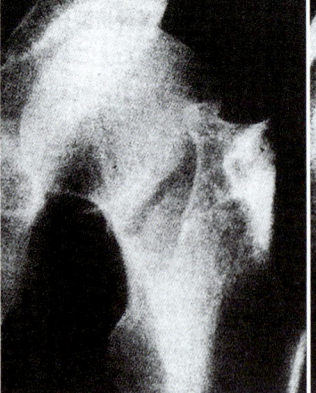

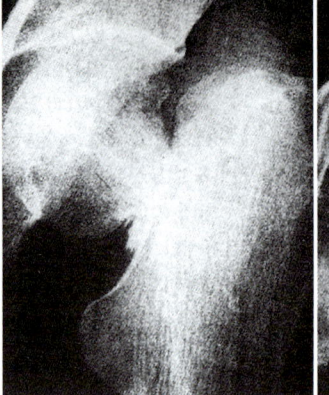

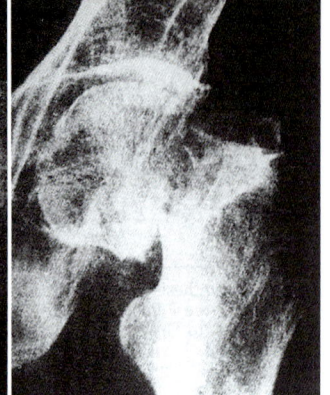

| Stage I | Stage II | Stage III | Stage IV |

図 II-156　Garden 分類
（文献2より引用）

d が発生する．特に高齢の女性が転倒し下肢が短縮し外転外旋させて起立不能になっているときは，まず b や d を疑わなければならない．しかし，転倒がなくても軽微な外力や外傷機序が明らかでない場合でも骨折を起こすことがあり，転倒の存在が頚部骨折を疑う必須条件とはならない．また，非転位例やいわゆる occult fracture 例では，典型的な肢位をとっていないばかりか歩行が可能な場合があるので注意を要する．

分類・疫学

1．分　類

1）年齢による分類

小児期，若年期，青壮年期，高齢期などに分けることができる．特に高齢者では特徴的な骨折の形をとることが多いので，必ず他の年齢層とは分けて論じなければならない．もちろん治療法の選択や予後の判定に影響があるので，以下に述べる他の分類とあわせて用いる必要がある．

2）骨片間の関係による分類

内転骨折と外転骨折に分けることができる．前者は大腿軸が骨頭に対して内転位をとるものを意味し，後者は逆に骨頭が外反位になり骨折部が嵌入した形をとるものである．この分類は受傷機転が内転であったか外転であったかということではなく，あくまでも単純 X 線撮影正面像から臨床上の治療方針を決めるためのものであることを知っておかなければならない．

3）Garden 分類[2]

他の部位の一般的な骨折での分類は受傷時すでに骨折の形が決まっているので，type として分類されるのが一般的であるが，大腿骨頚部骨折では経過中に骨折の形が変化する（進行する）ことがあるので，stage として分類されていることをまず認識しておくことが重要である．

> **注意すべき点**　この骨折分類はあくまでも type ではなく stage である．

Garden 分類は骨性連絡，軟部組織の連絡を重視したもので，大変有用であり多くの人に用いられている．この分類を用いるにあたって stage I と II の判定にさほど困ることはないが，stage III と IV の判定が難しいとの意見が多い．しかし，Garden の原著[2]にこの分類の例として示されている単純 X 線写真をよくみてみると，stage III と IV とは明らかに異なっている（図 II-156）．最も大きな違いは大腿骨頭の主圧縮骨梁群（principal compressive trabeculae）の走行で stage III では骨頭が回旋してラウエンスタイン肢位で撮影したような方向にみえるが，stage IV では回旋転位することなく，正面撮影のときにみられるようにそのままの位置にとどまっていることが特徴である．以上のことを図式化すると図 II-157 のようになる．

> **コツ**　骨梁の走行を注視する．

図 II-157
Garden 分類の図式化
Stage I：不完全骨折（骨性連絡残存）
Stage II：完全骨折，転位なし（軟部連絡残存）
Stage III：完全骨折，骨頭回旋転位（軟部連絡残存）
Stage IV：完全骨折，骨頭回旋なし（すべての連絡なし）

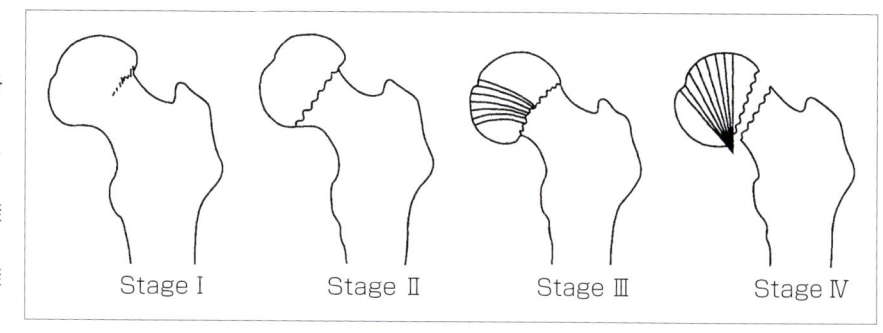

Stage I　Stage II　Stage III　Stage IV

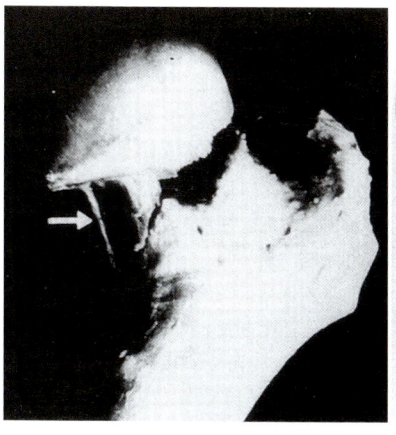

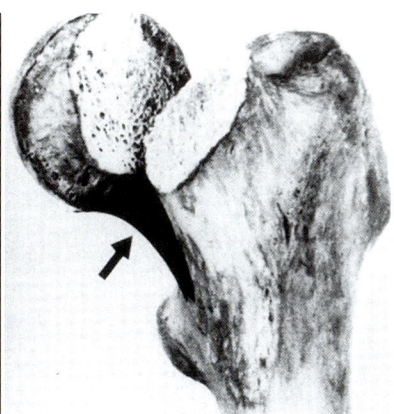

図 II-158
a：Weitbrecht の retinaculum（文献 2 より引用）
b：その hinge action

このような転位が生ずる理由は，Weitbrecht の支帯（retinaculum）と呼ばれる強靱な頸部被膜の軟部連絡が残っているか否かによるものである．人工骨頭置換術の際，この支帯と円靱帯を切離してやっと大腿骨頭を摘出することができた経験を持つ整形外科医も少なくないであろう．

ワンポイントアドバイス 手術のとき注意していれば確認，理解ができる．

つまり stage III ではこの支帯が残存して骨片間を連絡しているために骨折後に骨頭の回旋転位が起こるが，下肢を牽引し外転・内旋させればこの転位は消失し整復されるはずである（図 II-158）．さらにこの支帯の中には筋層を持った動脈も存在するので（図 II-159），骨折が整復されて血流が再開し，骨癒合にはさらに有利に働くであろう．ところが軟部連絡を失った stage IV では，前述のようなことは全く起こることがない．

しかし，クリアーカットに stage III と IV を分けることができないこともある．また転位のよりどころとなっている支帯も，stage IV で必ずしも断

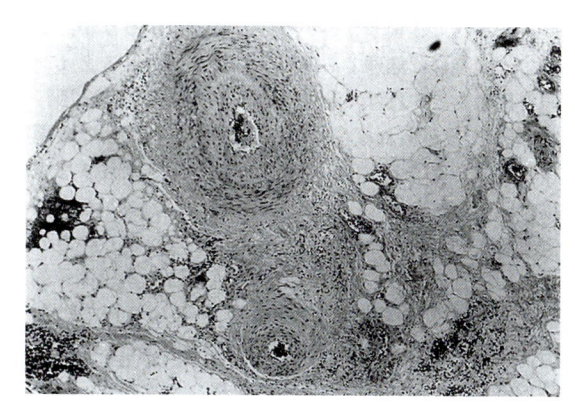

図 II-159　Weitbrecht の retinaculum，横断面組織標本写真

裂しているわけではないので[3]，この分類には未だに弱点があり，今後検討の余地が残されている．

4）修正 Garden 分類[4)～12)]

筆者らは Garden 分類 stage III のうち下肢の牽引により整復されるものを III-a，reducible fracture，整復されないものを III-b，irreducible fracture に分け，修正 Garden 分類（図 II-160）と称して治療法の選択に役立てている．この分類では，治療法を選択する際，III-b はむしろ stage IV に近いと考えて取り扱うところに意義がある．

8．高齢者の大腿骨近位部骨折　1）大腿骨頸部骨折

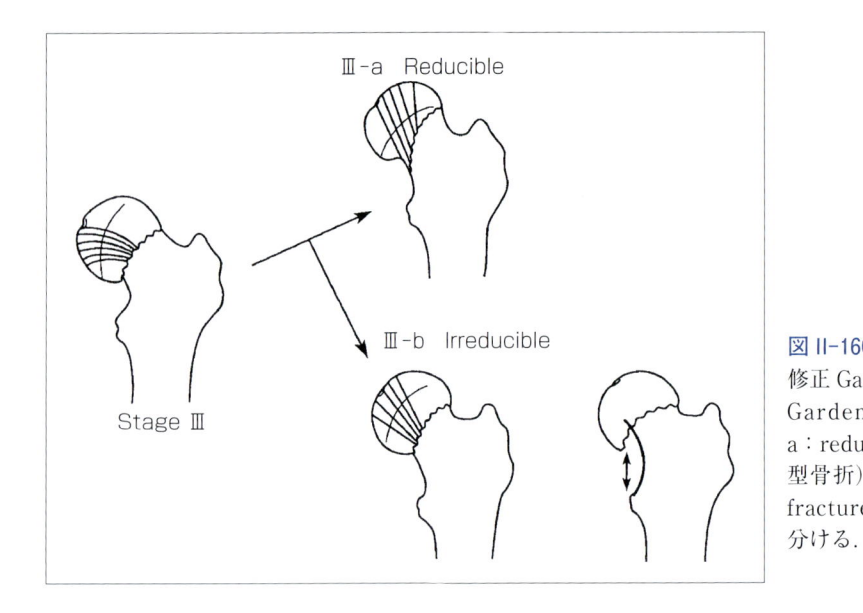

図 II-160
修正 Garden 分類
Garden 分類 stage Ⅲ を Ⅲ-a：reducible fracture（易整復型骨折）と Ⅲ-b：irreducible fracture（整復不全型骨折）に分ける．

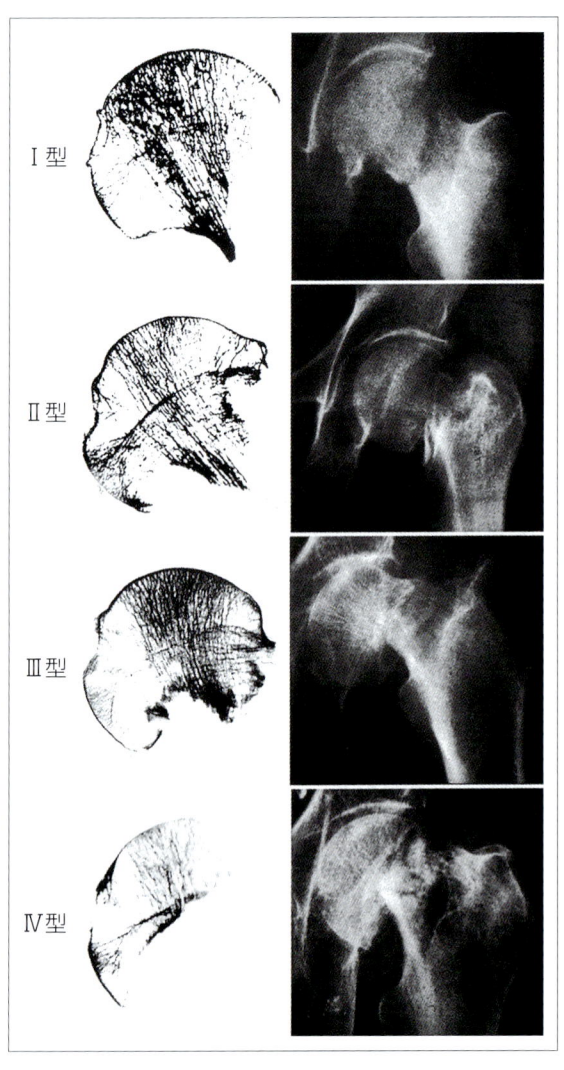

図 II-161　高齢者大腿骨頸部骨折の骨折型分類

> **ワンポイントアドバイス**　治療方針の決定に役立つ．

　なお骨折整復時，直視下に大腿骨頭と頸部を連絡する前述の Weitbrecht の支帯の存在とその hinge action が確認された整復可能な例も，Ⅲ-a に含めることが合理的と考える．

　加藤らは[13]大腿骨頭の血流評価を行う際に Garden 分類と修正 Garden 分類を比較したところ，後者のほうが有用であったが問題点も残されていることを指摘している．さらに有用な分類が望まれるが，いずれにせよできるだけ明快，簡便でしかも臨床に用いられやすい分類でなければならない．

5）骨折型分類[5)~12)]

　高齢者の大腿骨頸部骨折のほとんどは骨頭下骨折であることはよく知られているが[14]，現在筆者はその骨折線の走行によって4つの型に分類するのが妥当であると考えている（図 II-161）．Ⅰ型は典型的骨折で骨折線が水平線と約70°の傾斜を有し，下部に嘴状の Adams 弓の突起（spike）を形成するもの，Ⅱ型は Adams 弓の嘴状 spike は消失しているが，主圧縮骨梁群が残りキノコ状を呈するもの，Ⅲ型は Adams 弓の嘴も骨梁の突出もない，いわゆる without-spike 型の骨頭下骨折，Ⅳ型は骨折線がほぼ弧を描いて三日月状を呈する，

いわゆる crescent type である.

> **ワンポイントアドバイス** 骨折型をみること
> も治療方針の決定に役立つ.

2. 疫 学

大腿骨頚部／転子部骨折に関する全国調査によると，2007年時点での推計骨折発生数は男性31,300人，女性116,800人，計148,100人であった[15]．団塊の世代の人々が65歳以上の年齢層に入って急速に高齢者人口が増加してくるので，大腿骨頚部骨折の実数も増えていくものと予想される．

なお，大腿骨頚部骨折よりも転子部骨折のほうが発生実数が多く（頻度が高く），より高齢者に多発する．

病因・病態

大腿骨頚部骨折も高齢者に多発するので，骨粗鬆症を基盤とするある意味では病的骨折といっても過言ではない．骨密度の低下や骨の脆弱化は骨折発生の危険因子となっているばかりでなく，治療をも困難にする．高齢の女性に多いという点では大腿骨転子部骨折と同様であるが，大腿骨頚部は解剖学的に独特な頚体角を有しており，関節包内（intracapsular）であるために骨膜が存在せず，しかも血行が特殊であるなど，病態はかなり異なっている．このため転子部骨折と比べると，局所的には骨癒合の点からみた場合，ずっと不利な条件が多い．

臨床症状

一般的には転倒して骨折してただちに股関節の疼痛とともに起立不能となり，骨折した側の下肢が短縮していることが多い．さらに典型例では仰臥位で下肢（股関節）を外旋させた肢位をとり，挙上させることができない．Scarpaの三角に圧痛を認める．自発痛は安静時には軽微なこともあるが，股関節の運動時，特に内・外旋時の股関節部あるいは会陰部の痛みは，程度の差こそあるものの必ず伴っている．ただし，転倒がなくても軽微な外力で骨折を起こすことがあり，転倒の存在は骨折を疑う必須条件ではない．また，骨折端が楔合した骨折，不全骨折，occult fracture（不顕性骨折）や spontaneous fracture などといわれるような骨折例では，骨折後の機能障害が軽微で前述した症状がそろわず，歩行が可能な例すら散見されることを心得ておく必要がある．

> **落とし穴** 歩けても骨折がないとはいえない．

ところで，たとえ最終的に転倒があったとしても，それが大腿骨頚部骨折の原因なのか結果なのか判定が困難なことが少なくない．高齢者のこの部分は subclinical に日常的な外力で骨梁レベルの微小骨折[15]を繰り返してはいるものの，普通は自然治癒して問題を起こさないが，その数が増すなどしてどこかで破綻をきたすと clinical fracture を引き起こしはじめるのではないかと考えることもできる．このような状態になるともはや起立していることが不可能となり，結果として転倒してしまうものと推察される．つまり転倒は骨折の原因ではなく，骨折の結果として起こってしまったとも考えられる．

> **注意すべき点** 転倒が骨折の原因なのか，それとも骨折の結果なのか，判定が難しい．

画像診断

肢位や外観が似ている場合に，大腿骨転子部骨折や外傷性股関節脱臼と誤ることがある．診断を明確にし骨折の転位の程度や骨折型を判定するため，2方向の単純X線検査が最も簡便，有効である．正面像は両下肢を10～15°内旋して，側面像は cross-table lateral view で撮影すると得られる

表 II-4　大腿骨頚部骨折の治療方針決定の原則

> I．全身的な因子
>   1．社会性
>   骨折発生前の日常生活復帰を目標とする
>   2．合併症
>   致命的な合併症　あり：放置する
>   　　　　　　　　なし：加療する
>   病的骨折：放置か人工物置換術（一時的にでも）
>   3．年齢
>   小児期：原則として骨接合術
>   若年・青壮年期：骨接合術
>   高齢者　70歳くらいまで：骨接合術
>   　　　　70歳以上：人工物置換術
>
> II．局所的な因子
>   1．疼痛
>   なしまたは軽微：X線像で外転楔合骨折なら牽引，安静臥床
>   あり：原則として手術
>   2．修正 Garden 分類
>   Stage I（疼痛なしまたは軽微）：保存療法
>   　　　（疼痛あり）：骨接合術
>   Stage II：原則として骨接合術
>   Stage III-a（整復が可能）：骨接合術
>   Stage III-b（整合が不可能）：人工物置換術
>   Stage IV：人工物置換術
>   3．骨折型
>   I，II型：骨接合術
>   III，IV型：原則として人工物置換術

情報が多い．

ただし，単純X線写真では骨折線が認められなくても骨折がないと断定はできない．この場合，MRI，骨シンチグラフィー，CTなどを追加することが望ましいが，MRIが診断に最も有用で診断精度は極めて高い．

治　療

1．治療方針の決定

前述したとおり，大腿骨頚部骨折は高齢者に多発し骨粗鬆症を基盤として発生することが多い．骨密度の低下や骨の脆弱化が骨折発生の危険因子となっているばかりでなく，骨折そのものの治療をも困難にする．そのうえ大腿骨頚部は関節包内（intracapsular）にあって，しかも解剖学的に独特な頚体角を有しており骨膜が存在しない．そこに骨折が起こると，骨片間に滑液が入り込んでしまい，骨折部には剪断力が働くばかりか骨膜性の骨化は得られない．さらに大腿骨頭への血行が特殊であるなど，骨癒合には極めて不利な条件が多い．このために，高齢者の治療にあたってはじめから骨癒合をあきらめ，どちらかというと人工物置換術が選択，多用される傾向にある．確かに骨癒合しうる例と骨癒合する条件の極めて悪い例が存在し，後者に骨接合術を選択することが不適切であると考えざるをえないことさえある．しかし，骨折治療の大原則は骨接合術であるので，まず第一選択として人工物置換術を行うということではなく，年齢，全身的，社会的な要素を考慮したうえで，骨折部の種々の情報から骨癒合する可能性が高いか否かを術前に判定し，高いものには骨接合術を，低いものには人工物置換術を選択すれば，手術は1回ですむので合理的である．

> **ワンポイントアドバイス**　いずれにせよ患者にとっては手術なので，1回ですませたい．

大腿骨頚部骨折の治療方針決定の原則を表II-4に示した．全身的な因子としての社会的な要素，合併症，年齢などを総合的に考慮したうえで，骨折分類や骨折型などから骨癒合の可能性の高い例と低い例を見極めることが最も重要である．なお，種々の状況や理由から，骨折そのものの治療ができずに放置せざるをえないこともある．

局所的な因子として重要な情報源となるのが，前に述べた Garden 分類，修正 Garden 分類，骨折型分類である．これらからみた高齢者の大腿骨頚部骨折の治療方針の決定の原則を図II-162に示した．点線の選択は，直視下に大腿骨頭と頚部を連絡する前述の Weitbrecht の支帯の存在とその hinge action が確認された整復例に限ってのみ許される選択である．

2．保存療法

1）副子または牽引療法

痛みの極めて軽い外転骨折や，何らかの理由によって骨折そのものの治療が行えない場合にのみ

適応となる．

2）ギプス包帯法

牽引，外転，内旋にて確実な整復位が得られるならば，Whitman ギプス包帯法で治療も可能であるが，長期間ギプス固定をしていなければならないので，現在ではほとんど用いられることがない．

3．手術療法

1）骨接合術

歴史的には Smith-Petersen 三翼釘固定法，Küntscher 強斜位固定法に始まる．種々の鋼線，ピン，釘，ネジによる工夫も沢山ある．さらに髄内固定の固定力を増すためにプレート固定を追加したものも少なくない．骨頭回旋防止に工夫をこらした Hansson ピンシステムもあるが，いずれの方法も長所と短所があり，術者の好みもあって必ずしもどれが良いとは言い切れない（図 II-163）．現時点では，3 本の cannulated cancellous hip screw を用いて 3 点をしっかりと固定するのがもっとも一般的な方法といえよう．

2）骨切り術，骨移植術

どちらかというと若年者や青壮年者の骨折に対し，ぜひとも骨癒合を獲得しようとするものである．骨折面に不利な剪断力や引っ張り応力が生じている場合，骨切りによって骨折面の角度を減じて骨癒合に有利な圧縮応力を得ることを目的として選択される．遊離骨移植，血管柄付きや筋肉弁付きの複合組織移植が併用されることもある．

3）人工物置換術

活動性が高い症例には人工股関節置換術が有用との報告もあるが，高齢者には人工骨頭置換術が一般的である[16]．

以前は Austin-Moore 型に代表される単純人工骨頭が用いられたが，現在は dual bearing 型，バイポーラー型などと呼ばれる二重可動性人工骨頭が汎用されている（図 II-164）．確かに後者は潤滑性能などからは優れているが，bearing insert の摩耗やステムの loosening，脱臼時観血的整復が必要となるなどの問題点も残されており，しかも

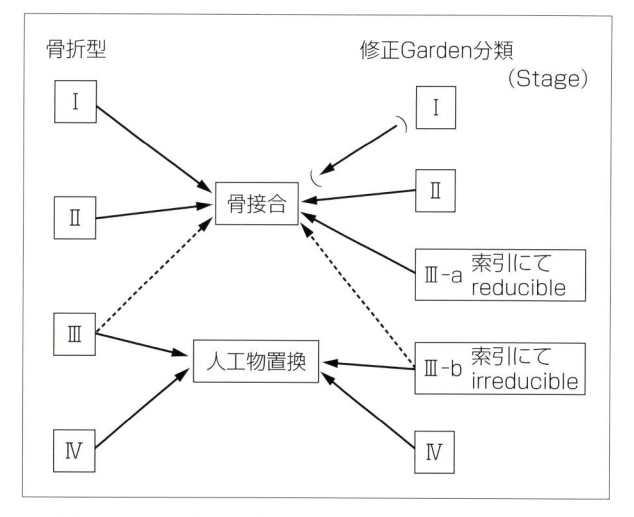

図 II-162　骨折型と修正 Garden 分類からみた高齢者大腿骨頸部骨折治療方針決定の原則

かなり高価である．単純人工骨頭でも必ずしも成績が劣る訳ではないので，高齢者にどちらを使用するのか十分に検討して選択することが肝要であろう．

合併症

骨接合術による合併症として，偽関節，大腿骨頭壊死，late segmental collapse などを挙げることができる．しかし，偽関節に陥った場合でもすべての患者が高度の機能障害を呈するわけではなく，特有な振子歩行はするが比較的自由に活動できることもある．だが，ほとんどの患者に疼痛や下肢機能低下があり日常生活に障害をきたすので，何らかの観血的方法でこの問題を解決する必要がある．

その際，小児，若年者，青壮年者には骨切り術や骨移植術を，高齢者には人工物置換術を選択することを原則とする．また，たとえ骨癒合が得られても，骨頭壊死や late segmental collapse を続発することがある．無痛または痛みが軽度の場合には経過をみるのみでよいが，疼痛や下肢機能障害のために日常生活に支障がある場合には，手術療法の適応となる．その方法は偽関節の場合と類似するが，若年者，青壮年者に対しても関節固定術や人工物置換術を選択せざるをえない場合もある．

人工物置換術による合併症として，術後脱臼がある．この場合，二重可動性人工骨頭置換例では

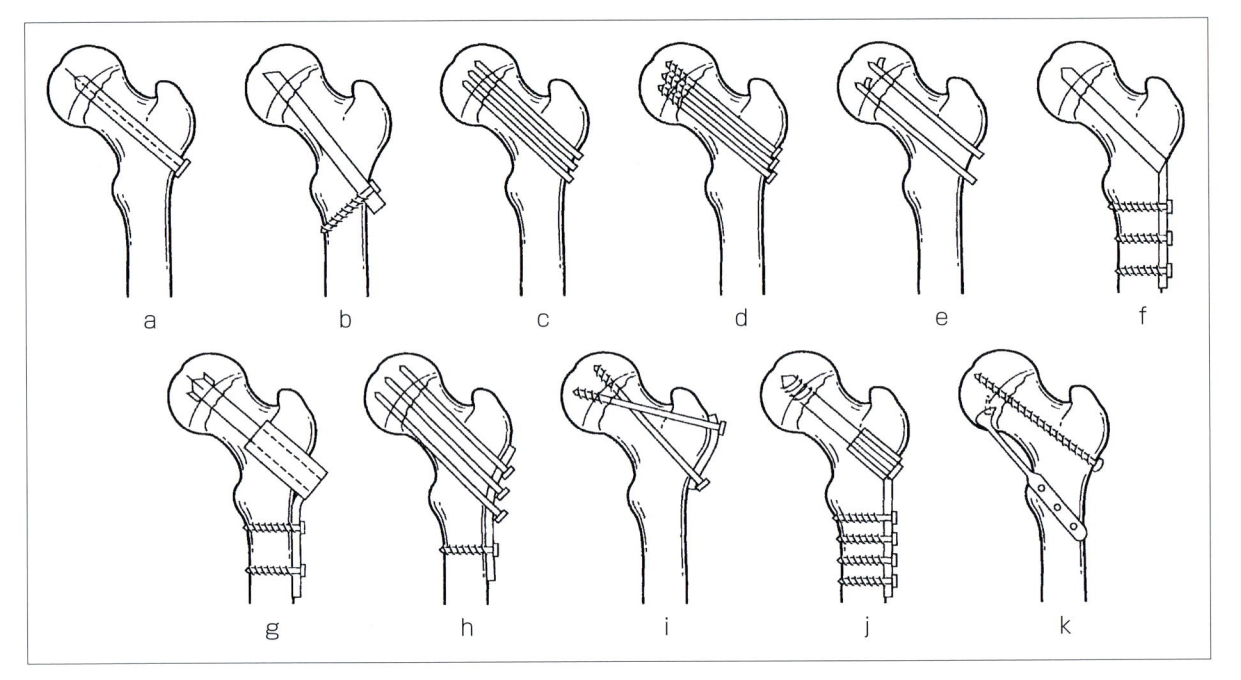

図 II-163 大腿骨頚部骨折に対する種々の骨接合法
a：Smith-Petersen 三翼釘法　b：Küntscher 強斜位法　c：multiple pinning 法　d：三本螺子固定法
e：Hansson ピンシステム　f：Neufeld nail, Moore blade plate 法　g：Pugh hip nail 法　h：Deyerle fixation 法
i：crossed screws 法　j：compression hip screw 法　k：ほおづえ釘法

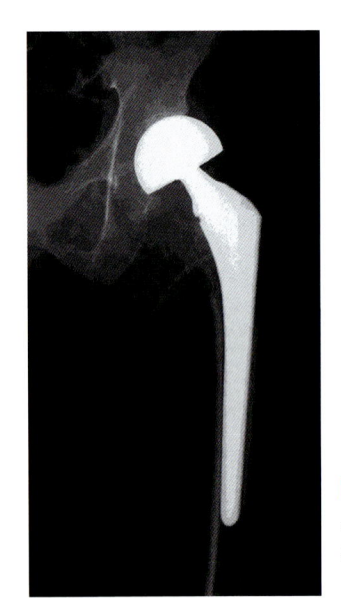

図 II-164
バイポーラー型人工骨頭置換例

観血的整復を要することも少なくない．その他骨セメントによる障害（術中の血圧低下やショックなど），感染（遅発性感染も含む），下肢の深部静脈血栓症や肺血栓塞栓症，proximal migration，ステムの loosening，ステム下端の骨折などを挙げることができる．

予後・転帰

　高齢者の場合，種々の理由で1年以内の死亡率は10～30％と報告されている．
　一般的に男性，より高齢者，骨折前の歩行能力が低かった者，認知症があった者のほうが生命予後に対する影響が大きい．

（南澤　育雄）

文献

1) 松下　隆ほか：大腿骨頚部骨折と転子部骨折．日本整形外科学会診療ガイドライン委員会大腿骨頚部／転子部骨折ガイドライン策定委員会，厚生労働省医療技術評価事業「大腿骨頚部骨折の診療ガイドライン作成」班編．大腿骨頚部／転子部骨折診療ガイドライン．10-11，南江堂，2005．
2) Garden RS：Low-angle fixation in fractures of the femoral neck. J Bone Joint Surg. **43-B**：647-663, 1961.
3) 原田育生ほか：大腿骨頚部内側骨折後における頚部被膜の連続性の検討—Garden 分類の問題点．整形外科．**50**：9-13, 1999．
4) 山本　真ほか：高齢者の大腿骨頚部内側骨折の骨

折型─その機序と Garden 修正分類─. 整形外科. **32**：339-347, 1981.
5) 南澤育雄, 山本　真：大腿骨頚部内側骨折の治療. 室田景久ほか編. 図説整形外科診断治療講座 9 骨盤・股関節の外傷. 168-177, メジカルビュー社, 1990.
6) 山本　真, 南澤育雄：高齢者大腿骨頚部内側骨折の病態と治療. 日整会誌. **65**：408-424, 1991.
7) 南澤育雄：下肢骨折および脱臼-大腿骨近位部-. 原田征行, 守屋秀繁編. 整形外科手術 2-A 外傷 I. 102-116, 中山書店, 1994.
8) 南澤育雄ほか：治療法選択因子からみた当院の高齢者大腿骨頚部内側骨折例の検討. 骨折. **22**：24-27, 2000.
9) 南澤育雄：大腿骨頚部内側骨折に対する骨接合術. MB Orthop. **14**(9)：118-123, 2001.
10) 南澤育雄：大腿骨頚部内側骨折に対する人工骨頭置換術─その適応をめぐって─. 整・災外. **44**：497-502, 2001.
11) 南澤育雄：股関節周囲の外傷. 糸満盛憲編, 図説股関節の臨床. 164-174, メジカルビュー社, 2004.
12) 南澤育雄：骨盤・股関節, 骨盤と股関節部の外傷, 大腿骨近位部, 大腿骨頚部骨折. 糸満盛憲ほか編集. 越智隆弘総編集：最新整形外科学大系 16. 369-376, 中山書店, 2006.
13) 加藤彰浩ほか：大腿骨頭の血流からみた修正 Garden 分類の有効性. 骨折. **23**：364-366, 2001.
14) 南澤育雄：高齢者大腿骨頚部内側骨折の成因に関する研究─骨折線の走行とその発生機序の推論─. 日整会誌. **55**：167-181, 1981.
15) Orimo H, et al：Hip fracture incidence in Japan：estimates of new patients in 2007 and 20-year trends. Arch Osteoporosis. **4**：71-77, 2009.
16) 日本整形外科学会診療ガイドライン委員会, 大腿骨頚部／転子部骨折診療ガイドライン策定委員会編集. 大腿骨頚部／転子部骨折診療ガイドライン改定第 2 版. 94-95, 南江堂, 2011.

8. 高齢者の大腿骨近位部骨折
2）大腿骨転子部骨折

Abstract

高齢者大腿骨転子部骨折の治療は，骨接合術による手術治療が一般的である．手術前に，X線，CTにて小転子および大転子部の骨折状態を把握する．特に転子部の内側と前方に注意を払う．この部分で，近位骨片が髄腔に入らないように整復する．閉鎖的に整復ができないときには，術中に骨折部の整復を行い内固定する．高齢者は複数の内科疾患を合併していることが多く，骨折治療の術前術後に合併疾患への対応が必要となる場合も多々ある．整形外科医であれ，内科の知識もある程度必要であるが，専門的対応を要する場合に備え，内科との連携を普段から検討しておくことが重要である．高齢者大腿骨転子部骨折の生命予後は必ずしも良くない．また，経過とともに歩行能が低下し，介護面で問題が生じてくることも多い．このような高齢者骨折治療の限界についても，患者，家族に説明を加え，治療を進めていくようにしている．

Key words

大腿骨転子部骨折（femoral trochanteric fracture），高齢者（elderly patient），外科治療（surgical treatment），治療成績（clinical result）

はじめに

高齢社会を迎えた現在，大腿骨転子部骨折は整形外科医の扱う common disease である．本論文では，筆者の大腿骨転子部骨折に関する分析データと，これまで日本骨折治療学会で議論されてきた文献的考察をもとに，高齢者大腿骨転子部骨折の治療について概説する．

術前の骨折部評価

術前評価では骨折部が安定か不安定かに注目する．X線およびCTにて，小転子部および大転子部の骨折形態を評価する（表II-5）．2-frag. は安定型に，3-frag.(L)以下は内側のサポートを失っているため不安定型に分類される．3-frag.(G)は不安定型に分類されるが，内側サポートがあるため安定型と考え治療を進める[1]）．

表II-5 3DCTによる骨折型分類

2-frag.	：骨頭骨片のみ有する
3-frag.(G)	：骨頭骨片と大転子骨片を有する
3-frag.(L)	：骨頭骨片と小転子骨片を有する
3-frag.(GL)	：骨頭骨片と大転子から小転子まで一塊の大骨片を有する
4-frag.	：骨頭骨片と大転子骨片と小転子骨片を有する

粉砕骨折であっても転子部の前内側部は比較的骨が保たれている．この部位の骨折状態を把握するにはCTが有効である．X線では，正面像はもちろんであるが，側面像も重視する（図II-165）．生田の分類[2]で，subtype P は subtype N または subtype A となるように整復を心掛ける．

図 II-165
生田による側面像での分類
頸部が前方へ転位している A（anterior type），骨片が合っている N（neutral type），頸部が後方へ転位している P（posterior type）に分類した．
a：Subtype A
b：Subtype N
c：Subtype P

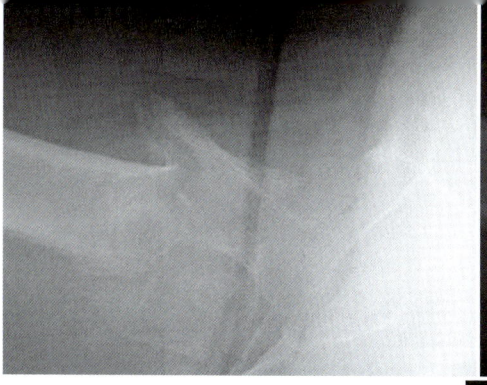

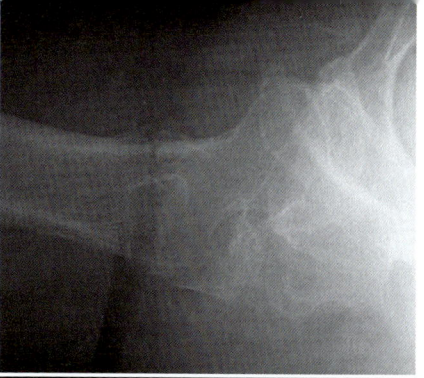

> **術前評価のポイント** 骨折部の安定性に注意する．内側のサポートがあれば安定型と考えて治療する．前方，内側部の骨が保たれていれば，この部分で支持性を得るようにする．

治療法

基本的に骨接合術による手術治療を行う．大腿骨転子部骨折は大腿骨頸部骨折と比べ体動時の疼痛が強いため，早期にリハビリを開始する意義とともに，身体ケアを含めた介護の面からも，早めに手術治療を行ったほうが良い．受傷前歩行不能例に対しても，日常の介護動作，すなわちオムツ交換，車椅子移乗，身体清拭などを疼痛なく行うために，手術治療は有効である．

1．閉鎖的骨折整復

腰椎麻酔あるいは全身麻酔下に，牽引手術台を使用してまず骨折を閉鎖的に整復する．通常は牽引にて整復できる．しかし，近位骨片の内側骨皮質端が遠位髄腔内に入り込んでいる骨折などでは整復操作を要する．下肢を牽引，外転，その状態で下肢を外旋，近位骨片を髄腔から外した後に骨折部の段差を合わせながら内旋，整復する[3]．骨折部が不安定な場合は，骨折部近位内側を内側よりに，骨折部近位前方部分を前方よりに整復し，前内側部をかみ合わせるようにして骨折部の安定化を試みる．正面像での内側部および側面像の前方部を重視し[4]，近位骨片が遠位骨片の髄腔に入らないように整復することが大切である（図 II-166）．

> **整復のポイント** 近位骨片が髄内に入らないようにする．特に側面X線で注意を払う．

2．骨折部の内固定材料

骨折部の内固定材料は，現在 short femoral nail と sliding hip screw が主流である．筆者の経験では，これらの内固定材料の間に治療成績の差を認めなかった（表 II-6）．慣れた方法であれば，どちらを使用しても1時間以内の手術時間であり，出血量にも差はない．

大転子部が粉砕している骨折では，ラグスクリューに過度のテレスコープが起こりやすい．Short femoral nail では，髄内釘部で骨折部の短縮が止まるため，このような症例に有効である．Sliding hip screw の場合は，つば付きプレートなどを使用し，粉砕した大転子部に対しバットレス効果を加味した固定を行う．

ラグスクリューの刺入位置はガイドラインの記載に従い，正面像で骨頭中心かやや遠位，側面像で骨頭幅の中 1/3，そして tip-apex distance（TAD）20 mm 以下を目標とする．術中，複数の

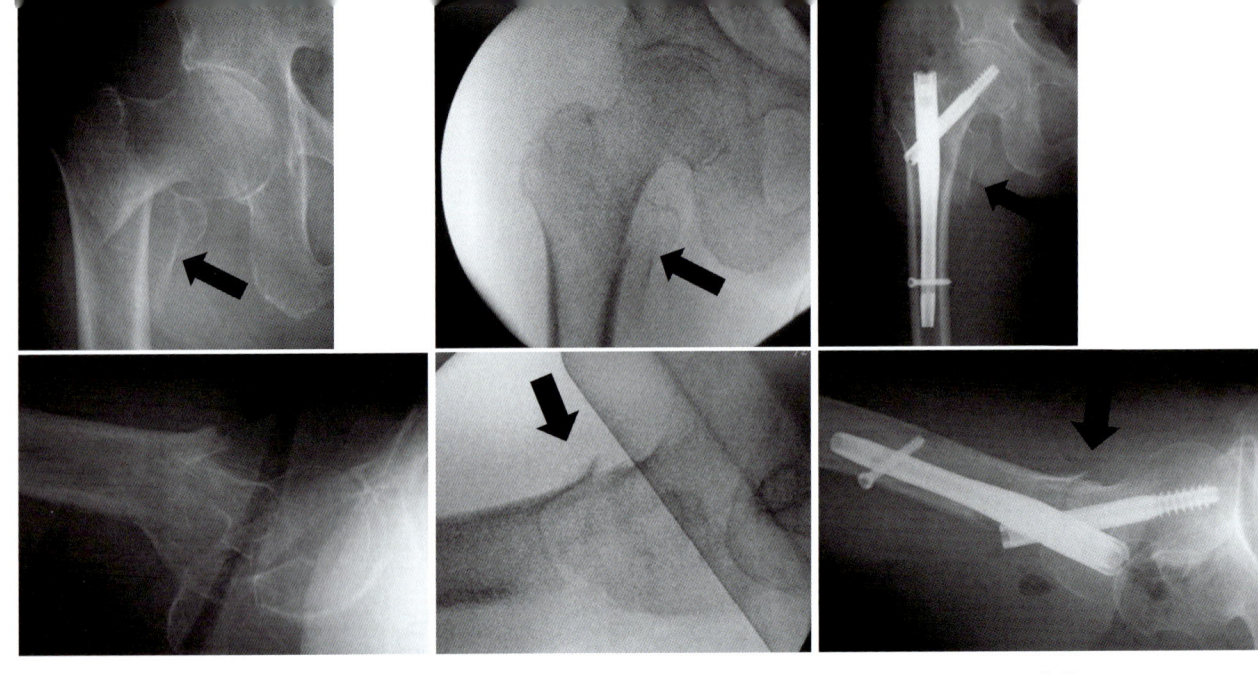

| | a．術前 | b．術中 | c．術後 |

図 II-166　骨折部の整復
矢印で示したように，正面で内側部，側面で前方部の整復が重要である．

表 II-6　内固定材料と治療成績

	short femoral nail	sliding hip screw	p値
性別			
男性／女性	15/99	19/110	0.867
年齢	85.6歳	86.1歳	0.525
前所在			
自宅／施設	78/36	95/34	0.450
内科合併症数	2.8疾患	3.0疾患	0.501
入院日数	53日	58日	0.221
歩行再獲得率	66%	74%	0.233
自宅退院率	39%	44%	0.540
術後合併症			
発症率	33%	29%	0.608

角度からX線透視を行い，ガイドワイヤーが適切な位置にあることを確認してから，ラグスクリューを刺入する．

かつて大腿骨転子部骨折に多く用いられていたEnder釘は，現在使用する医師が少なくなってきた．しかし，Ender釘に熟達した医師が行えば良い手術方法である．機会があればEnder法の技術を習得しておくと，その応用範囲は思いのほか広く重宝する（図 II-167）．

3．手術に関するワンポイントアドバイス

1）閉鎖的に整復できない場合

①前方で転子部骨折線の内側を目安に小切開を置き，エレバトリウムを挿入しKapandji法を応用して整復する[5]．②外側からエレバトリウムを大腿骨前面に沿わせ骨折部に挿入，近位骨片髄腔内に入れる．その後，下肢を外旋位から中間位に戻すことで整復位を得る[6]．③髄内釘刺入部の皮切を少し拡大し，エレバトリウムなどを近位骨片内側部に挿入して整復する[7]．④骨折部を直視下に展開，用手的に骨膜と筋層間を剝離した後，透視下に1mm軟鋼線を誘導し締結，整復を得る[8]．これらの方法を状況に応じて組み合わせ対処する．

2）下肢の関節拘縮がひどいとき

関節拘縮のため骨折していない下肢が外転できず，良好な手術体位を取れない場合には，両下肢を交差した形で牽引手術台にのせ体位を取る[9]．X線透視装置は通常のかたちで使用できる（図 II-168）．

> **手術手技の注意点**　慣れた手術といえども正確な手術は難しい．骨折の整復状態，ラグスクリューの位置は術中に再度確認する．

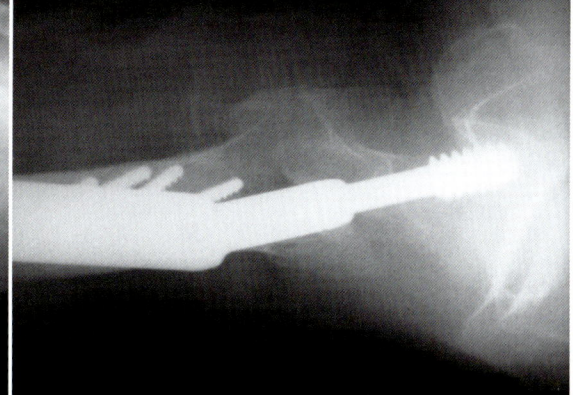

図 II-167
Ender 釘の利用例
　a：受診時 X 線像
　　　ラグスクリューの位置が骨頭近位，前方に刺入され，位置不良である．再手術を希望され来院した．
　b：再手術後 X 線像
　　　ラグスクリューが刺入されていた位置を避けるように Ender 釘を刺入，骨折部の固定性を得た．

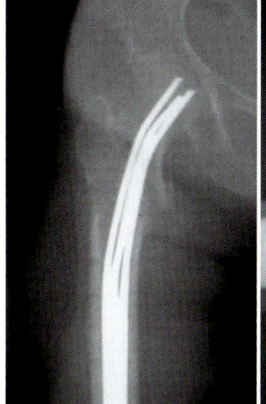

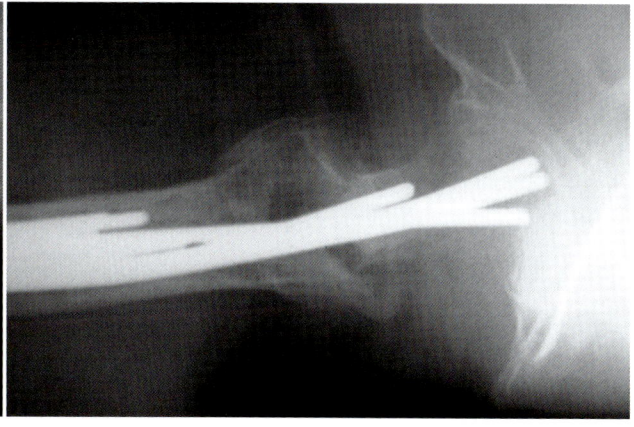

図 II-168
下肢を交差させた牽引手術台の使用方法
透視は通常の方法にて正面，側面とも見ることができる．

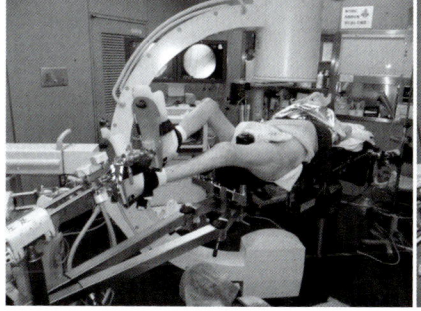

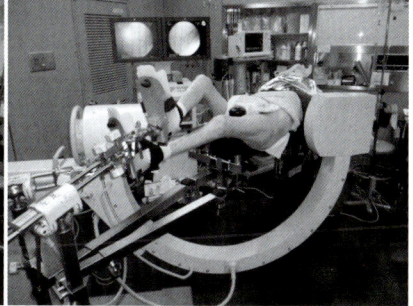

術後リハビリ

　ベッド上およびベッドサイドの訓練に始まり，立位訓練，平行棒歩行訓練，歩行器歩行訓練，実際の歩行に向けた訓練（老人車，杖）へとリハビリメニューは進行していく（図 II-169）．全体として2か月程度のリハビリ期間となる．痛みがなければ荷重制限は行わず歩行訓練を進めるが，不安定型骨折で骨折部の安定性に不安が残る場合は，早期荷重にこだわらずいくらかの免荷期間を置くようにしている．痛みが軽減し患肢の自力挙上が可能になってから荷重を開始している．症例によっては作業療法を取り入れ，リハビリへの意欲を引き出すことも行っている．

> **リハビリのポイント**　実際の骨折治療では，ある程度のリハビリ期間が必要である（図 II-169）．症例に合わせてメニューを考え，いたずらに無理なリハビリは行わない．

高齢者特有の問題点

1．術前術後の合併疾患

　高齢者は複数の内科疾患を合併している．548例の分析結果では，術前合併疾患として，心疾患，高血圧，認知症，脳神経疾患，貧血が多かった（図

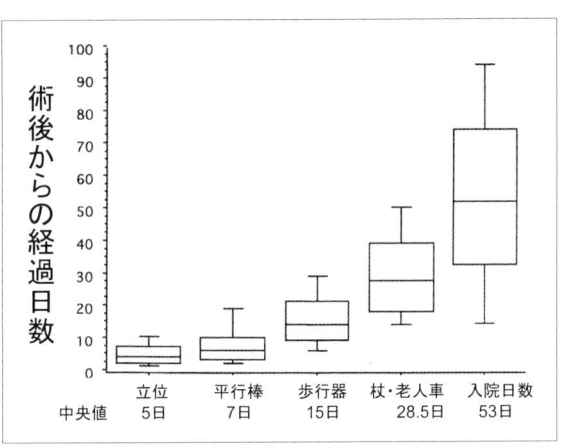

図 II-169 リハビリの進行状況
それぞれのリハビリメニューに達するまでの日数を箱ひげ図で示す．

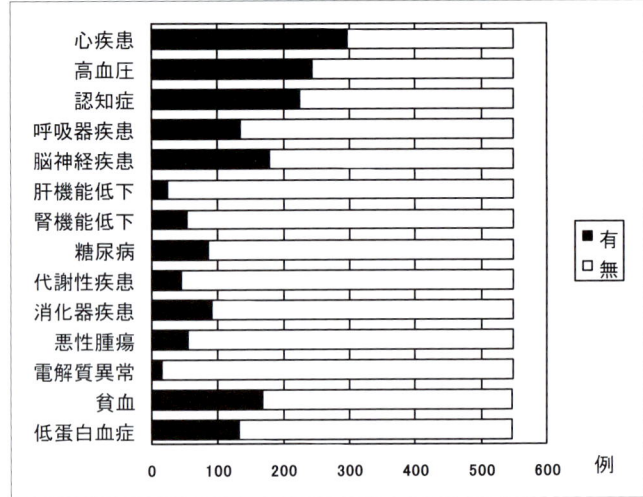

図 II-170 術前内科合併症
棒グラフにて黒棒は合併症あり，白棒は合併症なしの症例数を示す．

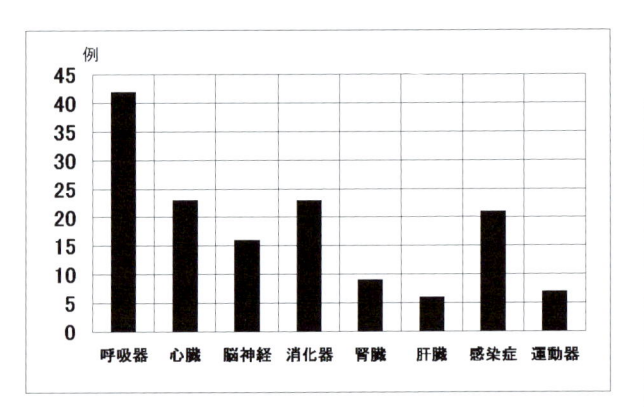

図 II-171 術後合併症
棒グラフにて，それぞれの疾患別に合併した症例数を示す．

II-170)．術前の内科合併疾患の中で，腎機能障害，貧血，呼吸器疾患，心疾患は生命予後影響因子であった．407 例の術後合併症の分析結果では，呼吸器疾患の合併が多かった(図 II-171)．

内科疾患を発症した場合，総合病院では内科に転科することで対応できる．しかし，整形外科単科で医療を行っている医療機関も多いと推察する．整形外科専門とはいえ，ある程度の内科知識は必要である．しかし，自分の医療技術を超えると判断した場合は速やかに専門機関へ転院している(表 II-7)．普段より，このような場合の医療連携を検討しておくことが大切である．

表 II-7 筆者の行う内科疾患管理
筆者の力量を超える場合は専門機関に転院している．

呼吸器疾患：CT による評価，抗生剤投与，酸素投与 　　　　　人工呼吸器による管理が必要となれば転送
心疾患：心電図評価，利尿剤，ニトログリセリンの投与， 　　　　トロップ T 等により心筋梗塞を疑えば転送 　　　　厳重な水分管理が必要な心不全は転送
食欲低下：点滴による管理，栄養補助剤の使用
意識障害：CT，MRI の評価，血糖異常，電解質異常の評価 　　　　症状で脳血管障害を疑えば緊急で専門センターへ転送
糖尿病：速効性インスリンを用いた血糖管理 　　　　長期にわたる管理はかかりつけ内科医に紹介
腎障害：点滴あるいはドパミン製剤による尿量の確保， 　　　　尿量が確保できない腎障害は転送
その他内科疾患：基本的にかかりつけ内科医からの内服 　　　　　　　治療を継続

2．高齢者骨折治療の限界

1）骨折後の予後

高齢者大腿骨転子部骨折の追跡調査結果は，骨折後の生命予後が思いのほか悪いことを示していた．65 歳以上の大腿骨転子部骨折 301 例の検討[10]で，1 年生存率は 85%，5 年生存率は 44%，10 年生存率は 14% であった．生存率曲線とこの集団の期待生存率との間には，術後 1 年目から乖離がみられた(図 II-172)．生命予後に影響を与えた因子を，Cox 比例ハザードモデルを用い分析した結果，腎機能障害，性別，年齢，歩行能再獲得，呼吸器

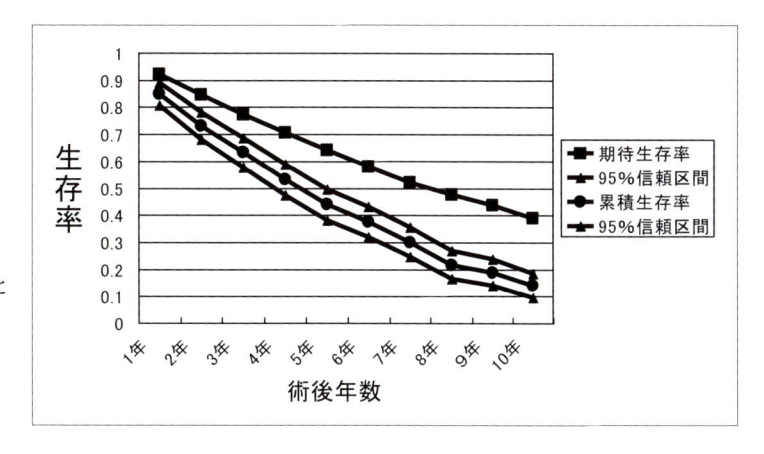

図 II-172
Kaplan-Meier 法にて求めた累積生存率と期待生存率との比較
黒四角は期待生存率，黒丸は累積生存率，黒三角は上下の95%信頼区間を表す．

疾患，貧血，心疾患で有意差を認めた(表II-8)．これらの影響因子を有する例では術後経過に注意するとともに，生命予後に関する情報を患者家族に伝えることもある．

生命予後と同様で，機能予後も悪化していた．術後経過とともに歩行能が悪化し，それに伴い施設・病院にて施設介護となる例が増えていた．必要に応じて，骨折後は徐々に運動機能が低下していく現状と，介護・福祉制度に関する情報を伝えている．

2）歩行能再獲得

2004年以降に治療した247例の退院時歩行能獲得率は70%であった．退院時歩行能未獲得となる影響因子は，手術後2週目の歩行器歩行未達成，受傷前所在が施設，認知症合併，脳神経疾患合併，低蛋白血症であった(表II-9)．高齢者骨折の医療では，このような治療の限界を伝えるとともに，適切な介護・福祉サービスのサポートを検討する必要がある．

3．骨折治療後の医療・福祉サービス

大腿骨転子部骨折の治療結果には限界があり，また経過とともに運動機能は低下する．遅かれ早かれ福祉介護サービスを利用する機会が訪れる．介護の形態は，在宅介護と施設介護に分かれる．それぞれで利用できるサービスがある(表II-10)．介護保険制度が導入され10年以上経過し，社会全体で介護を考えていく機運は確立されつつある．在宅介護に向けたサービスも徐々に増えてきている．介護サービスを利用する場合，ケアマネジャーがマネージメントを行う．その際，医療面での相談を受けたとき，骨折部の治療経過，残存する障害に対する対処方法，今後の運動機能の推移などの情報を伝えている．

> **高齢者骨折医療にかかわる注意点** 骨折の治療だけでなく，内科疾患のケアも必要である．内科医との連携を検討しておく．骨折治療の成績には限界があることを家族に伝え，必要な場合には，福祉・介護の面のサポートも検討する．

表 II-8 生命予後影響因子

影響因子	p値	係数	95%信頼区間
腎機能障害(無)	0.0001	0.41	0.26〜0.65
性別(女性)	0.0006	0.55	0.40〜0.78
年齢(1歳高齢)	0.0007	1.04	1.02〜1.06
歩行能再獲得(有)	0.0050	0.62	0.44〜0.87
呼吸器疾患(無)	0.0097	0.69	0.52〜0.91
貧血(無)	0.0165	0.69	0.52〜0.94
心疾患(無)	0.0309	0.72	0.54〜0.97

表 II-9 退院時歩行能に関する影響因子

影響因子	p値	係数	95%信頼区間
術後2週歩行器歩行(未達成)	<0.0001	11.59	3.41〜39.34
前所在(施設)	<0.0001	5.97	2.63〜13.56
認知症(有)	0.0036	3.49	1.51〜8.11
脳神経疾患(有)	0.0217	2.73	1.16〜6.42
低蛋白血症(有)	0.0264	2.85	1.13〜7.19

表II-10 在宅介護と施設介護

在宅介護で利用できるサービス例
　訪問診療：自宅での治療, 投薬など
　訪問看護：入浴介助, 清拭, オムツ交換など
　訪問介護：家事補助, 通院介助など
　訪問リハ：日常生活機能維持など
　デイケア：リハビリ, 入浴など
　デイサービス：閉じこもり予防など
　ショートステイ：短期施設介護など
　小規模多機能型居宅介護施設：ショートステイなどで利用
介護保険で利用できる施設介護
　介護老人保健施設（老健）
　介護老人福祉施設（特養）
　グループホーム
　療養病棟　＊医療保険適応の療養病棟もある
その他の介護施設
　ケアハウス, 有料老人ホーム

さいごに

　高齢者大腿骨転子部骨折について，手術治療だけでなく，総合的な観点から治療の流れに沿って筆者の心がけている点を中心に概説した．骨折部を治すことは当然であるが，高齢者骨折の場合，それだけにとどまらない．まさに，holistic medicine としての力が問われている分野であると感じている．

（市村　和徳）

文献

1) 越智龍弥, 中野哲雄, 宮薗一樹ほか：3DCTによる大腿骨転子部骨折の骨折型分類. 骨折. **26**：549-551, 2004.
2) 生田拓也：大腿骨転子部骨折における骨折型分類について. 骨折. **24**：158-162, 2002.
3) 鈴木聖裕, 井原成男, 近藤秀臣ほか：大腿骨転子部骨折の新規分類と整復法の検討. 骨折. **29**：576-581, 2007.
4) 佐藤　朗, 谷藤　理：側面像を重視した大腿骨転子部骨折の治療. 骨折. **29**：771-773, 2007.
5) 林　博志, 南里泰弘, 山内大輔ほか：不安定型大腿骨転子部骨折に対する整復操作の工夫. 骨折. **29**：304-307, 2007.
6) 桑原功行, 佐藤心一, 梅原寿太郎：転位のある大腿骨転子部骨折に対する小切開整復固定法. 骨折. **31**：314-317, 2009.
7) 黒住健人, 三代卓哉, 宮田輝雄ほか：大腿骨転子部骨折の半閉鎖的整復法—Spatular technique を用いて—. 骨折. **28**：225-228, 2006.
8) 久我尚之, 萩原博嗣：整復困難な大腿骨転子部骨折に対する観血的ワイヤリング整復法. 骨折. **33**：455-458, 2011.
9) 片山　繁, 佐々木正和：大腿骨転子部骨折の観血的骨接合時における改良肢位（cross position）の検討. 骨折. **26**：559-562, 2004.
10) 市村和徳, 西能　紘：高齢者大腿骨転子部骨折の生命予後. 整形外科. **60**：601-603, 2009.

9．大腿骨骨幹部骨折
1）大腿骨転子下・骨幹部骨折

Abstract

大腿骨骨幹部骨折に対する手術的療法としては髄内釘が第一選択となる．粉砕骨折や，髄腔拡大部の骨折に対し locking screw を用いることにより nail だけでは安定しなかった内外反や内外旋の固定ができ，また短縮の防止が可能となった．より良い内外反，屈曲伸展の整復位の獲得，保持には blocking screw の使用が有用である．Blocking screw および blocking pin の考え方としては，髄腔拡大部において screw もしくは pin を刺入することにより，仮の皮質を作るというイメージで用いると理解しやすい．

大腿骨転子下骨折の場合，近位骨片の粉砕が高度である場合や，骨片の転位が大きい場合は plate 固定を選択したほうが骨折部の整復も含め，手術が行いやすい場合が少なくない．大腿骨転子下骨折に対して plate 固定を行う場合は必ず angle が固定された plate を用い，その固定方法としては MIPO 法に準じて近位骨片を先に plate にて固定してから，plate を遠位骨片に固定するかたちで骨折部を整復すると良い．

Key words

大腿骨骨幹部骨折（femoral shaft fracture），大腿骨転子下骨折（femoral subtrochanteric fracture），髄内釘（intramedullary nailing），MIPO（minimally invasive plate osteosynthesis）

大腿骨骨幹部骨折

1．総論

大腿骨骨幹部骨折は大きな外力（いわゆる high energy injury）で起こることが多い．この場合，血管損傷や神経損傷を伴うこともあり，多発外傷を伴うことも少なくない．さらに脂肪塞栓症等の続発の可能性もあり，初療時より局所的な観察のみならず全身的な観察を要する骨折である．これらの合併症の診断，対処については総論で述べてあり，ここでは省略する．

一方，最近では大腿骨近位部骨折と同様に高齢者において骨粗鬆症を背景とし，転倒や捻転といった小さな外力（いわゆる low energy injury）で起こることも少なくない．

2．骨折型分類

骨折治療において，骨折型の分類は診断や治療方針の決定，結果の予測，評価をするうえで重要である．

大腿骨骨幹部骨折の分類としては AO 分類が簡略で前述の骨折型も包括しており，最も用いられている．骨折型は type A：単純骨折，type B：楔状骨折（主骨片の部分的接触），type C：複雑骨折（主骨片の接触なし）に分類され，さらにそれぞれが細分類されており，特に髄内釘を用いる場合にその治療方針が立てやすい[1]．

3．治療法

1）保存的治療

大腿骨骨幹部骨折に対して保存的治療を行う場

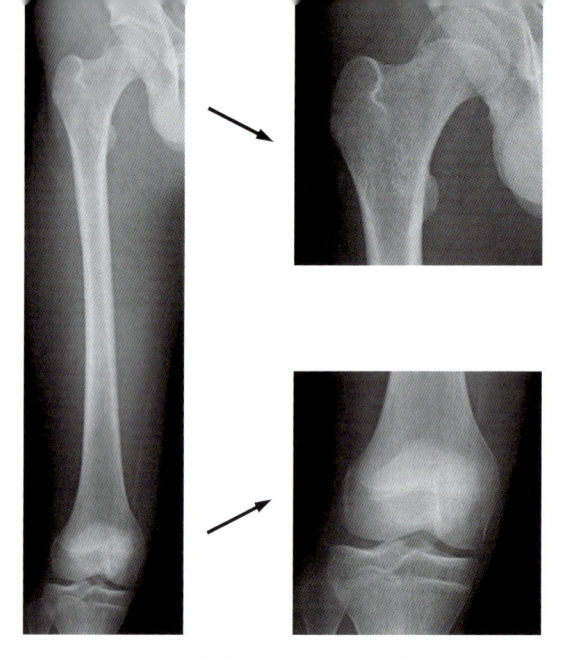

図 II-173　回旋状態のチェック，回旋変形の矯正
健側大腿骨 X 線像（内外旋中間位の転子部と顆
部の形状）を参考にして回旋状態のチェック，
整復を行う．

合，成人では骨癒合まで時間を要し，長期間の臥床および入院が必要となり，筋萎縮や関節拘縮の発生は避けられない．さらに骨折部の変形の許容範囲が狭く，短縮変形は必発で保存的治療が最終的な治療となることはほとんどない．ゆえに，保存的治療は仮骨形成が旺盛で自家矯正能力が高い幼児に限られる．

しかし，全身的な合併症や，局所的な軟部組織損傷が強いなどの理由で手術ができない場合はやむなく保存的治療が選択されることもある．

2）手術治療

a）髄内釘：大腿骨骨幹部骨折に対する手術的療法としては髄内釘が第一選択となる．適切な太さの髄内釘を挿入することで骨折部の固定を獲得し，それまで plate 固定では困難であった術後早期よりの荷重が可能となった．しかし，従来の髄内釘は主に髄腔狭部の単純骨折（AO 分類 type A）に適応が限られていた．その後，nail に screw hole を開け，そこに locking screw を挿入するという interlocking nailing が開発され，粉砕骨折や，髄腔拡大部の骨折に対し locking screw を用いることにより nail だけでは安定しなかった内外反や内外旋の固定ができ，また短縮の防止が可能となった．なおかつ nail の太さにもよるが粉砕骨折や，髄腔拡大部の骨折でも早期からの荷重も可能となった[2)〜6)]．

Interlocking nail には screw hole が開けてあるが正円形の screw hole である static hole と楕円形の dynamic hole があり，固定方法として static locking と dynamic locking の 2 つの方法がある．すなわち，骨折部の近位と遠位の両方の static hole に locking screw を通し，骨折部の内外反や内外旋，短縮を防止するが骨折部には圧迫力はかからない static locking と，楕円形の screw hole に locking screw を通し，骨折部に圧迫力がかかるようにした dynamic locking である．また，static locking を行った後，骨癒合が遷延した場合には，static hole に挿入した locking screw を抜去し，骨折部に圧迫力がかかるように骨癒合を促進する dynamization を行うことも可能である．

その後 interlocking nail の機種として reconstruction nail が開発され，より近位部の骨折まで固定が可能となり，さらに retrograde nail が開発され，より遠位部の骨折まで固定が可能となった．

このように髄内釘は interlocking nailing を用いることによりその適応が拡大した．まず，骨折型に関する適応としてはすべての骨折型に適応となる．また，骨折部位に関する適応としては，髄腔拡大部の近位部，遠位部骨折ともに locking screw が挿入可能な部位までは拡大可能である．しかしながら，後述するが近位部の転子下骨折に対しては整復位の獲得，保持の問題および固定性の問題で適応は慎重になる必要がある．

実際に interlocking nailing を行う場合，いくつかの手技的な注意点，チェックポイントがある．まず，回旋変形のチェックは横関ら[7)]が報告した方法，すなわち健側大腿骨 X 線像の転子部と顆部との形状の関係を参考にして矯正する方法が有用である（図 II-173）．また，牽引手術台を用いて手術を行う場合の内外反（側臥位にて）や屈曲伸展（仰臥位にて）の矯正には松葉杖を支柱として用い

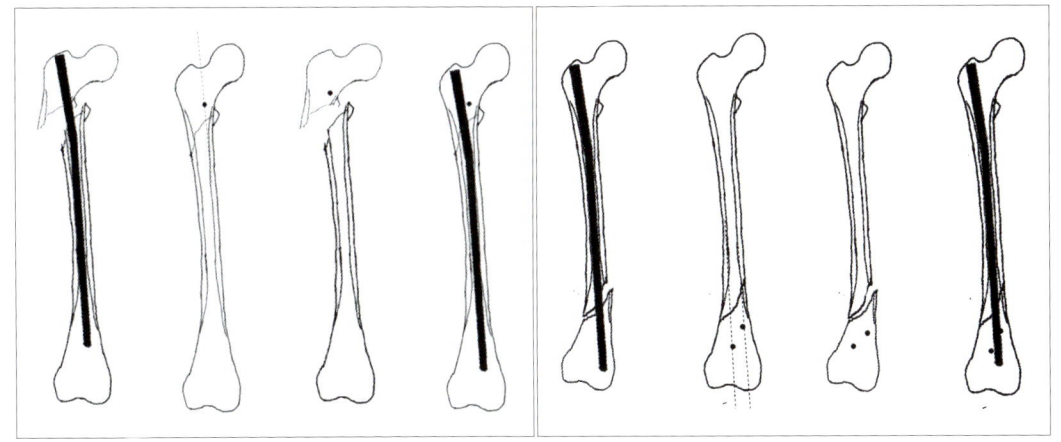

　　　　a．近位部骨折例　　　　　　　　　　b．遠位部骨折例

図 II-174　Blocking pin のシェーマ
髄腔拡大部において screw もしくは pin を刺入することにより仮の皮質をつくるというイメージ（仮の皮質の延長線上に screw もしくは pin を刺入）で用いて，nail の挿入方向をコントロールして骨折部を整復する．

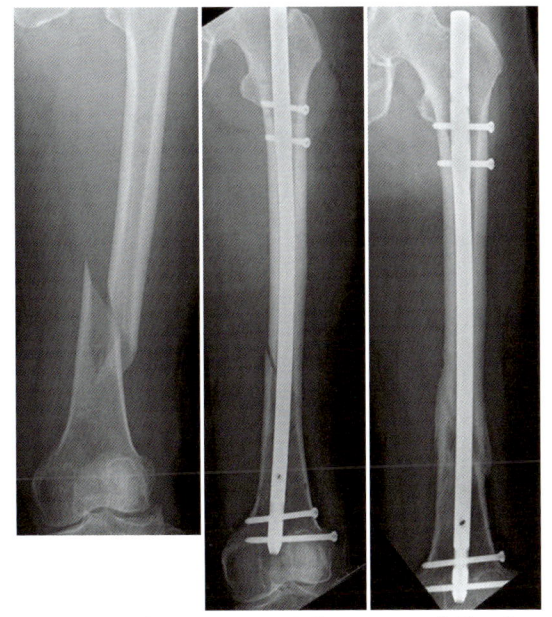

　a．術前　　b．術後　　c．術後1年

図 II-175　遠位髄腔拡大部骨折に対する髄内釘固定例
図 II-174 のシェーマのように blocking pin を 2 本刺入したうえで nail を挿入し整復固定した．

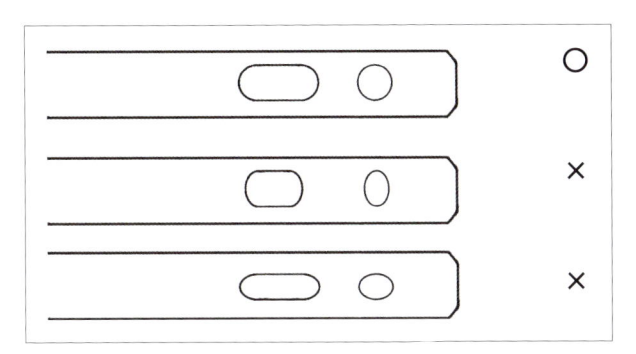

図 II-176　Screw hole の X 線透視像
X 線透視下に nail の screw hole が正円形にみえるようにすること（circling technique）が重要である．

> **コツ**　Blocking screw および blocking pin の考え方としては髄腔拡大部において screw もしくは pin を刺入することにより仮の皮質をつくるというイメージで用いると理解しやすい．

ると有用である[6]．さらにより良い内外反，屈曲伸展の整復位の獲得，保持には blocking screw の使用が有用である．Blocking screw とは pollar screw や transmedullary support screw とも呼ばれ，nail の挿入時に screw や pin を用い nail の挿入方向をコントロールし骨折部を整復する方法である[8,9]（図 II-174, 175）．

また，基本的な手技であるが，locking screw を X 線透視下に挿入する際は X 線透視下に nail の screw hole が正円形にみえるようにすること（circling technique）が重要である．この後，ドリルの先端を透視下に screw hole の中心に置き，透視下にドリルが線ではなく点としてみえる状態でドリリングできれば，必ずドリルは screw hole を通る（図 II-176）．

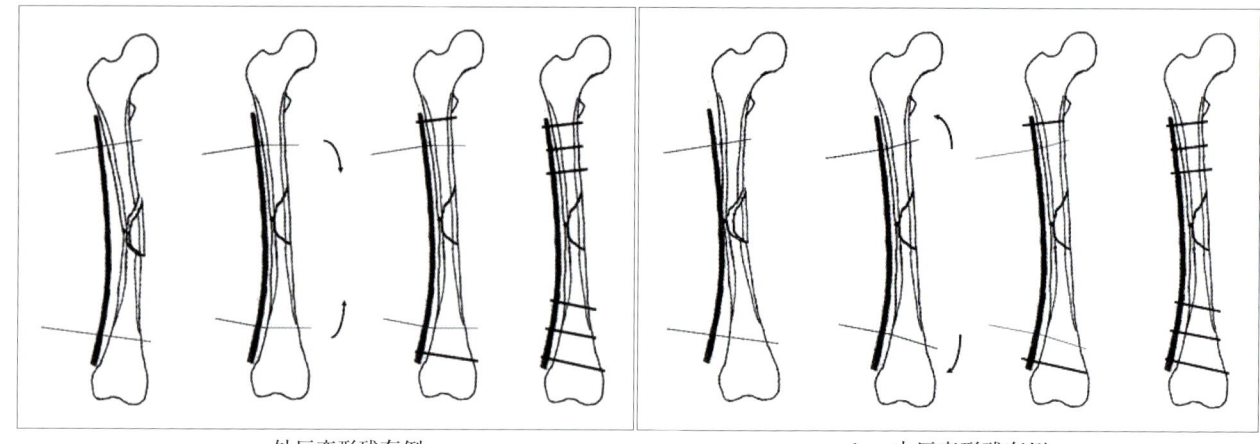

a．外反変形残存例　　　　　　　　　　　　　　b．内反変形残存例

図 II-177 Locking plate を用いて，より良い整復を得るための方法
ドリルガイドを通した K-wire を骨折部の近位部，遠位部に刺入した後に，透視下に骨折部の整復状態の微調整を行いながら，locking screw を挿入する方法は有用である．

また，nail 挿入時に過牽引状態となっており骨折部に gap が残存している場合は，遠位の locking screw を挿入した後に nail をハンマーにて引き上げることで骨折部の gap を整復してから近位の locking screw を挿入する．

大腿骨骨幹部に対して髄内釘で固定を行った場合，術後基本的には免荷は不要である．手術翌日より疼痛自制範囲で荷重歩行を促す．

b）Plate 固定：前述したように大腿骨骨幹部骨折に対する手術治療としては髄内釘法が第一選択であるので，plate 固定法は髄内釘が使用できない，もしくは使用しにくい骨折部および軟部組織の状態が存在するときに適応となる．

すなわち，
・骨幹部から関節および関節近傍へ骨折線が及ぶ場合
・髄内釘刺入部に汚染創がある場合
・創外固定による待機期間が長い場合など感染が危惧される場合
・髄内釘の横止め screw 刺入部に問題がある場合
・人工関節周囲の骨折
・骨粗鬆症が高度な場合
・骨端線が閉鎖する前の小児の骨折
・髄腔径が極端に小さい場合
・高度な弯曲がある場合
・膝関節の拘縮が高度な場合

・以前に骨折の既往があり変形治癒しており，髄内釘の刺入が困難な場合

などは髄内釘の適応にはなりにくく plate 固定が適応となる．

Plate 固定法の利点は，骨折部を直視下にして手術を行うので，すべての骨折型，骨折部位に対応可能で，正確に整復でき牽引手術台や X 線透視装置等の特殊な道具，装備を要しないという点である．一方，問題点としては骨折部の展開が大きくなり侵襲が大きくなるということがある．骨膜の剥離の範囲が広くなると plate 直下の骨表面の血流障害も加わり骨癒合の遷延，さらには偽関節のリスクが高くなる．さらに大腿骨骨折に用いる plate としては強度が十分な plate を用いる必要がある反面，plate の固定が強固すぎる場合，骨吸収や骨皮質の海綿骨化が生じることがあり，抜釘後の再骨折に注意が必要である．また，plate 固定の場合，後療法に注意が必要である．すなわち術後，可動域訓練は早期より可能であるが，荷重はしばらく制限する必要がある．

これら従来の plate 固定法の問題点に対して screw が plate に lock される locking plate が開発され問題点を部分的に解決しつつある．Locking plate の特徴は screw が plate に固定されることによる angular stability と，これによる固定力の増強，および plate を骨に圧着させる必要がないことによる plate 直下の血流の温存である．

図 II-178
Locking screw 挿入時の注意点
大腿骨の場合，骨の形状として前弯がついており高齢者ほどその程度が強くなる傾向にあることを念頭に置く必要がある．このような場合には plate の位置を変更するか，従来の screw 固定に変更する必要がある．X 線写真は他医で施行された症例であるが locking screw が骨に通っていない．

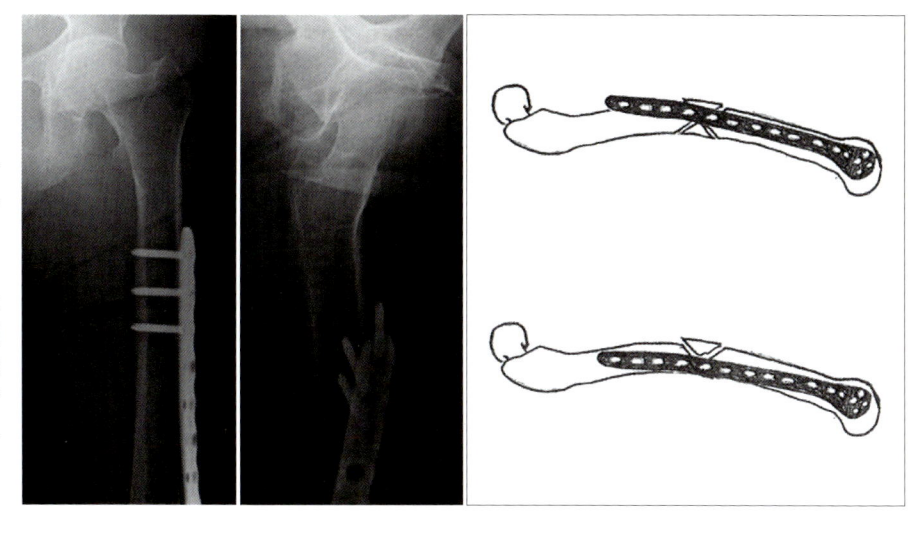

Locking plate を用いて固定を行う場合，これまでの plate 固定法とは異なり，小侵襲による plate 固定法（minimally invasive plate osteosynthesis；MIPO）で固定を行うとそのメリットをさらに生かすことができる．

MIPO にて固定を行う場合，透視下に整復を行うことになるが，透視下に整復を行う場合，malalignment に注意する必要がある．

ワンポイントアドバイス より良い整復を得るためにドリルガイドを通した K-wire を骨折部の近位部，遠位部に刺入した後に，透視下に骨折部の整復状態の微調整を行いながら，locking screw を挿入する方法は有用である（図 II-177）．

落とし穴・注意すべき点 注意点として大腿骨は骨の形状として前方凸の彎曲がついており高齢者ほどその程度が強くなる傾向にあることを念頭に置く必要がある．Locking screw を挿入する際にはその挿入方向が決まっているため locking screw が骨の中心部に挿入されず偏心性に挿入され固定性に問題を生じることがある．このような場合には plate の位置を変更するか，従来の screw 固定に変更する必要がある[10)～12)]（図 II-178）．

MIPO を併用して locking plate による内固定を行うことで従来の plate 固定法の問題点を部分的には解決したが，従来の plate 固定法と同様に術後の荷重はしばらく制限する必要があり，やはり，大腿骨骨幹部骨折の手術法としては髄内釘が golden standard である．

c）創外固定：創外固定法は体外より骨に刺入した pin や screw を体外の固定器に連結し骨折部を固定する方法であり，大腿骨骨折の場合，開放骨折の一時的な初期固定として用いられることが多い．

簡便で用いやすいという反面，pin 刺入部の処置や感染の問題があり，創外固定にて骨癒合が得られるまでの固定を行うことは一般的ではない．

しかし，保存的治療と同様，全身的な合併症や，局所的な軟部組織損傷が強いなどの理由で内固定が困難な場合は創外固定にて骨癒合を目指すこともある．

また，成人に比べると仮骨形成が旺盛で自家矯正能力が高いが，幼児に比べると骨癒合まで時間を要し保存的治療の適応になりにくい小児には創外固定は用いても良い方法である[13)]．

大腿骨転子下骨折

1．総 論

骨幹端部の骨折である大腿骨転子下骨折もいわゆる high energy により発生するものと，low energy により発生するものがある．

大腿骨転子下骨折は骨幹部骨折より治療に難渋することが多い骨折である．大腿骨転子下骨折の場合，近位骨片に中小殿筋，腸腰筋，短外旋筋群などが付着し，遠位骨片に内転筋が付着している

a．付着する筋群　　　　b．骨片の典型的転位例

図 II-179　大腿骨近位部に付着する筋群との骨片の転位形態
近位骨片に中小殿筋，腸腰筋，短外旋筋群などが付着しているため近位骨片が外転，屈曲，外旋転位していることが多い．

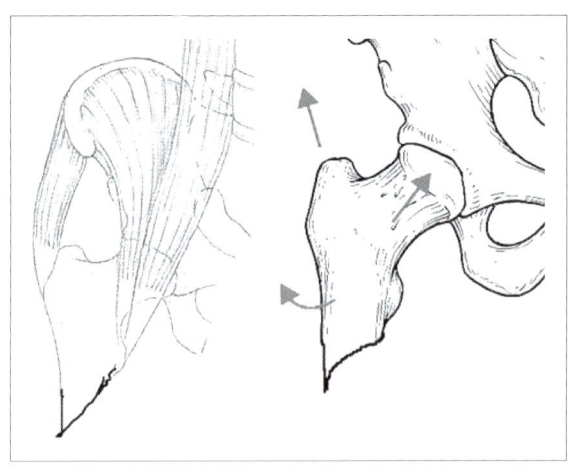

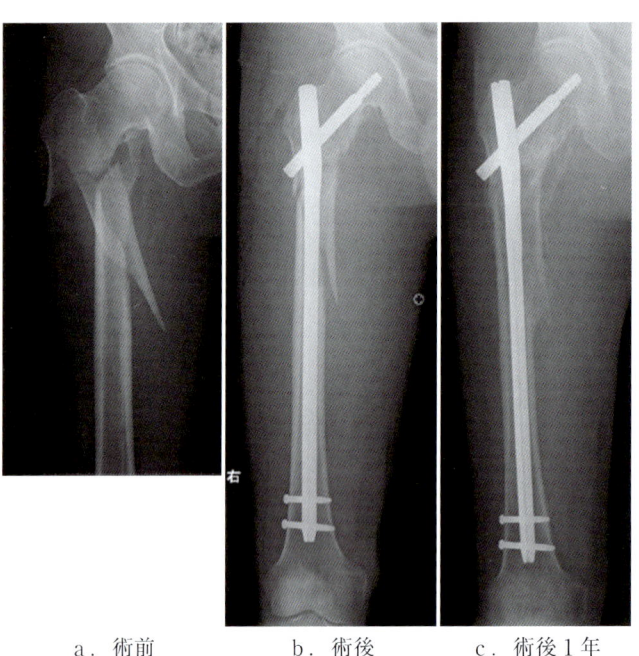

a．術前　　b．術後　　c．術後1年

図 II-180　転子下骨折に対する髄内釘固定例
図 II-174 のシェーマのように blocking pin を刺入したうえで nail を挿入し整復固定した．

ため近位骨片が外転，屈曲，外旋転位し，遠位骨片が内側転位していることが多く，この転位した骨片をいかに整復するかが大腿骨転子下骨折の治療の重要なポイントとなる（図 II-179）．

2．骨折型分類

大腿骨転子下骨折に関しては AO 分類では網羅できておらず，Seinsheimer の分類やこれを改変した Bergman の分類がよく用いられている[14)15)]．

3．治療法

大腿骨転子下骨折に対しては骨幹部骨折よりもさらに保存的治療が選択されることは少ない．手術的治療について述べる．

a）**髄内釘**：大腿骨転子下骨折の場合もやはり髄内釘が第一選択となる．髄内釘を用いる場合，screw が遠位外側から頚部の方向に向いている reconstruction nail もしくは髄内釘 hip screw の long nail type を用いる．

髄内釘を大腿骨転子下骨折に用いる場合，牽引のみで整復位が得られれば nail を挿入するだけで問題はないが，牽引しても整復位が得られず前述した骨片の転位がある場合，整復操作が必要となる．Closed reduction としては前述した blocking pin を使用しての操作となる．骨片の転位は三次元的に認められることが多く，そのような場合は blocking pin を前後方向および左右方向それぞれに用いる必要がある．ただ，blocking pin を用いる場合，特に近位骨片に骨折線が入っていた場合に新たな骨片の転位をきたしかねず，注意が必要である（図 II-180）．

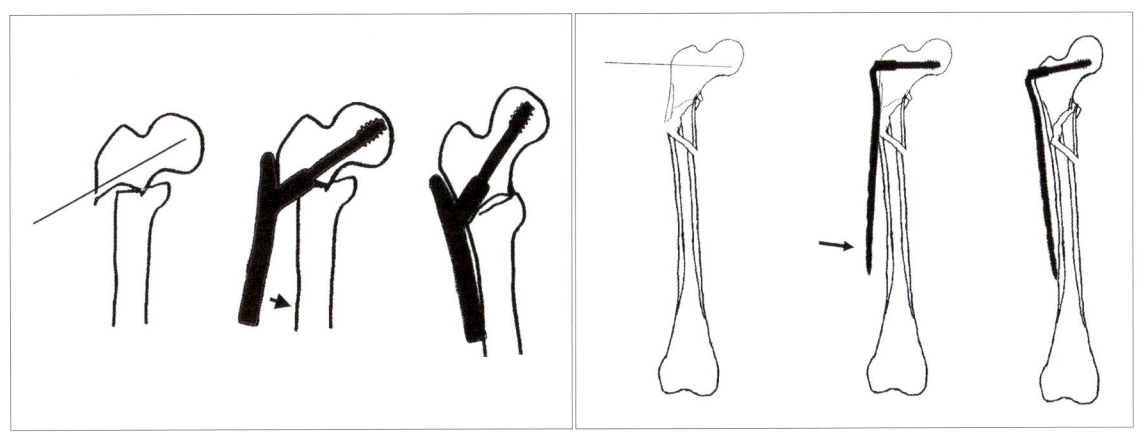

a．CHS 固定   b．DCS 固定

図 II-181　転子下骨折に対する plate 固定
MIPO 法に準じて，近位骨片を先に plate にて固定してから，plate を遠位骨片に固定するかたちで骨折部を整復する．

a-1	a-2	a-3
b-1	b-2	b-3

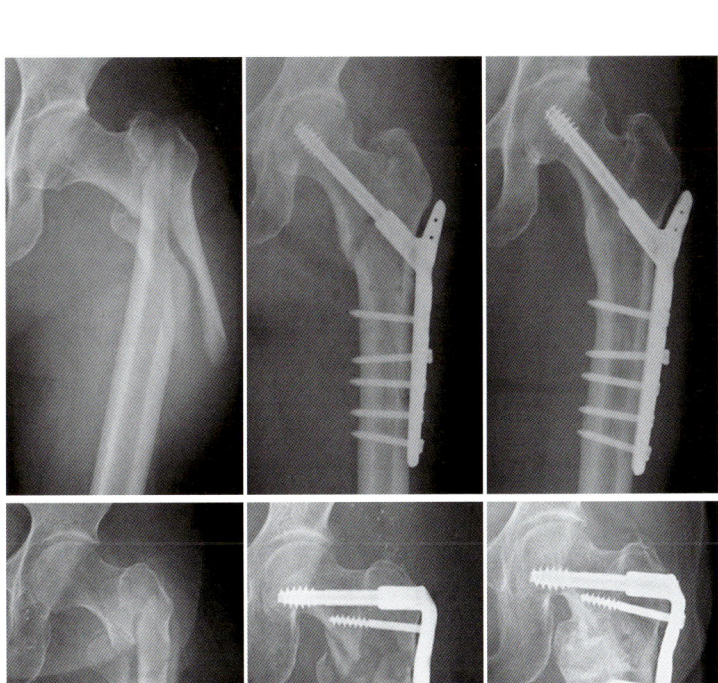

図 II-182
転子下骨折に対する plate 固定例
骨折部の粉砕が強く，骨片の転位が大きい場合はシェーマのように plate を用いて固定を行ったほうが侵襲が小さくてすむ場合もある．
　a：CHS 固定例
　　a-1：術前
　　a-2：術後
　　a-3：術後 1 年
　b：DCS 固定例
　　b-1：術前
　　b-2：術後
　　b-3：術後 1 年

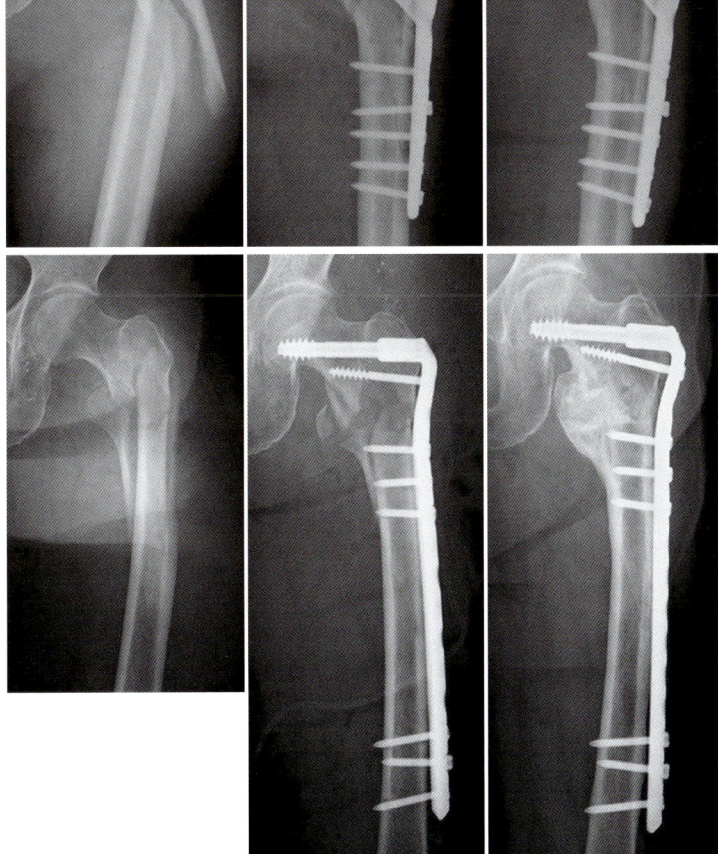

> **ワンポイントアドバイス** Closed reduction にても整復位が得られない場合は open reduction を行うことを躊躇してはいけない．長い螺旋骨折や斜骨折の場合は open reduction を行ったうえで nail を挿入したほうがむしろ小侵襲である場合もある．

いずれにしても，髄内釘を用いて大腿骨転子下骨折の固定を行う場合には，骨幹部骨折と異なり髄内釘であるからといって閉鎖性に固定が行えれば旺盛に仮骨形成が期待できるというわけではなく，骨片の転位が残存したままの固定であると偽関節になる危険性も高くなるので，骨折部の整復をしっかりと行うことが重要である．

　b）Plate 固定：大腿骨転子下骨折の場合，近位骨片の粉砕が高度である場合や，骨片の転位が大きい場合は plate 固定を選択したほうが骨折部の整復も含め，手術が行いやすい場合が少なくない．

大腿骨転子下骨折に対する plate 固定を行う場合は必ず angle が固定された plate を用いる．つば付き CHS，通常大腿骨遠位部に用いられる DCS（dynamic condylar screw）および通常対側大腿骨遠位部に用いられる locking plate DF（distal femur）などが用いられる．その固定方法としては MIPO 法に準じて行うと良い．すなわち近位骨片を先に plate にて固定してから，plate を遠位骨片に固定する形で骨折部を整復する．骨片が転位して牽引のみでは整復位が得られない大腿骨転子下骨折に対する固定法としては有用である[16]（図 II-181，182）．

しかしながら当然であるが，plate 固定の場合は術後の免荷が必要である．

（生田　拓也）

参考文献

1) Müller ME, Nazarian S, Koch P, et al：The comprehensive classification of Fractures of Long Bones. Springer-Verlag. Berlin Heidelberg, 1990.
2) 山本　真，糸満盛憲，笹本憲男：髄内釘による骨折手術．南江堂，1989．
3) Klemm KW, Borner M：Interlocking nailing of complex fracture of the femur and tibia. Clin Orthop. **212**：89-100, 1986.
4) Kempf I, Grosse A, Beck G：Closed locked intramedually nailing. J Bone Joint Surg. **67-A**：709-720, 1985.
5) Itoman M, Sasamoto N, Yamamoto M：Stable osteosynthesis by interlocking cylinder nailing for fractures of the femur and tibia. J Jpn Orthop Assoc. **62**：601-608, 1988.
6) 生田拓也，古代裕次郎，荘　念仁ほか：大腿骨骨幹部骨折に対する髄内釘（特に interlocking nail）による治療経験．骨折．**17**：17-21，1995．
7) 横関　淳，糸満盛憲，山本　真：大腿骨粉砕骨折における閉鎖性髄内釘．別冊整形外科．**21**：123-125，1992．
8) Krettek C, Stephan C, Schandelmaier P, et al：The use of Poller screws as blocking screws in stabilising tibial fractures treated with small diameter intramedullary nails. J Bone Joint Surg. **81-B**：963-968, 1999.
9) 西田公明，米村憲輔，田上　学ほか：長管骨骨折に対する transmedullary support screw を用いた髄内釘固定法．整形外科．**55**：611-614，2004．
10) Gautier E, Sommer C：Guidelines for the clinical application of the LCP. Injury. **34**（Suppl 2）：B63-76, 2003.
11) 佐藤　徹：ロッキングプレートのコツと pitfall・その対策．J MIOS．**46**：76-84，2008．
12) 澤口　毅：ロッキングプレートを用いた大腿骨骨幹～遠位端骨折の治療経験．J MIOS．**46**：46-54，2008．
13) 生田拓也，喜多村泰輔，田北親寛：小児大腿骨骨幹部骨折に対する創外固定による治療経験．整形外科と災害外科．**47**：860-863，1998．
14) Seinsheimer F Ⅲ：Subtrochanteric fractures of the femur. J Bone Joint Surg. **60-A**：300-306, 1978.
15) Bergman GD, Winquist RA, Mayo KA, et al：Subtrochanteric fractures of the femur. J Bone Joint Surg. **69-A**：1032-1040, 1987.
16) 生田拓也：大腿骨転子部骨折 Evans type Ⅱ に対するつば付き CHS による治療．骨折．**30**：126-129，2008．

9. 大腿骨骨幹部骨折
2）人工股関節ステム周囲骨折

Abstract

人工股関節ステム周囲骨折は，通常の大腿骨骨折と異なりステムが髄腔内を占拠しているので，髄腔内血流が障害され骨癒合が得にくいこと，スクリュー設置が困難など，治療に難渋することが多い．内固定法も plate と cable によるものが中心であり，同時にステムの安定性を得なければならない．そのため，骨折の部位によって，骨接合の方法や使用インプラントの特徴を最大限に生かすことが重要である．また，ステムの緩みが存在した場合，ステムの再置換術を含めた再建が必要である．その対処法は，外傷の知識のみで対応することは困難であり，骨移植法を含め人工股関節再置換術にも習熟する必要がある．高齢化に伴い本骨折は増加すると思われ，治療法もいまだ発展途上であり，今後も創意工夫が求められる．

Key words

大腿骨ステム周囲骨折 (periprosthetic femoral fracture)，骨接合 (osteosynthesis)，ロッキングプレート (locking plate)，人工股関節再置換術 (revision total hip arthroplasty)

はじめに

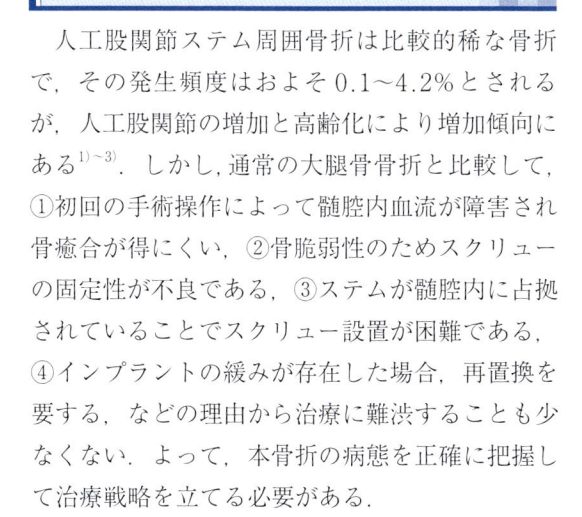

人工股関節ステム周囲骨折は比較的稀な骨折で，その発生頻度はおよそ0.1〜4.2％とされるが，人工股関節の増加と高齢化により増加傾向にある[1〜3]．しかし，通常の大腿骨骨折と比較して，①初回の手術操作によって髄腔内血流が障害され骨癒合が得にくい，②骨脆弱性のためスクリューの固定性が不良である，③ステムが髄腔内に占拠されていることでスクリュー設置が困難である，④インプラントの緩みが存在した場合，再置換を要する，などの理由から治療に難渋することも少なくない．よって，本骨折の病態を正確に把握して治療戦略を立てる必要がある．

術前

1．骨折型の分類

人工股関節ステム周囲骨折の分類は，Johansson 分類[4]と Vancouver 分類[5]が主に用いられている（図II-183）．ステムと骨折部位の位置関係で分類する Johansson 分類は，客観的で再現性が高い．しかしながら，治療法の決定に必要な緩みの有無に言及がない．一方，Vancouver 分類は，骨折部位に加え，ステムの緩みと骨量を考慮しており，治療法の決定に有用である．ただし，type A や C に対してステムの緩みと骨量に関して区別されていないことや，緩みと骨量の判定に客観性がない．つまり，共通言語であるはずの分類法が，検者間によって評価が異なるという欠点がある．

客観性と再現性を持ち，かつ治療戦略に有効な分類法は今のところないが，内固定材料や再建法が進歩した今日では，ステムの緩みがなければ骨接合術が推奨され，緩みがあれば骨量骨質を考慮して再置換術（骨接合，骨移植の併用）が推奨されている．

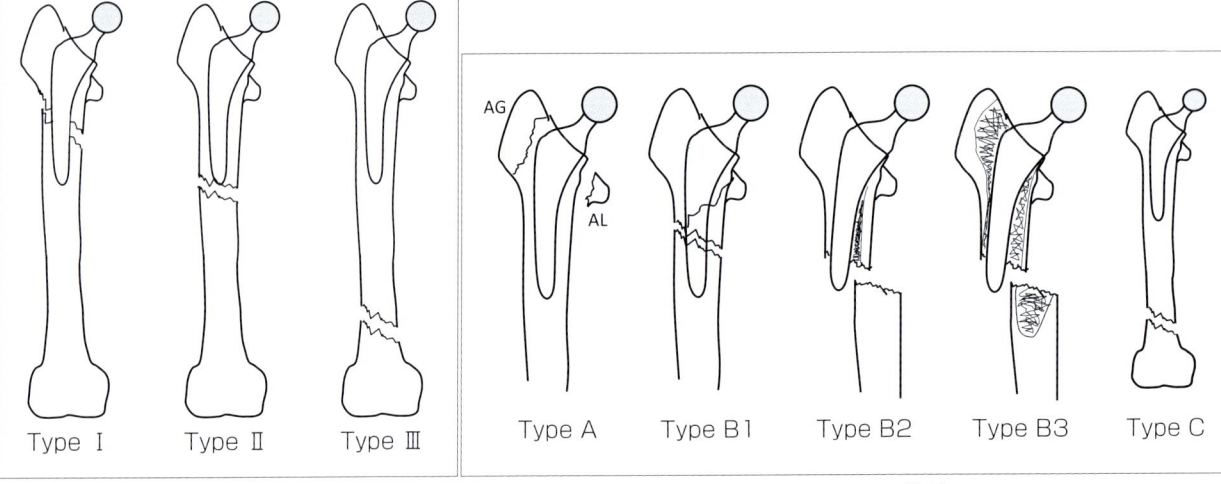

a．Johansson 分類

b．Vancouver 分類

図 II-183

2．術前評価

臨床症状および画像所見（単純 X 線および CT）で評価する．受傷までの臨床症状は非常に大切で，荷重時の股関節痛や thigh pain についての問診や前回手術から骨折までの画像（radiolucent line や loosening の有無）でステムの緩みはある程度予測がつく．また，ステムの種類と骨折部位の関係からも推測可能である．例えば，近位固定型のセメントレスステムは，ステム周囲の粉砕骨折であっても近位骨片とステムは安定している可能性が高い．遠位固定型のロングステムであれば，ステムの先端より遠位，もしくは転子部付近の骨折であればやはりステムは安定している可能性が高い．ただし，これらはすべて目安であるので，術前計画のみでステムの緩みの判断をすることはリスクがあり，術中もステムの安定性に細心の注意が必要である．術中にステムの緩みを確認したならば直ちに再置換術を追加すべきである．

> **ワンポイントアドバイス** ステムの緩みの有無は治療法を決定するうえで重要な因子である．受傷前の臨床症状，画像からある程度予測可能であるが，術前評価のみで判定することができない場合もある．つまり，緩みがないと判断した場合でも，術中に緩みがあった場合を常に念頭に置いておく必要がある．

治療

治療を決定する因子として，①骨折の部位，②ステムの緩みの有無，③全身状態（もともとの ADL）などが重要である．特に全身状態によっては手術不可能な場合や，緩みの存在が明らかでも骨接合のみに留めざるを得ない場合がある．ここでは，基本的な考えを示す．

1．大腿骨転子下より近位の骨折

原則，保存加療が選択される．ただし，大転子骨片の転位が大きく股関節の外転筋不全が危惧される場合，骨折が大腿骨頚部内側 calcar にまで及ぶ場合，ステムの緩みがある場合は手術の適応になる．骨接合に対するインプラントの選択は骨片の大きさに依存するが，フック付き cable plate が確実である．

2．ステム先端までの骨折

骨折部の整復および内固定は必須であり，ステムの緩みの有無と残存骨量によって再置換術や骨移植を考慮する．骨接合のインプラントは，たとえ大きな斜骨折であっても cable のみでは固定性に欠けるため，plate を併用したほうが良い．適切な内固定と術後のリハビリさえ充実して行うことができれば，従来型 plate でも locking plate でも同等の結果が得られる．大転子に及ぶ骨折では，

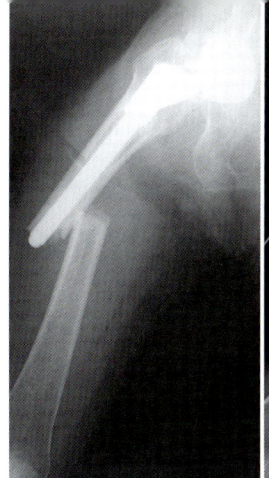

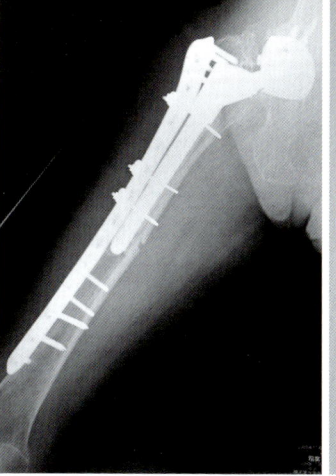

a．Distal femur LCP（シンセス）を逆さにして使用．Plate の最遠位は monocortical locking screw を挿入した．

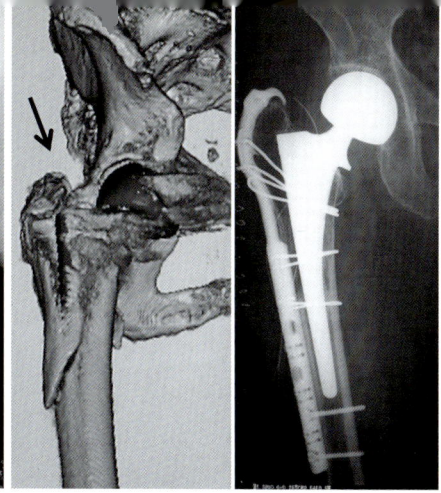

b．大腿骨転子部に小骨片を認める（矢印）．フック付きの従来型 plate を使用（Cable grip system；ジンマー）

図 II-184　ステム先端までの"ステムの緩みがない"骨折

顆部用の locking plate を逆さに使用することで近位骨片により多くスクリュー固定ができる（図 II-184-a）．ただし，近位骨片が小さいとフック付き plate のほうが確実である（図 II-184-b）．フック付きの locking plate は，本邦で使用できるものがまだない．ステムの緩みのある骨質不良な骨折は，初回手術後長期経過した高齢者が多いため，全身状態に応じて骨移植を併用した再置換術を考慮する．

3．ステム先端より遠位の骨折

　Johansson type III や Vancouver type C はステムより骨折部が十分遠位であるため，たとえステムが緩んでいたとしても，骨折がステムの緩みに起因したものではないので骨接合を第一選択とする．しかしながら，短いプレートを選択するとプレートとステム間に応力が集中し新たな骨折が危惧されるため，十分に長さのあるプレートを用意する（逆行性髄内釘も同様の理由で推奨しない）．Locking plate であれば，近位骨片に cable 2 本と locking screw 2 本がステムに重なるほうが良い（図 II-185）．また，筆者らは骨質が弱く整復することで骨欠損が生じる場合，骨折部を短縮させたまま alignment に注意して内固定している．

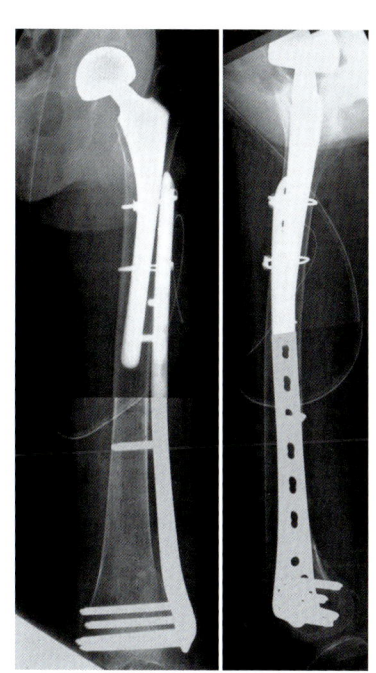

図 II-185
ステムより遠位の骨折（大腿骨顆上骨折）
a：術後単純 X 線正面像
b：術後単純 X 線側面像

インプラント

1．Cable

　Cable の単独固定は，らせん骨折や斜骨折に行われることがある．しかしながら，力学的強度に劣り，強度を上げるために cable の本数を増やすと骨折部および周辺軟部の血流不良が懸念されるので，筆者らは現在この方法は行っていない．大転子の骨折に大転子グリップとの併用や再置換術

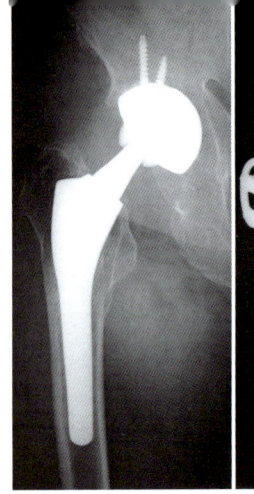

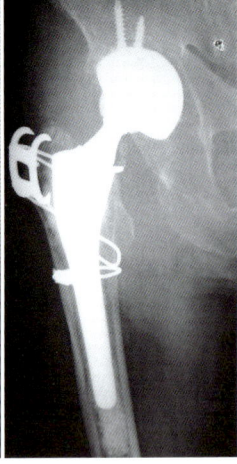

図 II-186
a：受傷時単純X線正面像．術中にステムの緩みを確認したが，術前に判断は困難である．
b：セメントステムで再置換術施行．骨折の内固定にcableを使用

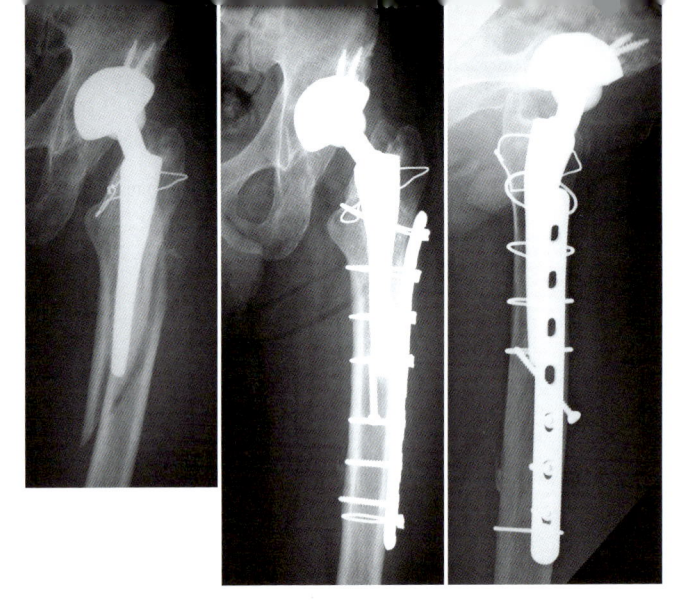

図 II-187 従来型plateとcableの併用（Dall-Miles plate system；ストライカー）
ラグスクリューを挿入し解剖学的に整復されている．

時の整復および補強に使用される場合にのみ許容される（図 II-186）．

2．Locking plate

　角度安定性によって，ステム周辺ではmonocortical locking screwが使用でき，血流不良な骨折部を中心にplateを骨膜より浮かすことができるので，現在，本骨折では第一選択の内固定材料になりつつある．ただし，locking plateの特性をよく理解していないと成績不良の原因になりかねない．骨折部の応力の集中を避けるため十分に長いplateを選択し，スクリューの間隔にも考慮する．また，最近では，plateの先端部分に応力が加わり新たな骨折が生じないようにcortical screwやmonocortical locking screwを使用するようにしている（図 II-184-a）．

3．Cable plate system

　従来型plateとcableを併用（または一体化）したシステムである．解剖学的整復を目標として骨折部の対側にgapを作らないよう心掛ける．斜骨折や，らせん骨折に対しては通常の骨接合と同様に，可能であればラグスクリューを挿入したほうが良い（図 II-187）．スクリューでplateを先に固定しておかないでcableを締めていくと，plateは大腿骨軸に沿うように移動し，結果的に整復位損失になることがあるので注意が必要である．近位骨片にスクリュー固定ができない場合，plateとcableのみの固定となり，回旋および軸方向の固定力が弱いことが懸念される．しかしながら，筆者らの比較研究では，解剖学的整復が得られ，荷重時期を慎重に行えば（10週で全荷重）locking plateに劣らない成績を得ている．

4．再置換術のためのインプラント

　再置換術は，原則，ステムの緩みがあるものに対して行うため，通常は骨折線を越えたロングステムを使用する（骨折線が転子部付近であれば必ずしもロングステムを使用する必要はない）．

手術の実際

1．体　位

　体位は，通常側臥位で行う．これは，視野が良好で近位骨片の操作がしやすく，再置換術が必要になった場合に体位変換の必要がないためである．ただし，大腿骨顆上部周辺の骨折では，仰臥位のほうがalignmentを取りやすい．

　皮切は，前回手術のものを延長して使う．骨折

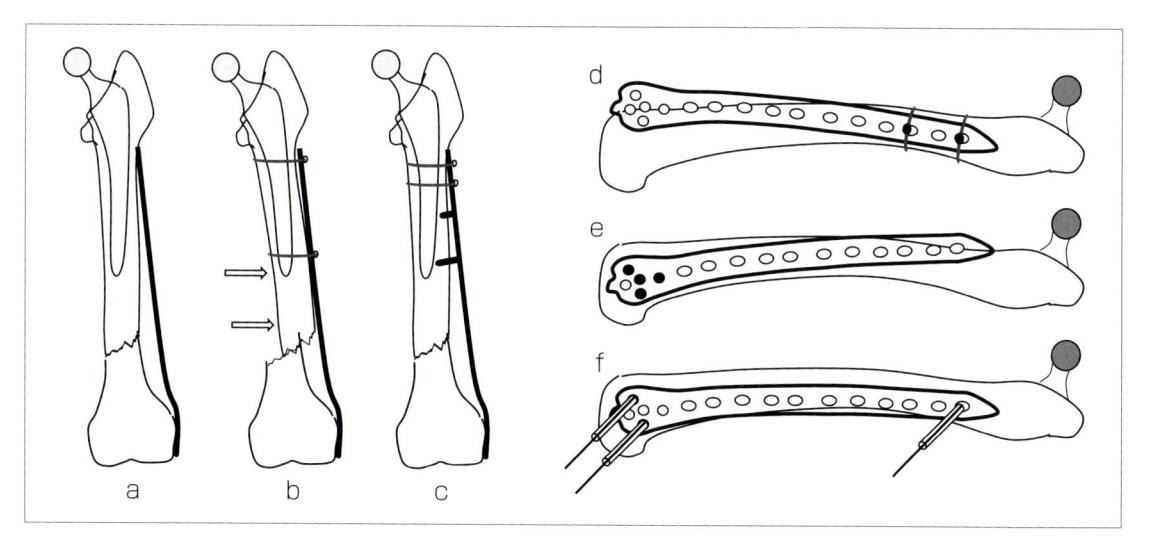

図II-188 大腿骨顆部 locking plate を使用

部と皮切が離れていれば，骨折部を中心に別に皮切を置く．骨折部は確実に展開し，骨折部からも可能であればステムの安定性を確認する．必要に応じて先に cable で骨片を仮固定したり，lag screw technique で骨折部の gap を残さないよう解剖学的整復を行ってから plate 固定(protection plate)を行う．我々は，plate をすべり込ませるように挿入し，不必要な軟部の展開は行わず，骨折部から十分に離れた位置に screw や cable 固定する場合は，別に皮切を置いて固定している．

2．MIPO について

本骨折は，骨粗鬆症の高齢者に多く，髄内にインプラントが占拠しているので髄腔内血流が障害され骨癒合が得にくいという理由から，MIPO を選択する場合がある．MIPO とは，骨折部を展開しない間接的整復か，最小侵襲の展開で行う直接的整復による plate 内固定であるので，術中に骨折部とステムを直視下に安定性を確認することができない．これは，ステムの緩みの過小評価につながる．また，単純骨折の場合，gap が残存すると骨癒合遷延を招く恐れがある．これらの理由から MIPO 法を行うよりも骨折部にラグスクリューの併用などで確実に解剖学的整復を心掛けるべきである．ただし，Johansson type III もしくは Vancouver type C の粉砕骨折には MIPO は良い適応と考える．

コツ

＜大腿骨顆部用 locking plate を使用する場合＞
近位骨片における cable の間隔は，大きく取ったほうが固定力は上がる．しかしながら，plate と骨の形状が合わない場合，cable を締結していくことで，骨折部が再転位してしまうことがある（図II-188-a, b）．最小限に回避するためには，最も bone contact が得られている場所に cable を巻くと良い（図II-188-c）．また，近位骨片を先に cable で締めると plate が骨軸に合うことで，前方凸の高齢者大腿骨では顆部と plate が合わないことがある（図II-188-d）．逆に，顆部を先にスクリューで plate 固定すると骨軸に合わずに近位のスクリューが偏心性に入ってしまうことがある（図II-188-e）．これらを回避するためには，顆部と近位骨片を plate と K-wire で仮固定してから近位を cable で固定すると整復位不良になりにくい（図II-188-f）．

落とし穴・注意すべき点

＜Cable とスクリューのどちらが先か？＞　従来型 plate に cable を併用する場合は，整復位保持のためスクリュー固定を優先させ cable を締結することが多い．一方，locking plate は，plate と screw の locking 機構により，角度安定性を保持しているため，locking screw 挿入後に conven-

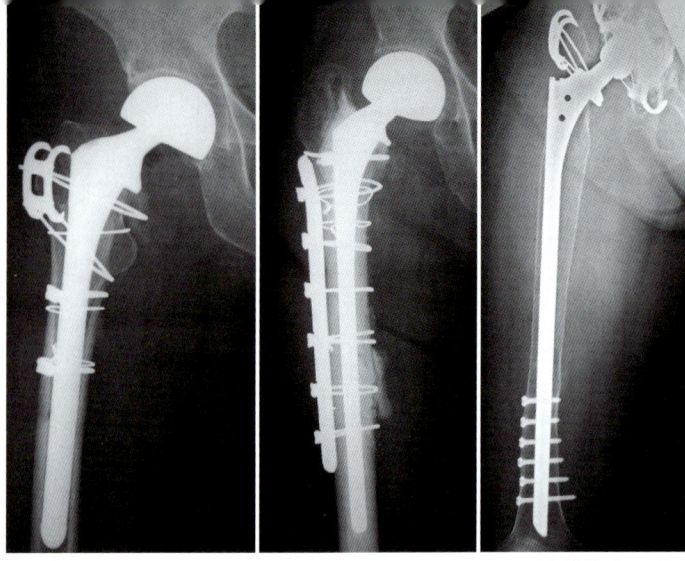

a．フルポーラス　　b．セメントロング　　c．遠位横止め式
　　ロングステム　　　　ステム　　　　　　　ロングステム

図 II-189　ステムの再置換

tional screw や cable を使用することは plate に過度な応力がかかるために行ってはならない．Cable を使用する場合，先に plate と cable で固定し，後から locking screw を挿入する．

3．再置換術

　ステムの緩みを認める場合に再置換術の適応となる．近年，緩みのない Vancouver type B1，C においても再置換術が骨接合よりも成績良好であるとの報告[6]があるが，ステム抜去に対する侵襲を考えると現時点ではいまだ controversial である．前回手術と同様の皮切および進入路で展開し，骨折部によって皮切を延長する．関節と骨折部の展開をした後，股関節を脱臼させステムを抜去し，予定サイズより1サイズ小さいラスプ（ロングステムの場合が多い）を挿入した状態で整復固定（plate，cable 固定，骨欠損には骨移植を考慮する）を行う．ラスプを抜去後，骨質によってステムを決定する．骨量がある程度保たれていると判断すればフルポーラスロングステムを選択する．骨量，骨質とも不良であれば，セメントステム，遠位横止め式ロングステムなどで再建する（図 II-189）．骨移植は strut bone graft や，morselized bone graft，impaction bone graft などで対応する．

今後の展望

　高齢化とともに今後ますます増加すると予測される本骨折は，locking plate の登場で本骨折における骨接合の成績は向上してきた．しかしながら，適応を間違った MIPO，単純骨折で gap を残した固定，緩みの過小評価など，pitfall が数多く存在する．また，本骨折独特の骨接合だけでなく，股関節再置換術を習熟しなければ治療を成功させることが困難である．外傷外科医は，ステムの緩みに対して慎重になるべきであり，股関節外科医は，骨折に対して強固な固定を行うことで早期機能回復を目指すべきである．両者の知識と技術をあわせ持つことが理想であるが，現実的には，互いの長所を生かし協力して治療に当たることが重要と考える．

（馬場　智規，一青　勝雄）

参考文献

1) Learmonth ID：Aspects of current management. The management of periprostheic fractures around the femoral stem. J Bone Joint Surg Br. **86**：13-19, 2004.
2) Masri BA, Meek D, Duncan CP：Periprostheic fractures evaluation and treatment. Clin Orthop. **420**：80-95, 2004.
3) Kavanagh BF：Femoral fracture associated with total hip arthroplasty. Orthop Clin North Am. **23**：249-257, 1992.
4) Johansson JE, McBroom R, Barrington TW, et al：Fracture of the ipsilateral femur in patients with total hip replacement. J Bone Joint Surg Am. **63**：1435-1442, 1981.
5) Duncan CP, Masri BA：Fracture of the femur after hip replacement. Instr Course Lect. **44**：293-304, 1995.
6) Laurer HL, Wutzler S, Possner S, et al：Outcome after operative treatment of Vancouver type B1 and C periprosthetic femoral fractures：open reduction and internal fixation versus revision arthroplasty. Arch Orthop Trauma Surg. **131**：983-989, 2011.

II. 部位別治療の実際

達人が教える外傷骨折治療

10. 大腿骨顆部・顆上骨折の治療

Abstract

大腿骨顆部・顆上骨折の治療は，膝関節機能の再建として関節面の解剖学的整復と下肢アライメントの修復が求められる．治療法はプレート固定と逆行性髄内釘固定が一般的であり，ロッキングプレートによるMIPOや髄内釘の改良により，低侵襲で強固な固定が可能となってきた．診断，骨折型に応じた初期治療，治療法の適応と選択，手術手技の実際とそのピットフォール，リハビリテーションまで一連の治療過程を的確に進めることが膝関節機能の再建に重要である．

Key words

大腿骨顆部・顆上骨折(intercondylar and supracondylar femur fractures)，ロッキングプレート(locking plate)，逆行性髄内釘(retrograde nail)

はじめに

大腿骨顆部・顆上骨折は大腿骨骨折全体の6％程度と発生頻度は高くない．その受傷形態は，開放骨折など高度な軟部組織損傷を伴う高エネルギー外傷と，骨粗鬆症など脆弱な骨質を伴う軽微な外傷とに大別される[1]．治療にあたっては他の関節部骨折と同様，迅速で適切な初期治療から手術による関節内骨折の解剖学的整復と良好な下肢アライメントの獲得，強固な固定，さらに軟部組織の侵襲を最小限にとどめる手技，術後早期からのリハビリテーションまで，一連の治療過程を的確に進め，膝関節機能の再獲得が重要となる．このため低侵襲で強固な固定が可能な治療法として，ロッキングプレートを使用したMIPO[2]や逆行性髄内釘が標準的治療となってきた．それぞれの治療法の適応，手技の実際やピットフォールなどについて我々の経験も含め紹介する．

診 断

臨床所見で骨折が疑われた場合は，膝関節を含めた大腿骨の単純X線で診断は可能である．高エネルギー外傷では多発骨折の可能性があり，隣接関節を含めた大腿骨全長の正面像，側面像が必要である．またCTは関節内骨折である顆部骨折を正確に把握するために必須である．膝関節靱帯損傷や半月板損傷などを術前に臨床症状より評価することは困難であり，これらを疑う場合にはMRIが必要となる．関節内骨折のある場合は，術中直視下に観察可能であるが，一般的には術後の膝関節所見より判断し，必要に応じてMRIを行う場合も多い．

> **ワンポイントアドバイス**　顆上骨折と思われても単純X線では判別できない関節内骨折を伴う場合があり，我々は手術適応のある顆上骨折のほぼ全例でCTを行っている．

骨折型の分類

治療方針を決定するうえで有用なAO/OTA分類を使用している．関節外骨折(顆上骨折のみ)で

ある type A，部分関節内骨折（顆部骨折のみ）である type B，完全関節内骨折（顆部および顆上骨折）である type C に大別され，さらにそれぞれが細分化されている．骨折型により治療法が決定されるため，正確に骨折型を把握することが重要である．

手術適応

臨床成績の点から，保存治療と比較して手術治療が有意に良好とされている．このため全身状態が悪く手術ができない場合や寝たきりの患者など特殊な状況以外は，ほぼ全例に手術適応がある．

> **ワンポイントアドバイス** 転位のない骨折は保存治療も可能ではあるが，長期に膝関節の固定と免荷が必要となる．特に高齢者では膝関節の拘縮や下肢の廃用が危惧され，歩行獲得のためには手術が必要と考える．

初期治療と手術時期

低エネルギー外傷などで転位が小さい症例では，下肢の変形や軟部の腫脹が軽度であり，諸条件が揃えば早期に内固定術を行う．これに対して高エネルギー外傷では，多発外傷のため全身状態が悪い症例や，開放骨折（神経血管束損傷を含む）をはじめ，激しい軟部の腫脹や高度な変形，短縮を伴う症例が多い．このため早期に内固定術を行うことが困難な場合があり，一時的に膝関節を架橋する創外固定を行い，全身状態や局所の軟部組織状態が改善するまで内固定術を待機する二期的手術が必要である．

> **ワンポイントアドバイス**
> （1）創外固定により全身状態や局所の回復が促進し術後管理も容易となる．このため高エネルギー外傷では積極的に行うべきである．
> （2）二期的手術で最終的固定を行う場合は，創外固定を残したまま内固定が可能であり，特に整復に有用である．しかし，創外固定が長期間に及ぶ場合は感染の危険性が高くなるため，術前にあらかじめ抜去し，インターバルをおくことが望ましい．

内固定法の選択（プレート固定と髄内釘固定）

従来型のプレートによる観血的整復固定は標準的治療法であったが，固定性が不十分なため適応に限界があり，また手技的に骨折部を大きく展開するため侵襲が大きくなり，骨癒合遷延や膝関節機能の障害などの問題点が指摘されていた．しかし，最近では，プレートは強固な固定力を持つロッキングプレートを使用することで，粉砕骨折などでも強固な固定が可能であり，また手術は可能な限り侵襲の少ない最小侵襲プレート固定（MIPO）[3]で行うようにしている．

これに対して逆行性髄内釘は低侵襲な手術であるが，関節内骨折では適応に限界がある[4]．また，正常な関節軟骨を削る手技，靱帯損傷の危険性，抜去困難などが問題視される傾向もあり，若年者での使用は慎重に行うほうが良いともいわれている．プレート固定と髄内釘固定での治療成績には有意差はないとされているが[5]，骨折型によるそれぞれの適応を考慮して治療法を選択するべきであろう．

プレートの適応

ほぼすべての骨折型に適応がある．部分関節内骨折である type B でも粉砕骨折や骨質不良例などスクリューだけでは強固な固定が困難な場合にプレートの適応がある．

MIPO の適応

プレート固定ではほぼすべてが適応となるが，type B や観血的整復が必要な陳旧性骨折は適応にならない．

逆行性髄内釘の適応

Type A で適応となり，特に骨幹部に近い骨折の場合が最も適している．また，分節型骨折や近位骨幹部骨折を合併する例も良い適応である．骨折が関節面に近く顆部骨片が小さい場合は十分な固定性が得られない可能性があり，横止めスクリューの位置を術前計画でしっかりと確認しておくことが重要である．また標準的治療ではないが，完全関節内単純骨折である type C1，C2 にも対応可能である．しかし，以下のような場合は，慎重に適応を決める．
1）膝蓋腱周囲に開放創を伴う場合など感染の危険性が高い．
2）人工関節周囲骨折でインプラント挿入が困難である．
3）転位を伴う陳旧性骨折で観血的整復が必要である．

内固定法の原則

プレート固定と髄内釘固定は基本的に固定の原則は同様である．

関節内骨折：解剖学的整復と絶対的固定が必要である．転位が小さい場合には整復用骨鉗子による経皮的操作で整復し，転位が大きい場合には関節を切開し直視下に整復する．固定はラグスクリューによる圧迫固定を行う．

関節外骨折：骨折型が単純骨折であれば解剖学的整復と絶対的固定を，粉砕骨折であればアライメントを修復する程度の整復に留め，架橋固定による相対的安定性を得る．しかし，髄内釘固定は相対的固定法であるため，特に単純骨折では骨折部の間隙を残さないよう整復して固定する．

プレート固定（MIPO 法）

1．インプラント

Type A と type C には大腿骨遠位用のロッキングプレートを使用する．手技については我々が使用しているシンセス社の LCP-distal femur で説明する．粉砕骨折で架橋固定する場合は長めのプレートを選択する．Type B でプレート固定する場合はバットレスプレートとして使用するため LCP-small plate を使用する．

2．手術体位

透視が使用可能な手術台を使用して，体位は仰臥位で行う．膝下に滅菌枕を置き，軽度屈曲位とする．

3．アプローチ[6]

1）外側進入

標準的アプローチであり，大腿骨遠位部では type A や type C1，C2 など関節面の展開をあまり必要としない場合に適応となる．大腿骨外顆中心に 4～5 cm の切開を加え，fascia lata を切開して外顆に至る．近位側もスクリュー挿入部付近に 4～5 cm の切開を置き，fascia lata を切開し外側広筋を鈍的に分けて骨に到達する．このときに大腿骨の前後にレトラクターをかけて開くように展開する．

2）外側傍膝蓋骨進入

膝蓋骨外側に 15 cm 程度の皮切を置き，膝蓋骨外側縁より関節内に至る．膝蓋骨を内側へ引きながら膝を屈曲させると内顆を乗り越えて両顆関節面が展開される．Type C3 など関節内骨折に対して直視下での整復が必要な場合に有用である．プレートを設置するときは，皮切より外側へ展開して行う．長いプレートを設置する場合は近位外側に新たな皮切を置いて近位スクリューを挿入する．

3）内側傍膝蓋骨進入

膝蓋骨内側に小皮切を置き関節内へ達する．内顆の整復が可能である．外側進入からのプレート設置と組み合わせて利用する．

4．整復法

1）関節内骨折

術前に CT で骨折型を確認し，転位がわずかな場合には透視下に骨鉗子で把持して仮固定とする

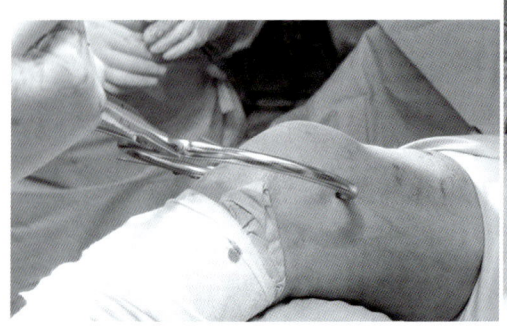

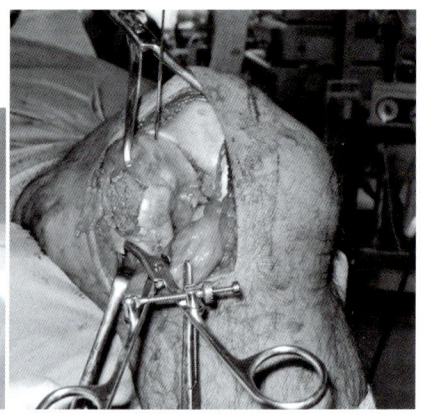

図 II-190
関節内骨折の整復
　a：経皮的整復
　b：観血的整復

（図 II-190-a）．転位が大きい場合には直視下での整復が必要であり，骨折型に応じて外側あるいは内側より関節内へ進入して整復する（図 II-190-b）．

2）骨幹端部骨折

粉砕骨折は滅菌枕を膝下に置いて軽度屈曲位とする postural reduction と徒手牽引でほとんどが整復可能である．前後方向の整復は枕の位置やタオルを骨折部の下に入れることで調整する．しかし，斜骨折や横骨折などの単純骨折や待機期間が長い症例では，徒手整復が難しい傾向にある．このような場合には経皮的に Steinman pin や K-wire を利用した Kapandji 法や Shanz screw を用いた joystick 法を応用して整復する．また，短縮転位には AO large distractor や創外固定を使用することもある．整復後にプレートを設置するが，プレートを利用した整復も可能であり，側方転位がある場合はプレートを仮固定した後に引き寄せスクリューを挿入することで整復される．内外反アライメントについては，遠位ロッキングスクリューを関節面に対して平行に挿入した後に骨折部近位をコルテックススクリューで引き寄せて固定し，解剖学的プレートの形状に骨折部を合わせることで良好な整復が得られる．整復後は，可能であれば K-wire で仮固定を行い，粉砕が強く仮固定が困難な場合は整復位が再現できるように透視で確認しておく．

プレート固定手技

1．関節内骨折の固定

関節内骨折があればまず観血的整復後にラグスクリュー固定を行う．Type B でプレート固定をする場合は皮切を近位延長してプレート設置する範囲まで展開し，プレート近位にコルテックススクリューを挿入してバットレスプレートとして固定する．Type C はラグスクリュー固定後にプレート固定を行うため，プレート設置の邪魔にならないようにスクリューの挿入場所を決める．

> **ワンポイントアドバイス**　骨格が小さい症例ではプレート周囲からラグスクリューを挿入する場所が確保できない．この場合はプレートのロッキングホールからラグスクリュー固定，または骨鉗子で圧迫固定した状態でプレートからのロッキングスクリューで固定する（図 II-191-a）．

2．骨幹端骨折の固定

1）プレート挿入

皮切より外顆外側面まで到達し，プレート遠位部の設置とスクリュー挿入ができる程度まで展開する．さらにエレバトリウムなどで近位方向に骨折部から骨幹部まで骨膜上を滑らせ，プレートの通り道を作製する．次にガイディングブロックを付けたプレートを骨に沿わせながら同様に挿入する．

2）近位部の展開

透視下に大腿骨顆部でのプレート設置位置を大まかに確認し，さらにプレート近位の位置を確認して近位皮切部を決める．4〜5 cm 程度の皮切を加え，外側進入で大腿骨骨幹部まで展開し，骨軸上にプレートを誘導する（図 II-191-b）．

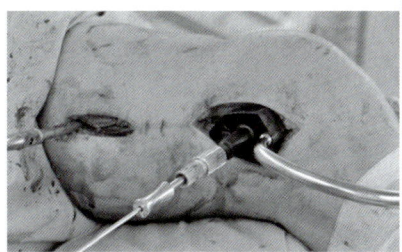

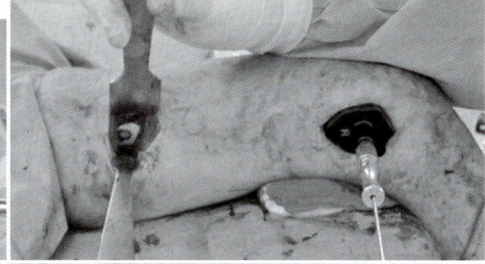

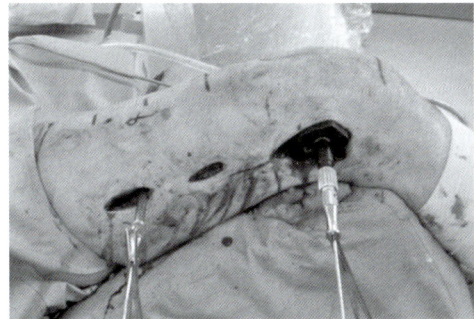

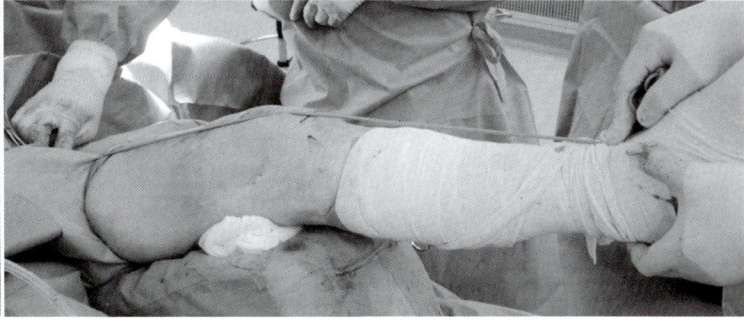

図 II-191　プレート固定手技
a：関節内骨折を整復用骨鉗子で固定し，ロッキングスクリューで固定
b：骨軸上にプレートを誘導
c：K-wire でプレート仮固定
d：ケーブルテクニック

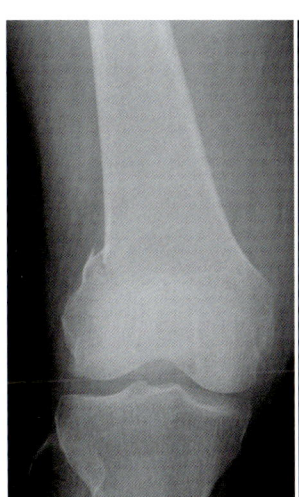

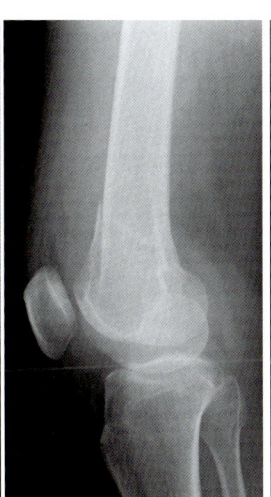

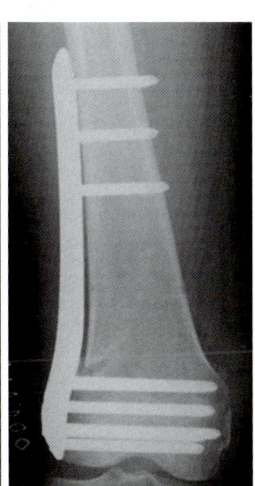

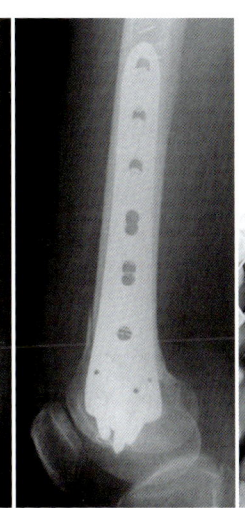

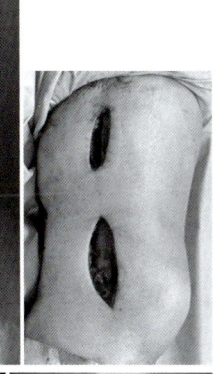

図 II-192
MIPO 施行例
63 歳，女性．交通事故．AO-OTA 分類 33-A3
　a：受傷時
　b：遠位骨片が小さいためプレート固定を選択し MIPO で行った．
　c：術後 2 か月で骨癒合を認め，膝関節可動域制限なく歩行自立

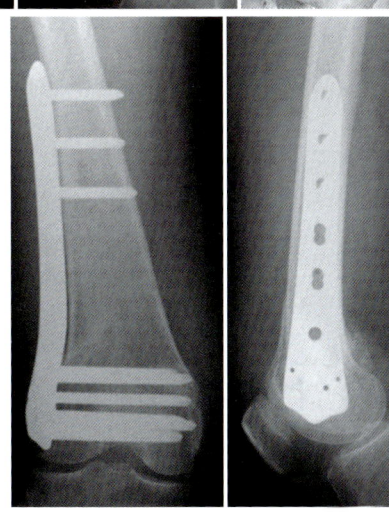

10．大腿骨顆部・顆上骨折の治療

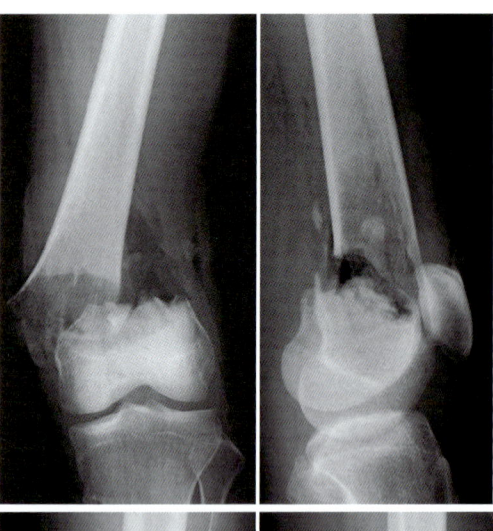

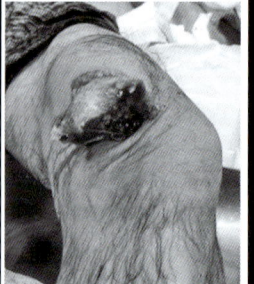

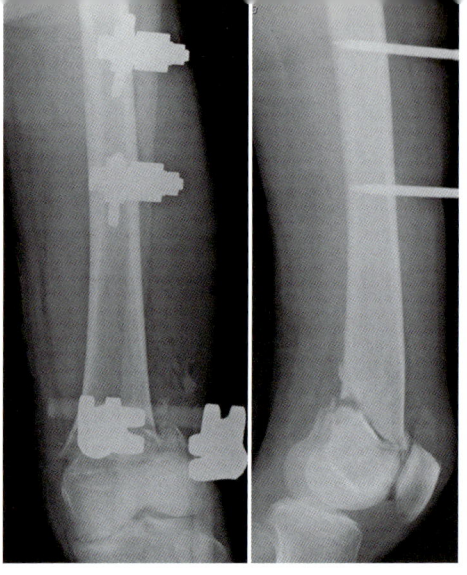

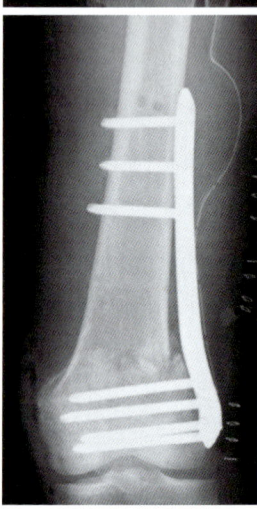

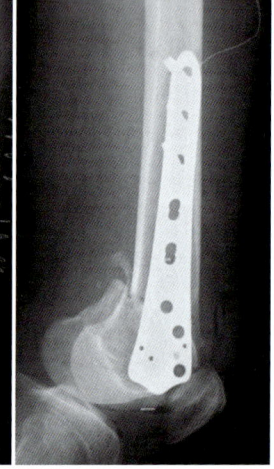

図 II-193
二期的手術例
65歳，男性．交通事故．AO-OTA分類 33-A3，Gustilo Ⅲa
　a：受傷時
　b：開放創のデブリドマンと膝関節架橋による創外固定を施行
　c：受傷後 7 日で LCP-DF による MIPO を施行．術後 3 か月で骨癒合を認め，経過良好である．

3）プレート仮固定

プレートの位置は遠位を基準にして決定する．まず透視正面像でできるだけ顆部の形状に合わせ，高位は遠位スクリューが顆間を穿破しないようにする．次に側面像でプレートの近位と遠位が骨軸上にあることを確認する．次に最近位ホールと遠位ガイディングブロックよりそれぞれドリルスリーブに K-wire を刺入しで仮固定する（図 II-191-c）．このとき必要に応じて徒手牽引など整復操作を加える．

ワンポイントアドバイス

（1）遠位側の K-wire は関節面に対して平行に，また PF 関節面を考慮して 10°後方に傾斜して挿入する．

（2）近位側の K-wire を刺入するときは必ず皮質骨を 2 回貫通させ，骨軸の中心にプレートがきちんと載っていることを確認する．

4）遠位スクリュー挿入

遠位ロッキングスクリューから挿入する．前述のとおり関節面に平行となるように透視下に挿入し，内顆からスクリューの先端が出ないようにする．スクリュー挿入はパワードリルで行うことにより，時間の短縮と正確な方向への挿入が可能となる．スクリューの数に決まりはないが，固定力を上げるためできるだけ多く挿入する．

図 II-194
顆部骨折例
41歳，男性．交通事故．AO-OTA 分類 33-B3
 a：受傷時．内顆の Hoffa 骨折を含む粉砕骨折を認める．
 b：前内側の小皮切よりスクリュー固定．内側進入より観血的整復と LCP-small によるプレート固定を行った．
 c：術後5か月のX線像でも良好な骨癒合を認め，ROM は 0〜140°，疼痛なく経過良好である．

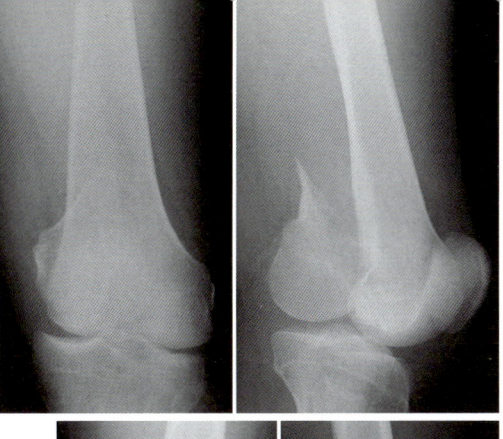

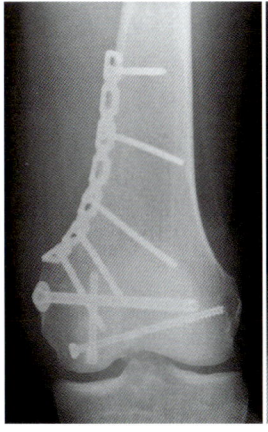

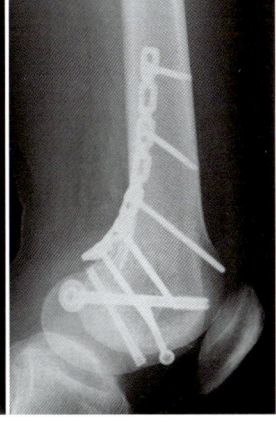

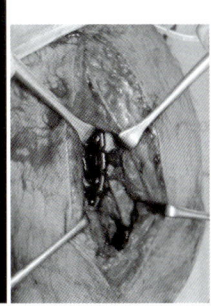

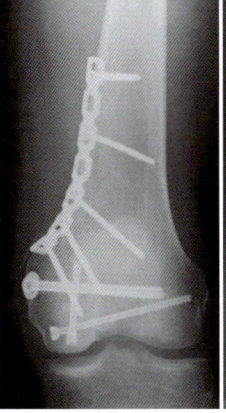

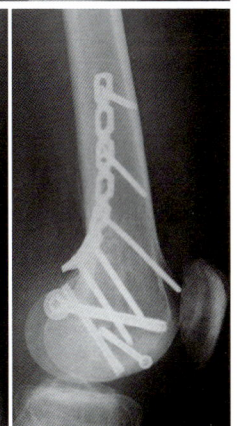

5）整復の最終確認

近位スクリューを挿入する前に必ず透視2方向で冠状面と矢状面の最終的な整復位置を確認する．また，lesser trochanter shape sign で回旋変形の確認もする．整復が不十分な場合は徒手的整復や前述した整復操作を行う．

ワンポイントアドバイス　粉砕骨折など透視での確認が難しい場合，冠状面ではケーブルテクニック（図 II-191-d）を使用して下肢全体のアライメントを確認する[7]．矢状面では骨折部を含むプレート全長の側面像を確認し，骨軸がプレート全長にわたり一致することを確認する．

6）近位スクリュー挿入

近位側に3本のロッキングスクリューをバイコルチカルに挿入して終了となる．

図 II-192〜194 に症例を供覧する．

7）後療法

術後2〜3日より CPM による膝関節可動域訓練など下肢運動療法を開始する．荷重は10kg程度まで許可する．本格的な荷重は type A で単純骨折であれば術後4〜6週，それ以外は術後6〜8週より開始する．全荷重は骨癒合を確認してから許可しており，概ね術後8〜12週である．

ワンポイントアドバイス　骨癒合の評価法として単純X線の2方向が標準的であるが，遷延癒合との判別が難しい症例も多い．外仮骨形成が乏しい場合などはCTで詳細に評価する．

逆行性髄内釘

1．インプラント

基本的な構造は各社同様であるが，遠位部でのロッキングスクリュー挿入位置と本数は異なる．遠位骨片を固定するためには最低スクリュー2本は必要であり術前に確認する．インプラント長は十分に骨幹部まで到達する長さとし[8]，径は骨幹部の髄腔に合わせて選択する．

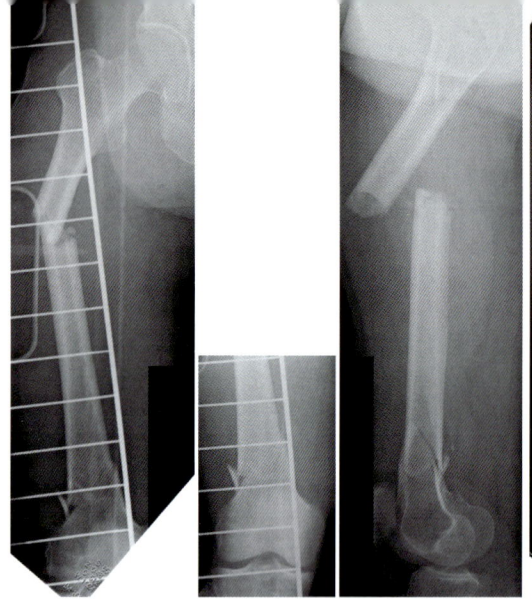

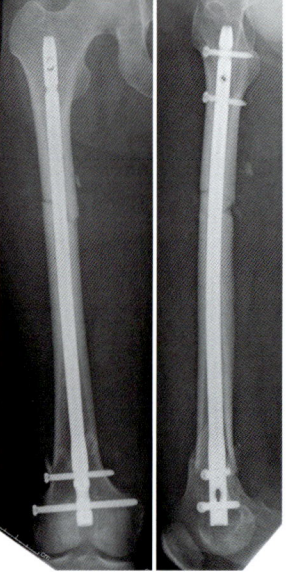

図 II-195
逆行性髄内釘例
56歳, 男性. 交通事故. AO-OTA 分類 33-A3
a：受傷時. 大腿骨骨幹部に Gustilo II の開放骨折も認め, 分節骨折でもある.
b：逆行性髄内釘で両骨折部を固定した.

> **ワンポイントアドバイス** 顆部骨片が小さい骨折や関節内粉砕骨折は対応困難でありプレートを選択する.

2. 体 位

プレートと同様であり, 透視可能な手術台を使用して, 体位は仰臥位で膝は30°程度の軽度屈曲位とする.

3. アプローチ

膝蓋腱部正面より内側傍膝蓋切開より関節内へ進入. 膝蓋下脂肪体を展開して顆間窩に到達する. このときに ACL と PCL を損傷しないよう注意する.

4. 整復法

MIPO と同様に徒手整復や経皮的操作で行う.

> **ワンポイントアドバイス** 顆上骨折では骨幹部骨折と異なり髄内釘挿入による整復効果は期待できないため, あらかじめ整復位を獲得しておく.

髄内釘固定手技

Type C では先に関節内骨折を整復してラグスクリュー固定を行う.

> **ワンポイントアドバイス** 髄内釘と干渉しないようにラグスクリューを挿入しなければならない. このためスクリュー挿入位置の綿密な術前計画が必要である.

次に骨幹端骨折に対する髄内釘固定の手技を示す. 図 II-195 に症例を供覧する.

1. ガイドワイヤー刺入と開窓

顆間窩中央から透視下でガイドワイヤーを徒手的に刺入する. 刺入点は骨軸延長上の顆間窩であり術前計画で決定しておく. ガイドワイヤーが刺入されたら, リーマーで顆上部まで開窓する.

> **ワンポイントアドバイス** 刺入位置が後方過ぎると PCL 付着部を損傷するので, 透視側面像で確認して顆間窩の前方よりから刺入する. また, ガイドピン刺入の位置と方向により整復位が変化するので, 透視で確認を繰り返しながら慎重に進める.

2. リーミングロッド挿入

整復操作を行った後に,整復位を保持した状態でリーミングロッドを徒手的に挿入する.挿入後に透視2方向でロッドが正しく挿入されたか確認する.

3. リーミングとインプラント挿入

リーミングロッドを介して骨幹部皮質骨を削らない程度までリーミングを進める.次にネイルを徒手的に挿入し,ネイル遠位端が関節軟骨面より数mm以上の深さまで進める.

4. ロッキングスクリュー固定

遠位と近位のロッキングスクリューをそれぞれ2本ずつ挿入するが,遠位スクリューは先端が内顆より突出しないようにする.最後にエンドキャップを挿入して固定を終了する.

5. 後療法

MIPOと基本的には同様であり,早期より関節可動域訓練を開始.骨折型と骨癒合の経過をみながら荷重開始時期を決める.

まとめ

大腿骨顆部・顆上骨折は顆部骨片が小さく骨質が悪い場合が多い.このため強固な固定を得るためには,使用するインプラントの選択が重要である.また,膝関節機能の再建として関節面の解剖学的整復と下肢アライメントの修復が重要であり,変形治癒は二次性変形性膝関節症をきたす危険性がある.これらの点に留意しながら可能な限り低侵襲な手技に努めることが良好な成績をもたらすと考える.

(大塚　誠,田中　正)

文献

1) 糸満盛憲ほか:AO法骨折治療　第2版.AO principles of fracture management. Ruedi TP, et al, 571-580, 医学書院, 2010.
2) Schütz M, et al:Minimally invasive fracture stabilization of distal femoral fractures with the LISS:a prospective multicenter study. Results of a clinical study with special emphasis on difficult cases. Injury. **32** Suppl 3:48-54, 2001.
3) Krettek C, et al:Minimally invasive percutaneous plate osteosynthesis(MIPPO)using the DCS in proximal and distal femoral fractures. Injury (Suppl). **28**:20-30, 1997.
4) Langford J, et al:Nailing of proximal and distal fractures of the femur:limitations and techniques. J Orthop Trauma. **23** Suppl 5:22-25, 2009.
5) Zlowodzki M, et al:Operative Treatment of Acute Distal Femur Fractures:Systematic Review of 2 Comparative Studies and 45 Case Series. J Orthop Trauma. **20**(5):366-371, 2006.
6) 田中　正ほか:四肢骨折アプローチ(MIPO). J MIOS. **35**:57-64, 2005.
7) Krettek CH, et al:Intraoperative control of axes, rotation and length in femoral and tibial fractures. Injury(Suppl). **29**:29-39, 1998.
8) Sears BR, et al:A mechanical study of gap motion in cadaveric femurs using short and long supracondylar nails. J Orthop Trauma. **18**(6):354-360, 2004.

達人が教える外傷骨折治療　　　II. 部位別治療の実際

11. 人工膝関節周囲骨折の治療

Abstract

　転位のない安定骨折では保存的治療にて良好な治療成績を得ることが可能であるが，そのほとんどは脛骨側の骨折である．大腿骨骨折は観血的治療を要するが，インプラントの弛みの有無によって revision TKA か骨接合が選択される．骨接合術はプレート固定術か髄内固定法が選択されるが，その際に重要なポイントは大腿骨顆間部のボックス部が closed か open かということである．髄内釘法は挿入部位であるインプラントのボックス部が open であり，かつ骨折部位が遠位骨片に最低 2 本の locking screw 挿入可能な位置にあることが必須である．
　近年，著明な骨粗鬆症を合併した本傷に対しロッキングプレートの使用により，比較的強固な固定性が得られるが，整復法やスクリューの位置，本数などについて注意を要することがある．

Key words

人工関節周囲骨折（peri-prosthetic fractures），ロッキングプレート（locking plate），最小侵襲プレート固定（MIPO）

はじめに

　全人工膝関節置換術（TKA）後，人工関節近傍である大腿骨顆上骨折の報告が近年散見される．本骨折は TKA 後，0.6～3％の症例で発生し[1)2)]，治療中の合併率は 25～75％にも及ぶといわれている[2)3)]．患者はほとんど高齢者で骨粗鬆を有し，大腿骨コンポーネントの近位先端部への応力集中のため骨癒合はしばしば遷延化する．本傷の問題点と各治療法の適応について考察し，逆行性髄内固定法（IMSC nail）とロッキングプレートを用いた最小侵襲プレート固定法（MIPO 法）について詳細する．

TKA 周囲骨折の特徴と治療目標

　骨折はほとんど低エネルギーによって生じ，患者は高齢者もしくは関節リウマチ（RA）を合併している．RA では同側に全人工股関節置換術（THA）を受けていることも多く，インプラントの選択にしばしば苦慮する．骨折線は通常，インプラントの近位先端部で遠位骨片の固定も困難である．また，近年はスタビライザー付き TKA の症例も増えている．筆者らは本骨折に対する治療の first choice は IMSC nail であると以前報告した[4)]．その考えに変わりはないが，前述のごとく適応となる症例が減少していることも事実である．
　治療のゴールは遠位骨片を強固に固定し，正常なアライメントで骨癒合を得ることに加え，早期関節運動による良好な膝関節可動域を獲得することである．プレート固定法は遠位骨片に対し，比較的強固な固定性を有し，他の固定法と較べて変形をきたし難いという利点を持つ．しかしながら，患者および軟部組織の侵襲は大きく，治療経過中に内反変形をきたすことや，大腿骨側のコンポーネントに干渉してブレードやDCSのラグスク

リューの挿入が困難な場合がある．このような場合，condylar buttress plate，あるいは近年では locking plate を用いた MIPO 法が生物学的にも生体力学的にも優れた固定法であると考えられる．

各治療法の適応と限界について述べる．

治療法

1．保存的治療

保存的治療の適応は転位がなく，安定な骨折である．Chen ら[5]は保存的治療を行った転位のない症例で 83％に良好な治療成績を得たと報告しており，侵襲がなく感染を生じないことは大きな利点である．しかしながら，治療中骨折部の転位をきたしやすく，長期間の膝関節の固定は関節拘縮と入院期間延長，社会復帰の遅れをもたらす．転位は通常，内転筋群と腓腹筋の牽引により，内反，屈曲，内旋変形となる．Culp ら[6]はギプス固定で治療した症例で平均 26°の可動域制限を認めたと報告し，Harlow ら[7]は保存的治療を行っていた症例の 29％が，その後何らかの手術的治療を必要としたと報告している．保存的治療には牽引，ギプス，装具療法がある．それぞれについて具体的に述べる．

1）牽引療法

牽引は脛骨に鋼線を挿入した直達牽引が一般的である．介達牽引では，包帯巻き換え時に整復位が損なわれたり，患者の疼痛，また高齢者では皮膚の剥離，水疱形成などを生じるからである．牽引は治療法が決定されるまでの一時的な療法であることが望ましく，観血的治療が後に選択される場合には大腿骨に直接鋼線の挿入は避けるべきである．特に高齢者において長期間のベッド上臥床は，褥瘡，認知症などの合併症を生じるため，避けるべきである．

2）ギプス固定

長下肢ギプスは整復状態を X 線透視下に行うことが望ましく，回旋防止のために足関節を含めて固定を行う．ギプスは近位部まで十分な長さが必要で，整復位を保つために pin & cast 法を追加することもできる．肥満，短躯の患者は適応が困難であり，骨折部の腫脹，水疱形成など皮膚の状態が悪いときにギプス固定を行うべきではない．整復位の保持と骨癒合の状態を確認しながら，通常固定は 6〜12 週間行われるが，骨折部が転位したり，骨癒合が遷延化した場合は観血的治療が必要となることを十分説明する必要がある．

また，患者の理解と協力が得られる場合には，4〜6 週の比較的早期に functional brace あるいはヒンジ付きギプスへと変更することも可能である．

3）Functional brace

Functional brace は骨折部が比較的安定化したと判断された時点で用いることが可能となる．膝関節機能の早期回復には有用であるが，適応には十分な注意が必要である．すなわち，骨折が関節近傍のため仮骨形成が少なく，骨癒合の判断が困難であること，患者が高齢者であることが多く理解が乏しい，あるいは皮膚の損傷が brace の先端で生じやすい点などであるが，習熟すれば良好な治療成績が得られる[3]．

2．観血的治療

観血的治療の適応は骨折部が転位し，保存的治療法では整復位の保持が不可能な場合である．この場合，大腿骨コンポーネントが弛んでいる場合は revision TKA を，弛みを認めない場合には骨折部の骨接合を行うべきである．骨接合に用いる内固定材料は様々あるが，使用したインプラントの種類，骨折部位，骨折型，軟部組織の状態により選択される．

1）IMSC nail 法

IMSC nail 法は低侵襲，比較的強固な固定力が得られ近年良好な治療成績が報告されている[8,9]．本法は経皮的に挿入が可能で骨への血行を阻害することもなく，比較的強固な固定力を得ることが可能で，良好な仮骨形成を得ることができる（図 II-196）．

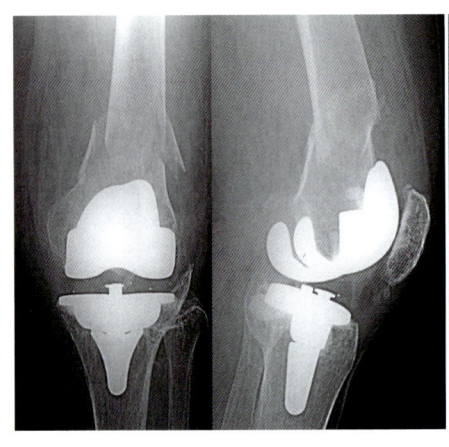

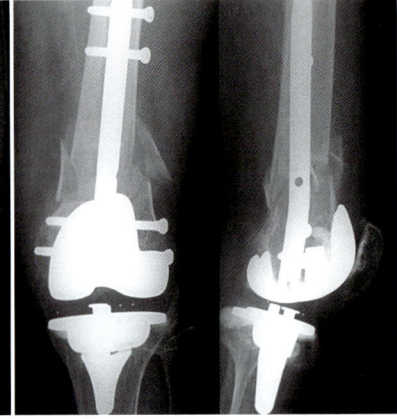

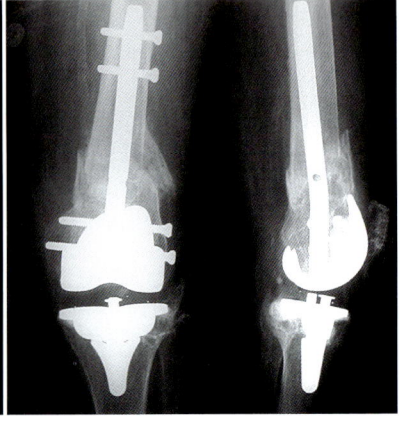

a．術前　　　　　　　　　b．術後　　　　　　　　c．術後1年

図 II-196 67歳，女性．33-A3
a，b：IMSC nail により良好な整復位と安定性を獲得
c：FTA 174°．独歩可能．良好な仮骨形成を伴った骨癒合が得られた．

a）手術適応

①大腿骨コンポーネントの種類：術前に使用されたインプラントをチェックすることは必須である．ステム付き TKA の使用は X 線で明らかとなるが，スタビライザー付き TKA は X 線では判別困難なことが多いため，特に注意する必要がある．大腿骨コンポーネントの顆間距離は最低 11 mm が必要で，Zimmer 社製 Miller-Galante I の small size と岡山大学式 Mark II の small size は挿入が困難である[4]．

②骨折部位：強固な固定力を得るためには，遠位骨片に 2 本のスクリューが挿入される必要があるため主骨折線が関節面から少なくとも 4 cm 以上近位であることが手術適応となる．

③骨折型：関節面に骨折線を認める症例は大腿骨コンポーネントが遠位骨片とセメント固定されていることもあり少ないが，AO 分類 C タイプの骨折では挿入に際し，さらなる粉砕の可能性があり，注意を要する．また AO 分類 C タイプの骨折の場合は常に大腿骨コンポーネントの弛みを考慮して治療法を選択する必要がある．

b）手術手技の注意点および後療法

IMSC nail の挿入は 2 方向の正確な X 線透視下に行う必要がある．エントリーポイントが本法のすべてを決めるといっても過言ではない．大腿骨コンポーネントの顆間部より nail が挿入されるため外内反変形はきたしにくい．しかしながら，nail が前方より挿入されたため膝蓋大腿関節の障害を生じることや大腿骨コンポーネントのペグが interlocking screw の挿入を阻害することがあり，注意を要する[9]．挿入深度と 2 方向のアライメントに注意し，interlocking screw を挿入するが，20 cm 以上の IMSC nail だと近位部の screw 挿入がガイド下に不可能な場合があり，X 線透視下に行う場合もある．しかしながら，近位骨片の固定性と骨折部への応力集中を避けるためには可能な限り長いネイルを挿入する必要があり，近位骨片に対する interlocking screw の挿入はフリーハンドで X 線透視下に行うことを厭わないことが肝要である（図 II-197）．

筆者らもたびたび IMSC nail 挿入困難，あるいは不能例を経験しているため，手術に際し常に別のオプションを計画しておく必要がある．

術後に X 線透視下に骨折部の安定性をチェックし後療法を決定することも重要である（図 II-198）．著明な骨粗鬆例では強固な固定力は期待できないために，部分荷重の開始は 6〜8 週後とし，brace の装着も考慮すべきであろう．

> **コツ** 整復位を確認してからネイルのガイドワイヤーの挿入を行うこと．わずかなアライメントの変更は blocking screw 法でも可能であるが，ネ

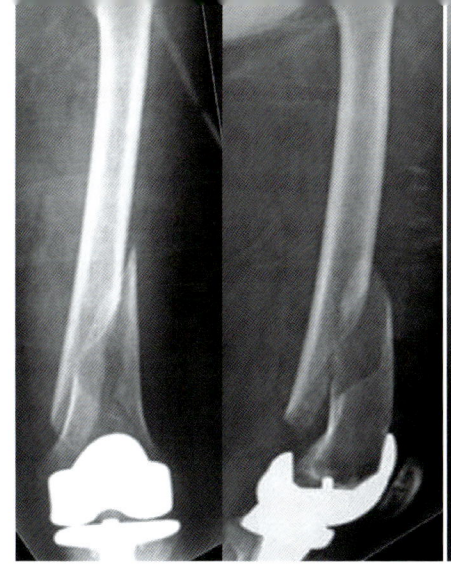

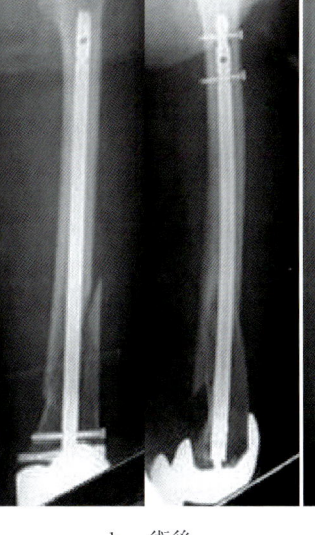

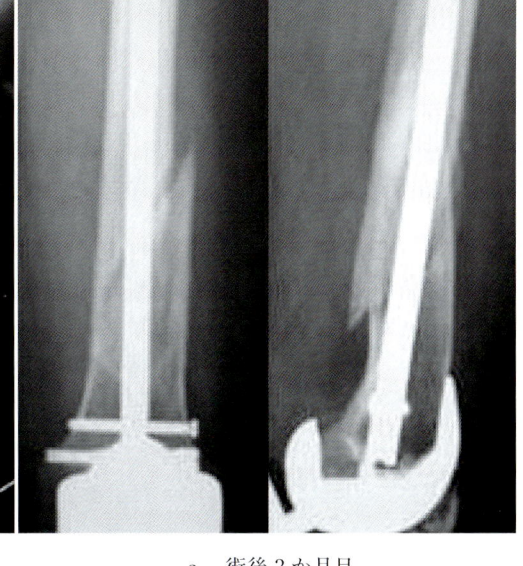

a．術前　　　　　　　　　　　b．術後　　　　　　　　　　c．術後3か月目

　　図 II-197　IMSC nail は大腿骨峡部を越えたほうが強固な固定性が得られる．
　　　　　　　応力集中も回避可能である．

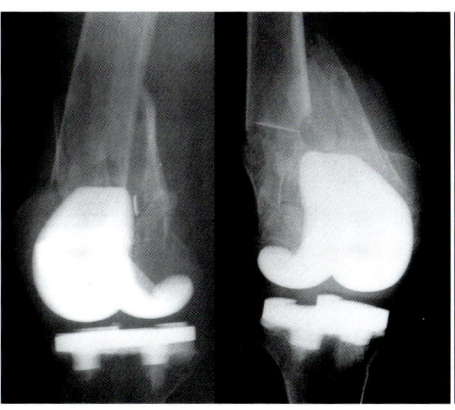

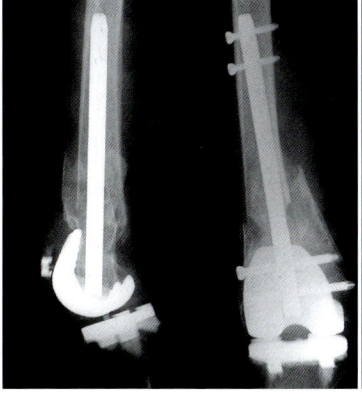

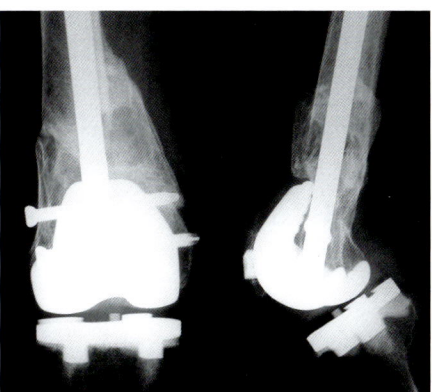

　　　　a．受傷時　　　　　　　　　　b．術直後　　　　　　　　　　c．術後1.5年

　　　　　　　　図 II-198　78歳, 女性．RA. 33-C3
　a，b：IMSC nail の挿入を行ったが，固定後，X 線透視下に不安定性を認め，外固定を6週間追加した．
　c：FTA 176°．独歩可能．膝関節可動域 0〜90°．反張位固定

　イル挿入後にアライメントの変更は不可能であると考えよ．
　遠位骨片の固定性を高めるためにネイルの遠位端部は TKA の大腿骨コンポーネントとかみ合わせる位置に設置することが重要である．直視下にネイル挿入深度を確認するために，ネイル挿入操作は駆血して手技を行っている．
　近位骨片とネイルとの固定力強化のためには前述のごとく，ネイルはできるだけ長いものを選択することが望ましい．

落とし穴　骨折型の診断を正確に行わないと，ネイル挿入によってさらなる顆部損傷をきたす．Type C 骨折を type A と判断しないこと．術直後に安定性のチェックを行うことが後療法を決定する．

2）MIPO 法
　プレート固定法は骨折部の解剖学的整復，強固な固定とそれに伴う早期膝関節運動が達成された場合には良好な治療成績を得ることができる．し

かしながら，骨および周辺軟部組織の血行を障害するために固定力不足は骨癒合の遷延化をきたし，術後長期間の外固定を追加した場合は著明な膝関節拘縮の原因となることを銘記して治療に当たるべきである．

人工膝関節周囲骨折症例はほとんどの場合，著明な骨粗鬆症を合併しており，術後の固定性に問題を有する．また，患者侵襲や骨折部周辺軟部組織の保護のために骨折部の大きな展開は避けるべきである．このため手術手技は軟部組織をできるだけ損傷しないMIPO法を選択し，インプラントを含む遠位骨片の固定力を強化するために，近年ではlocking compression plate（LCP）を使用している．

以上を考慮して，peri-TKA骨折症例に対するMIPO法の適応は，
①スタビライザー付きTKAや小さな機種のためIMSC nail挿入が不可能，もしくは困難と判断される場合，
②骨折部位が遠位でinterlocking screwが2本挿入困難な症例や，大腿骨コンポーネントのペグがinterlocking screwの挿入を妨げている場合，
③同側大腿骨にTHAが施行されている症例，
④大腿骨顆部関節面に骨折線を認めるAO分類Cの骨折型，
⑤著明な骨粗鬆例はLCPを使用することによって比較的強固な固定力が期待できる，
であると考える[10]．手術手技について詳細する．

　a）手術手技：患者を仰臥位とし，術中の2方向X線透視が可能なことをあらかじめ確認しておく．膝窩部に枕を挿入し，膝関節屈曲45〜60°に保ち，骨折部が反張位になることを防止する．

大腿骨遠位部外側アプローチにて大腿骨コンポーネントを確認し，同時にプレートを挿入する．このときに重要なことは矢状面で大腿骨コンポーネントの前方部に平行にプレートを挿入することである．こうすることによって矢状面での角状変形を防止する．まず遠位骨片をスクリュー固定し，ついで近位骨片を固定する．短縮は遠位骨片固定後にプレートを牽引することによって矯正可能である．使用インプラントが通常プレートの場合はスクリューによって骨片の引き寄せが可能であるが，LCPを使用する場合は挿入時に整復位を獲得しておく必要があり，手術手技は従来法と較べてかなり難易度が高い．このため，整復に際し，Schanz screwや経皮的整復鉗子など周辺器具を十分準備して手術を行う必要がある．

　b）整復法：骨折部の整復と骨片に対するプレートの至適位置設置のために様々なツールが考案されている．代表的なものを紹介し，その使用法について詳細する（図II-199）．

①Collinear reduction clamp：骨折部の整復操作のみならず，プレートを骨に圧着する目的でも用いられる．

遠位骨片にロッキングスクリューを挿入する場合，あらかじめプレートを骨片に圧着するためにcollinear reduction clampが用いられる．

また，attachmentを取り替え，主骨片間の整復にも使用される．MIPO法を用いる場合は，特に有用なツールである．

②創外固定を用いた骨折部の整復：整復用には5 mm径のシャンツピンを用いる．各骨片に前方からシャンツピンを挿入し，骨折部の整復内固定を行う．創外固定を装着しても大腿骨の外側にプレート固定を行うことの妨げにはならない．このため，特にMIPO法を行う際の整復には有用な方法である．

　c）症例提示
症例1：85歳，女性
転倒受傷，33-A1の人工膝および股関節周囲骨折を認めた．MIPO法を用いてLCP-DFを挿入したが，THAの大腿骨ステムが挿入されていたためにロッキングスクリューの挿入が不可能であった．偏心性にスクリューが挿入されたために，2週目にはプレートの脱転を生じ，ケーブルワイヤシステムを用いて再固定術を施行した（図II-200）．

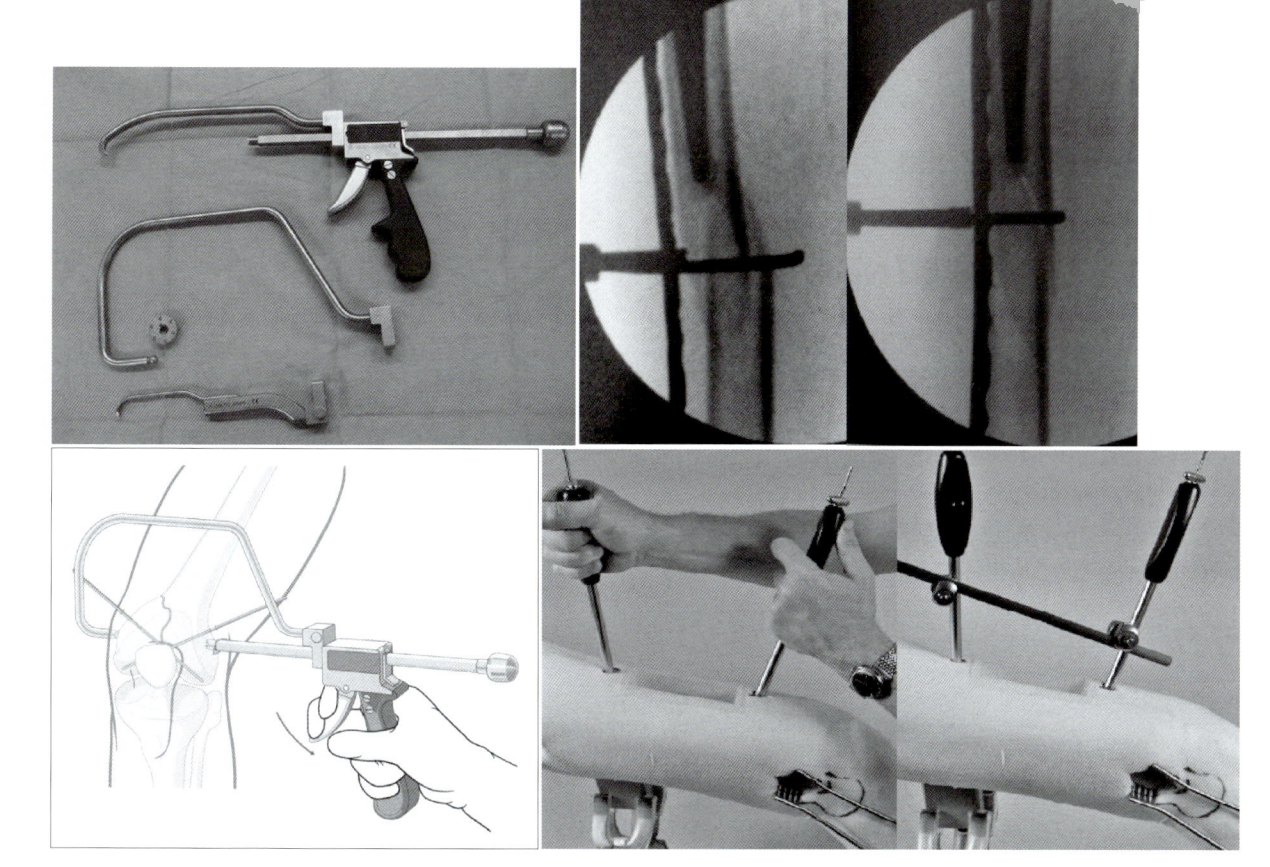

図 II-199　整復用ツール
a：Collinear reduction clamp
b：近位骨片の整復
c：遠位骨片とプレートの固定
d：創外固定を用いた骨折部の整復法

症例2：81歳，女性
　大腿骨ステム近位端部での骨折に対しLCP-DFを用いた観血的整復内固定術を施行．術後6週目までの部分荷重歩行，その後，徐々に荷重負荷を増やしていたが，10週目に遠位ロッキングスクリューすべての破損を認めた．荷重を含めた後療法は骨癒合の進行を的確に判断し進めていく必要がある（図II-201）（岡山労災病院　寺田忠司先生より提供）．

症例3：83歳，女性
　転倒受傷症例に対しpolyaxial locking plateを使用してのMIPO法が施行されたが，術後8週目のCT像でプレート対側の骨癒合が進んでいないことが確認された．このため自家骨移植術のみ行い，術後16週で骨癒合が得られた症例である（図II-202）．このように，骨癒合の進行を的確に診断し，インプラントの弛みを生じる前に対策を怠らないことが肝要であり，いたずらに待機することや超音波骨折治療器などに頼ることは避けたい．

　③脛骨コンポーネント周囲骨折の治療：ほとんどの骨折が軸圧による骨折のため，安定型で転位がわずかである．このような症例は長下肢ギプスを用いて保存的治療が可能である（図II-203）．しかしながら，転落等の比較的高エネルギー損傷例で転位をきたした症例では観血的治療を要する．固定する際に問題となることは近位骨片の固定性と荷重軸の転位をきたさないことである．このための最適なインプラントはロッキングプレートであり，骨折型によってプレートの設置部位は考慮する（図II-204）（一般的には内側片側設置か両側設置かということ）（図II-204：岡山協立病院　中野正美先生より提供）．

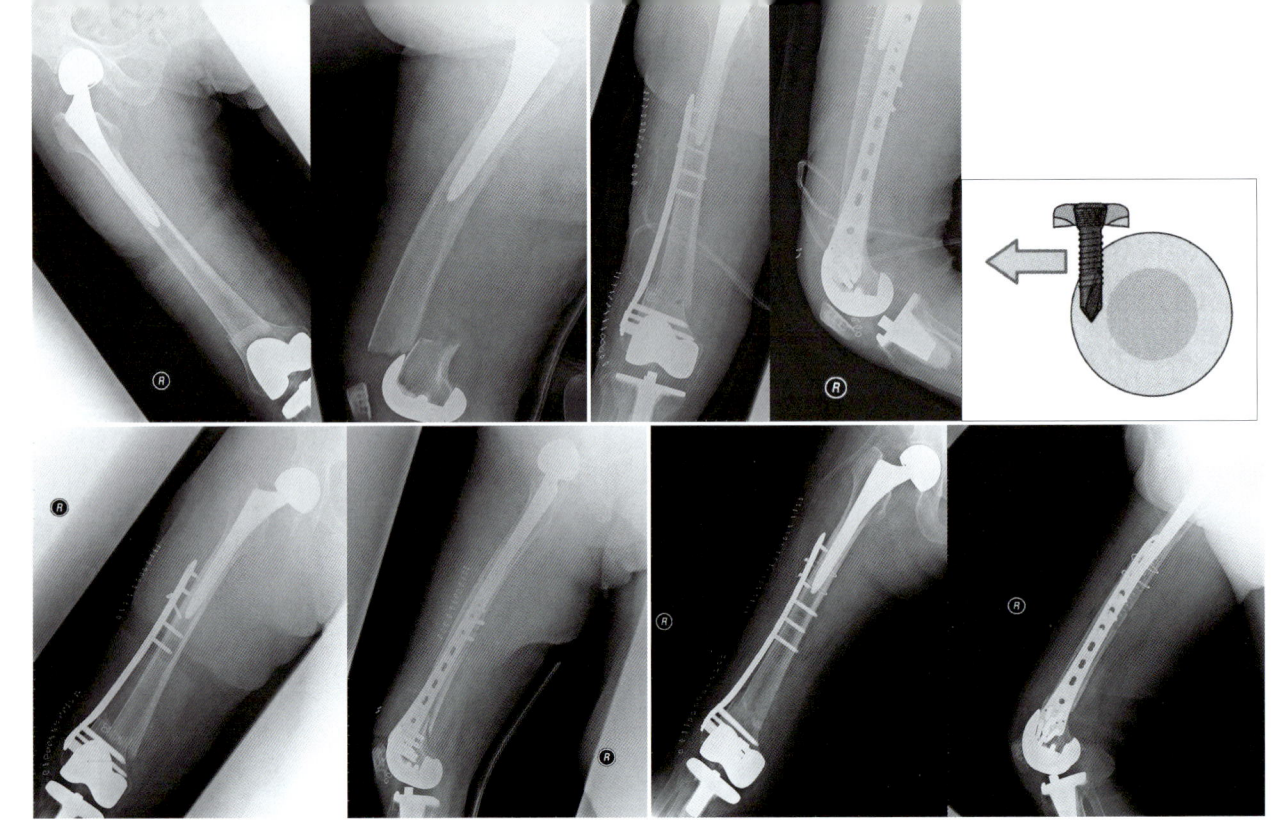

図 II-200 症例1：85歳，女性．Peri-THA & TKA 骨折症例

a｜b
c｜d

a：受傷時．応力集中を避ける固定法が必要である．
b：術直後．大腿骨ステムのために近位骨片に対するロッキングスクリューが偏心性に挿入された．
c：術後10日目．スクリューが偏心性に挿入された結果，10日後に再転位を生じた．
d：再手術後．ケーブルワイヤを用いて再度内固定を行い骨癒合を得た．

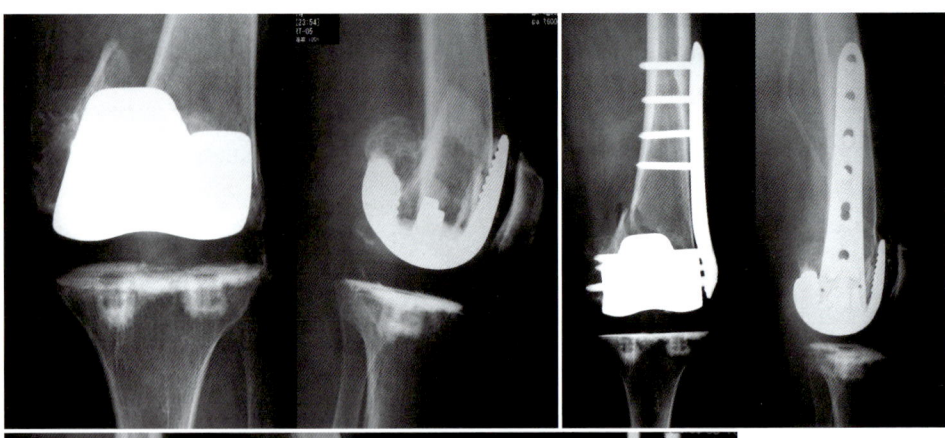

a｜b
c

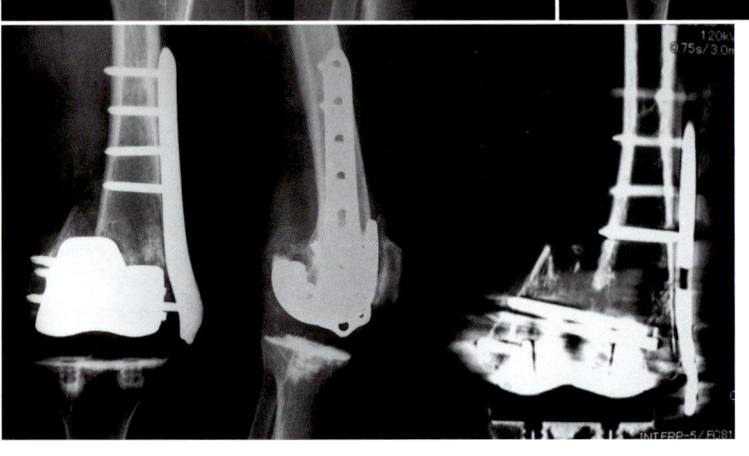

図 II-201

症例2：81歳，女性（岡山労災病院 寺田忠司先生より提供）

　　a：受傷時
　　b：術直後
　　c：術後10週目
　　　a，b：33-A1に対してAO LCP-DFを用いて観血的整復内固定術を施行した．
　　　c：遠位骨片を固定しているすべてのロッキングスクリューが折損した．

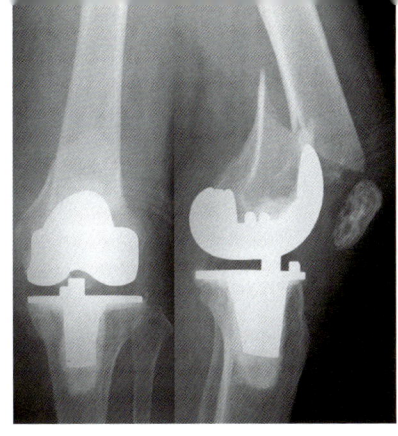

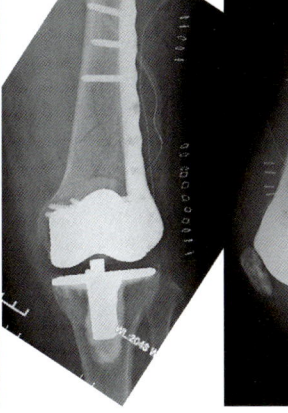

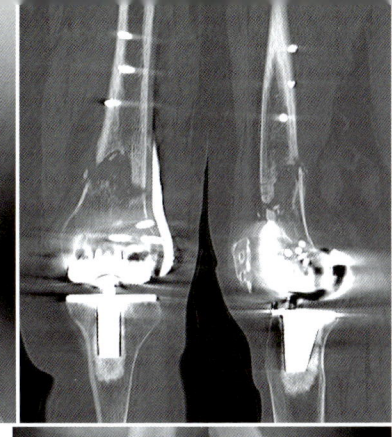

図 II-202
症例3：83歳，女性
　a：受傷時
　b：術直後
　c：術後8週目CT像
　d：骨移植後8週目

a｜b｜c
d

　　a，b：33-A1に対してpolyaxial locking plateを用いた観血的整復内固定術を施行した．
　　c，d：術後6～8週目に3DCTを撮影し，プレートの対側のギャップが確認された．固定性が維持されている間に，自家骨移植術を施行した．経過は順調で，早期骨癒合が得られた．このように術後経過の正確な早期診断と対策が必要である．いたずらに超音波骨折治療器に頼ることは避けるべきである．

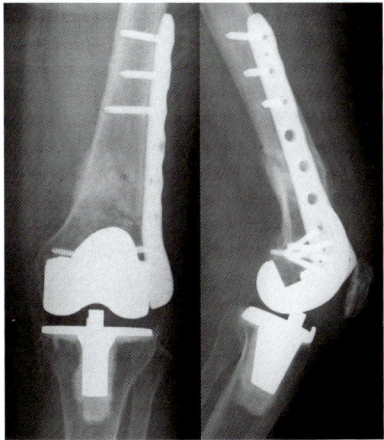

a｜b

図 II-203
85歳，女性，41-A2．
ギプス固定により受傷後3か月で骨癒合を得る．
　a：受傷時
　b：受傷後3か月

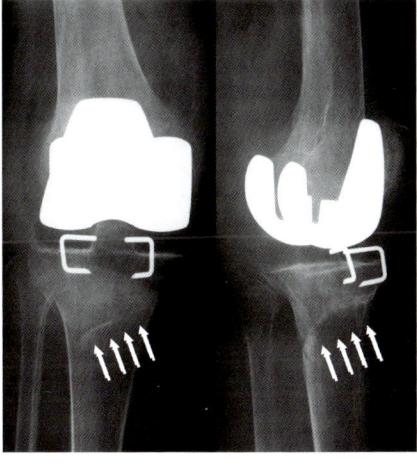

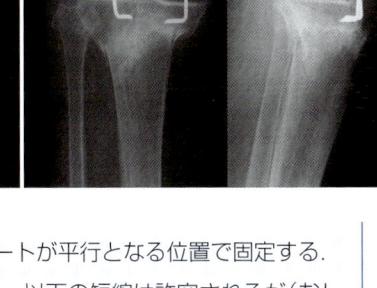

コツ　整復位獲得後にMIPO法を行うことが原則であるが，粉砕が強い場合や骨折線が長い場合では，まず遠位骨片をプレートと固定し，それに近位骨片をあわせていくと良い．指標はTKAの大腿骨コンポーネントの前縁に平行にプレートを設置することである．プレートの位置は顆部の前方1/3に置く．ロッキングスクリューを挿入して遠位骨片とプレートを固定した後に，側面像で近位骨片とプレートが平行となる位置で固定する．この場合，1cm以下の短縮は許容されるが（むしろ骨癒合には有利），過牽引は禁忌である．

注意すべき点　MIPO法を用いたからといってプレート対側にギャップを残す場合，後療法に十分注意を要する．特に，粉砕のない単純骨折では整復位にこだわるべきである．

（佐藤　徹）

11．人工膝関節周囲骨折の治療　201

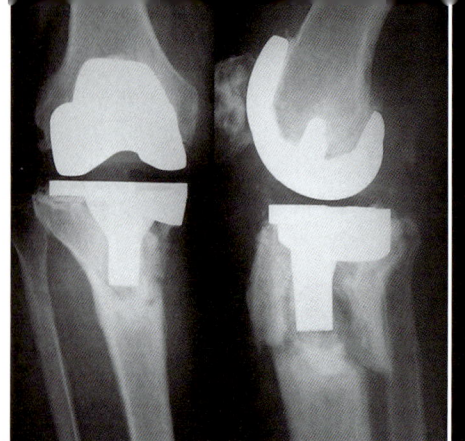

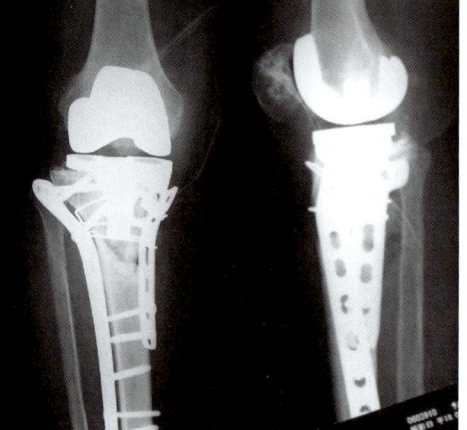

図 II-204
78歳，女性．41-A3（岡山協立病院 中野正美先生より提供）
脛骨コンポーネント周囲骨折に対する内固定はロッキングプレートが望ましい．プレートの設置は骨折型と部位によって決められる．
　a：受傷時
　b：術直後

参考文献

1) Aaron RK, Scott R：Supracondylar fracture of the femur after total knee arthroplasty. Clin Orthop. **219**：136-139, 1987.
2) Dennis DA：Periprosthetic fractures following total knee arthroplasty. Technique in Orthop. **14**(2)：138-143, 1999.
3) Henry SL, Booth RE Jr.：Management of supracondylar fractures above total knee prostheses. Technique in Orthop. **9**(3)：243-252, 1995.
4) 佐藤　徹, 井上　一：人工関節置換術後の大腿骨顆上骨折の治療．大腿骨顆部・顆上骨折の診断と治療．MB Orthop. **14**(13)：45-52, 2001.
5) Chen F, Mont MA, Bachner RS：Management of ipsilateral supracondylar femur fracturea following total knee arhtroplasty. J Arthroplasty. **9**：521-526, 1994.
6) Culp RW, Schmidt RG, Hanks G, et al：Supracondylar fracture of the femur following prosthetic knee arthroplasty. Clin Orthop. **222**：212-222, 1987.
7) Harlow ML, Hofmann AA：Periprosthetic fractures. In：Scott WN, ed. The Knee. St Lous, MO：Mosby, 1405-1417, 1994.
8) 中村英次郎, 生田拓也, 藏重芳文ほか：人工膝関節置換術後の大腿骨顆上骨折に対するIMSNの使用経験．整・災外. **39**：1173-1177, 1996.
9) 佐藤　徹：人工膝関節周辺骨折に対するIMSC nailとMIPO法の適応と手術手技．特集：人工関節周辺骨折の治療．整・災外. **48**(13)：1535-1543, 2005.
10) Zehntner MK, Ganz R：Internal fizationof supracondylar fracture after condylar total knee arthroplasty. Clin Orthop. **293**：219-224, 1993.

II. 部位別治療の実際

達人が教える外傷骨折治療

12. 膝蓋骨骨折

Abstract

　膝蓋骨骨折は，膝関節前方に存在する種子骨の骨折であるが，同時に膝関節の一部を構成する膝蓋大腿関節での骨折でもあり，骨折の治療においては，関節内骨折の治療に準じて行うことが重要である．また，膝蓋骨は一度骨折すると，大腿四頭筋や膝蓋靱帯を含む筋腱による牽引作用や大腿骨顆部での屈曲負荷のため，同部に張力が加わり転位を生じる．そのため，発生する張力負荷に対する制御も重要である．このことから膝蓋骨骨折の治療については，解剖学的整復と絶対的安定を期待する圧迫固定が必要とされる．本稿では，膝蓋骨骨折に対し，その治療手技を述べるにあたり，膝蓋骨の解剖とバイオメカニクス，受傷機序と骨折重症度を示す骨折型分類を紹介し，膝蓋骨骨折の手術療法における適応と実際，そしてその手技の実際をそれぞれのコツ，落とし穴や注意すべき点，あるいはワンポイントアドバイスなどを含めて紹介する．

Key words

膝蓋骨(patella)，骨折手術的治療(fracture operative treatment)，関節内骨折(articular fractures)，絶対的安定性(absolute stability)，テンションバンド(tension band)

膝蓋骨の解剖とバイオメカニクス

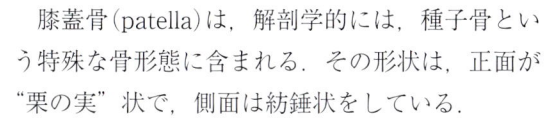

　膝蓋骨(patella)は，解剖学的には，種子骨という特殊な骨形態に含まれる．その形状は，正面が"栗の実"状で，側面は紡錘状をしている．

　膝蓋骨は，大腿四頭筋の中に存在し，その上縁が大腿四頭筋と付着し，下縁では膝蓋靱帯と付着し，その前面には，膝蓋前筋膜下滑液包(bursa subcutanea prepatellaris)がある．後面は，厚さ3〜5 mmの関節軟骨に覆われ，膝関節の一部となる関節面を形成している．この関節面は，大腿骨顆部の前面と向き合い，膝蓋大腿関節(patello-femoral joint)の一部を形成する[1]．

　関節面は，その中央が高く隆起し，中央稜を形成している．内側は凸状の内側関節面，また外側は凹状の外側関節面を形成している．また内側関節面のさらに内側には，odd facetと呼ばれる内側急峻関節面がある．

　膝蓋骨の機能は，膝関節の屈曲伸展の作用を補助する重要な役目であり，膝関節の屈伸運動機構の要となる．膝関節の伸展の際は，大腿四頭筋からの伸展作用を脛骨側に伝達させる．その際，膝蓋骨より遠位部にある膝蓋靱帯は，膝関節の伸展により生じる回転中心から離れる．この効果により，伸展モーメントのレバーアームが長くなり，大腿四頭筋の筋効率が高まる．また膝関節の屈曲の際，膝蓋骨は，大腿骨顆部に存在する大腿膝蓋骨溝(patellar groove)内を滑走し，膝関節の可動性も高める．これによって膝蓋骨は，膝関節の屈伸により大腿四頭筋腱と膝蓋靱帯から受ける牽引作用に加え，膝蓋骨関節面と大腿骨の膝蓋骨関節面との接触による高度な圧迫負荷により，常に屈曲外力を受ける[2]．

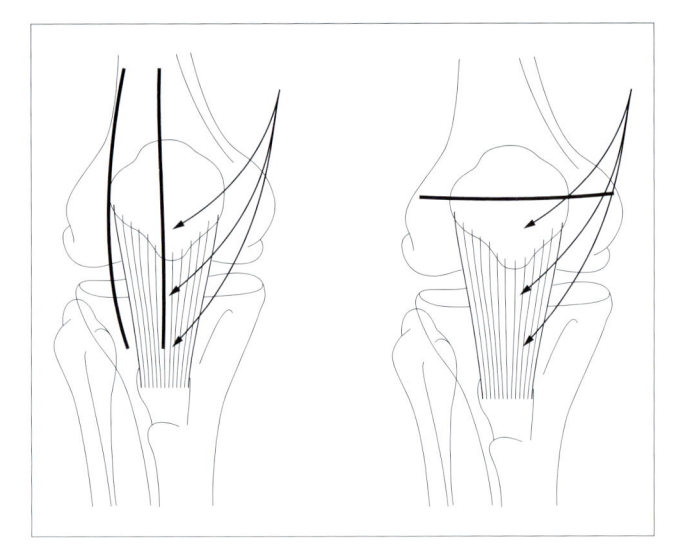

図 II-205 皮切は，膝蓋骨直上の縦切開（左），横切開（右）での直線状である．矢印は伏在神経膝蓋下枝の走行を示す．

受傷機序と転位

直達外力による負荷，あるいは介達外力による負荷によって発生する．

直達外力は，膝関節前面を強く直打した場合に生じる高エネルギー外力負荷によって生じる．多くは，転倒，交通事故や労災事故が原因である．

介達外力は，膝蓋骨への過度の伸展負荷が作用した場合で，直結する大腿四頭筋腱と膝蓋靱帯の牽引作用がその要因である．多くは，転倒や高所からの転落などが原因である．

大腿四頭筋腱の収縮と膝蓋靱帯の牽引作用により，そして大腿骨顆部から発生する曲げ負荷によって，骨折した膝蓋骨は，張力負荷と屈曲負荷により転位する．

膝蓋骨骨折の骨折分類

膝蓋骨骨折の骨折分類は，臨床上で一般的に用いられている分類と，骨折型をコード化したOTA (Orthopaedic Trauma Association) 分類がある．

1．一般的な骨折分類

この分類は，転位のない骨折（non-displaced fractures）と，転位を認める骨折（displaced fractures）に分類され，さらに転位を認める骨折では，その骨折の形状，重症度に合わせて分類されている．

2．AO/OTAの分類

AO/OTA (AO/Orthopaedic Trauma Association) の分類では，Bone/Location：膝蓋骨／膝蓋骨部 (patella) は，34-である．また重症度は，type A：関節外 (extra-articular) 骨折，type B：部分関節内 (partial articular) 骨折，type C：完全関節内 (articular) 骨折と分類され，さらに sub group に分けられて，系統的に評価される．

膝蓋骨骨折の手術療法における適応と実際

1．適応

膝蓋骨骨折での手術療法の適応は，転位が3mm以上，関節面での不適合性が2mm以上である．そして本骨折に関する手術療法の目的は，膝蓋骨の形態を再建し，膝蓋大腿関節面の解剖学的整復を行うことによって，膝の伸展，屈曲機構の機能回復を得ることである．

2．実際

一般に行われている手術療法は，金属製のスクリューを用いた圧迫固定法 (screw fixation)，鋼線締結法 (tension band fixation) を用いた固定法，その他は，部分または全膝蓋骨摘出術 (partial, total patellectomy) などがある．その各手術療法については，骨折部の重症度に準じて選択される．

膝蓋骨骨折の手術手技

1．体位

体位は，仰臥位で行う．特に注意を払う点は，受傷肢の膝関節の屈曲，伸展が容易にできるように手術台に固定せず自由度を持たせることである．また，ターニケットの使用は不可欠であり，無出血の術野を確保でき，展開中に骨折部が十分に観察できるように配慮できるように準備しておくことも必要である．ただし，例外として，同側

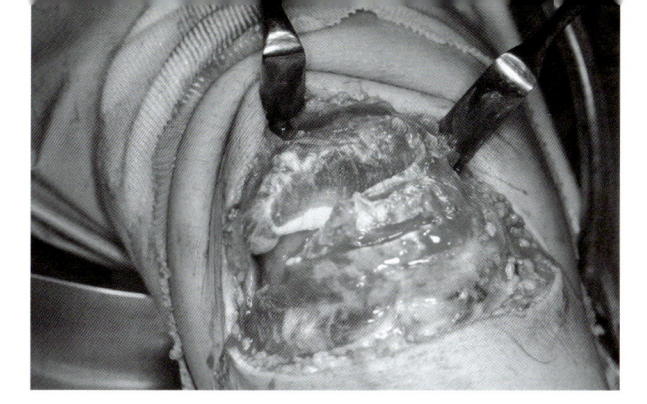

図 II-206　骨折部の所見
骨折部は，損傷を受けた海綿骨とその関節面での関節軟骨が確認できる．

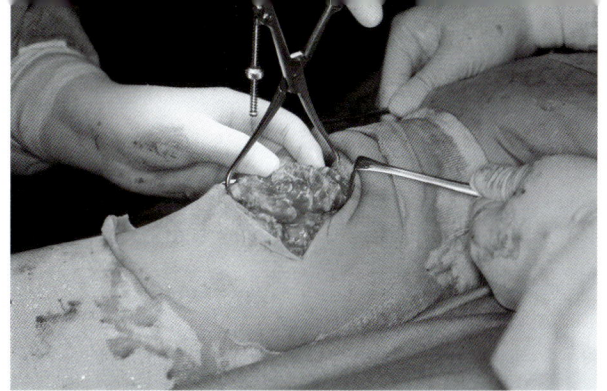

図 II-207　整復
小型の整復鉗子や双爪の膝蓋骨骨折専用の整復鉗子を用いて整復する．

大腿骨骨折を合併している場合は，深部静脈血栓症（DVT）の発生を予防するため，ターニケットの使用を控える場合がある．

2．麻酔

麻酔は，全身麻酔あるいは脊椎，硬膜外麻酔で行う．その選択は，骨折の重症度に合わせ，手術所要時間に適した麻酔法を選択する．

3．皮切（図 II-205）

皮切は，膝蓋骨直上の縦切開，または同部での横切開での直線状の皮切を用いる．縦皮切，横皮切いずれも術中の展開や術後の皮膚瘢痕形成などについては，一長一短である．骨折の状況を考慮し，以下の点から皮切を選択する．すなわち，術野に大腿四頭筋腱様部と膝蓋靱帯が確認でき，大腿膝蓋関節の内外側面に到達できるように，術前計画の1つとする必要がある．

コツ　皮切の選択については，膝蓋骨遠位，近位部に骨折がある場合，あるいは多骨片性の骨折に対しては，縦皮切が有用，完全関節内の横骨折に対しては，横皮切が有用である．

長さについては，縦，横切開ともに大きく，膝蓋骨の縦径，横径を上回る長さが必要である．何れも展開時に大腿四頭筋腱様部と膝蓋靱帯が確認でき，大腿膝蓋関節の内外側面に到達できるように，そして整復操作に障害ない術野の確保を考慮する．

注意すべき点　特に横皮切の場合，過度な内側の皮切延長や展開により，伏在神経膝蓋下枝を損傷する場合あり．術前にその解剖学的位置を確認しておくことも必要．

4．展開

膝蓋骨への展開は，比較的容易である．骨折部周囲を被覆する軟部組織が乏しいためであり，骨折部への到達も容易である．

展開は，表皮，皮下組織より始まり，前膝蓋滑液包，伸筋支帯，骨膜を経由し，骨折部へ到達する．

注意すべき点　煩雑な展開は，術後に表皮，皮下組織の損傷を与える可能性が高いので注意を要する．

骨折部では，その間隙から多量の血性の関節液や凝血塊が確認され，場合によっては骨折骨片に付着し，その間隙に介在していることがある．骨折骨片を注意深く観察すると，内面は損傷を受けた海綿骨とその関節面は厚みを持った関節軟骨が確認できる（図 II-206）．

5．整復

整復操作は，小型の整復鉗子や双爪の膝蓋骨骨折専用の整復鉗子を用いて行う（図 II-207）．

ワンポイントアドバイス　骨折の整復のポイントは，膝蓋大腿関節の解剖学的な整復である．

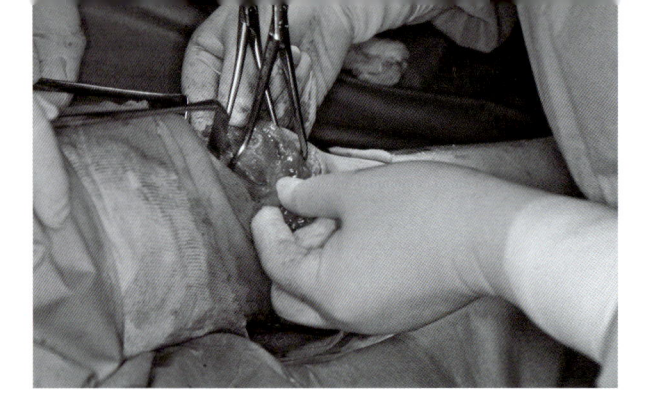

図 II-208 術者の指先による確認
術者の指尖にて関節面を触れ，骨折部の整復状態を確認する．

> そのため，整復直後の関節面での整復の確認が，ここでは最も重要になる．

整復の確認については，骨折部の直視による確認，術者による骨折部の触知による確認，術中X線コントロール下による確認がある．

骨折部直視による確認：これは確実であり，最良の確認法である．しかしながら膝蓋大腿関節の間隙は，その空間が狭く，視野も狭く確認が困難である．一般に膝蓋骨内側に小切開を加え，そこより関節裂隙を直視して確認する．広範囲の確認が必要な場合は，膝蓋骨を翻転して骨折部を直視することもできるが，骨折部周囲の軟部組織の侵襲も高くなる．

最近では，関節鏡視下手術の技術的発展も進み，本骨折に対しての応用も試みられ，骨折部を鏡視する方法もある．

術者による触知による確認：比較的確実な確認方法である．その方法は，膝蓋骨内外側に約2〜3cmの切開を加え，そこより関節裂隙へ術者の指先を挿入して，その先端より骨折部を触知する方法である．術者の指尖にて関節面を触れ，骨折部の整復状態を確認するのである（図 II-208）．

術中X線コントロール下による確認：上の2つの方法と比べ，確実性はやや劣るが，簡便であり，骨折部周辺の軟部組織への侵襲も少ない．その方法は，術中に膝蓋骨側面像の単純X線を撮影し，画像より判断する方法である．撮影されたX線画像が，膝蓋大腿関節のどの部位を描写されているかを判断する必要があるため，慎重に判断する必要がある．X線透視画像はあまり鮮明でないことが多いので，できれば残像などによる静止画像から判断するか，非常に解像度が悪い場合は，単純X線撮影に変更する．

6．固 定

膝蓋骨は，膝蓋大腿関節を構成する重要な関節機能の一部であり，特に膝蓋内外側の関節面を整復し，安定した固定を行うことが重要である．

骨折の固定に関しては，様々な固定材料を用いて行われ，骨折部の状況により各々適用を持つ．

1）スクリュー固定法（screw fixation）
（図 II-209）
転位した骨片を小骨用のスクリューで圧迫固定

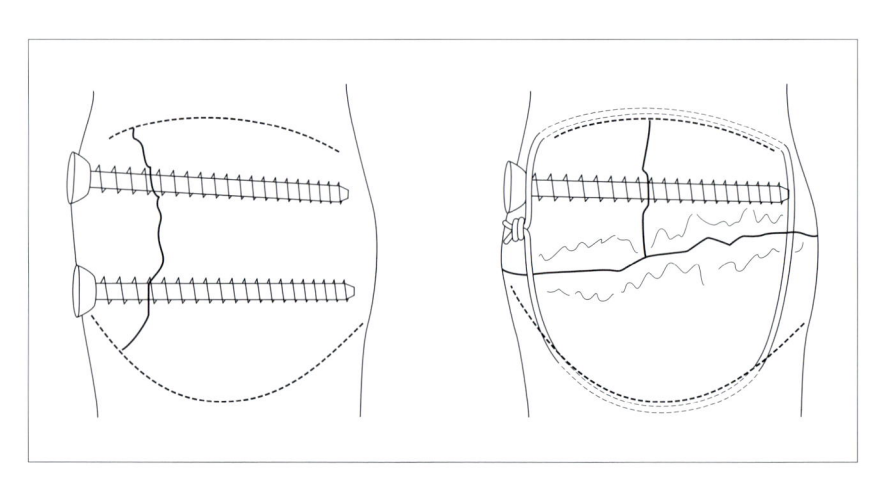

図 II-209
スクリュー固定法
転位した骨片を小骨用のスクリューで圧迫固定する方法

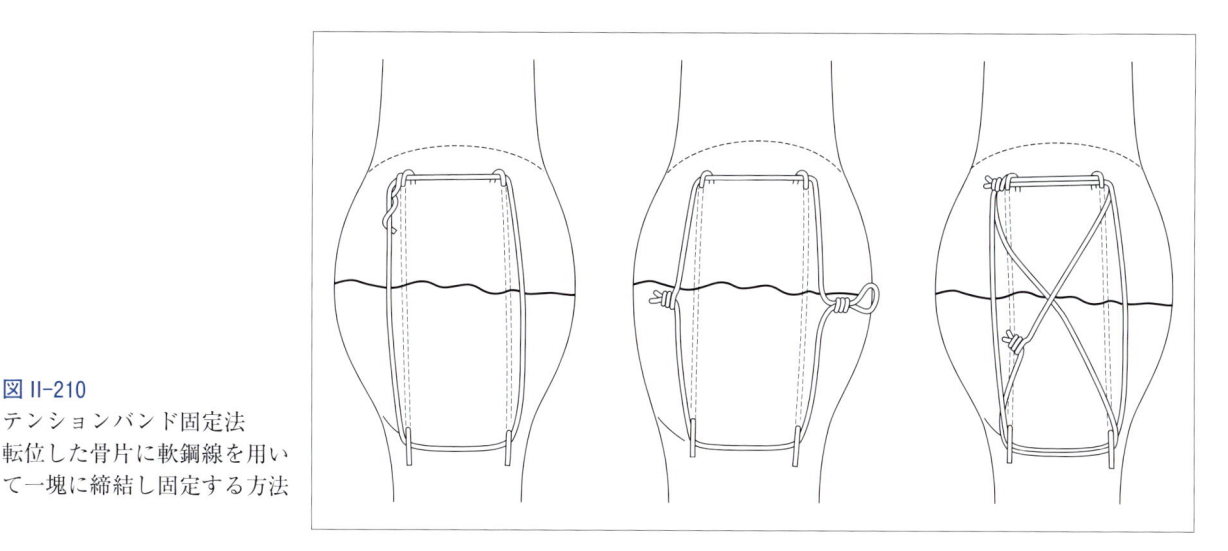

図 II-210
テンションバンド固定法
転位した骨片に軟鋼線を用いて一塊に締結し固定する方法

する方法である．一般的に，固定力を高め，骨片の回旋安定性を得るためには，2本のスクリューを用いて圧迫固定（lag screw fixation）を行う．使用する固定材料は，直径3.5 mmの皮質骨用スクリュー，直径4.0 mmの海綿骨用スクリューやキャニュレーテッドスクリューを用いる．

2）テンションバンド固定法（tension band fixation）（図 II-210）

転位した骨片に対して，軟鋼線を用いて骨折した膝蓋骨を一塊に締結する固定法である．この方法は骨折部にもたらす張力の外力負荷を，骨片間の圧迫固定へと変換させる方法である．

このバイオメカニクスに関した基本原理は，骨折部を離開させようと働く張力（tension）に対し，圧迫力（compression）を用いた制御である．それを行うにおいては，偏心性の外力負荷（eccentric load of bone），張力により生じた屈曲力を圧迫力へ変換（Pauwel 1935）[3]し，静的／動的圧迫固定法（static/dynamic compression）をもたらすことである．

使用する固定材料は，直径1.0〜1.25 mmの軟鋼線と直径1.6〜2.0 mmのキルシュナー鋼線である．近位部の大腿四頭筋腱と遠位部の膝蓋靱帯部を力点としてワイヤーを締結する方法が原法であるが，2本のキルシュナー鋼線固定を併用したmodified tension band 固定[4]が一般に行われている．

a）キルシュナー鋼線の刺入：2本のキルシュナー鋼線は，骨折骨片の整復そしてその維持を目的とした補強固定であり，軟鋼線の締結に先立ち行われ，本法の固定力を増強させる役目を持つ[5]．

a. outside-in 法　　b. inside-out 法

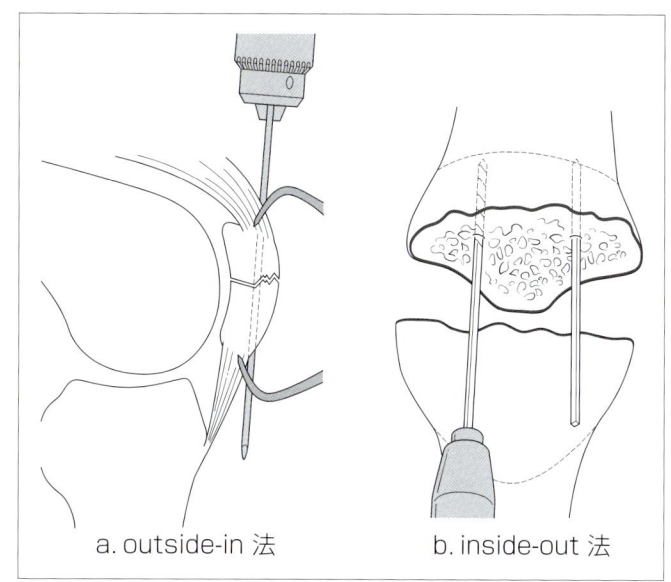

図 II-211　キルシュナー鋼線の刺入方法

> **コツ**　キルシュナー鋼線の刺入法は，outside-in 法と inside-out 法の2つの方法があり，正確な刺入が確実となるほうを選ぶ．
>
> **Outside-in 法**：骨折整復後，膝蓋骨の上縁部から下縁へ向かって直接骨折部を経由して刺入する方法である（図 II-211-a）．
>
> **Inside-out 法**：骨折部より近位骨片へ逆行性に刺入し，骨折部の整復とともに遠位骨片を経由して膝蓋骨下縁部を貫通させる方法である（図 II-211-b）．

> **注意すべき点** 骨折部に間歇的な動的圧迫が加わるように，鋼線は約 2.0 mm 程度の間隔をあけ，骨折線に対し平行に 2 本刺入する．また術後，刺入部の緩みによる自然抜去を防ぐために，先端部あるいは刺入部で鋼線を弯曲させる配慮も必要である．

b）ステンレスワイヤーの締結：ステンレスワイヤーは，2 本のキルシュナー鋼線の遠位および近位刺入部付近を通過させて，ワイヤーを締結させる．キルシュナー鋼線の刺入部を通過する際，遠位部は膝蓋靱帯内を，近位部は四頭筋腱内を通過させることにより，さらにワイヤーの引き寄せ効果が得られる．

> **落とし穴・注意すべき点** 落とし穴は，術後のワイヤーのゆるみである．ワイヤーの締結が十分でない場合，後療法などで膝関節の可動を行っている際に，骨折部が転位したりワイヤーの締結がゆるんだり，キルシュナー鋼線が刺入部から逸脱したりする．
> 　注意すべき点は，ワイヤーの至適な位置である．筋腱内へ深く，そして膝蓋骨に近接した部位を通過する位置を考慮する必要がある．

強靱な四頭筋腱や膝蓋靱帯の深部へワイヤーを通過させるにあたり，ワイヤーパッサーという特別な器材や，曲がった太い注射針，吸引用ドレーンの使用が有用である．

ワイヤーの締結は，十分な強度を持って締結する．その加減は，骨折部が再転位せず，ワイヤーが切損しない程度にする．締結を効率良く行う方法として最近では，締結部を，膝蓋骨部の内・外側対称に 2 か所締結する方法が推奨されている．

十分な締結の確認は，膝関節を他動的に屈曲した際，骨折部が開大しないことをもって行う．

ワイヤー締結の強さに関し，正確な強度については明らかにされていない．その加減は，骨折部が再転位せず，ワイヤーが切損しない程度である．

麻酔下で膝関節を他動的に屈曲し，最大屈曲時でも骨折部の開大しないことから確認する．

また，ワイヤーの締結部の先端は，術後に表皮へ突出しないように，先端を弯曲させて皮下へ埋没しておく．

3）その他の手術方法

部分，全膝蓋骨摘出：骨折部の重症度が高く，特に骨折骨片が著しく多骨片の場合，その適応を考える．具体的には，骨片の整復やその固定が困難，膝蓋骨の形状の再建が困難な場合である．

部分膝蓋骨摘出術（partial patellectomy）は，多骨片になった部位が上極あるいは下極に認められる場合，または膝蓋中央部が多骨片型の骨折型を呈する場合に施行される．その手技として粉砕した骨片の摘出や，骨折部を骨切りして，圧迫固定して膝蓋骨を再建する方法である．

全膝蓋骨摘出術（total patellectomy）では，膝蓋が全域に損傷を認め，骨や軟骨部での再建が困難な場合に，その手術手技が施行される．

術後後療法

術直後は，受傷時の重症度や術中の侵襲の程度に準じて，ギプス，ギプス副子，あるいは綿包帯や厚めの布包帯等を用いて，術創の安静に努める．術後 2 日目より，開創し，関節内にドレーンを留置した場合は抜去を行う．そして，その直後から膝関節可動域訓練を開始する．関節他動運動を中心として膝可動域訓練から開始する．CPM（continuous passive motion）の併用が有用である．また必要であれば，大腿四頭筋の筋力強化も追加する．荷重に関しては，膝関節伸展位の肢位であれば，疼痛も少なく全荷重歩行も可能である．

本治療法の問題点

本骨折に対する手術療法においては，現在では，テンションバンド固定を基本とする治療法が多く行われている．しかしながら問題点としては，インプラントの表皮への刺激や突出，インプラントの緩みによる再転位などの合併症が報告されてい

る．それらは手術による技術的な問題を含め，インプラントの不具合等によるものと考えられる．現在では，ワイヤーやスクリューを含めたインプラントのデザインや材料の改良が行われ，さらに技術的に簡便な操作ができる内固定材等も開発されているようである．今後その発展に期待する．

（森川　圭造）

文 献

1) von Lanz T, et al：Bein und Statik. Praktische anatomie. von Lanz T, et al, ed. 201-286, Springer-Verlag, 1958.
2) Kapandji IA：カパンディ関節の生理学Ⅱ下肢, 66-149, 医歯薬出版, 1991.
3) Pauwels F：Biomechanics of the locomotor apparatus, Springer Verlag, 1980.
4) Weber MJ, et al：Efficacy of various forms of fixation of transverse fractures of the patella. J Bone Joint Surg. **62-A**：215-220, 1980.
5) Müller ME, et al：Manual of internal fixation. Allögewer M, ed. 3rd ed., Chap 13. 553-567, Springer-Verlag, 1991.

II. 部位別治療の実際

13. 脛骨プラトー骨折

Abstract

　脛骨プラトー骨折は，外・内反矯正，軸圧方向や屈曲・伸展外力，直接外力など様々な外力で引き起こされ，骨質の良い若い人は高エネルギー損傷となり，広範な軟部組織損傷やコンパートメント症候群，膝窩動脈損傷などを伴うことがある．骨粗鬆症を伴う高齢者では低エネルギー損傷による骨折を認め，骨折部の固定性が問題となる．治療法を決定するうえで大事なことは，患者の年齢，活動性，期待度などであり，治療のゴールは，軟部組織を温存し関節面の解剖学的再建，軸アライメントの再建を行い，早期関節運動復帰を図ることである．本骨折では軟部組織の評価が重要であり水疱形成や腫脹が激しい場合は創外固定器による一次固定とし待機手術となる．画像検査ではX線像とともに関節内の評価としてCT-scanが必須である．手術における骨折部の整復が重要であり，関節面は解剖学的整復を行う．すなわち，関節面の挙上を十分に行いstep offとgapに注意する．骨欠損部には十分な骨移植を行いロッキングプレートによるbuttress plate固定法が有用である．

Key words

脛骨プラトー（tibial plateau），支持プレート（buttress plate），ロッキングプレート（locking plate），関節内骨折（intraarticular fractures）

はじめに

　脛骨プラトー骨折は，外・内反矯正，軸圧方向や屈曲・伸展外力，直接外力など様々な外力で引き起こされる．骨質の良い若い人は高エネルギー損傷が多く，骨粗鬆症を伴う高齢者では低エネルギー損傷による骨折を認める．高エネルギー損傷では，広範な軟部組織損傷や開放骨折，コンパートメント症候群，腓骨・脛骨神経障害，膝窩動脈損傷などを伴うことがある[1,2]．低エネルギー損傷では骨粗鬆のため，固定性が問題となる．

　治療法を決定するうえで考慮すべきことは，患者の年齢，活動性，既往歴，期待度などである．治療のゴールは，軟部組織を温存し関節面の解剖学的整復，軸アライメントの再建を行い，早期関節運動復帰を図ることである．

軟部組織・骨折評価と骨折分類

　高エネルギー損傷では重度の軟部組織損傷を伴うことがあり，水疱形成や皮膚の擦過創・腫脹が激しい場合，また開放骨折における皮膚被覆が困難な場合は，直ちに内固定手術を行うのではなく創外固定器にて一次仮固定とし，軟部組織が修復されるのを待って内固定術を行う．プレートや髄内釘刺入部位が汚染創であれば，手術はより慎重にならなければならない．創外固定器で仮固定を行う場合は，膝関節の軸アライメントを考慮するが，その際にも膝関節面の可及的整復・固定は行っておく．架橋創外固定では，関節面はK-wireやスクリュー固定で，hybrid創外固定ではolive pin

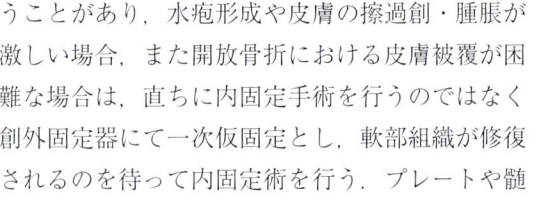

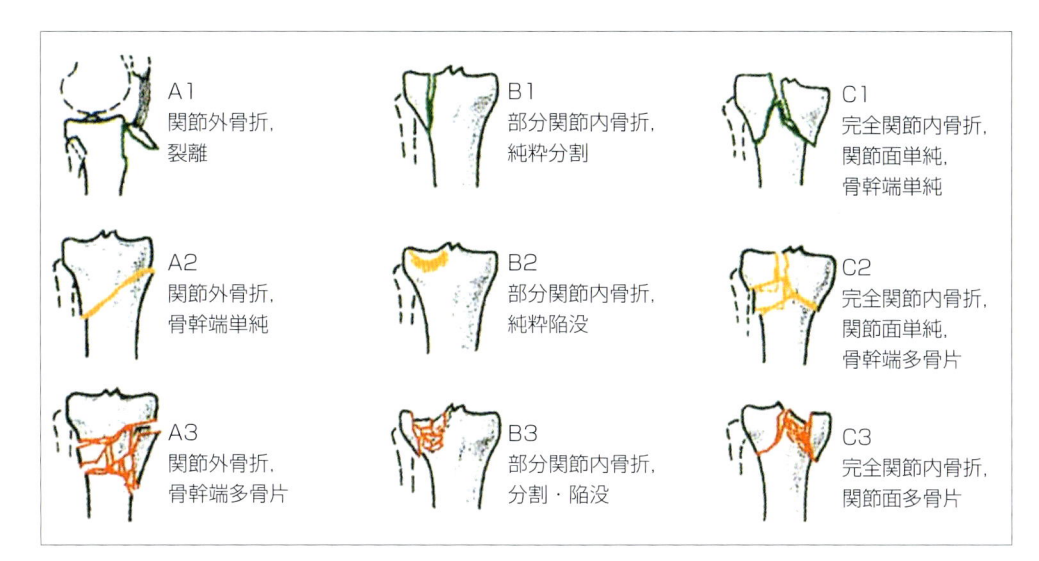

図 II-212 AO Müller 分類

A1 関節外骨折，裂離
A2 関節外骨折，骨幹端単純
A3 関節外骨折，骨幹端多骨片
B1 部分関節内骨折，純粋分割
B2 部分関節内骨折，純粋陥没
B3 部分関節内骨折，分割・陥没
C1 完全関節内骨折，関節面単純，骨幹端単純
C2 完全関節内骨折，関節面単純，骨幹端多骨片
C3 完全関節内骨折，関節面多骨片

などを用いてできるだけ整復・固定しておく．膝関節の後方脱臼を伴う場合は膝窩動脈損傷を合併することがあり，血管造影を必要とすることがある．また，コンパートメント症候群を念頭に置き，疑ったら直ちに筋肉内圧測定を行う．

ワンポイント アドバイス 創外固定器で一時待機する場合でも関節面はできるだけ整復し，K-wire やスクリューにて固定しておく．

1．画像検査

X線撮影では，正・側2方向と両斜位撮影を行う．斜位像では関節面の骨折・陥没状態が描写されやすい．関節面の骨折評価が最もわかりやすいのはCT-scanであり，必須である[3]．MRIはときに関節軟骨の損傷状態や半月板損傷・靱帯損傷が描出される[4]．

ワンポイント アドバイス 膝関節面の骨折評価には CT-scan は必須である．

2．骨折分類

脛骨近位部骨折(41)として AO Müller 骨折分

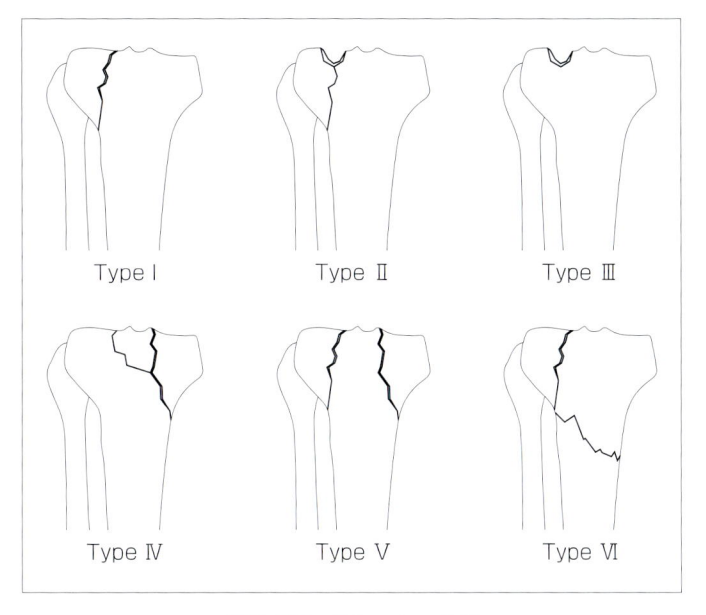

図 II-213 Schatzker 分類

類を紹介する[5]．

A：関節外骨折，A1：裂離骨折，A2：骨幹端単純骨折，A3：骨幹端多骨片骨折，B：部分関節内骨折，B1：純粋分割骨折，B2：純粋陥没骨折，B3：分割・陥没骨折，C：完全関節内骨折，C1：関節面単純，骨幹端単純骨折，C2：関節面単純，骨幹端多骨片骨折，C3：関節面多骨片骨折に分類する（図 II-212）．他に関節面の骨折分類として Schatzker 分類も使われる．Schatzker 分類 type I は外側 split 型骨折で関節面の陥没がないもの，type II は split depression 型，type III は外側部の central

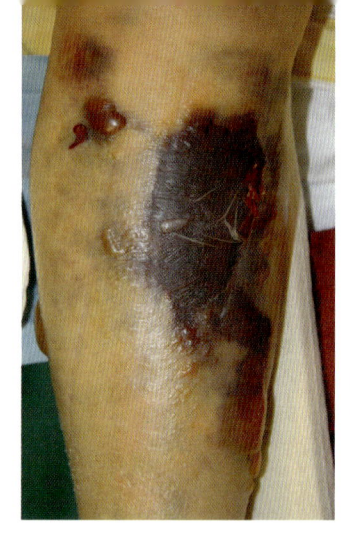

図 II-214
軟部組織損傷が強く，水疱，腫脹がみられる．

depression 型，type Ⅳ は内側顆部骨折，type Ⅴ は，両顆骨折，type Ⅵ は，骨折線が骨幹端や骨幹部に及ぶものである（図 II-213）．

保存的治療

保存的治療の適応は関節面の段差が 2 mm 以内であり，荷重に対して不安定性を認めない症例，内外反の動揺性のない症例，重度の骨粗鬆例などである[6]．それ以外は手術適応となる．保存的治療を行う場合，短期間であれば牽引も行われる．ギプス固定の場合は早期から自動運動を行い，患者の状態が良ければ軽く足指をつける歩行とし，6 週間で荷重歩行とする．要求が低い高齢者には良い治療法である．

手術治療

緊急手術として行うものは，血管損傷特に膝窩動脈損傷，コンパートメント症候群，開放骨折，膝関節脱臼，floating knee，多発外傷などが挙げられる．しかし，実際は開放骨折，脱臼例，血管損傷などを除けば稀である．一般には軟部組織の改善を待って待機手術を行うのが普通であり，それまでに十分な調査・検討が必要である．その間は創外固定による解剖学的アライメント（長さ，回旋，軸）を整復し保持しておく．

1．手術目的

膝関節の適合性，安定性，アライメントを再建し，術後早期から関節可動域訓練が行えるように骨折部の安定性を図ることである．また，膝関節機能を術前と同様に獲得した後も外傷性の関節症に移行させないことである．

2．術前計画

術前計画は最も大事なものの 1 つである．術前計画を立てることで手術のシミュレーションができるので体位，アプローチの方法，骨折部の整復方法，インプラントの選択，骨移植・人工骨の有無等，術前準備が行える．また，術中の問題点が把握でき，手術の可否は術前計画で決まるといっても過言ではない．

3．インプラントの選択

関節面の粉砕が強い場合は，関節面の整復固定に重点を置くため髄外プレートが多く使われる．その際，骨折部が単顆骨折であれば従来の支持プレートでも可能であるが，両顆骨折であれば角度安定性があるロッキングプレートか両側にプレート固定が必要となる．関節面骨折部分をラグスクリューにて一塊とすることができれば髄内釘固定も，ときに可能となる．

4．手術時期

緊急手術以外は，軟部組織の状態により判断する．水疱の有無や皮膚表面の擦過創，腫脹が強い場合は待機手術とする（図 II-214）．待機期間は 7～10 日間程度であり皺の出現や水疱の上皮化を待って手術を行う．

> **落とし穴・注意すべき点** 軟部組織損傷の状態を注意深く観察する．水疱形成・腫脹が激しいときは創外固定器による一次固定とし，待機手術とする．

5．体位と進入法

多くの症例では，X 線透視が可能な手術台に仰臥位とする．殿部に枕を入れることで下肢を内旋

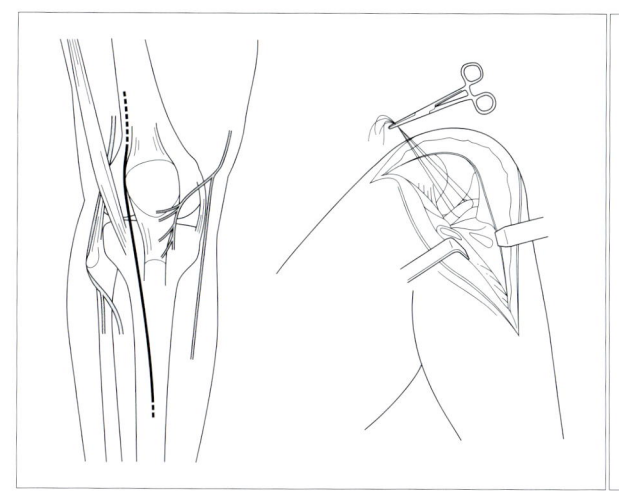

a．脛骨プラトー骨折(外顆部)における前外側進入法
(外側の筋肉起始部を剝離し，腸脛靱帯を裂いて関節面に到達する)

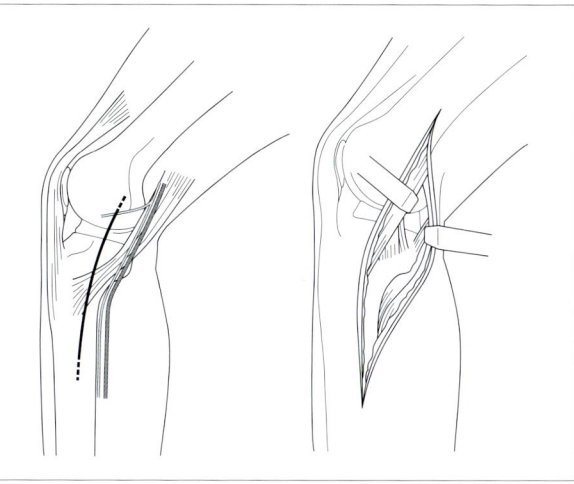

b．脛骨プラトー骨折(内顆部)における後内側進入法
(腓腹筋頭を温存して鵞足の後方から骨折部を展開する)

図 II-215

でき脛骨の外側面の展開が容易になる．膝を屈曲すると腸脛靱帯が後方に移動するので，脛骨後外側が見やすくなる．

外側部の骨折に対しては，前外側進入法が多く用いられる．この皮切は，外側の筋肉の起始部を剝離して腸脛靱帯を線維方向に裂き，関節切開をして外側半月板の脛骨付着部を切開して，半月板を挙上することで関節面が直視できる(図 II-215-a)．このとき，助手に下腿を内反させると関節面の状態がよく観察できる．

大きな後内側骨片を伴う両顆骨折では後内側皮切による追加進入が必要となる[7]．後内側皮切は，腓腹筋頭を温存し鵞足の腱の後方を展開して脛骨後内側を buttress plate にて固定する(図 II-215-b)．両顆への前方正中皮切は軟部組織の広範な展開を必要とし皮膚壊死など合併症の問題が大きすぎるので勧められない．

6．整復方法とインプラント

膝関節面の解剖学的アライメントを整えるためには，大腿骨伸展器や創外固定器を bridging として用い，リガメントタキシス(ligamentotaxis)効果により整復する．関節面の整復は解剖学的整復が求められる．すなわち，関節面の step off と

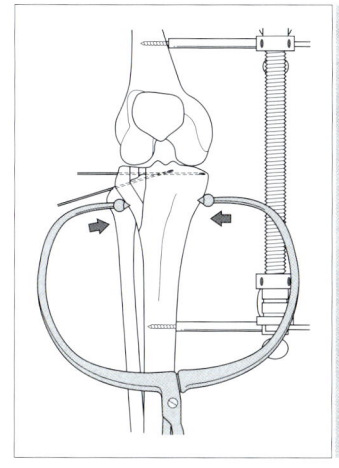

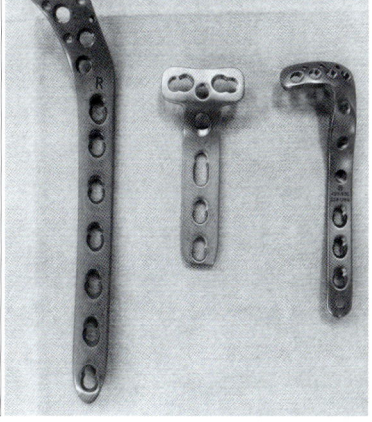

a | b 　図 II-216
a：架橋創外固定器にて軸・長さのアライメントを整えておき，関節面を整復した後にボールスパイク型骨盤整復鉗子にて圧迫仮固定を行う．
b：ロッキングプレート(左から LCP Proximal Lateral Tibia，T 型 buttress plate，L 型 buttress plate)

gap を整復することであり転位は 2 mm 以内にとどめる．特に step off が残存した場合は関節症に移行することがある．関節面を整復するには直視下に展開して整復する場合と，central depression type などでは関節鏡下やイメージ下に観察する場合がある．関節面の陥没がない split type の骨折ではイメージ下に観察しボールスパイク型骨盤整復鉗子を使用することで低侵襲手術も可能

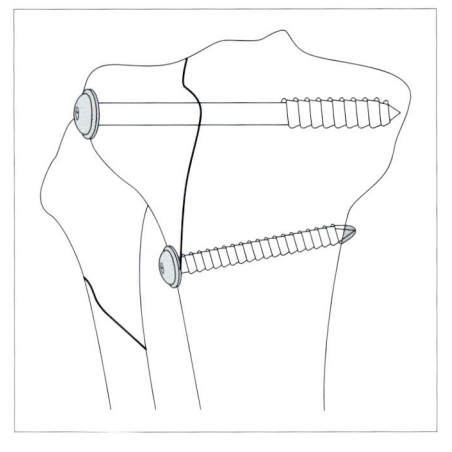

図 II-217
外顆分割骨折に対して関節面直下に6.5 mmの海綿骨スクリューにて圧迫固定を行う．最遠位部のスクリューはアンチグライドのためワッシャーをつけて皮質骨スクリューにて固定する．

である（図 II-216-a）．粉砕のない分割骨折では顆部骨折を圧迫固定するのに海綿骨スクリュー数本での固定も可能である．分割陥没骨折や粗鬆骨が強い場合は，スクリューのみでは十分な支えとはならないため支持プレート固定が必要である．

ワンポイントアドバイス 関節面の整復では特にstep offが大事であり2 mm以内とする．関節面の挙上には弯曲した打ち込み棒が便利である．整復の確認には直視し，またエレバトリウムにて関節面をなでるようにしてstep offをチェックする．整復仮固定器としてボールスパイク型骨盤整復鉗子は有用である．

外顆部の関節面を直視下に整復する場合，骨折部を観音開きのように一部軟部組織をつけたまま起こして陥没している骨片を持ち上げる．あるいは脛骨骨幹端部を一部開窓して落ち込んだ関節面を打ち込み棒にて徐々に挙上して整復する．このとき一気に持ち上げようとすると軟骨面が割れることがあるので，少しずつ関節面全体を持ち上げるように打ち込んでいく．挙上した後の空隙には自家骨や人工骨を充填する．我々はβ-TCPの人工骨をブロックにして打ち込んでいる．整復後の関節面は圧迫固定が必要であり，海綿骨スク

リューで直接関節面の圧迫を行うか，プレートを介して圧迫スクリュー固定を行う．外側部のプレートは外側脛骨 buttress plate や脛骨近位プレートを使用する．骨幹端や骨幹部が粉砕している場合は架橋プレートとして長い支持プレートを使用する（図 II-216-b）．最後に靱帯やメニスカスを修復し関節の安定性を獲得する．

コツ 落ち込んだ関節面を挙上する場合，軽度弯曲した太い打ち込み棒で骨片全体を押し上げるようにする．細い打ち込み棒では関節の軟骨面が割れてしまうことがある．

7．関節外骨折

41-A1は十字靱帯の剥離骨折であり，前十字靱帯部であればpull-out固定法，後十字靱帯部であればpull-out固定法，ラグスクリュー固定法で対処可能である．高エネルギー損傷によるA2やA3骨折では支持プレート固定が必要で，LISSプレートやロッキングプレート固定が有用である．関節面の整復が不要なため小切開で大腿骨伸展器や骨盤用整復骨鉗子を用いて骨折部を整復固定することで最小侵襲手術も可能である[8]．髄内釘を使用する場合は近位に横止めスクリューが2本以上刺入できるものが必要である．髄内釘挿入時に近位骨片が前方変位し軸アライメントが不良になることがある．Drill pinやpoller screwが必要となる．軟部組織損傷が激しい場合は，十分な待機期間が必要となる．待機期間中は創外固定器が有用である．Hybrid創外固定器[9]で関節近傍に貫通ワイヤーを使用する場合は最終固定法としても利用できる（図 II-220）．

8．外側プラトー：分割骨折

純粋分割骨折では，関節面の整復は外側変位骨片を主骨片に押しつけるように圧迫固定する．関節面の段差がほとんどないため整復は容易である．関節面の確認は関節鏡下[10]かイメージ下に確

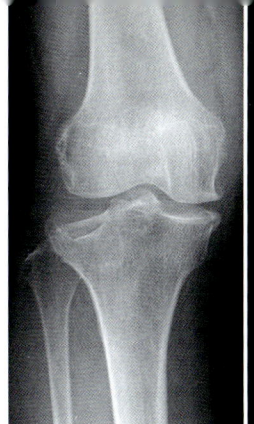

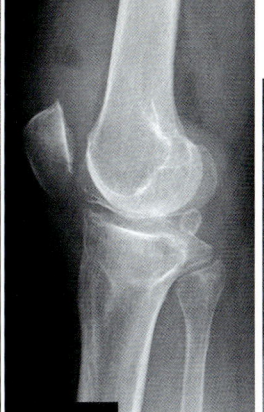

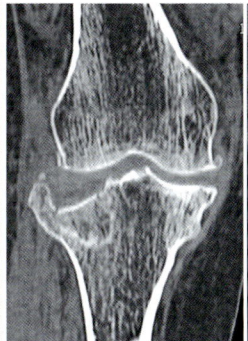

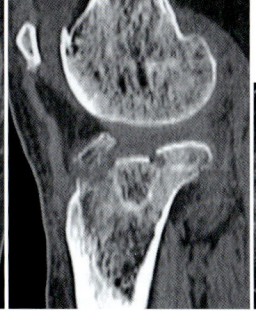

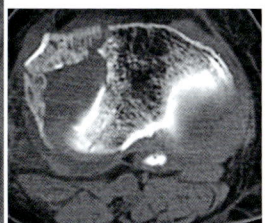

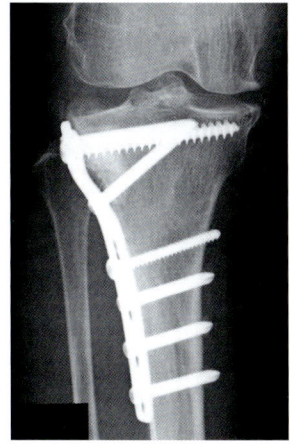

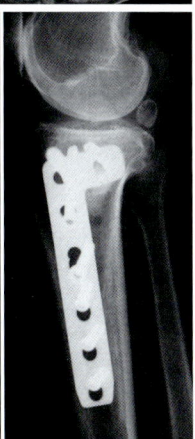

図 II-218
a：80歳．女性．転倒にて受傷．外側プラトー：陥没骨折（AO：41-B2）X線像（正・側面像）
b：CT-scan像
c：術後X線像（正・側面像）

認する．海綿骨スクリューか中空スクリューによるラグスクリュー数本で固定が可能である．最近位部のスクリューはワッシャーをつけ，関節面直下に平行に刺入し骨折部を圧迫するようにする．このとき靱帯を押さえ込まないように注意する．最遠位部のスクリューはワッシャーをつけて骨片が遠位に滑らないようアンチグライドとする（図II-217）．外側骨片が粉砕している場合はスクリュー固定のみでは剪断力に抗しきれないので，外側に buttress plate を使用する．本骨折では小切開・小展開による最小侵襲手術が可能である．

> **ワンポイントアドバイス** 分割骨折でも外側部が粉砕している場合はプレートによる buttress plate 固定とする．

9．外側プラトー：陥没骨折

外側プラトーの限局陥没骨折では，関節面の陥没の評価が重要である．詳細な評価をするには CT-scan や MRI が有用である．陥没した骨片を整復するのに Gerdy 結節の外側部を開窓して弯曲した打ち込み棒にて陥没部分全体を持ち上げるように叩き上げる．打ち込み棒はできるだけ太いものを使用し陥没した関節軟骨面が割れないように注意する．外反膝にならないよう陥没した関節面の十分な挙上が大事である．挙上した後の骨欠損部は人工骨にて補填する．分割骨折のように軟骨下骨にワッシャー付きスクリュー固定でも可能であるが，陥没部分が広範囲であれば buttress plate 固定を行う（図II-218）．関節面の整復の確認は，直視下，イメージ下，関節鏡下にて行う．

10．外側プラトー：分割陥没骨折

外顆骨折と陥没骨折が合併した骨折で，骨折部の評価にCT-scanは必須である．前外側アプローチにて骨折部を展開し，骨折部を観音開きのように起こして落ち込んだ骨片を持ち上げる．ときに Gerdy 結節外側部を開窓して打ち込み棒にて叩き上げることもある．関節面を直視下に整復し K-

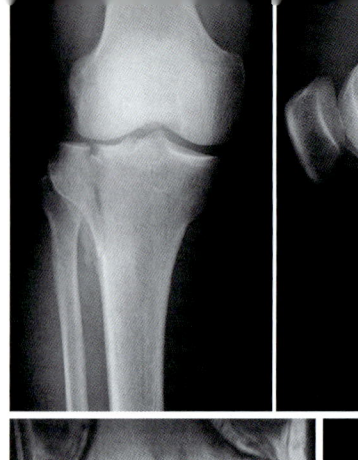

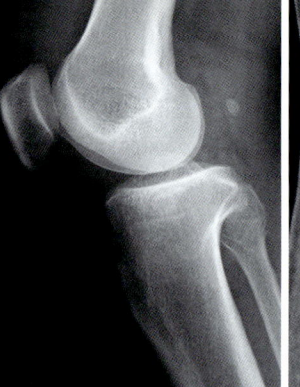

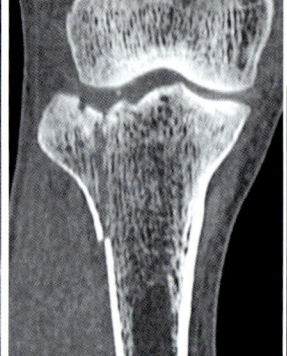

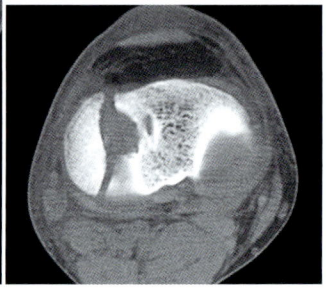

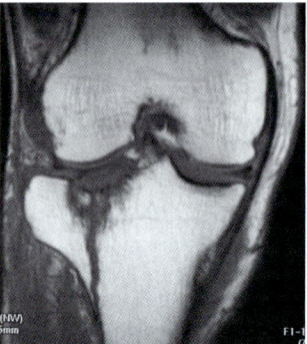

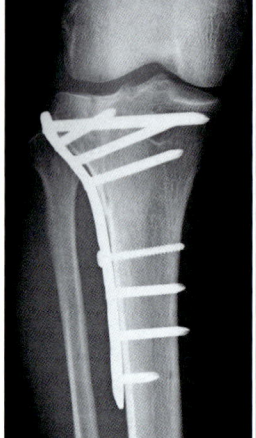

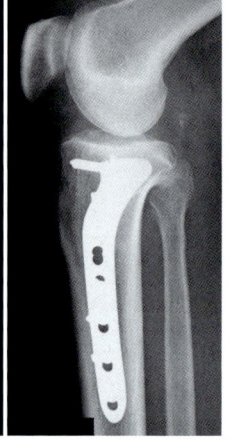

図 II-219
a：58歳，男性．2 m の高さから落下して受傷．外側プラトー：分割陥没骨折（AO：41-B3）X 線像（正・側面像）
b：CT-scan 像
c：MRI 像
d：術後 X 線像（正・側面像）

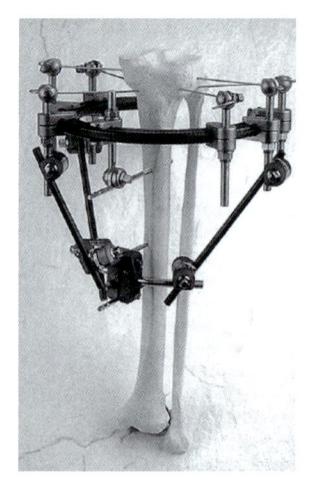

図 II-220
両顆骨折では軟部組織損傷が激しい場合が多い．Hybrid 創外固定器にて関節面の整復固定にはワイヤーやオリーブピンを使用し骨幹部はスタイマンピンにて固定してある．

を行い，プレートの位置，特に高さについてイメージにて確認して固定する．ロッキングプレートを関節面直下に置く場合，近位部のスクリューが内側の関節面を貫通することがあるので注意する．ロッキングタイプの T 型，L 型 buttress plate があるが形状が日本人に合わないので，最近は LCP Proximal Lateral Tibia[11)12)] を好んで使っている（図 II-219）．

コツ 前外側部の骨折部を観音開きのように広げて落ち込んでいる関節面を整復する．脛骨を開窓して挙上する場合は少し過剰に矯正しておく．

wire にて仮固定する．骨幹端の骨欠損部に十分な量の自家骨あるいは人工骨移植を行う．関節面の圧迫固定を行うため軟骨直下に海綿骨スクリューにてラグスクリュー固定を行う．仮止めした K-wire を介してキャニュレイテッドスクリューを使用しても良い．最後に buttress plate にて固定する．プレートを設置するときは，まず仮固定用のホールに皮質骨スクリューにて仮固定

11．内側プラトー骨折

高エネルギー外傷で発生し単独損傷は稀である．多くは膝関節脱臼や半月板損傷，外側側副靱帯損傷，神経血管損傷，コンパートメント症候群などを合併する．重篤な損傷であり合併症に注意する．内顆骨片は一塊となっていることが多く，内顆部の粉砕や転位が少ない場合は，ボールスパ

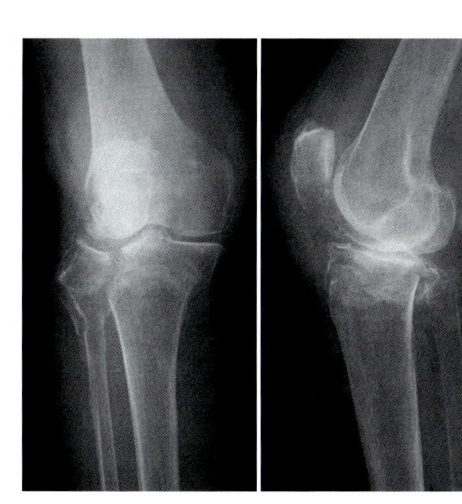

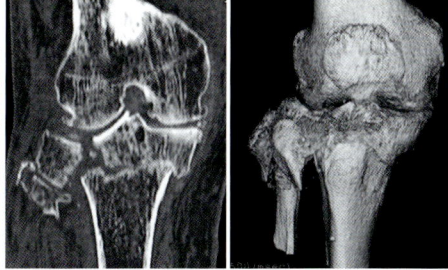

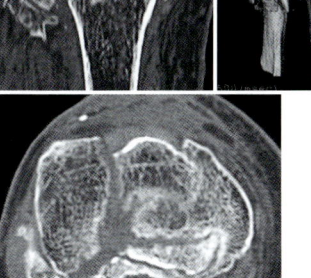

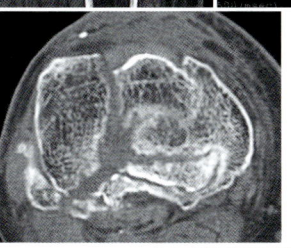

図 II-221
a：84歳，女性．畑で転倒して受傷．両顆骨折（AO：41-C3）X線像（正・側面像）
b：CT-scan像
c：術後X線像（正・側面像）外側からangular stabilityがあるLCP Proximal Lateral Tibiaを使用しbuttress plateとして固定してある．

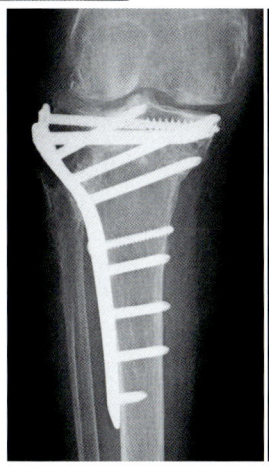

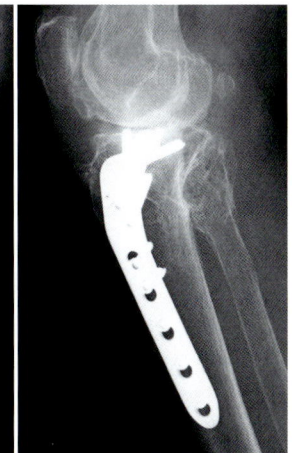

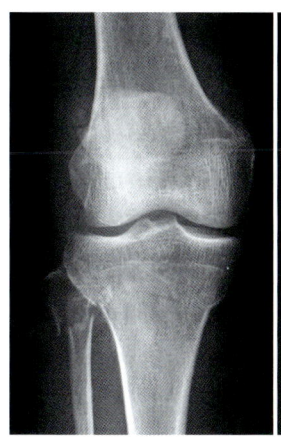

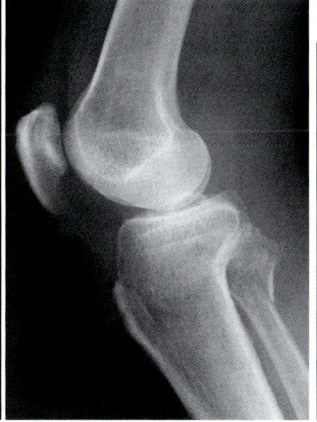

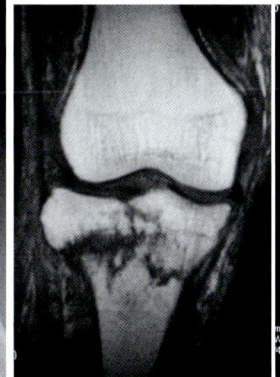

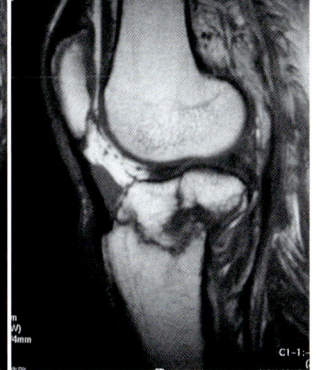

図 II-222
a：67歳，男性．脚立より転落して受傷．両顆骨折（AO：41-C3）X線像（正・側面像）
b：MRI像
c：術後X線像（正・側面像）本例は外側からbuttress plate固定のみならず，内顆骨折の後内顆部に対して後内側進入にて1/3円プレートでbuttress plate固定とした．

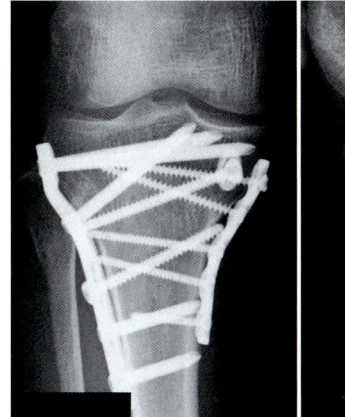

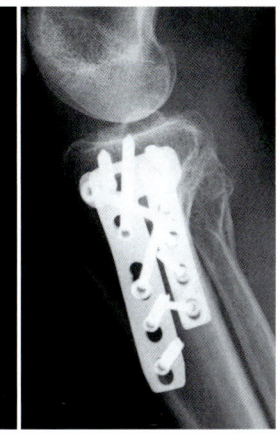

イク型骨盤整復鉗子にて整復固定が可能である．後内側皮切にてラグスクリュー固定か buttress plate 固定を行う．関節面が陥没している場合は，関節面の整復を行い buttress plate にて固定する．後十字靱帯付着部剥離骨折には，ラグスクリュー固定か pull-out 法による固定を行う．最後に靱帯バランスのチェックを行う．

12. 両顆骨折

内顆，外顆ともに骨折を認める高エネルギー外傷である．本骨折では高率に軟部組織損傷がみられ，骨折部位も関節近傍のみならず骨幹部にまで及び粉砕している場合がある．そのため次に引き起こされるコンパートメント症候群にも十分に注意する．両顆骨折例では骨折より，まず軟部組織に重点を置き，皮膚に水疱や腫脹を認めたら創外固定器にて架橋固定，あるいは関節近傍にオリーブピンやワイヤーを使う hybrid 創外固定器にてリガメントタキシスにより軸アライメントや長さを整えておく．このとき関節面は可及的に整復しておく．軟部組織の修復を待って最終的手術を行う（図 II-220）．手術は後内側皮切にて内顆骨片を整復し buttress plate にて固定する．次に前外側皮切にて外側プラトー骨折の整復固定を行う．外側プラトーの固定には角度安定性が高いロッキングプレートを推奨する．内側プラトー骨片の固定には外側からのロッキングプレートのみでは不十分である．やはり内側にも buttress plate が必要である（図 II-221, 222）．骨幹端部が粉砕しているときは架橋プレートとして長いプレートを MIPO 法にて骨端部から滑り込ませて固定する．

> **落とし穴・注意すべき点** 高エネルギー外傷による両顆骨折の場合，コンパートメント症候群に十分注意する．架橋創外固定器による牽引でも発生しやすい．疑ったら直ちに筋肉内圧測定を行う．

後療法

術後は患肢を5日程度挙上しておく．ドレーンを抜去したら CPM にて早期から関節可動域訓練を行い，patellar setting や下肢伸展挙上による等尺性大腿四頭筋訓練を行う．下肢伸展挙上ができないときは膝固定用装具装着にて行う．歩行は術後6〜8週間は toe touch 歩行とし，X 線像にて仮骨形成がみられるまで部分荷重とする．分割陥没骨折や関節内粉砕骨折，骨幹端粉砕骨折などの高エネルギー外傷では全荷重は3か月程度遅らせることも必要である．X 線像にて骨幹端部の仮骨形成に注意する．

> **ワンポイントアドバイス** ROM 訓練は術後早期から行うが，歩行はX線像にて仮骨形成がみられるまで部分荷重歩行とする．

合併症

高エネルギー外傷による脛骨プラトー骨折では軟部組織損傷が問題となる．術前に軟部組織の評価が不十分で，手術においても愛護的操作を怠れば創部皮膚壊死や縫合不全，感染，骨癒合不全などが危惧される．創部壊死が起こったら創部洗浄とデブリドマンを行い，壊死組織を除去し皮膚移植などの外科的処置が必要である．両顆に対する正中皮切は剥離が広範囲となるため薦められない．

両顆骨折や外側プラトーの分割陥没骨折では遅発性の関節面陥没や，骨幹端部の粉砕骨折では変形癒合をきたしやすい．術後早期からの関節面陥没では，再手術が必要であり，変形癒合では骨切り術が必要となる．これらの骨折では荷重時期に十分な注意を払うことが大事である．

関節拘縮予防には，早期からの可動域訓練が重要である．術後6週後に膝屈曲 90°に達しないときは，関節鏡下の授動術を行う．

外傷後の関節症性変化は，靱帯不安定性，外傷

による軟骨損傷，関節面の不適合，軸アライメント不良などがあると移行しやすい．

まとめ

脛骨プラトー骨折は，骨折型，軟部組織の取り扱い方，ゴールの設定に依存するが，その予後はおおむね良好である[13]．

関節面は解剖学的整復を行い強固な固定を行う絶対的安定性を獲得し，骨幹端は解剖学的アライメント（長さ，軸，回旋）を整復し相対的固定を考慮する．膝関節の安定性獲得には靱帯の修復，半月板の温存など軟部組織の復元が重要である．これらを行い術後早期から関節可動域訓練を行うことが関節症変化[14]を防ぐものと確信する．

(南里　泰弘)

文献

1) Bennett WF, Browner B：Tibial plateau fractures：s study of associated soft tissue injuries. J Orthop Trauma. **8**(3)：183-188, 1994.
2) Cole PA, Zlowodzki M, Kregor PJ：Compartment pressures after submuscular fixation of proximal tibia fractures. Injury. **34**(Suppl 1)：43-46, 2003.
3) Chan PS, Klimkiewicz JJ, Luchetti WT, et al：Impact of CT scan on treatment plan and fracture classification of tibial plateau fractures. J Orthop Trauma. **11**(7)：484-489, 1997.
4) Brophy DP, O'Malley M, Lui D, et al：MR imaging of tibial plateau fractures. Clin Radiol. **51**(12)：873-878, 1996.
5) Rüedi TP, Buckley RE, Moran CG：脛骨：近位部. AO法骨折治療. 第2版. 日本語版総編集　糸満盛憲. 594-607, 医学書院, 2010.
6) Martinez A, Sarmento A, Latta LL：Closed fractures of the proximal tibia treated with a function brace. Clin Orthop Relat Res. **417**：293-302, 2003.
7) Georgiadis GM：Combined anterior and posterior approaches for complex tibial plateau fractures. J Bone Joint Surg Br. **76**(2)：285-289, 1994.
8) Duwelius PJ, Rangitsch MR, Colville MR, et al：Treatment of tibial fractures by limited internal fixation. Clin Orthop Relat Res. **339**：47-57, 1997.
9) Bono CM, Levine RG, Rao JP, et al：Nonarticular proximal tibia fractures：treatment options and decision making. J Am Acad Orthop Surg. **9**(3)：176-186, 2001.
10) Buchko GM, Johnson DH：Arthroscopy assisted operative management of tibial plateau fractures. Clin Orthop Relat Res. **332**：29-36, 1996.
11) Schutz M, Kaab MJ, Haas N：Stabilization of proximal tibial fractures with the LIS-System：early clinical experience in Berlin. Injury. **34**(Suppl 1)：30-35, 2003.
12) Wagner M：General principles for the clinical use of the LCP. Injury. **34**(Suppl 2)：31-42, 2003.
13) Stevens DG, Beharry R, McKee MD, et al：The long-term functional outcome of operatively treated tibial plateau fractures. J Orthop Trauma. **15**(5)：312-320, 2001.
14) Honkonen SE：Degenerative arthritis after tibial plateau fractures. J Orthop Trauma. **9**(4)：273-277, 1995.

14. 脛骨骨幹部骨折
1）保存療法

Abstract

　成人の下腿骨骨折の治療は，昨今の内固定材料の進歩も加わり，一般的治療法としては保存療法よりも手術療法が多く実施される傾向にある．しかし，小児においては原則的に保存療法が第一選択であり，成人においても保存療法の必要性や有用性は少なくないが，徒手整復手技を含めてその治療方法は決して容易ではない．下腿骨骨折の保存療法の方法としては主にギプス固定法であり，牽引療法は手術療法やギプス固定までの待機的治療の意義が大きい．

　下腿骨骨折に対するギプス固定治療は，骨片転位の少ない，また整復後の安定型骨折への適応が一般的であるが，Sarmientoらは早期荷重による機能療法を提唱しており，その適応は拡大している．その基本的な手技として，最初は徒手整復後にギプスシーネ固定または長下肢ギプス固定を施行し，その後仮骨形成による骨折部の安定を待って短下肢ギプス固定，PTB（patellar tendon bearing）ギプスへと移行する．我々の実施している徒手整復およびギプス固定による保存療法の実際的な方法について述べる．

Key words

脛骨骨幹部骨折（tibial shaft fracture），保存療法（conservative treatment），ギプス固定（cast fixation），荷重歩行（weight bearing）

はじめに

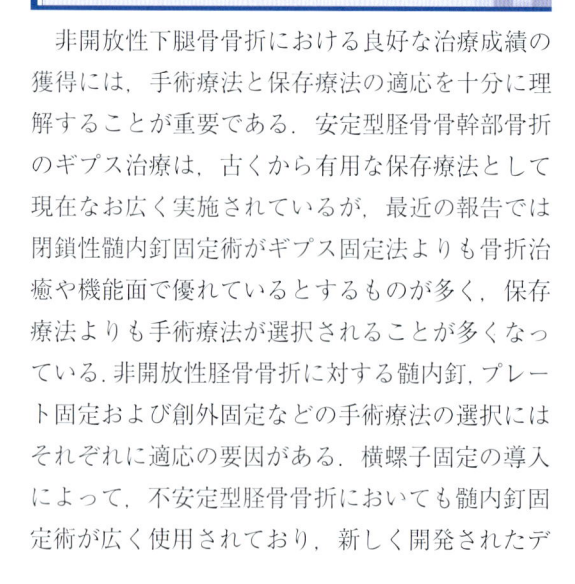

　非開放性下腿骨骨折における良好な治療成績の獲得には，手術療法と保存療法の適応を十分に理解することが重要である．安定型脛骨骨幹部骨折のギプス治療は，古くから有用な保存療法として現在なお広く実施されているが，最近の報告では閉鎖性髄内釘固定術がギプス固定法よりも骨折治癒や機能面で優れているとするものが多く，保存療法よりも手術療法が選択されることが多くなっている．非開放性脛骨骨折に対する髄内釘，プレート固定および創外固定などの手術療法の選択にはそれぞれに適応の要因がある．横螺子固定の導入によって，不安定型脛骨骨折においても髄内釘固定術が広く使用されており，新しく開発されたデザインの髄内釘では本来，プレート固定の適応であった近位部または遠位骨幹端部にも適応が拡大される傾向がある．創外固定法も開放性骨折のみならず，小児の不安定型骨折や髄内釘が困難な狭小骨髄腔症例などに良い適応とされている[1]．したがって，保存療法の選択は極めて少なくなる傾向は否定できず，その適応を十分に認識することが重要である．

　小児の骨折は修復機転が旺盛であり，多少の変形治癒もその自然矯正力によって自家矯正されるので原則的に保存療法によって治療される．小児下腿骨骨折においても，一般的に保存療法が第一選択とされることが多い[2]．しかし，受傷部位や骨折型によっては成長障害や機能障害を生じることがあり，治療にあたっては手術療法の適応も十

分に考慮する必要がある．

保存療法の選択

下腿骨骨折に対する保存療法か手術療法かの判断には，骨折の遷延治癒や偽関節，感染，神経障害，関節拘縮，変形治癒などによる合併症による障害を引き起こす要因について十分に検討する必要がある[1]．

保存療法は低エネルギー損傷で骨折部の転位が少ない場合や，腓骨の損傷がない脛骨単独骨折などに適応とされることが多い．不安定型や開放性骨折の場合は手術療法が適応されることが多くなるが，多発外傷などでの合併症によって手術療法が困難な場合などでは，保存療法が余儀なくされることも少なくない．

保存的に治療された下腿骨骨折の治療成績において，変形治癒による機能障害はほとんど生じないとする報告が多く，一般整形外科医の治療法の選択の評価としては単純な治療マネージメント，早期荷重の可否，膝関節や足関節の早期運動の可否，早期社会復帰の可能性および経済的効果などによるところとなる．

非転位型の脛骨骨幹部骨折に対する絶対的な治療方針はない．Sarmientoらは保存療法における骨癒合に影響する因子として，粉砕骨折や分節型骨折の骨癒合が遅延すること，腓骨骨折非合併例の場合には骨癒合が促進する場合と変形治癒のリスクが高まる場合があると述べている[3,4]．Nicollは骨癒合に影響する因子として，①骨折部の転位状態，②骨折部の粉砕の程度，③軟部組織の損傷の程度，④感染の4つを挙げており，年齢や腓骨の損傷の有無は骨癒合に影響しないと述べている[5]．彼は他に軟部組織損傷が関節拘縮に影響するとして，ギプス固定治療による関節拘縮の発生を警鐘している．Sarmientoらも開放性，閉鎖性骨折を問わず，重度の軟部組織損傷を伴う場合のギプス固定治療は考慮すべきと述べている[3]．非開放性脛骨骨折の髄内釘固定術は骨癒合率も高く，合併症も少ない．Hooperらによる転位型脛骨骨折における無作為臨床研究において髄内釘固定群が非手術群よりも骨癒合速度，変形治癒率，職場復帰までの期間などにおいて良好な成績であったと報告している[6]．Boneらは年齢，骨片転位および喫煙などの要因を同じくした髄内釘固定群とギプス固定群で，髄内釘固定群が骨癒合速度と偽関節発生頻度で優位であったとしている[7]．その他，関節機能などの点でも髄内釘固定群のほうが優位に良好であったとする報告が多い．しかし，非転位型脛骨骨折における髄内釘とギプスによる治療の良否はいまだ解決しておらず，今後さらなる研究と検討が必要であろう．

結論としてギプス固定による保存療法のメリットとしては感染の危険性がないこと，膝関節痛の問題が少ないこと，および骨内異物の除去が不要であることなどである．しかし，髄内釘固定術の長所としては骨短縮，角状変形，回旋変形の発生を防止し得ること，膝・足関節運動が早期に開始し得ること，早期からの移動が可能であり早期職場復帰が可能であることなどが挙げられる．

したがって，現在，保存療法の適応としては，①軟部組織損傷が最小限であること，②安定型骨折であり矢状面の転位が5°以下1cm以内の短縮，③ギプスまたは装具による早期荷重が可能であることなどである[1]．一方，手術療法の適応としては，①高エネルギー外傷，②重度の軟部組織損傷を有しているもの，③不安定型骨折であり，前額面5°以上，矢状面10°以上の転位および5°以上の回旋転位と1cm以上の短縮転位例，④開放性骨折，⑤コンパートメント症候群，⑥同側大腿骨骨折の合併，⑦整復位保持困難，⑧腓骨骨折を有しない（相対的適応）などである[1]．

落とし穴・注意すべき点 転位が少ない，安定型骨折の場合に保存療法が選択されることが少なくないが，横骨折の場合には仮骨形成が乏しく，骨癒合に長期間を有することが多く著明な関節拘縮や筋萎縮を生じることがある．

ワンポイントアドバイス 手術療法か保存療

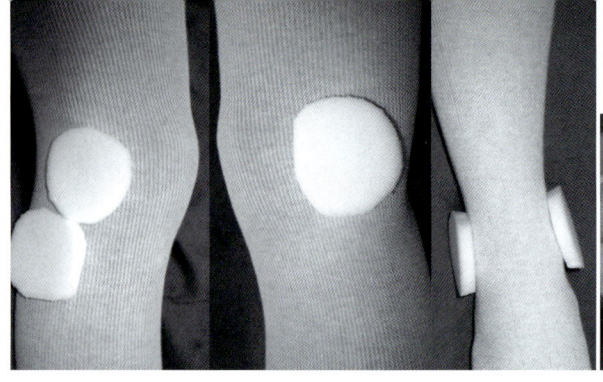

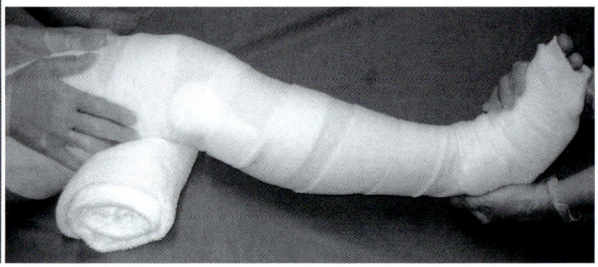

図 II-223

a：膝関節部で大腿骨内・外顆および腓骨小頭部と足関節部の内・外果部，踵部にパッドを当てる．
b：患者をベッドの端に置き，下腿をベッドの端から下垂する．その際に大腿遠位部の下に巻いたバスタオルを挿入する．第一助手に大腿遠位部を保持させて，足部から牽引を加えて骨折部を整復し，そのまま第二助手に足部を保持させる．また，健側と対比して整復位を確認するが，後方凸変形を生じやすいことを留意し，また変形の矯正位はやや過度にしてギプス固定することがコツとなる．

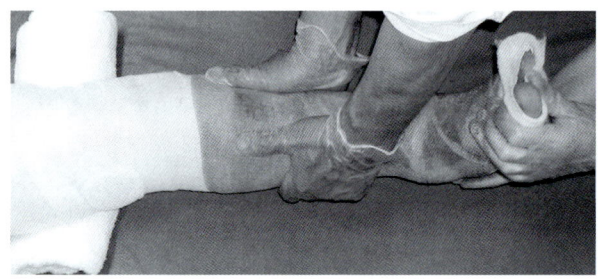

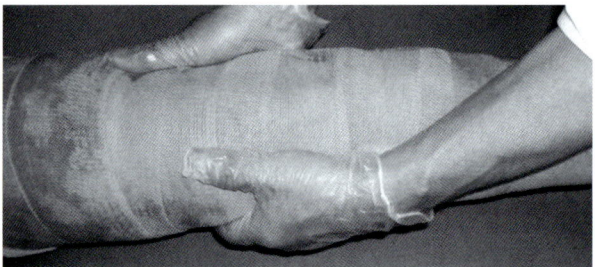

図 II-224

a：ギプス固定は，まず骨折部から足部まで巻き，骨折部を両手で整復操作を加えながらギプスのモールディングを十分に行う．
b：下腿部から足部のギプスが硬化し，ある程度骨折部の固定性が確認されたら，大腿部から膝部まで下腿部に連続するギプス固定を行う．この際に，大腿骨顆部や膝関節部の形状に合わせてしっかりとモールディングする（いわゆる quadrilateral molding）ことが大切である．

法かの選択にあたっては，それぞれの治療方法のメリットとデメリットを十分に説明し理解を得ることが大切である．

ギプス固定による保存療法

早期荷重が可能なギプス固定の技術的難易度は手術による内固定術と同じ程度とされ，決して容易ではない．保存療法開始前にはコンパートメント症候群の所見や皮膚損傷がないこと，その適応の妥当性などを再度確認する必要がある．ギプス固定に際して，転位骨片の徒手整復を要する場合には局所麻酔や全身麻酔が必要なことが少なくない．整復操作が必要でない場合でも静脈麻酔剤による鎮静が行われることも多い．

まず，患者を仰臥位とし，大腿部から足部までストッキネットおよび下巻きを装着する．膝関節の内・外顆部および腓骨小頭部や足関節の内・外果部および踵部にはパッドを挿入し褥瘡や腓骨神経麻痺を防止する（図 II-223）．大腿骨遠位部には巻いたタオルを枕として挿入し，ベッド端より膝関節屈曲位で下腿を下垂位とする．第一助手に大腿部を保持させて，術者は足部を把持して牽引を加えながら骨折部を整復する．整復は第二助手に牽引させた状態のまま両手で骨折部に整復操作を加える．内外反および回旋変形の整復位は健側との比較で確認する．最初は骨折部の整復位を保持しながら，足部から膝関節部までのギプス固定を施行する（図 II-224-a）[1]．骨折部が安定した状態を確認した後，股関節および膝関節を軽度屈曲位

図 II-225
小児のギプス固定
第一助手が大腿部を両手で引き上げながら保持し，第二助手が両手で下腿と足部を保持する．術者は骨折部を整復しながらギプスを巻く．

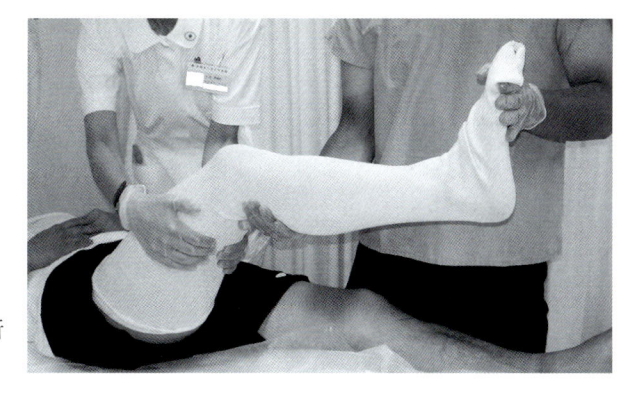

として，先に下腿部から足部に巻いたギプスに連続して大腿骨近位部までギプス固定を行う．その際に第一助手が両手で大腿部を保持し，第二助手に両手で下腿部から足部を保持させた状態でギプスを巻いていく．膝関節は早期の荷重を可能にするためには，大腿遠位部から膝関節部の形状に十分にフィットしたギプス固定が重要であり，いわゆる大腿顆部の quadrilateral molding がポイントである（図 II-224-b）[1]．また，膝関節の屈曲角度は早期には回旋変形を確認・防止するためには20〜45°の屈曲が適当であるが，荷重歩行のためには軽度屈曲位で足関節は背屈0°の中間位とする．

Böhler，Dehne や Sarmiento は脛骨骨折の早期荷重による治療法を推奨している[8]．Sarmiento らは脛骨骨折に対して，膝関節0〜5°屈曲位での長下肢ギプス固定でできる限り早期の松葉杖を使用しての荷重歩行を機能療法として推奨し，米国では一般的治療法として普及している[3)4)]．ギプス固定後，2〜5日で退院するこの治療法は米国における医療費の問題によるものと考えられ，現在の我が国では一般的治療にはなっていない．林は Sarmiento らの理論に賛同し，その手技を実践し報告している[9)10)]．

小児の場合のギプス固定の方法は，患者を仰臥位とし股関節を軽度屈曲位で第一助手に大腿部を保持させ，膝関節軽度屈曲位で牽引を加えながら骨折部を整復する．続いて第二助手に下腿を整復位のまま保持させて大腿から足部まで連続してギプス固定を施行する（図 II-225）．成人と同様に膝関節の内・外顆部および腓骨小頭部や足関節の内・外果部および踵部にはパッドを挿入し褥瘡を防止する．また，腫脹が高度な場合には最初はギプスシーネにするか，ギプスに割を入れて下巻きも切開しておくことが循環障害を予防するうえで重要である．

初回のギプスまたはギプスシーネは最低2週間そのままとし，ギプスシーネの場合は包帯のみ巻き替えてギプス交換による骨折部の再転位を防止する．中途半端な巻きなおし・ギプス交換は骨折部の転位を増強させることになる．2週間後のX線像で，骨片間の転位が増強して骨癒合が危惧される場合や，短縮転位が1.5 cm以上になった場合には迷わずに手術療法に移行する．その後は2週間ごとにギプスを巻きなおし，骨癒合状態のX線チェックを行う．骨性仮骨の形成が不十分で未成熟な時期では，ギプス固定後に整復位が不良で前額面および矢状面での変位が許容範囲にない場合は楔状ギプス法で矯正が可能である[8]．

X線検査で仮骨形成が良好で，ある程度の骨折部の安定性が確認され，患者が長下肢ギプスでの荷重歩行が安定した場合には，PTB（patellar tendon bearing）ギプスまたはPTB装具へと移行する．

PTBギプスの実施においては膝関節軽度屈曲位で膝蓋腱や膝蓋骨部および膝窩部をしっかりとモールディングし，ギプスが荷重を受ける部位に十分フィットすることが骨折部の免荷に重要であり，踵部にヒールを固着し荷重歩行させる（図 II-226）．骨折部の仮骨形成が良好となり，安定性が向上した状態になればPTB装具に変更し，入浴も可能となる（図 II-227）．その後も2〜3週間ごとのX線検査による骨癒合の経過観察が必要であり，再骨折を防止するために骨折部の力学的強度が確信

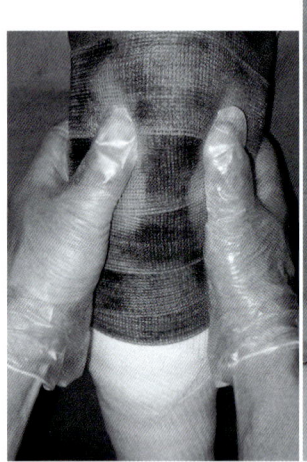

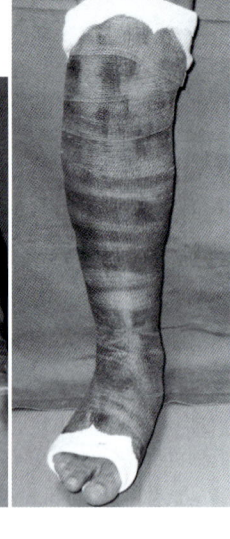

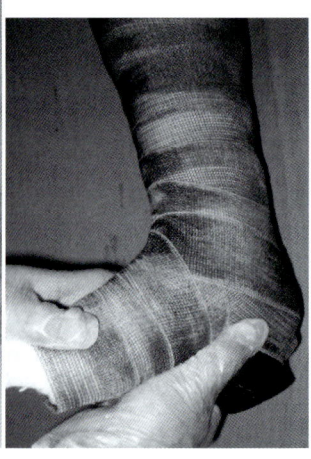

図 II-226
a：PTBギプスは膝蓋腱や膝蓋骨部および膝窩部のモールディングが重要であり，この部分の適合の良否が荷重に大きく影響する．
b，c：荷重歩行にはヒールの装着が必要であり，装着部位としては足底部の中央か踵部かと意見が異なるが，筆者は荷重からの切り替えしのしやすさなどを考慮して，下腿長軸延長上の踵部に装着している．

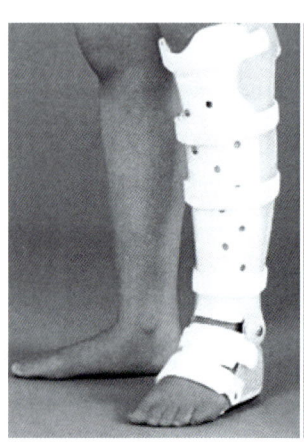

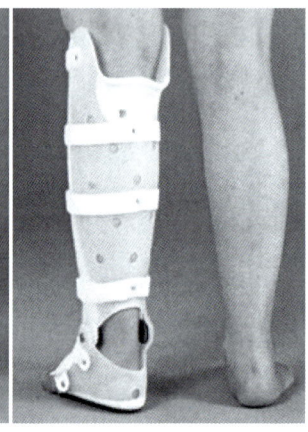

図 II-227　PTB装具（洛北義肢提供）

PTBギプスによる治療結果として，全例骨癒合が獲得されその要した期間は平均13.6週間，開放性骨折では平均16.7週間であり，短縮は平均7mmで最高は2.2cmであったとしている．

装具療法は受傷時から過度の短縮転位を有するものや，ギプス固定中に角状変形が増強するものには適応されない．また，神経・血管障害を有するものや部分的な骨欠損や皮膚弁形成を必要とするものなども装具療法の適応から除外される．

Oniらの閉鎖性荷重ギプスによって治療された粉砕型脛骨骨幹部骨折の治療成績として遷延治癒の比率が19%，偽関節は4%であり，前後方向の変形が13%で側方変形が21%であり，明らかな短縮は5.3%に生じていた．回旋変形はなかったが，43%の患者において足関節の可動域制限が認められた．一般的な保存療法の報告では長期間のギプスや固定によって25〜40%において足関節や距骨下関節の拘縮が認められている[11]．

できるまで装具療法を継続することが勧められる．

症　例：6歳，女児

歩行中，自転車と衝突し転倒して受傷した（図II-228）．初診時，無麻酔で徒手整復を施行し大腿から足部までのギプスシーネ固定を施行した（図II-229）．2週間後に長下肢ギプスに変更し，松葉杖を使用しての歩行訓練を開始した．受傷後4週間で仮骨形成良好で，骨折部の安定性が獲得されPTBギプスに変更した（図II-230）．受傷後7週X線像で骨癒合経過良好であり，PTB装具へと移行した（図II-231）．

早期荷重療法に関する報告は多く，Hughstonらは開放性骨折において，早期荷重療法のほうが非荷重治療よりも治癒が早いと報告している[8]．Sarmientoは2〜4週の長下肢ギプスとその後の

コツ

（1）ギプス固定の実施にあたっては，助手による患肢の支持と保持が重要であり，術者が牽引の方向や力，関節の固定角度などを細かく指示する必要がある．

（2）整復操作などによる患部の腫脹が増強することが多いので，初回のギプスはギプスシーネとする．また，シーネサイズの選択は比較的幅広く下腿全周の2/3程度が被覆できるものを選択する．

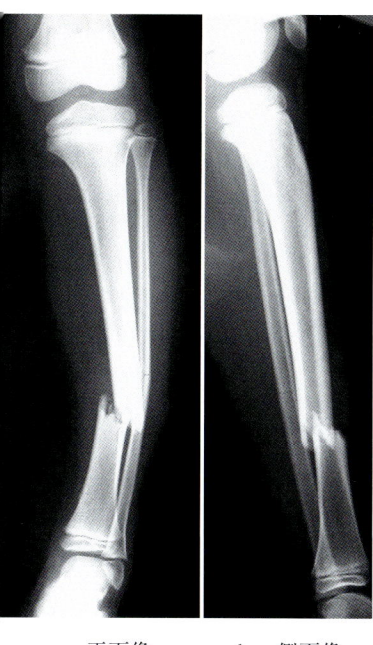

a．正面像　　b．側面像

図 II-228　6 歳，女児．自転車と衝突，転倒し受傷した．受傷時 X 線像

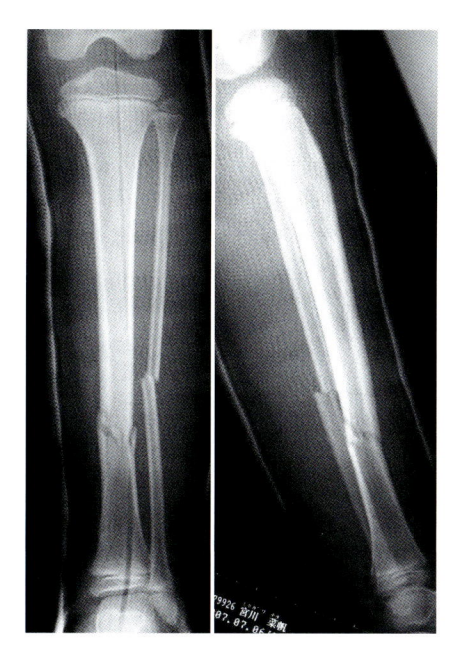

a．正面像　　b．側面像

図 II-229　徒手整復術およびギプス固定施行後 X 線像

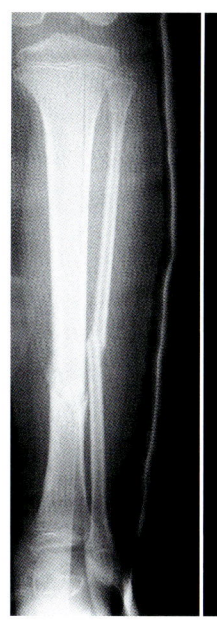

a．正面像　　b．側面像

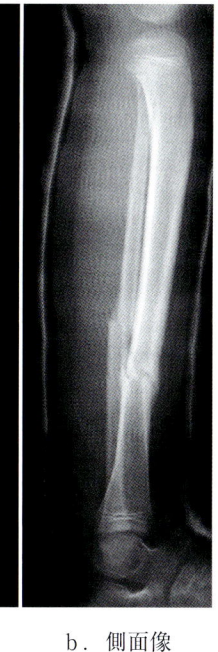

図 II-230　受傷後 4 週間の X 線像（長下肢ギプス施行中）

　(3) 骨折部や関節部のギプス巻きにあたっては，こまめなモールディング操作による良好な骨折部の整復位の獲得と患肢に十分フィットするギプスの装着が重要である．

落とし穴・注意すべき点

　(1) ギプス固定中の骨折部の再転位を防止するため，初回のギプスシーネは 2 週間そのままとし，ゆるんだ包帯の巻きなおしのみを行う．長下肢ギプスへの変更は 2 週以降とする．
　(2) 長下肢ギプスから短下肢ギプス（PTB ギプス）への変更後にしばしば骨折部の各状変形を生じることがあり，変更の時期の判定には慎重を要する．

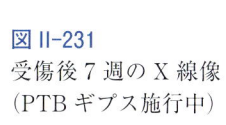

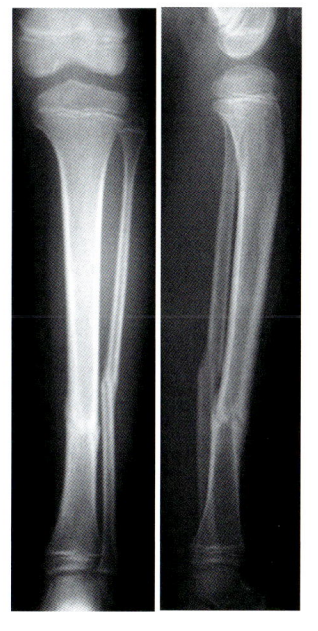

牽引による保存療法

　現在，成人・小児にかかわらず牽引だけによる保存療法の適応はないと言える．骨折部の変形や腫脹が著明な場合，また開放性骨折や多発外傷における合併損傷を有する場合などにおいて，ギプス固定や手術までの待機的治療の有用性が高く，牽引治療単独で骨癒合完成までの治療は長期臥床による合併症が必発であり，その適応は否定的である．

図 II-231　受傷後 7 週の X 線像（PTB ギプス施行中）

a．正面像　　b．側面像

> **落とし穴・注意すべき点** 牽引療法は安全な治療法と考えられがちであるが，呼吸・循環器系合併症の発生のみならず，昨今の深部静脈血栓症（DVT）の発生を危惧し，その予防対策が重要である．

（日下部虎夫）

文献

1) Schmidt AH, et al：Treatment of closed tibial fractures. AAOS Instr Course Lect. **52**：607-622, 2003.
2) 井上　博：下腿骨骨折．小児四肢骨折治療の実際 改訂第2版，井上　博編著，389-403，金原出版，2001.
3) Sarmiento A, et al：Functional Fracture Bracing. 265-265, Springer-Verlag, 1995.
4) Sarmiento A, et al：Factors influencing the outcome of closed tibial fractures treated with functional bracing. Clin Orthop. **315**：8-24, 1995.
5) Nicoll EA：Fractures of the tibial shaft：A survey of 705 cases. J Bone Joint Surg Br. **46**：373-387, 1964.
6) Hooper GJ, et al：Conservative management or closed nailing for tibial shaft fractures.：A randamised prospective trial. J Bone Joint Surg Br. **73**：83-85, 1991.
7) Bone LB, et al：Displaced isolated fractures of the tibial shaft treated with either a cast or intramedullary nailing：An outcome analysis of matched pairs of patients. J Bone Joint Surg Am. **79**：1336-1341, 1997.
8) Thomas A：Fractuers of the tibia and fibula. Rockwood and green's fractures in adults, fourth edition. edited by Rockwood CA, et al. Lippincott-Raven, Philadelphia, 2127-2199, 1996.
9) 林　泰夫：脛骨々幹部骨折の機能的装具療法．整・災外．**44**：575-580，2001.
10) 林　泰夫：脛骨々幹部骨折に対する機能的装具療法のコツ．MB Orthop. **19**(1)：73-82, 2006.
11) Oni OO, Stafford H, Greg, PJ：A study of diaphyseal fracture repair using tissue isolation techniques. Injury. **23**：467-470, 1992.

14. 脛骨骨幹部骨折
2）手術療法

Abstract

整復位が保持できる脛骨骨幹部骨折は functional brace にても治療が可能であるが，変形治癒の問題やコンプライアンスの問題より，大部分の脛骨骨幹部骨折に手術加療が必要となる．創外固定は全身・局所状態が不良な患者に用いられ，plate 固定は髄内釘非適応例や関節近傍の骨折に用いられる．最も標準的な手術加療法は髄内釘固定である．良い成績を獲得するためには関節近傍骨折，特に近位部骨折の整復位獲得が鍵である．経皮的クランプや bloking screw の使用，さらに unicortical plate の追加は有効な手段である．近年汎用されてきている上膝蓋骨アプローチは，アライメントを獲得しやすい軽度屈曲位で挿入することができ，関節近傍骨折への髄内釘固定が容易になった．

Key words

脛骨骨幹部骨折（tibial shaft fracture），髄内釘固定（intramedullary fixation），プレート固定（plate fixation），創外固定（external fixation）

はじめに考えること

脛骨骨幹部骨折は一般的に高エネルギー損傷の結果として生じるため，ATLS（Advanced Trauma Life Support）あるいは JATEC（Japan Advance Trauma Evaluation and Care）に準拠した全身検索から始める．その後，患肢の将来予後を大きく左右する神経血管損傷と軟部組織損傷の状態を評価する．またコンパートメント症候群発生の可能性は常に念頭に置かなければならない．骨折自体の評価は膝関節，足関節を含んだ X 線画像によってなされるが，AO 分類を行うことが同時に骨折固定法選択の指標となる．

骨折固定に際して最も厄介な合併症は軟部組織損傷である．軟部組織損傷状態の評価は開放性骨折のみならず閉鎖性骨折においても正しくなされなければならない．開放性の場合は Gustilo 分類であるが，閉鎖性の場合は Tscherne 分類である．

軟部組織損傷の治療と骨折固定は同時に考えなければならない．骨折固定法が発達し軟部組織への考え方が重要視されるようになったことで，治療成績は著しく進歩した．すなわち staged surgery の導入である．

本論文においては，高度な軟部組織損傷を合併した骨折の治療ではなく，軟部組織状態が比較的安定している（あるいは安定した）脛骨骨幹部骨折の手術療法について，そのコツとピットホールについて記述する．

> **落とし穴・注意すべき点** 軟部組織状態の評価と処置は，骨接合術の方法と結果に大きく影響を与える．
>
> **ワンポイントアドバイス** 骨折は軟部組織損傷の一部分である．全身状態を検索せよ，軟部組織の状態を評価せよ．

保存治療の立場は？

脛骨骨幹部骨折に対しての保存治療を如何に考えればよいのだろうか．従来より50％以上の骨片の接触があり，短縮や粉砕度が軽度の症例に対してはSarmientoらが提唱してきたfunctional brace法にて加療することも可能である．1〜2cm程度の短縮や5°程度の前額面での角状変形，10°程度の側面での角状変形，5°程度の回旋変形は許容範囲とされ，Sarmientoは，10mm程度の短縮に徒手整復できれば，90％の症例が保存療法で治療可能であると述べている．

しかし，castやbrace治療に耐えられない患者や腓骨骨折のない例，粉砕の程度が強い骨折形態（AO type C），コンパートメント症候群を併発した例，floating knee例，神経血管損傷合併例など，保存療法が困難な症例も多く存在する．また，軟部組織損傷が中等度以上になると固定期間が長くなって関節拘縮率が高くなるため，こういった症例は開放であれ閉鎖であれ保存的治療は望ましくない．

手術治療より保存治療が勝っていることは，感染率が低いこと，膝関節痛が少ないこと，骨内異物を除去する必要がないことである．そして手術治療が勝っていることは，アライメント保持が容易なこと，早期に関節可動域訓練が開始できること，高い活動性を維持できること，頻回の外来受診が必要ないこと，社会復帰が早いことである．

症例を選び適切な手技を尽くせば保存治療は十分に可能であるが，一般的には手術による内固定が標準的治療であるというのが現在の見解である．

> **落とし穴・注意すべき点** 保存治療の欠点は，変形治癒の可能性と日常生活上の制限期間が長いことである．
> **ワンポイントアドバイス** 脛骨骨幹部骨折の中でも粉砕度が軽度で整復位保持が可能であれば，保存治療が可能である．

髄内釘固定はgold standardである

手術加療を考える場合，最も懸念すべきことは起こりうる「合併症」である．最も厄介なものは感染あり，最悪の場合には骨髄炎から患肢切断に至る可能性がある．また，インプラント挿入特有の刺入部痛や皮下膨隆も厄介なものである．

これらを加味しても，様々な手術治療法の中で，最も多くの外傷整形外科医に好まれているのは髄内釘固定である．転位のある脛骨骨幹部骨折では髄内釘固定は保存治療と比較して明らかに成績が良い．

髄内釘の優れた適応は高エネルギー外傷で，①高度の軟部組織損傷を有している場合（Tscherne & Gotzenのtype 2，3），②転位の程度が大きい（coronalで5°以上，sagittalで10°以上，rotationが5°以上，短縮が1cm以上），③開放骨折である，④コンパートメント症候群を伴っている，⑤同側大腿骨骨折を伴っている，⑥整復位を保てない，⑦腓骨骨折がない，以上の場合である．

このような症例においては膝痛，足関節痛，四頭筋萎縮などが続発症として起こりうるとしても，髄内釘固定は治療のgold standardなのである．

> **落とし穴・注意すべき点** 手術治療には最も厄介な「感染症」なる合併症が起こりうる．
> **ワンポイントアドバイス** 転位のある脛骨骨幹部骨折では髄内釘固定は保存治療と比較して明らかに成績が良く，膝痛，足関節痛，四頭筋萎縮などが続発症として起こりうるとしても，髄内釘固定は治療のgold standardである．

プレート固定を用いるとき

脛骨骨幹部骨折に対しての手術治療は髄内釘固定が主流であり，プレート固定を選択することは限られた場合である．プレート固定は骨幹端部の骨折に適応となるが，脛骨は皮膚が薄いためトラブルが起きやすい．プレートを使用することで軟

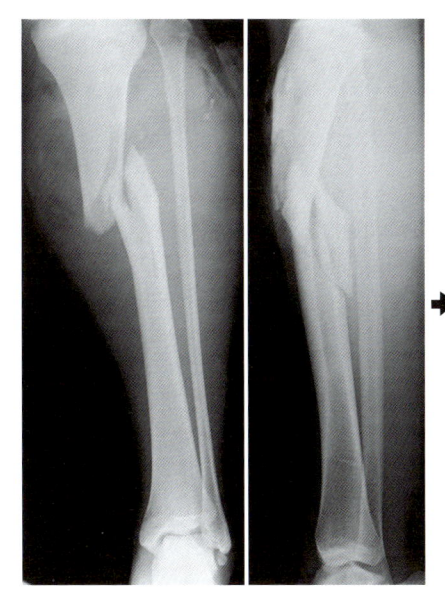

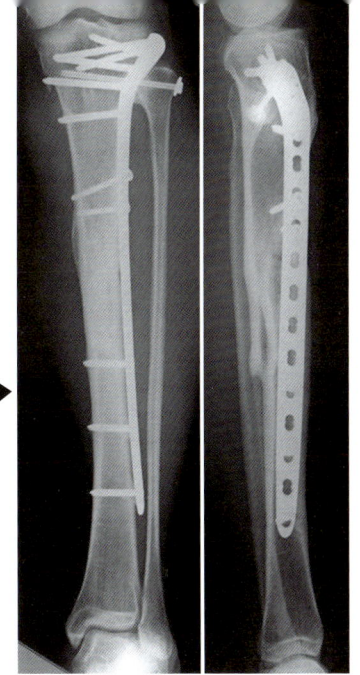

図 II-232
関節近傍骨折に対するプレート固定

部組織を剥離し，骨活性を低下させ，感染の危険性が高まる．過去，骨幹端部の粉砕型骨折にプレート固定を用いると多くの合併症が生じた．

しかし，近年の経皮的プレート固定の台頭は，長管骨骨折におけるプレート固定の位置付けを変えた．脛骨骨幹部のなかでも近位部や遠位部骨折などで，特に関節内骨折を合併した例などでは，髄内釘挿入によるトラブルもありプレート適応となる．

図 II-232 に関節近傍骨折に対するプレート固定の一例を提示する．

> **落とし穴・注意すべき点** 過去の侵襲的なプレート固定は，軟部組織を剥離し，骨活性を低下させ，感染の危険性が高まるなどのトラブルが起きる可能性が高い．
>
> **ワンポイントアドバイス** 関節近傍骨折においては最小侵襲手技で施行したプレート固定の価値が高い．

創外固定を用いるとき

創外固定器は一時的なものとして使用するか，確定的固定法として使用するかの2通りが存在する．一時的な使用の対象となるのは，多発外傷例や汚染の強い軟部組織損傷がある場合である．また，骨幹端部に近い骨折において，軟部組織状態が落ち着くまでにも用いられる．また確定的固定法として使用する場合は，髄腔が狭く髄内釘固定ができない場合や小児の場合である．

脛骨骨幹部骨折に対する創外固定器は，通常は前内側からピンを刺入する unilateral のものを選択する．ピン刺入は骨折部に近いほうが固定性は良いが，骨折血腫部位にかかると感染の危険性が増すのでこれは避ける．

創外固定器の最大の問題は，ピンの緩みと感染の問題である．創外固定の後に二次的に他の固定法（髄内釘あるいはプレート）に変更することがあるが，このときには感染の危険性が高いことは多くの研究者によって報告されている．特に3週間以上創外固定器を装着すると感染の危険率が高くなる．感染を予防するには3週間以内に入れ替えるか，あるいは創外固定を抜去し，創が治癒してから2次手術を施行するなどの対処法が必要である．

> **落とし穴・注意すべき点** 創外固定ピンは骨折血腫を避けて刺入する．創外固定から内固定への変更は感染症併発の危険性が高い．
>
> **ワンポイントアドバイス** 創外固定から内固定へ変更する場合，感染を予防するには3週間以

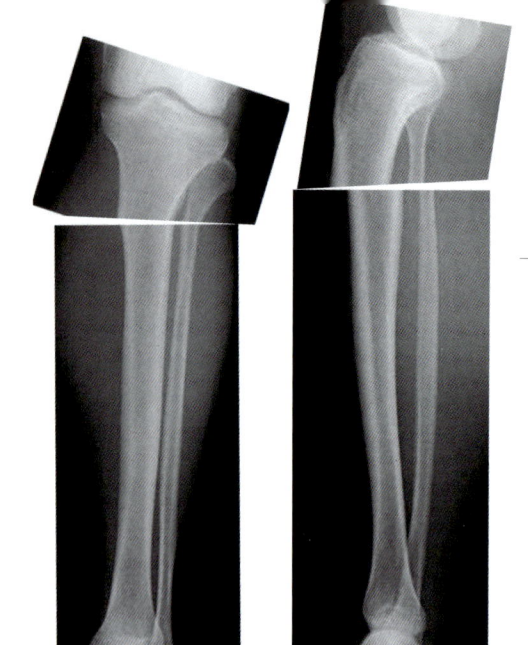

図 II-233
近位部骨折における典型的変形
　a：前後像での外反変位
　b：側面像での前方凸変形と後方変位

という事実である．しかし低下した血行は3週間も経過すれば回復し，さらに仮骨や新生骨には全く影響を与えていなかった．臨床的にはreaming髄内釘はnon-reaming髄内釘に比較して，骨癒合率の高さと折損率の低さなどの点で有利であると結論づけられている．しかし，開放性脛骨骨折に対するreamingの是非については議論が続いている．Reamingが髄内血行を低下させ，そのために感染が助長されるのだとする実験結果がnon-reaming髄内釘を支持させた．しかし，最近の研究によれば，non-reamingは確かにreamingより感染率は低かったかもしれないが，骨癒合遅延のために多くの二次手術が行われていた．さらに横止めscrewの破損も大きな問題となっている．

内に変更するか，あるいは創外固定を抜去し創が治癒してから2次手術を施行する．

髄内釘固定の様々な問題事項

1．Reamingについて

髄内釘をreaming法で挿入するか，non-reaming法で挿入するかについては過去様々な議論が存在した．Non-reaming推奨者の根拠は，動物実験においてreamingは髄腔内血行を低下させた

落とし穴・注意すべき点　開放性骨折においてnon-reamingはreamingより感染率は低い可能性があるが，骨癒合遅延のために多くの二次手術が行われている．

ワンポイントアドバイス　閉鎖性骨折においては，reaming髄内釘はnon-reaming髄内釘に比較して，骨癒合率の高さと折損率の低さなどの点

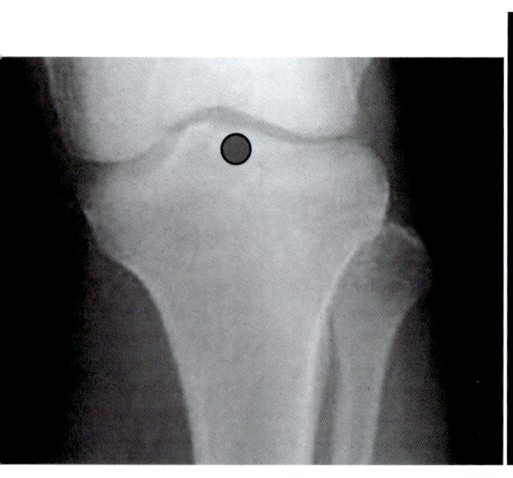

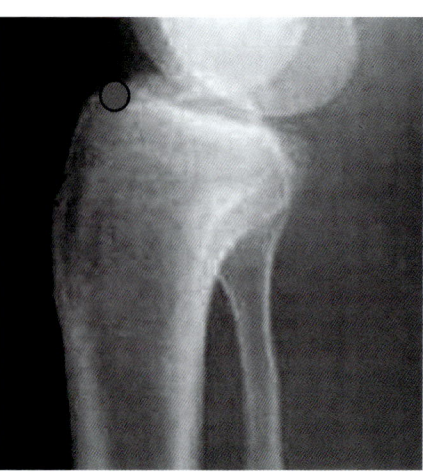

図 II-234
正確な刺入ポイント
　a：正面像．外側顆間隆起の内側
　b：側面像．脛骨骨髄軸の延長線上

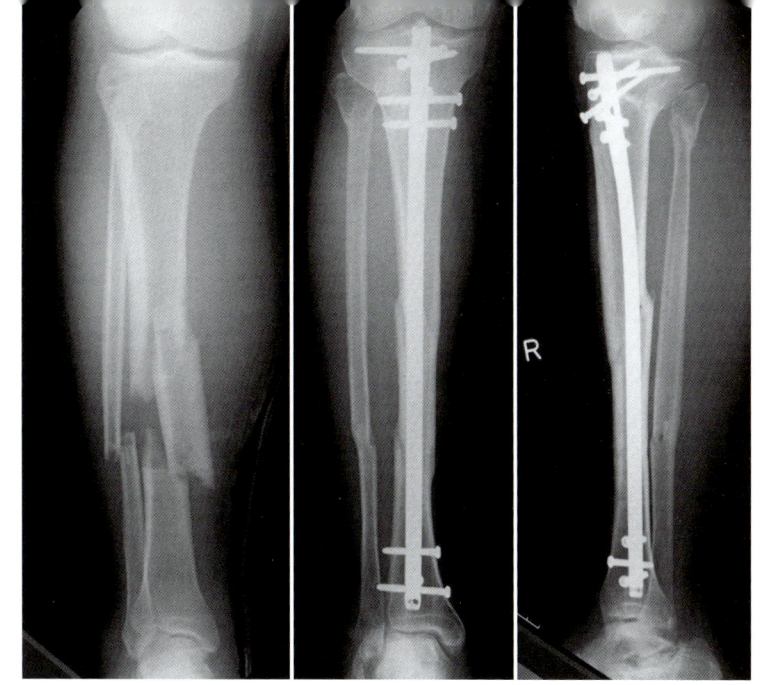

図 II-235
Tornetta の膝蓋骨内側アプローチによる刺入

で有利であると結論づけられている

髄内釘をうまくやるコツ

1. 拡大されてきた適応：骨幹部中央から骨幹端部近傍骨折へ，その問題点

横止め法の開発により髄内釘の適応は骨幹部中央から，より近位部あるいは遠位部へと拡大していった．しかしこの適応の拡大は一方では変形治癒の発生を生み，機能障害をもたらしていた．この変形治癒の傾向は近位部骨折で強く，その原因は，手術時の整復不良にある．典型的な変形発生は前後像での外反，側面像での前方凸変形と後方変位である（図 II-233）．

この変形の理由はわかっており対処が可能である．外反変形は近位骨片内の髄内釘軸が解剖学的軸からずれていることに理由がある．これは刺入点がやや内側に寄っていることが原因であるが，脛骨近位骨片の解剖学的形状にもその一因がある．髄内釘を挿入する際に，通常は内側傍膝蓋切開で展開し膝蓋靱帯を外側によけて骨孔を開けるわけであるが，この軸は解剖学的軸のやや内側に位置する．さらに脛骨近位においては脛骨髄腔の前後径が外側より内側が狭いために，髄内釘は自然と外側に寄っていく傾向にある．また骨折線は多

くの場合近位外側から遠位内側に走るため，外側のサポートが乏しいことも要因となり，さらに前方コンパートメントの筋肉収縮が外反を増強する．

前方凸変形には3つの理由がある．第1の理由は髄内釘の後方凸形状にある．もし骨折部が髄内釘の弯曲部より近位にあると，近位骨片は前方へ，そして遠位骨片は後方へシフトすることとなる．第2の理由は側面像における刺入点の位置である．刺入点が骨軸より前方に偏位しているため髄内釘は前方から後方へと刺入されていく．第3の理由は膝屈曲位での刺入操作にある．膝屈曲により近位骨片は膝蓋靱帯に引っ張られ前方へ変位する．

整復不良を改善させるには幾つかの解決策があり，その解決策を示すことが本論文の大きな目的の一つである．

> **コツ** 脛骨近位部骨折は整復不良となりやすいが，その原因を知ることが大切である．
>
> **落とし穴・注意すべき点** 整復不良の原因を意図的に取り除かない限り，典型的な整復不良肢位である「前後像での外反，側面像での前方凸変形と後方変位」に陥る．
>
> **ワンポイントアドバイス** 整復不良の原因を理解し，対策を講じる．

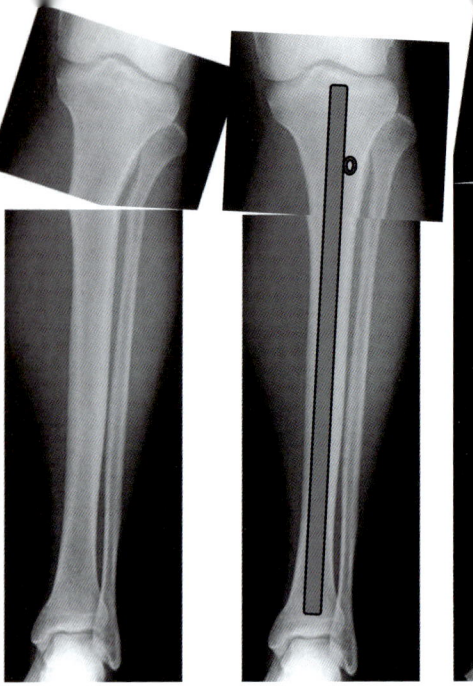

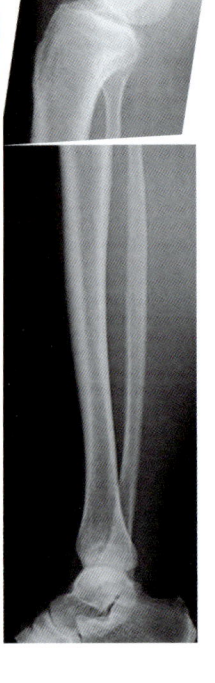

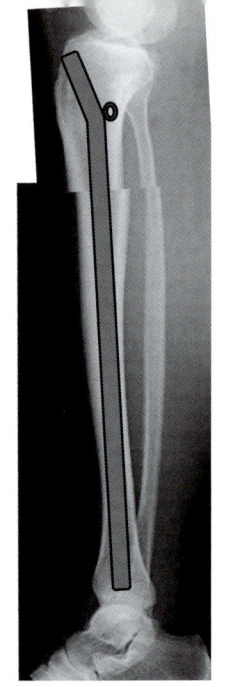

図 II-236
Blocking screw の使用によりアライメントが矯正される.
a：前後像
b：側面像

2．正確な刺入ポイント

　適切な刺入点は決まっており，それは正面像で外側顆間隆起の内側，側面像で脛骨骨髄軸の延長線上である（図 II-234）．

　まずは，適切な刺入点による髄内釘の挿入が，脛骨近位部骨折のアライメント不良を最小にする方法である．外側顆間隆起よりに刺入することにより外反変形を避けることができる．

　屈曲変形は近位部骨折の大きな問題であり伸展位での刺入がこの問題を解決する．

> **コツ** 正確な刺入ポイントは正面像で外側顆間隆起の内側，側面像で脛骨骨髄軸の延長線上である．
> **落とし穴・注意すべき点** 刺入ポイントが不良であれば，以後のアライメント保持は困難となる．
> **ワンポイントアドバイス** 時間をかけて，慎重に刺入ポイントを決定する．

3．アプローチ

　髄内釘の刺入アプローチには内側傍膝蓋アプローチ，膝蓋腱縦切アプローチ，そして上膝蓋骨アプローチがある．過去内側傍膝蓋アプローチが標準的であったが，正確な刺ポイントである外側顆間隆起の内側へのアプローチにやや難がある．

　Tornetta らは軽度膝屈曲位の膝蓋骨からの刺入を提唱している．これは軽度屈曲位で膝蓋骨を外方に亜脱臼させ，大腿骨顆部の滑車面を利用して滑らせるのである．骨折部のアライメントも取りやすいため有効な方法であるが，やや大きな皮切がその汎用を妨げていた．

　近年の上膝蓋アプローチは，Tornetta らの刺入経路を小切開で行うものであり，汎用されつつある．上膝蓋進入を施行する際，関節内を経由することで軟骨損傷が危惧されるが，その長期影響については結論は出ていない．このアプローチにより前膝部痛の軽減が予想されるが，これは利点である．

　図 II-235 は脛骨近位部と骨幹部二重骨折に対して，膝蓋骨内側アプローチを用いて髄内釘を刺入した症例である．軽度膝屈曲位のため骨折部のアライメントが取りやすい（図 II-235）．

> **コツ** それぞれのアプローチの特徴を知る.
> **落とし穴・注意すべき点** 膝関節屈曲位で刺入する内側傍膝蓋アプローチと膝蓋腱縦切アプローチはアライメントが取りづらい．
> **ワンポイントアドバイス** 膝関節伸展位で刺

図 II-237
不適切な位置への blocking screw は役に立たない.
　a：外側過ぎる
　b：後方過ぎる
　c：前方過ぎる

入する Tornetta の膝蓋骨内側アプローチや近年の上膝蓋アプローチはアライメントが取りやすい．しかし関節内を経由することで軟骨損傷が危惧される．

4．Blocking screw あるいは wire

骨折部の整復位不良を改善するためのもう一つ有力な方法は，blocking screw（あるいは wire）の併用法である．この方法は特に近位部骨折において有効である．近位骨片の側面像において後方に screw を刺入し，前後像においては外側に screw を刺入しておく．これにより髄内釘が外反位に挿入されるのが防がれ，前方凸になるのが防がれる．髄内釘挿入後も screw を留置しておくことで，髄内固定の安定性は増大する．図 II-236 に blocking screw 刺入のシェーマを示しておく．

この blocking screw は有効であるが，剛性が高いため髄内釘の挿入経路にかかると挿入の邪魔になり，経路から外れると blocking 効果が減じる（図 II-237）．その点，弾性に富む K-wire は，髄内釘挿入に従ってよけてくれるので邪魔にならない．ただし，髄内釘挿入後に抜去する必要があり，固定性には寄与しない．

コツ　Blocking screw あるいは wire を適切な位置に留置することが鍵である．
落とし穴・注意すべき点　Blocking screw は有効であるが，剛性が高いため髄内釘の挿入経路にかかると挿入の邪魔になり，経路から外れると blocking 効果が減じる．
ワンポイントアドバイス　術前の作図で screw あるいは wire の適切な位置を確認しておく．

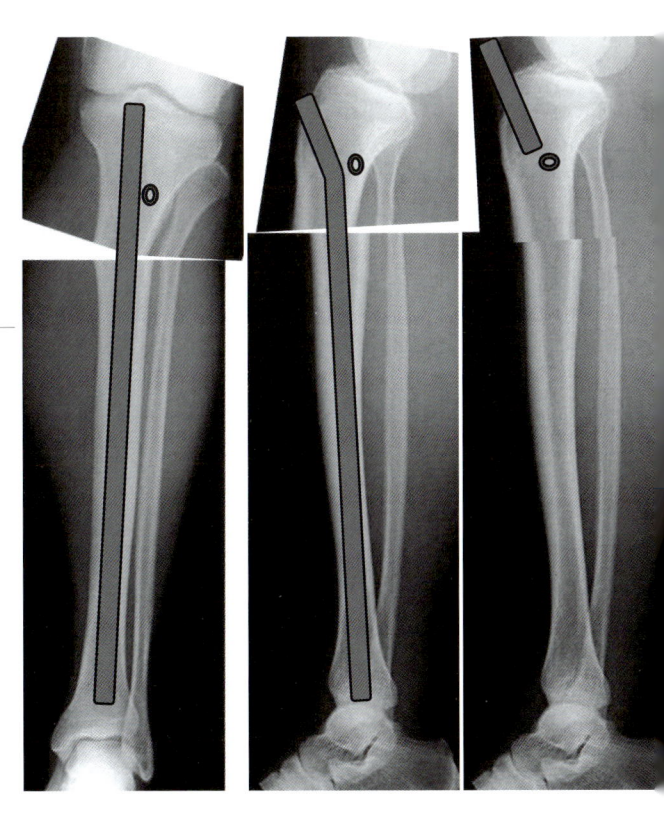

5．Unicortical plate，経皮的クランプによる変形予防手技

髄内釘挿入の前に小皮切で設置する unicortical plate も有用である．髄内釘挿入後にプレートを残すか，除去するかは骨折形態による．

経皮的クランプによる骨折部の整復保持は基本である．横骨折より斜骨折の方がクランプの効果が期待できる．

6．遠位部骨折についての配慮

脛骨遠位部骨折の整復は近位部骨折に比較して易しい．脛骨遠位部骨折においても遠位骨片が小さい場合には整復不良が生ずるが，その発生は近位部骨折と比較して少ない．ガイドワイヤーを脛骨軸に沿って挿入することがポイントだが，それほど難しいものではない．しかしながら，近位部骨折と同様に経皮的クランプや blocking screw，unicortical plate の使用は有効である．

遠位部骨折においては腓骨の固定が重要である．遠位部骨折の治療方針は腓骨を plate で固定し，その後に横止め髄内釘を施行する．この腓骨接合の先行施行がアライメント獲得に果たす役

割は大きい．また腓骨固定群は非固定群に比較して，有意に脛骨の可動は制限される．

　骨折においては腓骨固定はアライメントと固定性より推奨されるが，骨癒合率には差はないとされている．遠位部骨折は骨癒合遅延となりやすく二次手術が必要となることが多いが，より太い髄内釘の挿入と遠位数 cm のところに 3 本の横止め screw を挿入することが解決策の一つである．

> **ワンポイントアドバイス**　遠位部骨折においては腓骨の固定が重要である．また，より太い髄内釘の挿入と遠位数 cm のところに 3 本の横止め screw を挿入することが重要である．

（土田　芳彦）

文　献

1) Lang GJ：Fractures of tibial diaphysis. Kellam JF, ed. Orthopedic knowledge update trauma 2. American Academy of Orthopedic Surgeons. 177-190, 2000.
2) Schmidt AH, Finkemeier CG, Tornetta P：Treatment of closed tibial fractures. Instr Course Lect. **52**：607-622, 2003.
3) Ricci WM, O'Boyle M, Borrelli J, Bellabarba C, Sanders R.：Fractures of the Proximal Third of the Tibial Shaft Treated With Intramedullary Nails and Blocking Screws. J Orthop Trauma. **15**：264-270, 2001.
4) Krettek C, Stephan C, Schandelmaier P, Richter M, Pape HC, Miclau T：The use of Poller screws as blocking screws in stabilising tibial fractures treated with small diameter intramedullary nails. J Bone Joint Surg[Br]. **81-B**：963-968, 1999.
5) Sarmiento A, Sharpe FE, Ebramzadeh E, Normand P, Shankwiler J：Factors influencing the outcome of closed tibial fractures treated with functional bracing. Clin Orthop. **315**：8-24, 1995.

II. 部位別治療の実際

15. 足関節部骨折（果部骨折，脛骨天蓋骨折）

Abstract

　足関節果部骨折はその診断，および治療に際して Lauge-Hansen 分類が便利である．整復法は後果骨折，外果骨折，内果骨折の順に整復し，回内-外旋骨折，回内-外転骨折は脛腓間をスクリュー固定する．また，脛骨天蓋骨折は Rüedi & Allogöwer の分類が重症度を判定するのに便利である．その II 型以上は手術治療が選択される．整復法は足関節最大尖足位にて牽引を加えて後果骨片，中央骨片，内果骨片，前外方骨片の順に距骨関節面に合わせて整復し，欠損部に骨移植を施す．変形治癒例については関節可動域が温存された症例については足関節再建術も適応となる．

Key words

　骨折（fracture），足関節（ankle），脛骨天蓋（tibia plafond），変形治癒（malunion），治療（treatment）

　足関節部に生じる骨折は受傷時加わった外力の大きさ，方向および足関節の肢位により種々な形態をとりうる．また，骨折の形態やその治療法により，後にその遺残変形のために疼痛や機能障害を生じることも稀ではない．ここでは足関節に生じる主な骨折の治療法について述べる．

足関節果部骨折

1．足関節果部骨折の分類

　回内あるいは回外位にある足部に内反，外反，または外旋外力が足関節に加わることにより生じる骨折であり，Lauge-Hansen 分類[1]が最も一般的で理解しやすい．彼らは骨折型を4つのタイプに分類し，さらに重症度によりその各々を2～4つのステージに分けた（図 II-238）．

　落とし穴・注意すべき点　回外-外旋骨折の stage IV で内果骨折を生じず，三角靱帯損傷を生じた場合 stage II と見誤りやすい．回内-外旋骨折で腓骨骨折が近位にある場合（Maisonnieve タイプ），X線写真の撮影視野に入らない場合がある[2]．

2．治療法

　この各々の骨折型について治療法を述べる．

1）回外-外旋骨折（supination-external rotation fracture；SE）

　最も頻度の多い骨折であり，後足部が回外位の状態で外旋外力が加わることにより生じる．このタイプは stage II まではギプス療法が推奨される．具体的な手術療法については，最初に後果骨折が脛骨に存在し，天蓋の前後径に対して1/4以上を占める場合はこれを整復し，固定する必要がある．そのためには腓骨遠位骨片を翻転させ，直視下に後果骨片を整復し，脛骨前下端よりスクリュー固定する．次に腓骨骨片を整復する．内固定材料はスクリューやステープルなどが使用される．このタイプは腓骨を反転する以外は前脛腓靱帯のみの損傷なので，通常脛腓間をスクリューな

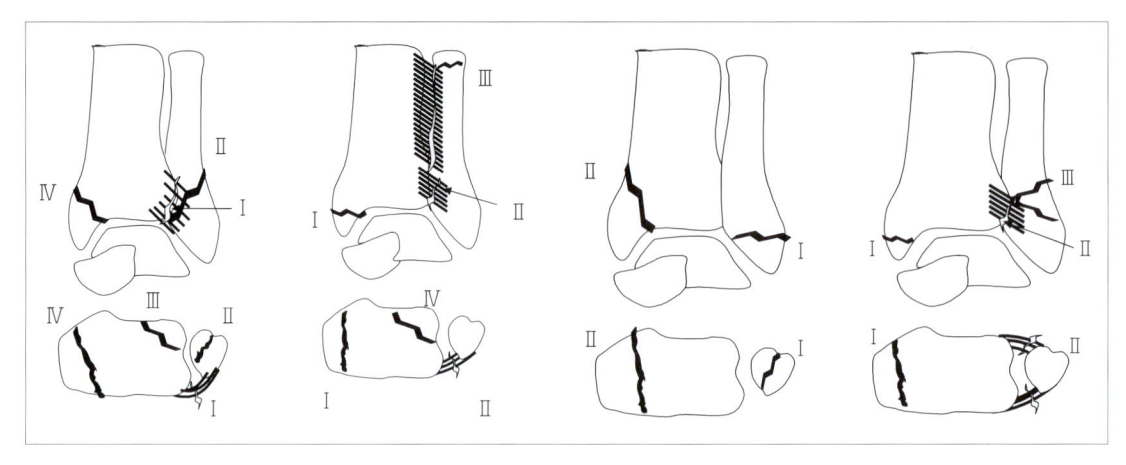

図 II-238 Lauge-Hansen 分類[1]　　　　　　　　　　　　　　　a｜b｜c｜d
a：回外-外旋骨折（supination-external rotation fracture）
b：回内-外旋骨折（pronation-external rotation fracture）
c：回外-内転骨折（supination-adduction fracture）
d：回内-外転骨折（pronation-abduction fracture）
図の中の数字は stage を表す.

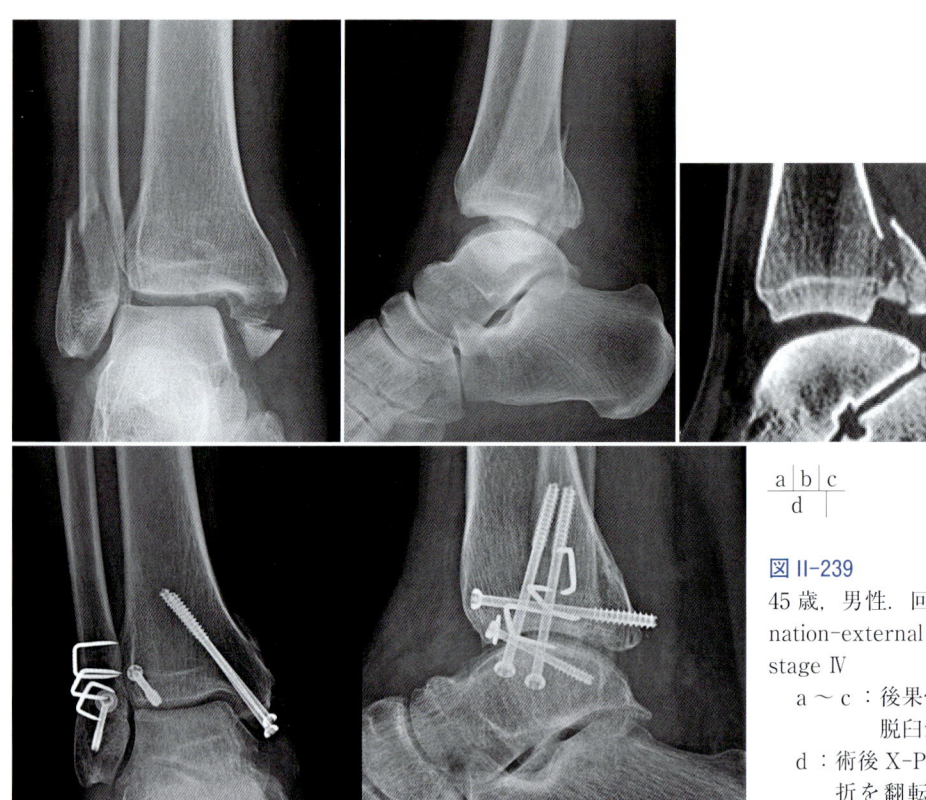

a｜b｜c
d｜

図 II-239
45歳，男性．回外-外旋骨折（supination-external rotation fracture），stage Ⅳ
a～c：後果骨折と足関節後方亜脱臼が認められる．
d：術後 X-P．後果骨折は腓骨骨折を翻転して直視下に整復し，スクリュー固定

どで固定する必要はない．最後に内果骨片 1～2 本のスクリューにて固定する．三角靱帯損傷が認められる場合は必ずしも縫合する必要はない[3]（図 II-239）．

2）回内-外旋骨折（pronation-external rotation fracture；PE）

次に頻度の多い骨折であり，後足部が回内位の状態に外旋外力が加わった場合に生じる．前述の

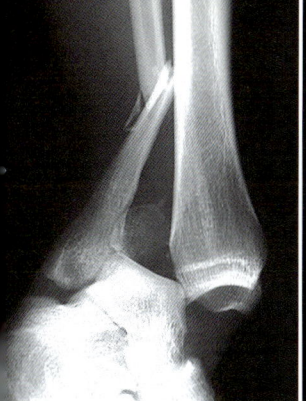

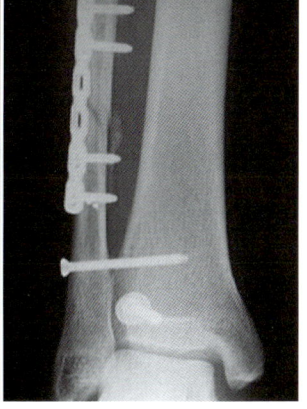

a．術前　　　　　　b．観血的整復後

図 II-240　29歳，男性．回内-外旋骨折（pronation-external rotation fracture），stage IV

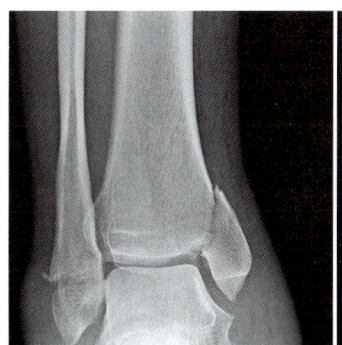

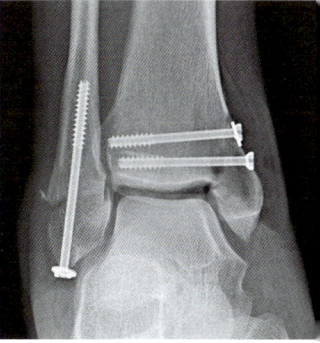

a．術前　　　　　　b．観血的整復後

図 II-241　59歳，男性．回外-内転骨折（supination-adduction fracture），stage II

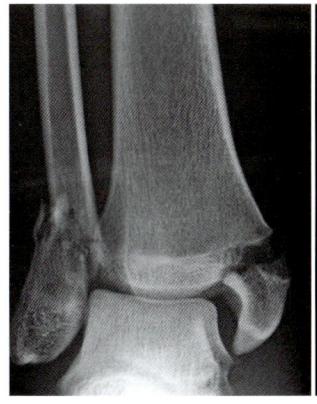

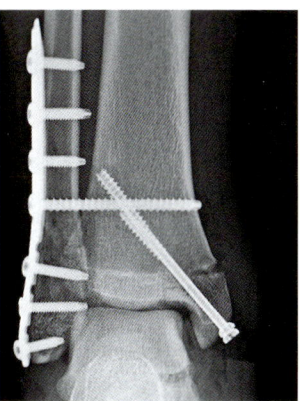

a．術前　　　　　　b．観血的整復後

図 II-242　16歳，男性．回内-外転骨折（pronation-abduction fracture），stage III

ような条件を満たす後果骨片は同様に腓骨遠位骨片を翻転して固定する．次に腓骨骨折をプレートなどで外旋および短縮変形を正確に矯正し，固定することが重要である．脛腓間については前脛腓靱帯および骨折部まで上行して骨間靱帯の断裂があるので，足関節を中間位に保ちスクリューにて固定する．最後に内果骨片をスクリューで固定する．亜型として腓骨骨折が近位にある場合（Maisonnieve タイプ）の治療については，腓骨骨折の部分はスクリューなどで整復固定するが，転位や短縮が少ない場合は必ずしも行う必要はない．次に前述のごとく脛腓間を1～2本のスクリューにて固定し，さらに内果をスクリュー固定する（図 II-240）．

3）回外-内転骨折（supination-adduction fracture；SA）

後足部が回外の位置にてさらに内転外力が加わった場合に生じる．内果および外果骨片はスクリューまたはプレートにて固定されるが，stage I の外果骨折のみの場合はギプス療法も選択される（図 II-241）．

4）回内-外転骨折（pronation-abduction fracture；PA）

最も頻度の少ない骨折型である．後足部が回内の位置にてさらに外転外力が加わって生じる．外果骨折はプレートにて，内果骨折はスクリューなどで固定する．さらに stage II では前および後脛腓靱帯が断裂し，脛腓間は離開するので，スクリューなどで脛腓間を固定し安定させることが必要となる（図 II-242）．

> **コツ**　後果骨折を整復する必要がある場合，内外果を整復後にこれを行うことは難しいので，最初に整復する．その場合，腓骨骨折の遠位に付着する前および後脛腓靱帯を切離し，骨片を翻転させ，直視下に天蓋関節外側面を合わせて，脛骨前面よりスクリューを刺入し，固定する．さらに遠位の腓骨骨折を安定させるため脛腓間にスクリュー固定を行う．
>
> **ワンポイントアドバイス**　距骨の変位は腓骨骨折の転位に連動するので，腓骨骨折は可及的に解剖学的整復する必要がある[4]．

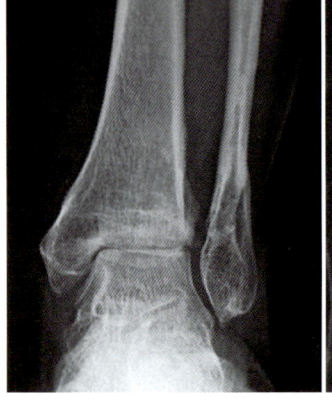

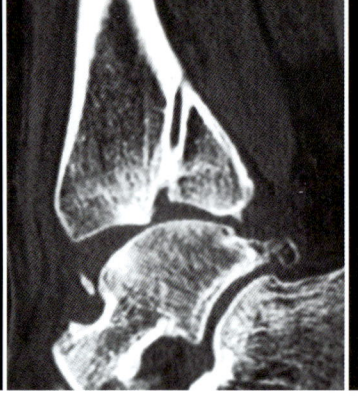

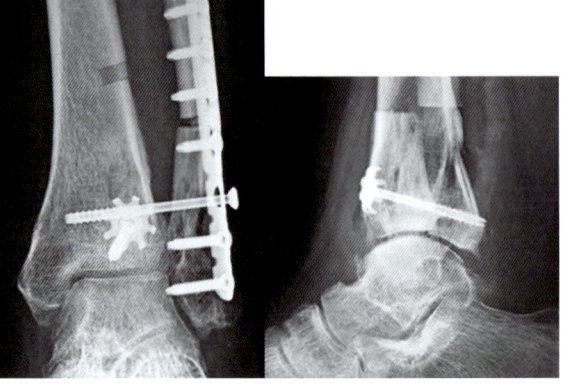

a．X線像　　　　　　　　b．CT像　　　　　　　　c．足関節再建術後

図 II-243　55歳，女性．足関節果部骨折変形治癒
a，b：後果骨片の中枢転位と足関節後方亜脱臼が遺残している．
c：腓骨骨切りして末梢部を翻転し，脱臼および後果骨折を整復後，腓骨を延長して短縮を矯正し，間隙に脛骨より骨移植を行い，プレート固定する．

3．後療法

後療法については4週前後のギプス固定免荷歩行後，さらに同様の期間ギプス固定，またはPTB式短下肢装具にて歩行させる．内固定は6～12か月にて本人の希望により抜去する．なお，脛腓間のスクリューに対して，最近の中空性のチタン製のものは柔軟性があり，疲労折損することが少ないので必ずしも早期に抜去する必要はない．

4．合併症および後遺障害

不適切な治療法および手術手技上の問題により種々な変形および機能障害が生じる．最も多いものは距骨体部の外旋外方偏位が遺残する．またその際，後果骨片が大きい場合には後外上方に亜脱臼が残存しやすい．その原因は腓骨骨折の存在下での三角靱帯損傷の存在の見逃し，または不安定な骨折型のギプス固定，または手術における腓骨骨折の整復不良などである．術後数年以内[5]で可動域が保たれ，骨欠損[6]や関節軟骨損傷が少なく，関節症[5,6]をきたしていない若年者では再建術[7]もときとして可能である（図II-243）．しかし，上記の条件を満たさないものは足関節固定術などが適応となる．また，前述のごとく老齢者では骨萎縮による腫脹および疼痛の遷延化することが多い．

> **コツ**　変形治癒した骨折を治療するポイントは腓骨の外旋および短縮偏位を矯正することであ

る．その際，変形治癒した骨折部を必ずしも分離し新鮮化する必要はない．プレート固定に便利なように先端より5～7cm近位にて骨切りを行う[4]．整復操作する場合は創外固定器などの牽引装置が必要である．生じた骨切り部の間隙に近傍の脛骨より採取した骨を充填する．

> **ワンポイントアドバイス**　腓骨の短縮度の計測は健側のX-pと比較する．回旋偏位の計測は健側を合わせてCT撮影を行い，骨折より近位部と距骨体部に罫線を引き，その差で変位度を測定する．小生の症例では7～15°前後の外旋偏位であった．

脛骨天蓋骨折

脛骨天蓋骨折は足底より距骨を経て強大な軸圧外力が脛骨天蓋部に作用して生じる骨折で，関節軟骨損傷，海綿骨の欠損および骨皮質の破壊を伴う治療に難渋する骨折である．

1．脛骨天蓋骨折の分類

この骨折に対しては，骨片の転位の度合によるRüedi & Allogöwerの分類[8]が治療や予後を判定するのに便利であるため一般的に用いられている（図II-244）．①type I：関節面に大きな転位のない脛骨下端の亀裂骨折，②type II：粉砕はないが関節面に明らかな転位を有する骨折，③type III：

脛骨下端の圧迫および粉砕骨折の 3 型に分類されている．

2．治療法

この骨折は高エネルギー損傷であり，足関節周辺に著明な腫脹，変形，皮下組織の損傷，または循環障害による水疱形成，ときに動脈損傷や開放創を伴うことも多いため，一般的な外傷の初期治療が骨折の整復に先行することも多い．前述のtype Ⅰ で画像診断上変形や骨折間の転位が少ない場合は保存治療が行われるが，この骨折は不安定であり，腫脹の消退とともに骨折部の転位が生じやすいので，細心の注意を図ることが重要である．Type Ⅱ 以上，すなわち関節面の転位が 2 mm以上あり，または果上の骨折部が不安定と思われる以下の手術適応となる．治療法は腓骨骨折が認められる場合，この骨折を最初に整復することが，後に行う脛骨骨折を整復する際の基準となるので，同骨折を可及的解剖学的整復を行い，プレートやスクリューなどで内固定する[9]．次に脛骨骨折を整復する．足関節に及ぶ骨片の多くは後果骨片，内果骨片，前外方骨片（脛腓骨片），および中央骨片の 4 骨片に分離し，さらに中央骨片は嵌合

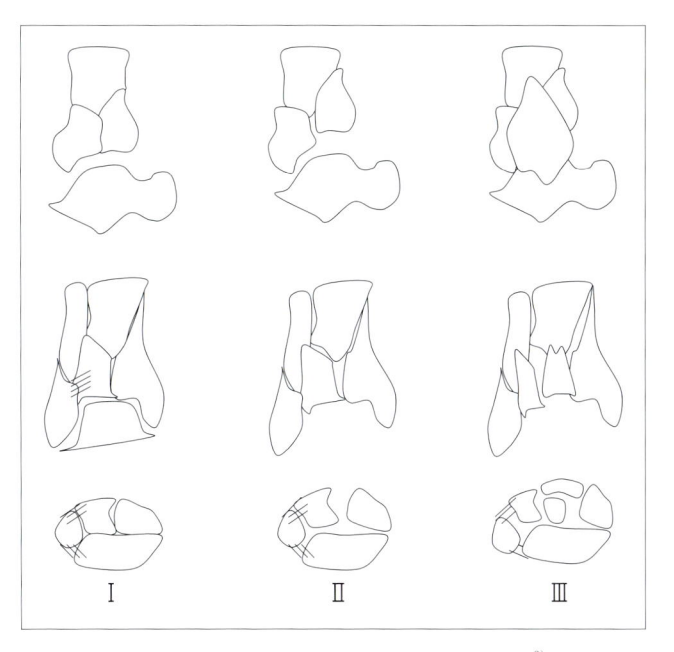

図 Ⅱ-244　Rüediによる脛骨天蓋骨折分類[8]

したまま 1～2 cm 中枢方向に転位していることが多い．足関節内に進入したら，前外方骨片および内果骨片を反転して関節内を展開する．この嵌合した中央骨片を分離し，一時的に取り出す．関節内の後方に位置する後果骨片の関節面が観察できる．同骨片は上方変位しているため，この骨片を遠位方向に牽引して脛骨後縁を整復し，一時的にキルシュナー鋼線にて固定する．次に助手に足関節を最大尖足位に保たせたまま牽引を加えさ

図 Ⅱ-245
天蓋骨折の整復法
　A：整復前
　　a：内果骨片，b：後果骨片，c：中央骨片，d：前外方骨片
　B：中央骨片を一時的に摘出後，足関節最大尖足位にて牽引し，後果骨片（b）を距骨関節面に合わせて整復
　C：中央骨片（c）を関節内に還納し，足関節尖足位を保ったまま後果骨片に連続して同骨片を整復して骨欠損部に骨移植を施す．
　D：引き続き内果骨片（a），最後に前外方骨片（d）を整復する．

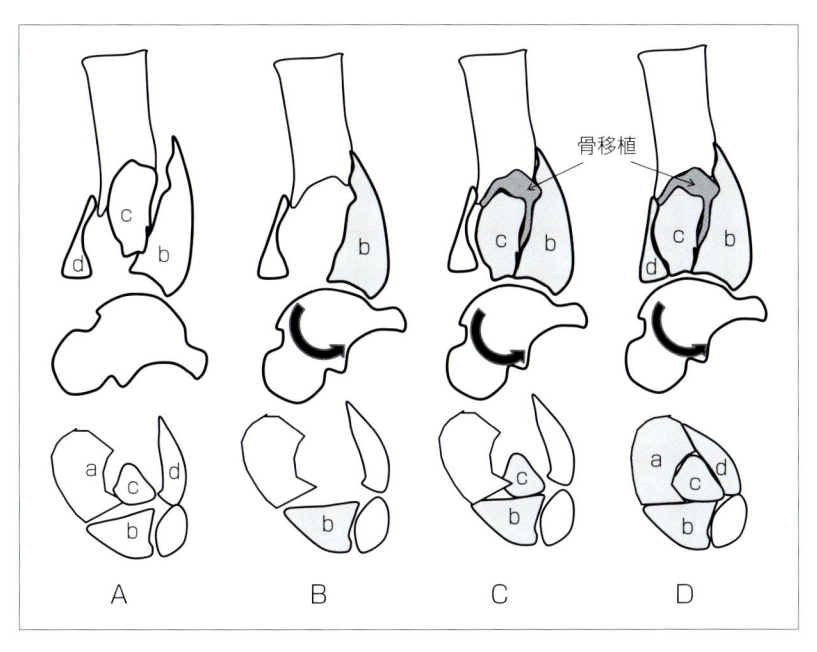

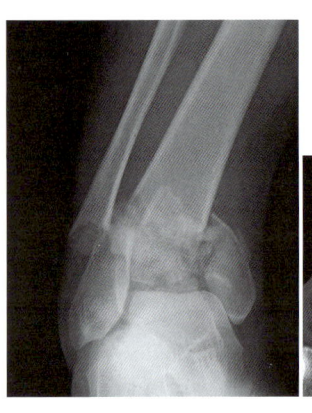

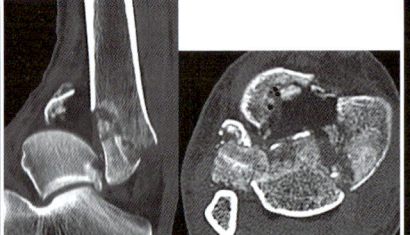

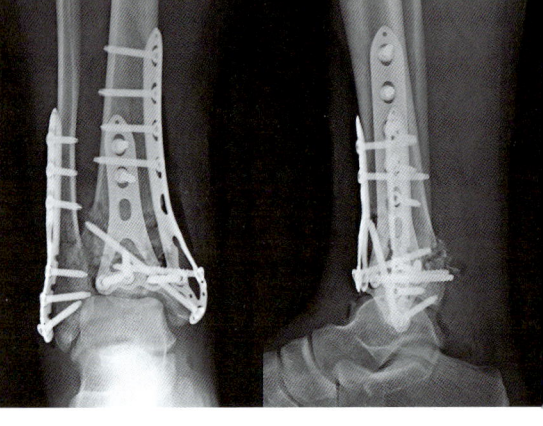

a．術前 X 線像　　　　b．同 CT 像　　　　c．観血的整復術後

図 II-246　46 歳，女性．脛骨天蓋骨折，Rüedi III 型

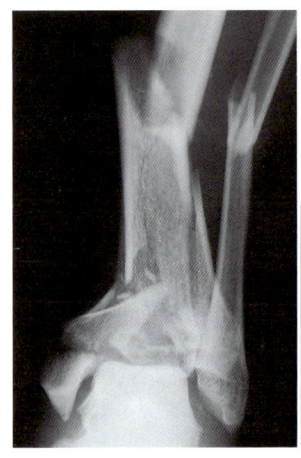

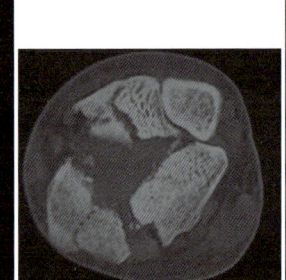

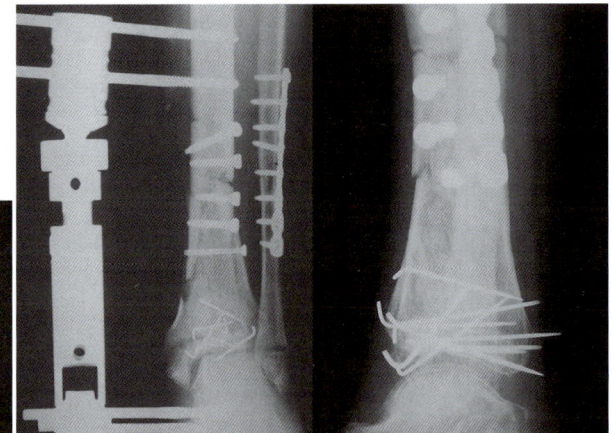

a．術前 X 線像　　　　b．同 CT 像　　　　c．創外固定器を利用して整復

図 II-247　46 歳，男性．脛骨天蓋骨折，Rüedi III 型

せ，距骨後方関節面に後果関節面を合わせて整復する．その後，尖足位を維持しつつ，取り出した中央骨片を関節内に還納し，後果骨片に連続させて中央骨片の関節面を距骨関節面に適合させ，生じた骨欠損部に海綿骨を充填して同骨片を安定化させる．最後にこの中央骨片に合わせて内果骨片および前外方骨片を整復し，同様に骨欠損部に海綿骨を充填させ，キルシュナー鋼線にて一時固定する．この過程で骨折の短縮，および内外反変形は整復される[10]（図 II-245）．その後脛骨前壁にて可塑性のプレート，または 2〜3 本のスクリューにてこれらの骨片を固定する．さらに可塑性のプレートを脛骨内側壁の皮質骨の形状に成形して内側にあて，これをスクリューにて固定し，一時固定したキルシュナー鋼線を抜去する（図 II-246）．

後果骨片が粉砕されて整復不能の場合は創外固定器[11]〜[13]を利用する．創外固定器は足関節に一致した関節付きのものが良い．最初に腓骨骨折を整復固定した後，創外固定器を装着し，足関節最大尖足位にしてロックして装置を牽引し，後果骨片を整復する．その後は前述の順序で天蓋骨片を整復[2),3)]する．骨折部が安定していれば創外固定器は除去し，後述の後療法を行う．しかし，骨折部が不安定な場合は通常は 5〜6 週前後装着する（図 II-247）．

> **ワンポイントアドバイス**　骨折の整復の順序が大切である．最初に腓骨骨折を整復固定する．次に脛骨骨幹部に骨折が存在する場合，近位より順に整復し，最後に脛骨天蓋骨折を整復すること

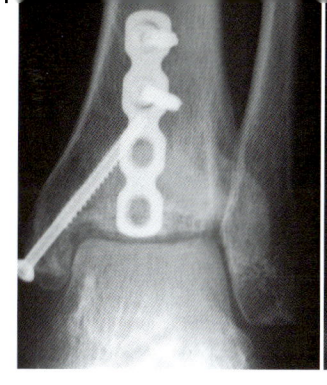

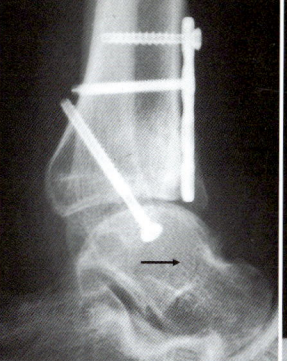

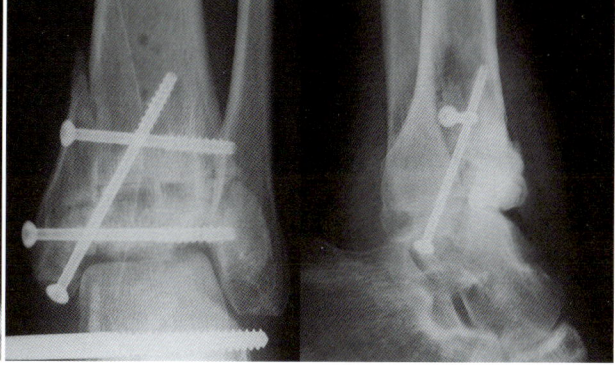

| a | b | c |

図Ⅱ-248 27歳，男性．脛骨天蓋骨折変形治癒
　a：某医にて観血的整復5か月後初診
　b：足関節前方亜脱臼が遺残している．
　c：足関節再建術後．内果を矢状方向，果上部を冠状方向に骨切りし，創外固定器を使用して足関節を尖足位にて牽引後，生じた果上部骨切り間隙に骨移植を施し，スクリューにて固定する．

により，短縮および変形の遺残を防止しうる．

コツ　後果関節面と距骨体部関節面の整復が最も重要である．距骨体部は前方亜脱臼していることが多い．足関節中間位で牽引を加えても下腿三頭筋の緊張のため前方亜脱臼は解消されない．これを解決するためには足関節を最大尖足位に保ち，アキレス腱を緩めた後に牽引を加えた状態で距骨関節面に後果骨片を合わせると良い．その後その肢位を維持して中央骨片，内果骨片，最後に前外側骨片の順に合わせる．

ワンポイントアドバイス　この骨折は不安定であり，術後変形（特に内反変形）が生じることがあるので，骨片を整復した際に生じた骨欠損部に移植骨を十分に充填すること，および可塑性のプレートで脛骨前面および内面にあててしっかり固定することが必要である．

3．後療法

下腿以下のギプス固定を施す．下腿以下の免荷ギプス固定を4〜6週行う．さらに6週前後PTB式短下肢装具を装着し，積極的理学療法を行い，3か月前後にて全荷重させる．創外固定器を使用した場合は骨折部が安定していれば，これを術後除去し上記のギプス固定を行うが，内固定が不安定な場合は5〜6週装着し，さらに6週前後PTB式短下肢装具を装着させる．

4．合併症および後遺障害

早期に生じるものとして，皮膚壊死と感染が挙げられる．また，重症例の場合は下腿のコンパートメント症候群も生じうる．後期のものとしては偽関節，亜脱臼の遺残（特に前方亜脱臼），足関節の変形の遺残などが挙げられるが，これらは手術手技を確実に行うことにより防ぎうる．遺残変形は早期で関節軟骨の破壊や変性が少ない症例においては再建術を行うことにより疼痛の改善，足関節機能改善，および二次性足関節症への阻止ないし遅延を図るために有効である[7]（図Ⅱ-248）．この骨折は程度の差はあるが，何らかの足関節の機能障害（特に可動域制限）や疼痛の遺残を残すことが多い．特に重症例（Rüedi[8]のtype Ⅲ）における解剖学的整復困難，骨および関節軟骨の損傷度，および性，年齢からくる骨の脆弱性の原因により中長期的に外傷性関節症から変形性足関節症に移行し，関節固定術などの追加手術を余儀なくされる場合も，26〜32%程度[14,15]は存在する．

（長谷川　惇）

引用文献

1) Lauge-Hansen, N.：Fractures of the ankle Ⅱ. Arch. Surg. **60**：957-985, 1950.
2) 長谷川　惇：D．足部の外傷性障害．足関節部骨折と後遺障害．MB Orthop. **20**(11)：62-70, 2007.
3) 長谷川　惇：足関節脱臼骨折に対する治療．下肢の骨折・脱臼，手技のコツ&トラブルシューティング．OS NOW Instruction No3. 安田和則編，236-

248, メジカルビュー社, 2007.

4) Yablon IG, Leach RE：Reconstruction of malunited fractures of the lateral malleolus. J Bone Joint Surg. **71-A**：521-527, 1989.

5) Weber BG, Simpson LA：Corrective lengthening osteotomy of the fibula. Clin Orthop. **199**：61-67, 1985.

6) Offierski CN, Graham JD, Hall JH, et al：Late revision of fibular malunion in the ankle fractures. Clin Orthop. **171**：145-149, 1982.

7) 長谷川 惇, 神戸克明, 金子洋之ほか：足関節果部骨折遺残変形に対する足関節再建術の治療成績. 日足外会誌. **17**：26-30, 1996.

8) Rüedi TP, Allogower M：The operative treatment of intra-articular fractures of the lower end of the tibia. Clin Orthop. **138**：105-110, 1979.

9) 金子洋之, 中島靖行, 高岸憲二ほか：足関節天蓋骨折に対する足関節 articulated body 付きオルソフィックスを利用した治療経験. 日本創外固定・骨延長学会誌. **14**：59-65, 2003.

10) 長谷川 惇：脛骨天蓋骨折. ①基本的治療法. 山本晴康編, 足の外科の要点と盲点. 182-186, 文光堂, 2006.

11) Marsh JL, Bonar S, Nepora JV, et al：Use of an articulated extenal fixator for fractures of the tibial plafond. J Bone Joint Surg. **77-A**：1498-1509, 1995.

12) McDonald MG, Burgess RC, Bolano LE, et al Ilizarov treatment of pilon fractures. Clin Orthop. **325**：232-238, 1996.

13) Gaudinez RF, Mallik AR, Szporn M：Hybrid external fixation in tibial plafond fractures. Clin Orthop. **329**：223-232, 1996.

14) Bourne RB, Rorabeck CH, Macnab J：Intra-articular fractures of the distal tibia：the pilon fracture. J Trauma. **23**：591-596, 1983.

15) Teeny SM, Wiss DA：Open reduction and internal fixation of tibial plafond fractures. Clin Orthop. **292**：108-117, 1993.

16. 踵骨骨折・距骨骨折

Abstract

　踵骨骨折に対しては受傷後3日以内を目安に大本法での徒手整復を試み，整復を得られなかった場合，観血的骨接合術を行う．我々は外側J字小皮切でのプレート固定を行っているが，臨床成績は良好でほとんどの症例で2週以内に創治癒を得ており，拡大L字皮切に比べて皮膚トラブルが生じにくい利点がある．

　距骨骨折で転位があるものは観血的整復，内固定が必要である．特に頚部骨折 Hawkins Ⅲ型は無腐性壊死やOA変化を生じやすく，整復・内固定に工夫を要する．無腐性壊死を生じた場合，血管柄付き大腿骨内顆部骨移植を行うことで早期荷重が可能となる．

Key words

　踵骨骨折(calcaneal fracture)，距骨(talus)，骨折(fracture)

踵骨骨折

1．はじめに

　踵骨骨折の治療では，①後距踵関節の整復，②外側膨隆の整復の2点が重要である．①②を達成するには手術的操作で関節面を直視するのが手っ取り早いが，血行不良による皮膚トラブルが問題である．このジレンマに対して，我々は外側J字小皮切でのプレート固定を行っているが，良好な視野を確保できるうえ，軟部組織侵襲も少なく皮膚トラブルを生じにくい．

2．保存療法

　X線撮影（正面・軸・Anthonsen）後，転位があればそのままX線撮影室で無麻酔で大本法による徒手整復を行う．腰麻での整復が望ましいが，手技は10数秒で可能で，既往歴やバイタルが問題ない症例に対し無麻酔で行っている．大本法で完全な整復位が得られず手術が必要と思われる症例でも，可及的に整復することで骨折部からの出血を減らし腫脹の軽減ができるため，受傷3日以内であれば施行する．

　手技は，まず患者を腹臥位とし患側の膝を90°屈曲位とする．助手は患肢側に立ち大腿の膝付近を下に抑え込みカウンターをかける．術者は滑り止めとして水道水で濡らし絞った綿手袋をつけて患者の足元に立ち，両手掌を踵骨の内外側に当てて踵を包み込むよう両手掌を組む．両手掌で踵骨に強い圧迫を加えながら，踵骨を大腿を浮き上がるくらいまで上に持ち上げ，手首を左右に素早く返しながら crepitation がなくなるまで足関節の内外反を繰り返す[1]．

　整復が得られれば，腫脹と水疱を防止するため安静・クーリング・弾性包帯圧迫・下肢挙上を行う．翌日より可動域訓練を開始し，腫脹の軽減を待ち Graffn 装具下に歩行訓練を開始，6週で足底板下に全荷重とする．

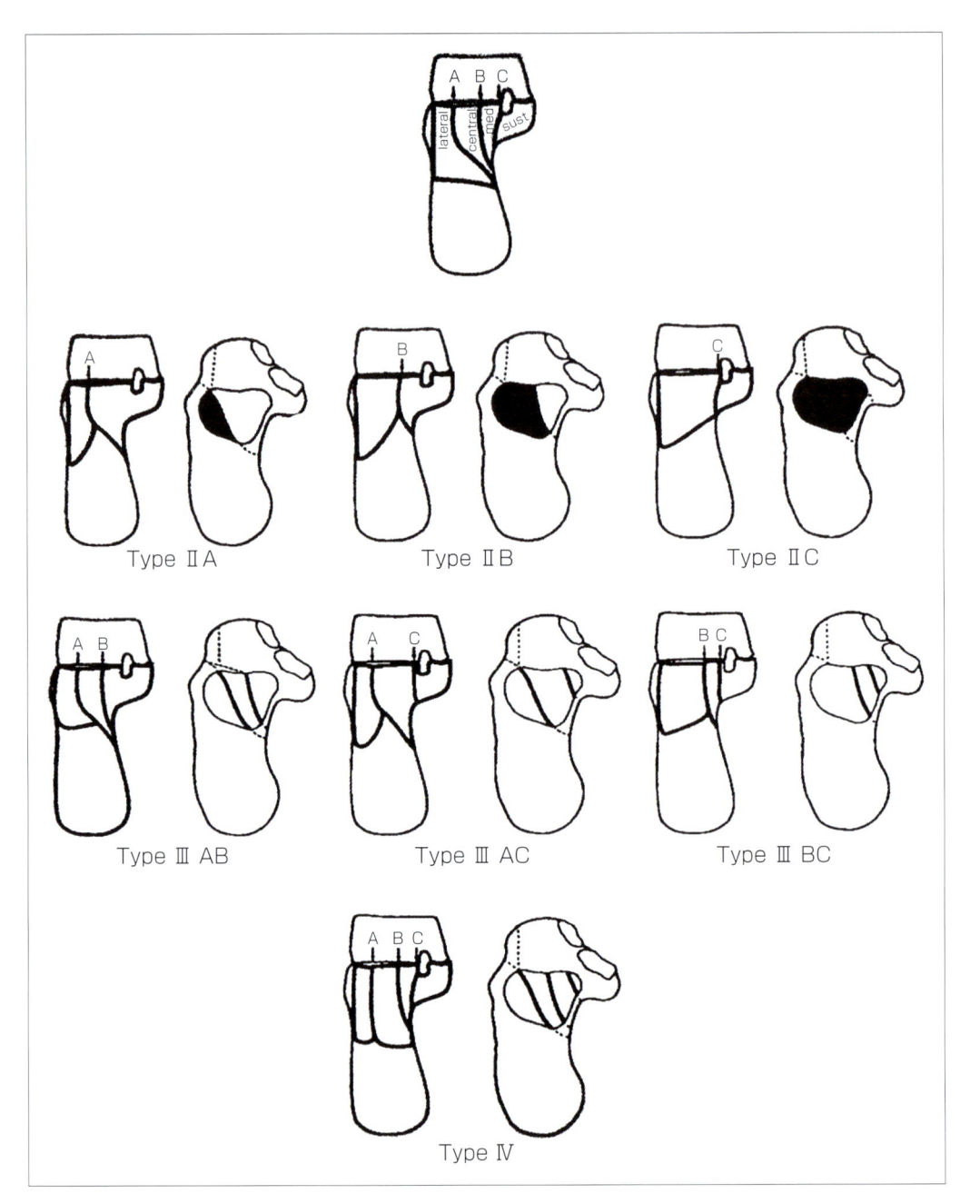

図 II-249　踵骨骨折の Sandars 分類（文献 3 より転載）

3．手術療法

1）術式の選択

大本法で整復位が得られない症例や Anthonsen 像で 2 mm 以上の後距踵関節転位が残る症例に対して手術を行う．

X 線撮影で Essex-Lopresti 分類，CT で Sandars 分類（図 II-249）を行い，Joint Depression type ではプレート固定を行う[2)3)]．Tongue type は，Sandars type II に対しては Westhues 法，type III／IV に対してはプレート固定を行っている．腫脹が強ければ落ち着くまで手術を待機する．

2）展開（プレート固定）

側臥位で足枕を置いて正確なイメージ側面像を確認する．プレートを皮膚上に当て皮膚ペンで設置位置をマーキングする．腓骨筋腱の走行に沿って，足関節外果後縁より 1 cm 後方から，プレート先端部まで至る約 7 cm の J 字皮切を行う（図 II-250-a）．腓腹神経に注意しながら，腓骨筋腱を

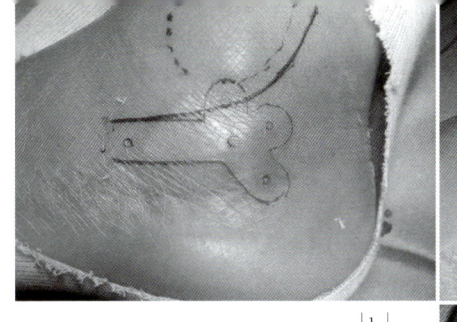

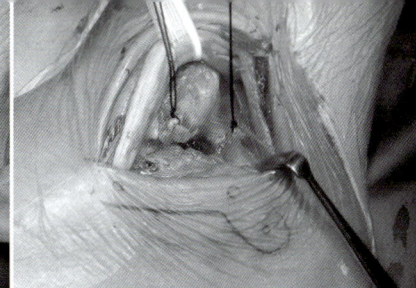

図 II-250
踵骨骨折の手術手技
a：皮切
b：腓骨筋腱翻転
c：踵腓靱帯のZ切開
d：整復，仮固定
e：プレート固定

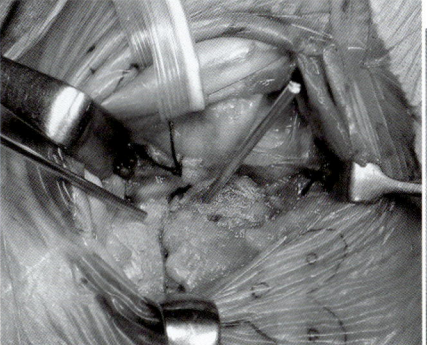

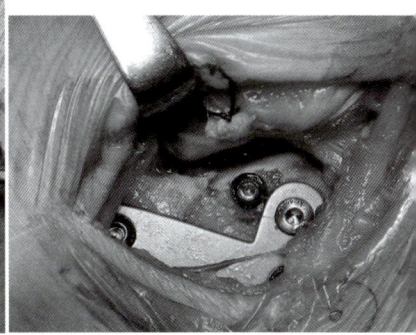

開放し，下伸筋支帯も切離し長短腓骨筋腱を露出（視野が悪い場合，上伸筋支帯も切離する）．ペンローズドレーンをかけて腓骨筋腱を頭側へ牽引し視野を確保する（図II-250-b）．

外果後縁から踵骨へ至る踵腓靱帯の下に粘膜ヘラを通してZ字状に切開し，マーキングの糸をかけておく（図II-250-c）．後距踵関節包を尖刃で切開し，踵骨外側壁を骨膜下に尖刃で展開する．

コツ 皮膚壊死を避けるため，円刃で鋭的に腓骨筋腱まで到達し，踵骨外側壁を展開する際も骨膜下に軟部組織を一塊として挙上する．

落とし穴・注意すべき点 腓腹神経の確認の有無にかかわらず，術後腓腹神経領域の痺れを訴えられることが多い．ほとんどが数か月で軽快し問題となることはないが，術前の説明と腓腹神経に注意した慎重な展開が必要．

3）整　復

踵骨体部からの鋼線牽引で後距踵関節面が開き骨折部の確認が容易となり，整復の補助となる．骨折部にエレバトリウムを挿入し，挙上しながら後距踵関節面を整復する．Tongue typeで整復困難な場合，Westhues法に順じて，踵骨隆起より φ3 mm の K-wire ないし小エレバトリウムを刺入し整復する．関節面の整復後，外側から骨を直接母指で圧迫し外側膨隆を整復し，φ1.5 mm K-wire で仮固定を行う（図II-250-d）．人工骨移植は行わなくても矯正損失はほとんどなく，行う必要は基本的にないと考えているが，骨欠損が母指頭大以上であれば行っている．

コツ 整復の前に踵骨外側壁を骨膜下にしっかり剝離しておかないと骨折部の把握や整復が困難となる．

落とし穴・注意すべき点 皮膚の上から外側膨隆を整復すると軟部組織を痛め皮膚壊死の一因となるため，手術室では大本法を行わず，骨折部を展開し骨を母指で直接圧迫して外側膨隆を整復する．

4）内固定

Yuge-Lanzetta Plate（瑞穂医科工業）を挿入し，イメージで設置位置を確認後，頭側のホールに最も皮質骨の硬い載距突起に向け，後足部方向から前足部方向へ 20°の角度をつけて皮質骨スクリューを挿入し，残りのホールに海綿骨スクリューを挿入する（図II-250-e）．このプレートは厚みが1 mmとロープロファイルで腓骨筋腱への干渉が少なく，十分なバットレス効果が得られる．踵腓靱帯・上伸筋支帯をリペアし，腓骨筋腱を縫合して閉創する．

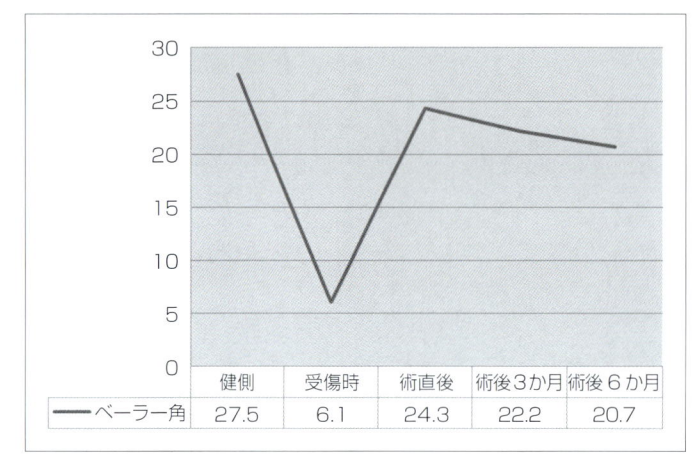

図 II-251 ベーラー角の推移

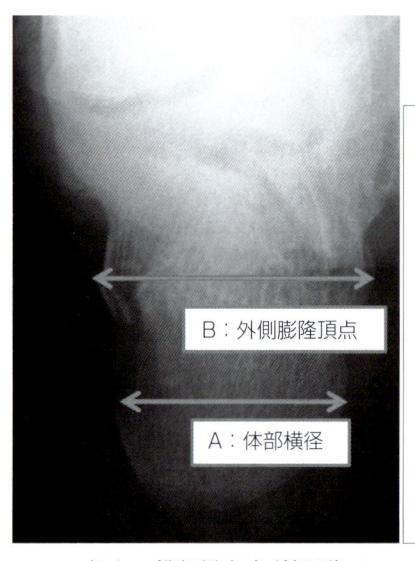

	健側	受傷時	術直後	術後3か月	術後6か月
ベーラー角	27.5	6.1	24.3	22.2	20.7

a．杉山の横径増大度（軸写像でのB/A）（文献5より転載）

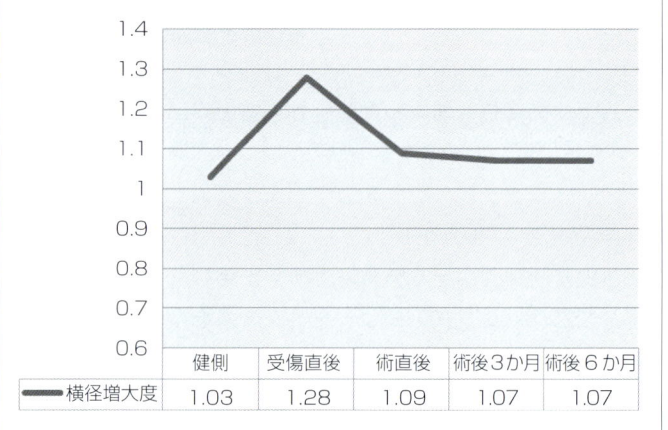

b．横径増大度の推移

	健側	受傷直後	術直後	術後3か月	術後6か月
横径増大度	1.03	1.28	1.09	1.07	1.07

図 II-252　横径増大度の推移

ワンポイントアドバイス　下伸筋支帯はリペアしなくても良いが，上伸筋支帯はリペアしないと腓骨筋腱脱臼の原因となるので注意が必要．

5）後療法

術翌日より自動運動を行い10〜14日で抜糸，術後2〜3週でGraffin装具下に前足部歩行を開始，6〜8週で足底板下に全荷重とする．

4．治療成績

2000〜10年までに山口県立総合医療センターでプレート固定を行い，6か月以上の経過観察が可能であった48例53足（tongue type 16, depression type 37／Sandars II 30, III 21, IV 2）平均観察期間17.3か月の臨床成績は，Maxfield評価でexcellent：28, good：24, fair：1, JSSF（日本足の外科学会基準評価）でも96点と成績は良好で，X線学的検討でも，ベーラー角（図 II-251），横径増大度（図 II-252）のように良好な整復位が保たれていた[4)5)]．

合併症として腓腹神経領域のしびれを15例に，感染・腓骨筋腱脱臼・皮膚壊死を2例ずつ認めたが，経過観察／再手術にて治癒し最終的な臨床成績は良好であった．

図 II-253
症例1：右踵骨骨折（50歳，女性）
 a：受傷時単純X線写真側面像
 b：受傷時CT
 c：抜釘後X線写真側面像

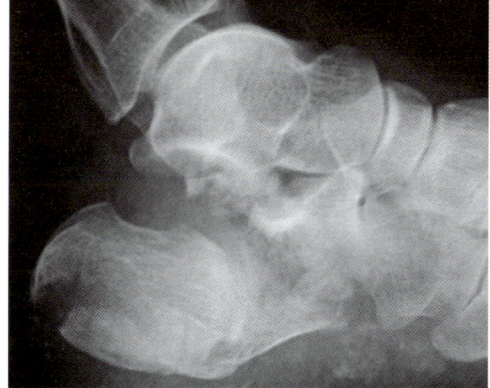

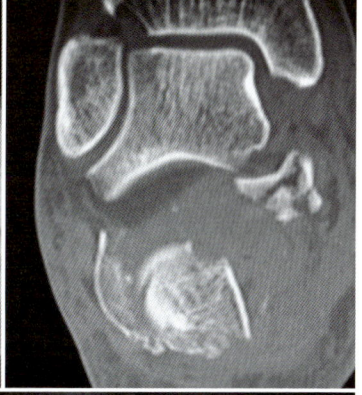

5．症例提示

症例1：50歳，女性

飛び降りにて受傷し，右脛骨近位端骨折・左膝蓋骨骨折・左大腿骨頚部骨折・左踵骨骨折も併発していた．右踵骨はSevere tongue type, Sandars IV（図 II-253-a, b）で後距踵関節面は2cm程度落ち込んでいた．受傷9日目にプレート固定を行った．術後12日で抜糸，術後5週でGraffin装具下に部分荷重，術後3か月で装具除去し全荷重とした．腓骨神経のしびれを生じたが，3か月で軽くなり半年でほぼ消失した．抜釘を行い，1年6か月後の足関節可動域は屈曲60°，伸展10°で疼痛なく歩行や仕事に制限なく，Maxfield評価でexcellentであった（図 II-253-c）．

距骨骨折

1．はじめに

距骨骨折は体部の無腐性壊死・関節症変化・偽関節などの発生が多く，早期の解剖学的整復・合併症の予防が良好な予後につながる．脱臼は緊急の整復が必要だが，手術時期が遅れても成績や無腐性壊死の発生率に差がないとの報告もあり，しっかりと準備をして手術に臨むことが重要である[6]．

距骨骨折は多発外傷や下肢骨折を合併していることが多く，初診時は血管・神経損傷の有無を確認する．X線写真は前後（15°内旋位で外側突起骨折を判断できる），側面とAnthonsen撮影を行う．3D-CTは骨折型の把握に有用である．井口らはX線写真側面像で距骨下面の骨折線が外側突起の前にあれば頚部骨折，後ろにあれば体部骨折としている[7]．

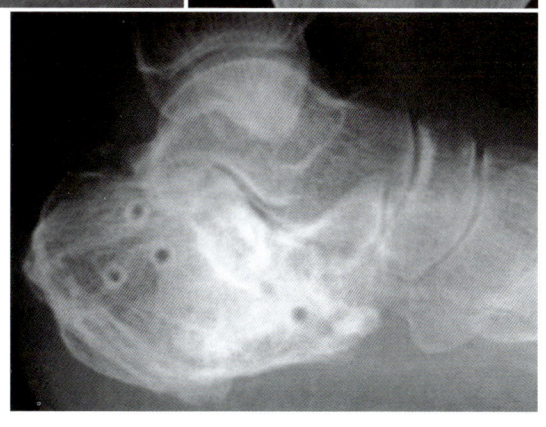

2．距骨頚部骨折

1）保存療法

Hawkinsの分類（図 II-254）を行い，Hawkins分類Ⅰは保存的治療を行う[8]．足関節中間位でギプス固定し3週後から可動域訓練開始，6～8週のX線写真やMRIで無腐性壊死がないと判断すれば，部分荷重を開始する．PTB装具は早期社会復帰に有用である．

2）手術療法

Hawkins分類Ⅱ以上は手術適応である．まずは麻酔下に徒手整復を試みる．足関節完全底屈位で踵を牽引，内外反・内外転を加えることで整復する．踵骨からの直達牽引や小皮切でのエレバトリウム刺入による整復も有用である．整復できない場合は前内側アプローチで骨折部を展開する．内果から舟状骨まで前／後脛骨筋腱の中央で切開し大伏在静脈を内側によける（図 II-255-a）．三角靱帯は距骨体部を栄養する血管があるため温存し，また後脛骨動脈の枝からの体部血行を温存するため，足底側の切開はできるだけ行わない．距踵骨関節包を鋭的に切開し，距骨頚部背内側面を露出する．エレバトリムなどで整復，K-wireで仮固

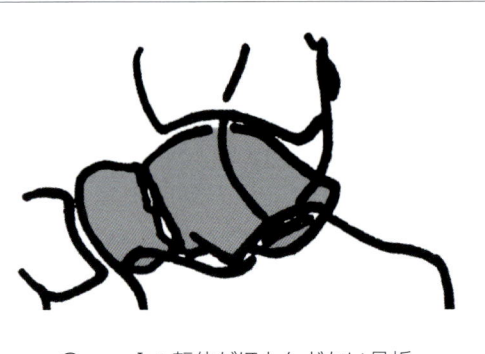

Group Ⅰ：転位がほとんどない骨折　　　　Group Ⅱ：距踵関節が脱臼ないし亜脱臼

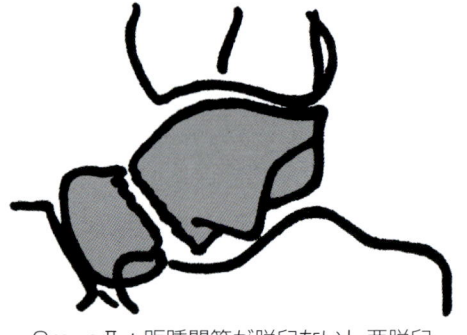

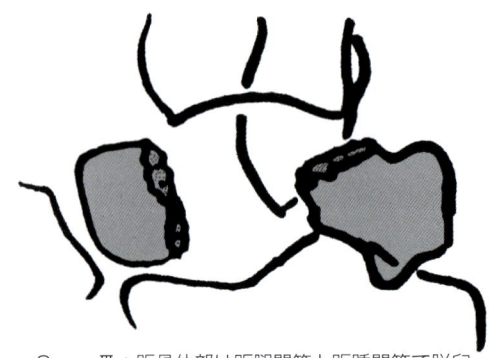

Group Ⅲ：距骨体部は距腿関節と距踵関節で脱臼

図 Ⅱ-254
距骨頚部骨折の Hawkins 分類
（文献 7 より転載）

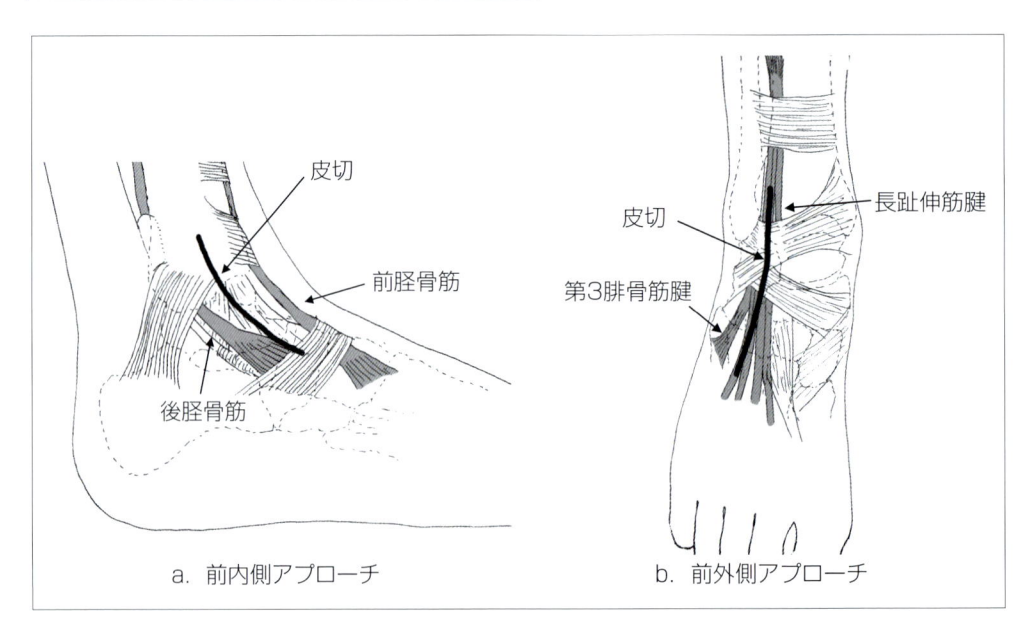

a. 前内側アプローチ　　　　b. 前外側アプローチ

図 Ⅱ-255　距骨骨折のアプローチ

定してイメージで整復位を確認，チタン製海綿骨螺子 2 本で内固定する．K-wire のみの固定では骨折部に圧迫力がかからず偽関節になる可能性が高いので，必ずスクリューで固定する．

ワンポイント アドバイス　スクリューヘッドが突出しないようカウンターシンクを行う．

我々の症例では距腿関節・距骨下関節の関節症

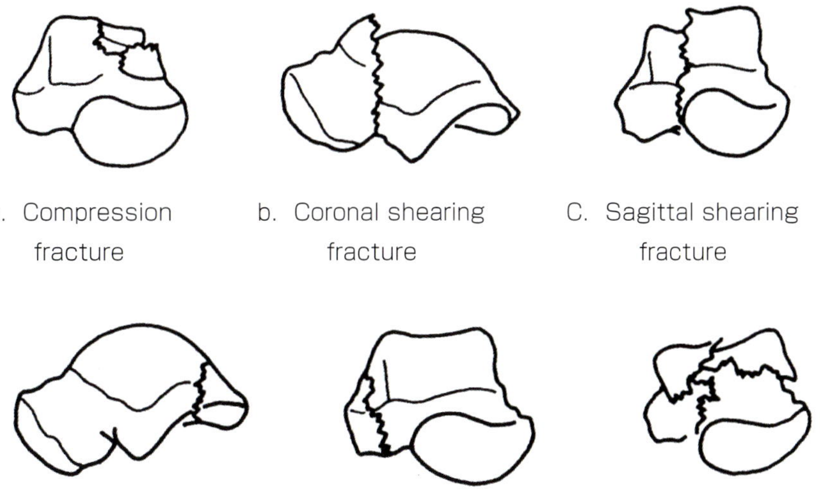

図 II-256
距骨体部骨折の分類
(Sneppen らによる)
(文献 7 より転載)

a. Compression fracture
b. Coronal shearing fracture
c. Sagittal shearing fracture
d. Fracture in the posterior tubercle
e. Fracture in the lateral tubercle
f. Crush fracture

変化が成績に強く影響していたため，解剖学的整復が重要と考えている．ほとんどの症例では，前内側アプローチのみで整復／固定が可能であるが，整復が不良な場合前外側アプローチを追加する．外果前縁，足関節近位から第 4 中足骨に向かう縦皮切を行う(図 II-255-b)．内側・中間足背皮神経を確認して保護し，前方コンパートメントの筋膜を切開して伸筋支帯を切離，第 3 腓骨筋・長趾伸筋を一塊として内側によけ，距骨洞の脂肪組織を切除し，短趾伸筋腱を下方に引いて距骨外側面を露出する[9]．

コツ 足関節を底背屈することで骨折部の確認が容易になることがある．Hawkins 分類Ⅲは完全脱臼しており徒手整復できることは少ない．体部骨片が後方に脱臼することが多く，足関節内果を骨切りして展開し整復するが，整復は容易ではないことが多い．

ワンポイントアドバイス 踵骨の鋼線牽引や，脛骨骨幹部内側-踵骨間の創外固定も整復の補助や体部骨折での足関節面の開大，整復の確認に有用．

3）後療法

術後後療法は足関節中間位でギプス固定し 3 週後から可動域訓練を開始する．6〜8 週の足関節 X 線写真正面像で距骨滑車部の軟骨下骨に骨萎縮像が生じた場合(Hawkins sign 陽性)や，MRI で体部骨片に T1 low が出現しない場合，無腐性壊死がないと判断し，部分荷重を開始する[8]．蓮尾らは，6 週以後の MRI で体部骨片に T1 low が出現しなければ壊死なし，T1 low/T2 low は壊死所見，T1 low/T2 low〜High は骨髄の浮腫ないし修復組織で可逆的変化とし免荷の継続としている[10]．無腐性壊死が生じた場合，1〜3 年の免荷にて再血行化を示す骨萎縮像が全体に出現すれば荷重を開始するとされているが，我々は早期荷重，社会復帰の観点から，1989 年酒井らが発表した血管柄付き大腿骨内顆部骨移植を行い，平均 7 か月で全荷重が可能となっている[11)12]．

3．距骨体部骨折

体部骨折は Sneppen の分類(図 II-256)を行う[13]．

Compression fracture では骨片が完全剥離したものや遊離したものに対し，骨片が小さいものは切除・掻爬・ドリリング，大きいものは整復後にミニスクリューや骨釘で固定する．Coronal/sagittal shearing fracture で 2 mm 以上の転位があるものは頸部骨折に準じて展開し整復・スクリュー

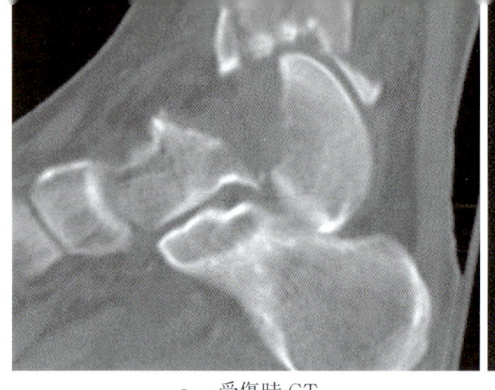

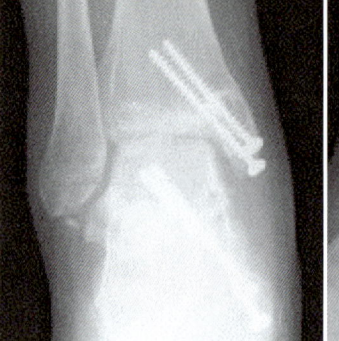

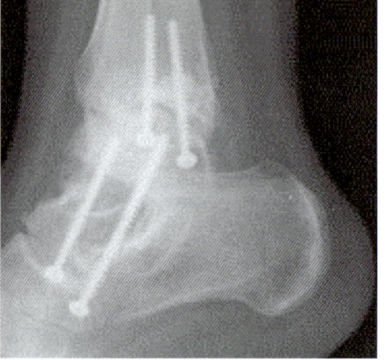

a．受傷時CT　　　　　　　　　　　　　　b．最終X線写真

図II-257　症例2：右距骨骨折（21歳，女性）

固定を行う．Fracture in the posterior tubercle は6週の短下肢ギプスにて免荷治療を行い，疼痛が残れば骨片を摘出する．Fracture in the lateral tubercle は，単純骨折で骨片が大きいものは骨接合，粉砕骨折は骨片を摘出，骨片が小さいものはギプス4週，免荷6週が推奨されている．Crush fracture は最も治療が難しく，症例に応じて内／外果骨切りを行って良好な視野を確保したうえでφ2.0～2.7 mmのスクリュー固定を行うが，粉砕が強い場合は，Blair法での一期的関節固定を行う[14)15)]．

4．治療成績

2001～10年までに山口県立総合医療センターを受診した距骨骨折患者は35名38足で，このうち手術を行い6か月以上経過観察が可能であった14例15足（Hawkins II：4足，Hawkins III：7足，体部骨折4足）平均観察期間22か月の臨床成績は，Hawkins' scoring system で excellet：8例，good：4例，fair：1例，poor：2例であった．

合併症として Hawkins III の4例に無腐性骨壊死を認め，3例に血管柄付き大腿骨内顆骨移植，1例に2関節固定術を行い，成績は excellent：1例，good：1例，fair：1例，poor：1例であった．また，距骨下あるいは距腿関節の関節症変化を Hawkins III の4例に認めた．

5．症例提示

症例2：21歳，女性
軽自動車運転中に時速100 kmで壁に激突し右距骨頚部骨折を受傷．右足関節内果骨折，右足関節後果骨折，第8胸椎圧迫骨折，右鎖骨骨折，右肺挫傷，鼻骨骨折，左頬骨骨折，左眼窩骨折も併発していた．右距骨体部は後方へ脱臼し Hawkins III で，足関節天蓋部は陥没し粉砕していた（図II-257-a）．同日全麻下に前内側アプローチで脱臼を整復し距骨を CCS 2本で固定，天蓋部を整復し人工骨を充填して後果を吸収ピンで固定，内果も CCS 2本で固定した．

術後シーネ固定し術後3週より ROM 訓練，PTB 装具下に歩行訓練を開始した．脛距関節の粉砕骨折も併発していることから，部分荷重は4か月，全荷重は9か月を要した．術後14か月の現在，骨癒合し関節症変化や無腐性壊死の発生なく，疼痛はときに認める程度で小走りやしゃがみ込み動作も可能となっており，Hawkins の臨床評価は G である（図II-257-b）．

（瀬戸信一朗，椎木　栄一）

文　献

1) Omoto H, et al：Method for manual reduction of displaced intra articular fracture of the calcaneus-technique, indications and limitations-. Foot Ankle Int. **22**：874-879, 2001.
2) Essex-Lopresti P, et al：The mechanism, reduction technique, and results in fractures of the os calcis. Br J Surg. **39**：395-419, 1952.
3) Sanders R, et al：Intra-articular fractures of the calcaneus-present state of the art. J Orthop Trauma. **6**：252-265, 1992.
4) Maxfield JE, et al：Experiences with the palmar open reduction of fractures of the calcaneus. J

Bone Joint Surg. **37-A**：99-106, 1995.

5) 杉山栄治, 櫛田一博, 松本千鶴夫ほか：当科における踵骨骨折の予後の検討. 中部整災誌. **32**(4)：1744-1746, 1989.

6) Lindvall E, et al：Open reduction and stable fixation of isolated, displaced talar neck and body fractures. J Bone Joint Surg Am. **86-A**(10)：2229-2234.

7) Inokuchi S, Ogawa K, Usami N：Classification of fractures of the talus-clear differentiation between neck and body fractures-. Foot Ankle Int. **17**：748-750, 1996.

8) Hawkins LG：Fractures of the neck of the talus. J Bone Joint Surg. **52-A**：991-1002, 1970.

9) Vallier HA, et al：Surgical treatment of talar body fractures. J Bone Joint Surg. **86-A**：180-192, 2004.

10) 蓮尾隆明：距骨頚部骨折術後のMRIの検討. 日足外会誌. **28**(2)：19-24, 2007.

11) Sakai K, et al：Free vascularized thin corticoperiosteal graft. Plast Reconstr Surg. **87**：290-298, 1991.

12) 土井一輝, 重冨充則, 酒井和裕：距骨骨壊死に対する治療(1)―距骨温存療法としての血管柄付き骨移植術. 整・災外. **43**：709-717, 2000.

13) Sneppen O, et al：Fractures of the body of the talus. Acta Orthop Scand. **48**：317-324, 1977.

14) Higgins TF, et al：Diagnosis and treatment of the talus：A comprehensive review of the literature. Foot Ankle Int. **20**：595-605, 1999.

15) Perera A, et al：The management and outcome of lateral process fracture of the talus. Foot and Ankle Surg. **16**：15-20, 2010.

II. 部位別治療の実際

達人が教える外傷骨折治療

17. 足部の脱臼・骨折

Abstract

　中足部の外傷には外力の加わり方で分類するMain分類が有用である．舟状骨，立方骨骨折を中心にその近位ではショパール脱臼骨折，遠位ではリスフラン脱臼骨折に至る広い範囲の多彩な外傷について述べる．単純X線でわかりにくい外傷でもあり，正確な診断と治療方針のために必ずCT撮影を行う．治療においては転位があるものは観血的整復固定が原則で，不安定な場合は創外固定の併用も必要である．圧潰した部位には骨移植を行う．常に急性コンパートメント症候群の発生に留意し，疑わしいときは躊躇せず区画圧測定を行い筋膜切開を検討する．中足骨骨折は髄内釘固定が有用であるが，第5中足骨骨幹部骨折ではむしろplate & screw固定が推奨される．第5中足骨疲労骨折ではscrew刺入を長くするのがポイントである．足趾骨折は，適切な保存療法が治療可能だが，ときに偽関節になることもあり，注意が必要である．これらの治療のポイントについて述べた．

Key words

足根骨骨折（tarsal fracture），中足骨骨折（metatarsal fracture），リスフラン脱臼骨折（Lisfranc fracture-dislocation），コンパートメント症候群（compartment syndrome），創外固定（external fixator）

　足部の外傷においては，部位による分類と外傷形態（骨折か脱臼を伴うか）による分類があるが，足部の外傷においてはその外力の加わり方により骨折のみであったり，脱臼を伴ったりする．したがって，ここでは脱臼と骨折を分けては記載せず，中足部と前足部といった部位別の分け方で論じることにする．

中足部の骨折

1. 舟状骨骨折

1）分類

　舟状骨骨折の分類では結節部骨折・背側裂離骨折・体部骨折の3つに分類するEichenholtz & Levine分類[1]が有用である．体部骨折分類はさらに3つに分類するSangeorzan分類[2]がある．TypeⅠは前額面の骨折，typeⅡは背外側〜底内側の骨折，typeⅢは粉砕が高度な骨折と細分される．

　しかし一方で，外力の加わったパターンで中足部の骨折を分類するMain分類[3]がある．これは，外力の加わり方で舟状骨骨折の起こり方が異なることに着目した分類で図Ⅱ-258のように舟状骨には内側，中間，外側楔状骨と関節面を持ち，それらのどの骨を介して骨折が起こったかが舟状骨の骨折線で理解される．Medial，longitudinal，lateral，plantar forcesとcrush typeの5つに分類している．

　大島ら[4]は，舟状骨骨折の治療において中足部骨折の一部分として舟状骨骨折をとらえる試みをしており，マルチスライスCTにて中足骨あるいは楔状骨のどこに骨折があるかで，外力の加わり方を内側列集中型と均等分散型の2つに分類で

き，それぞれで治療の考え方が異なる，と述べている．

> **ワンポイントアドバイス** 中足部の骨折を疑ったら必ず CT を撮影すること．X 線でわからなかった骨折が判明し，受傷機転の推測に役立つ．

2）受傷機転

結節部骨折は足関節の外返し強制された後脛骨筋腱により牽引されて裂離骨折が生じる．体部骨折は，直達外力や前足部が外転・内転を強制されたときや，足関節の過度の底屈強制時に生じる（medial, longitudinal, lateral forces）．High energy 損傷であれば体部に粉砕骨折を起こしてくる（crush type）．背側裂離骨折は，足関節の内返し強制により前および中足部が後足部に対して屈曲（底屈）し，背側距舟靱帯が舟状骨背側の近位関節縁を牽引して骨折を生じる（plantar forces）．

3）治　療

結節部骨折では転位がない場合は保存療法で良いが，転位がある場合にはさらに後脛骨筋腱により転位するため骨接合術が必要になる．

背側裂離骨折は小さな骨片のこともあるが，大きく関節面にかかった裂離骨折を起こすこともある．前者はやや背屈位で距舟関節部を整復位にしたギプス固定による保存療法で十分であるが，後者は転位が改善せず亜脱臼を起こしてくることもある[5]．距舟関節面の 25% を超える大きな骨片は関節症に進展することがあり，Beskin は整復内固定を勧めている[6]．

距舟関節の背側縦切開で進入すると，直下に深腓骨神経が現れるため，これを骨折部から遠いほうによけたうえで，舟状骨背側面を切開して骨折部を展開．直接距骨頭を見なくても骨折部位がきれいに整復位が得られれば，距舟関節面はほぼきれいに整復されていることになる．イメージで正面側面の 2 方向で関節面の段差がないことを確認し，仮固定ピンを打った後，φ3.5 mm CCS のガイドピンを骨片のほぼ中央で関節面に入らない位置で，刺入方向は距骨頭に平行にほぼ真下に向けて刺入する．イメージで方向を確認後に，ドリリング後 washer をつけて CCS を刺入する．圧迫が加わると関節面はきれいに復元される（図 II-259）．

体部骨折には中足骨骨折，楔状骨骨折や立方骨骨折が合併することが多く，同時に治療を行う（図 II-260）．粉砕がひどい場合には創外固定の併用を検討する（図 II-260, 261）．その際は長さやアライメントの維持に重点を置き，後遺症に対しては関節固定術を随時追加していく．CT では MPR（multiplanar reconstruction）像や 3D にて骨折の方向を確認しておき，大きな骨片をまとめ上げるように順次 CCS を入れていく（図 II-260-g）．関節症防止のためには，正確な整復が必要なため，内側の大きな骨片同士を骨把持器で把持しながら CCS で固定していく（図 II-261-a, b）．

2．立方骨骨折

1）診　断

単純 X 線撮影や CT で容易に診断はできる．立方骨骨折で問題となるのは，強い外反力により圧迫粉砕骨折に加え外側亜脱臼した場合である．このように圧潰した立方骨骨折を nutcracker fracture と呼ぶ[7]．この場合は，観血的整復固定術は必須となり，外側列の長さと関節面の再建が必要

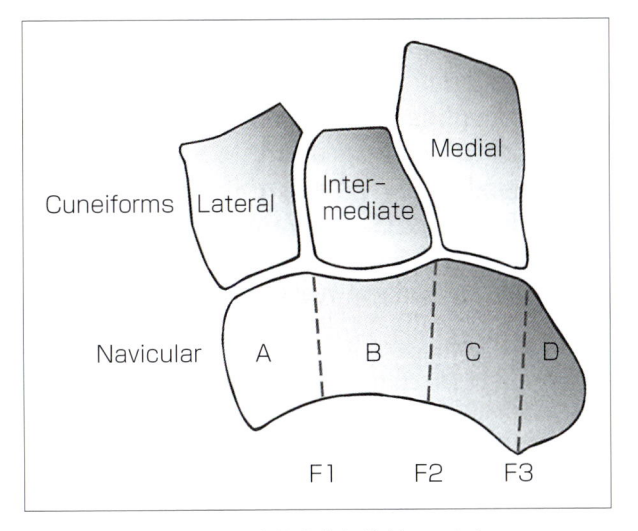

図 II-258 舟状骨体部骨折のみかた
楔状骨からの剪断力により舟状骨に分節的な骨折線が垂直方向に生じるシェーマである．
（文献 10 より引用）

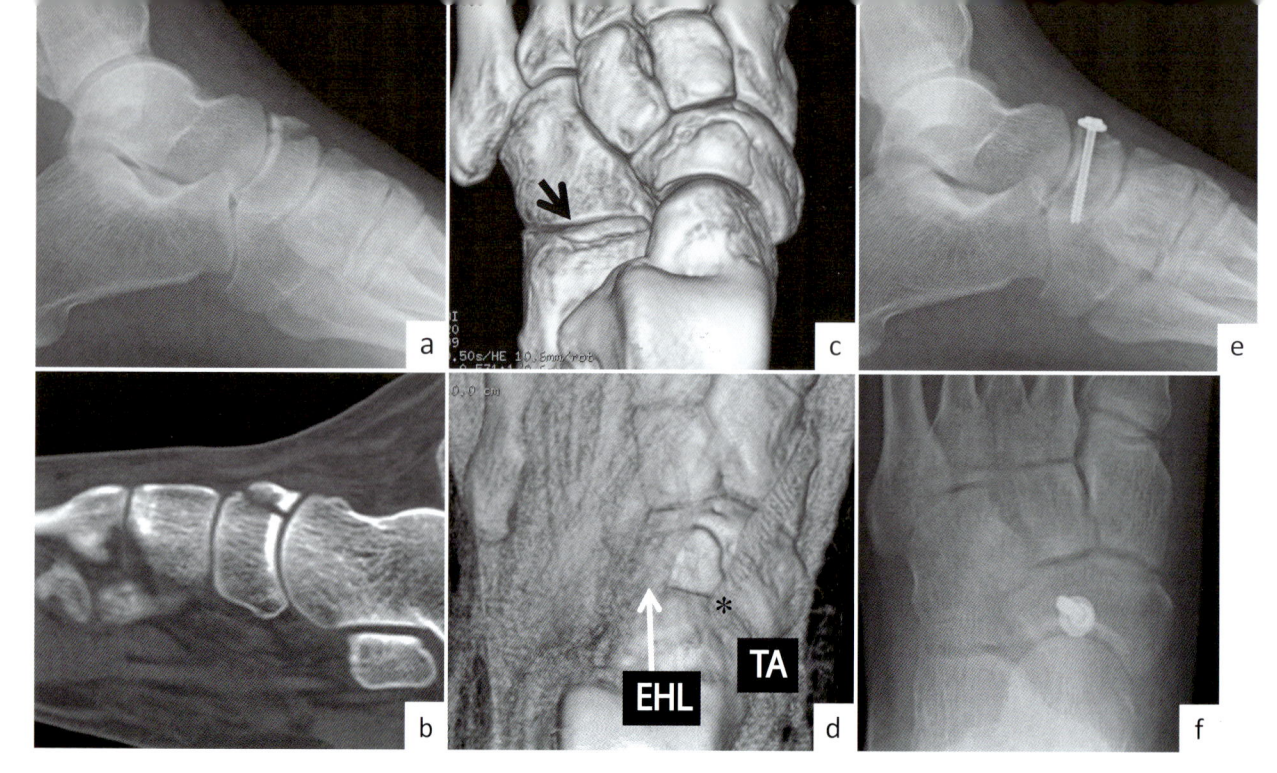

図 II-259　舟状骨背側裂離骨折（19 歳，女性）

階段を踏み外して受傷．単純 X 線で舟状骨背側裂離骨折を示し(a)，CT では関節面の 24％を占めていた(b)．3D-CT で踵骨前方突起骨折（黒矢印）を合併しているのがわかる(c)．受傷機転は足部底屈強制によると判断できる．背側進入に際し，CT で腱の走行を確認し，EHL（白矢印）と TA（＊）の間より入れば骨片が確認できると術前に評価(d)．φ3.5 mm の CCS に washer をつけて固定した．関節面はきれいに整復固定され，痛みは消失した(e, f)．

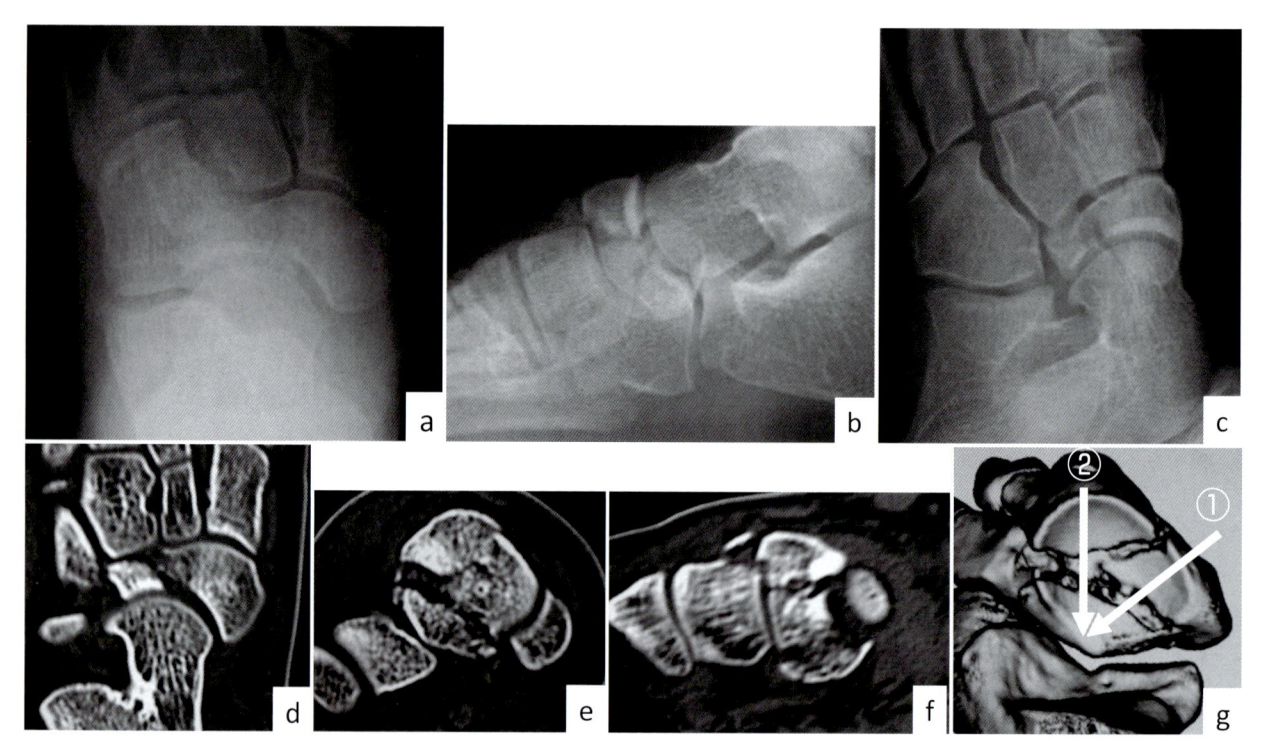

図 II-260　舟状骨破裂骨折，中間楔状骨背側裂離骨折（12 歳，男児）

高所より飛び降りて受傷．舟状骨骨折で 7 日目に紹介．単純 X 線では舟状骨の破裂骨折を認めるが(a〜c)，CT ではその転位の状態に加え中間楔状骨背側裂離骨折を伴い楔舟関節の亜脱臼を認める(d〜f)．Longitudinal injury と考えられる．関節面を出した 3D-CT(g)は内固定の順番を考えるのに役立つ．

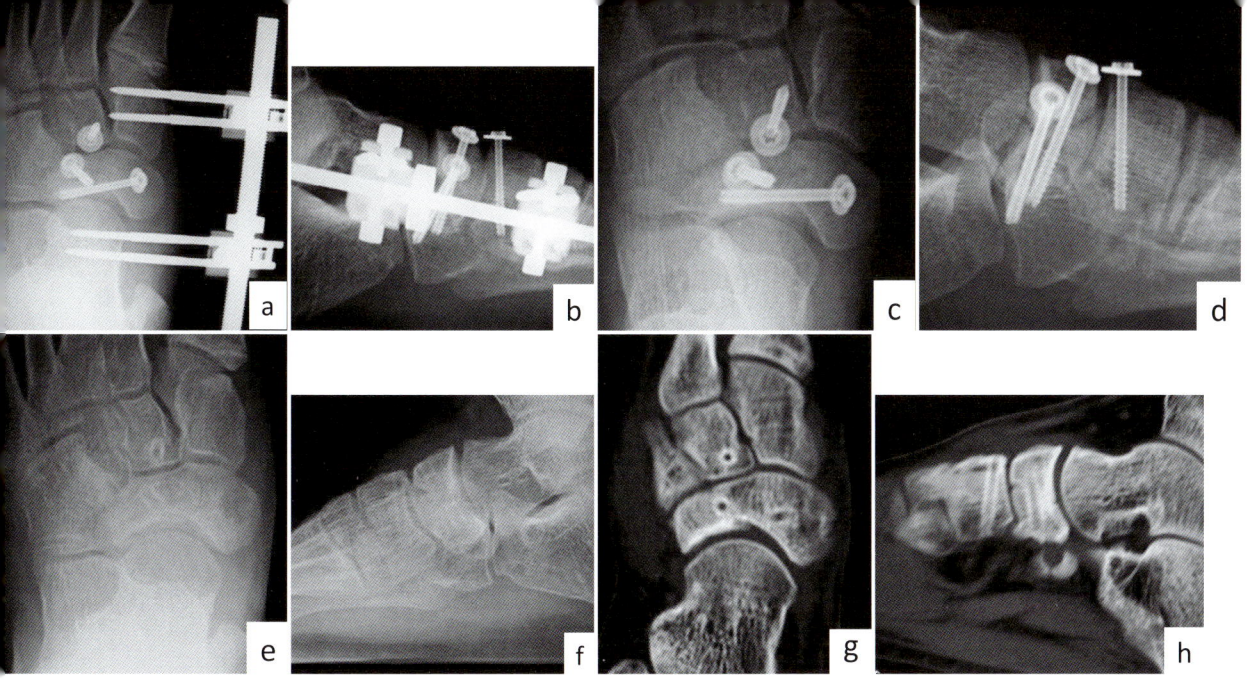

図 II-261 舟状骨破裂骨折，中間楔状骨背側裂離骨折（つづき）

まず，φ3.5 mm の CCS 2 本で舟状骨骨接合を図 II-260-g の①②の順で行い，次いで，中間楔状骨の背側裂離骨片を φ3 mm の CCS で固定．最後に舟状骨への軸圧を避けるために，M-100 創外固定器を装着した（a, b）．術後 6 週で創外固定器を抜釘した（c, d）．術後 5 か月で抜釘を行い（e, f），CT 撮影すると関節面はほぼ anatomical であり，愁訴は認めなかった（g, h）．

となる（図 II-262）．

2）治療

立方骨中心に踵骨遠位部から第 5 中足骨近位部にかけての縦切開をおき，腓腹神経と短腓骨筋腱を保護しながら骨折の整復を行う．関節面は覗き込みながら大きな関節面を整復する必要があるが，粉砕が強い場合は最初から踵骨と第 5 中足骨に創外固定器を装着し，牽引（distraction）を加えて ligamentotaxis に関節面骨片を整復させると良い．骨折によって圧潰した空隙（fracture void）が生じるため必ず骨移植を行う（図 II-263）．骨移植には自家腸骨を用いているが，β-TCP（オスフェリオン®）などの人工骨も有用である．

> **コツ** 外側支柱の短縮には必ず創外固定が必要となる（図 II-263-a〜c）．創外固定用のハーフピンを刺す部位をあらかじめマーキングしておいて，骨折部の展開がしやすいラインを確認してから切開を加えて進入していく．健側の第 3, 4 足根中足関節の位置を確認し，それを目安として長

さの調整・維持を考慮する．

3．ショパール関節脱臼骨折

ショパール関節の損傷は骨の重なりのためしばしば見逃されやすい部位であるため，X 線 4 方向撮影や健側との比較で明らかとなることが多い．他部位の骨折や転位の状態を見るためにも CT 検査は必要である．先に示した Main 分類で外傷のパターンを考えるが，脱臼のみの場合と脱臼骨折の場合では治療法が異なる．脱臼単独では徒手整復が成功すれば，距舟関節を一時的 K-wire 固定を行い，6 週間のギプス固定とそれ以降のアーチサポート装着が重要となる．しかし，脱臼骨折の場合は，整復位が安定せず不安定なことも多いため，観血的整復が推奨されている[8]．リスフラン関節脱臼骨折を約 20% で同時に合併したとの報告[8,9]もあり，ショパール関節のみならず中足部全体の損傷に留意する．アーチ構造の破綻をきたすため，関節面の再建のみならずアーチにも気を配る必要がある．多くは創外固定が必要となる（図 II-264, 265）．

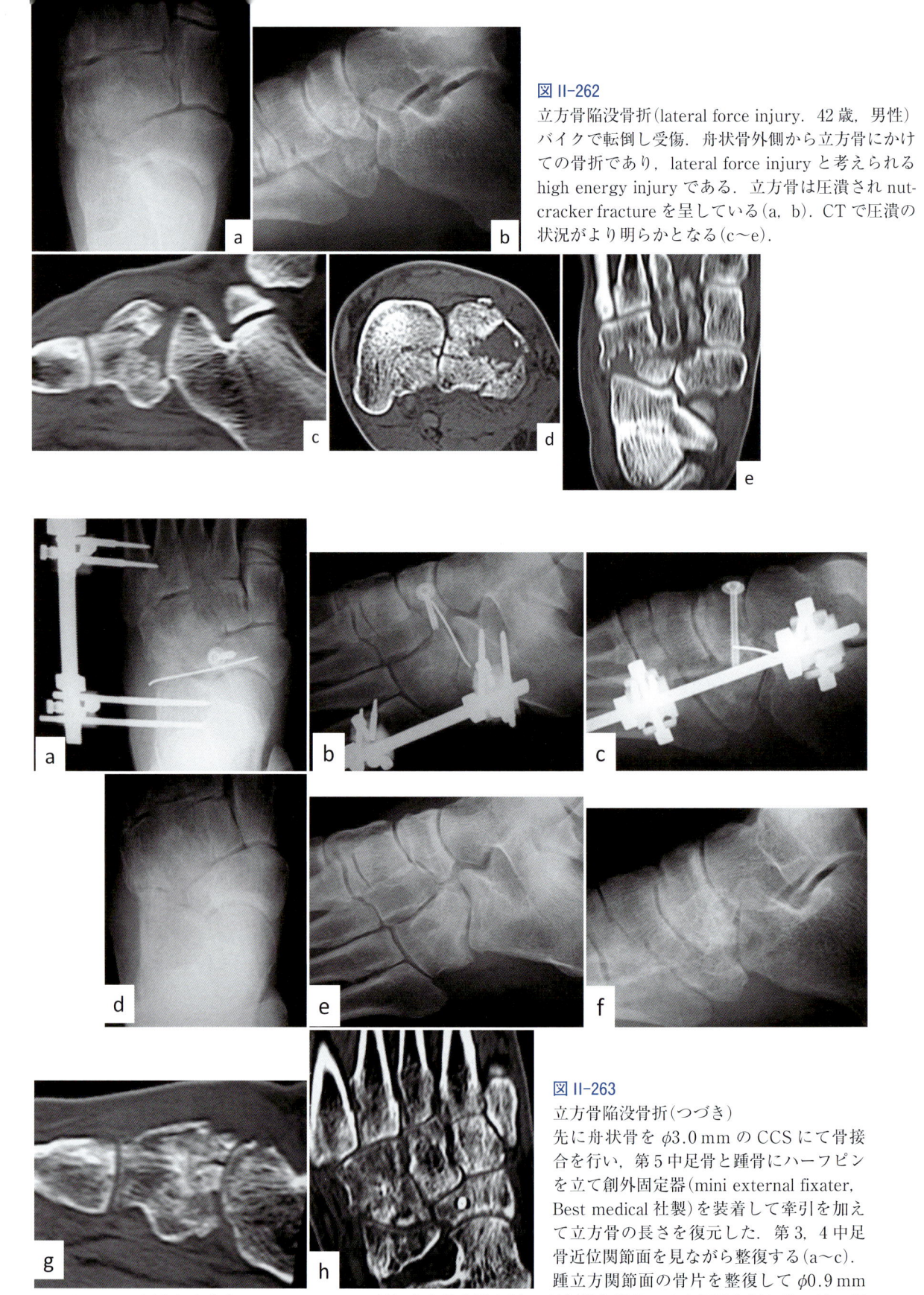

図 II-262
立方骨陥没骨折(lateral force injury, 42歳, 男性)
バイクで転倒し受傷. 舟状骨外側から立方骨にかけての骨折であり, lateral force injury と考えられる high energy injury である. 立方骨は圧潰され nut-cracker fracture を呈している(a, b). CT で圧潰の状況がより明らかとなる(c〜e).

図 II-263
立方骨陥没骨折(つづき)
先に舟状骨を φ3.0 mm の CCS にて骨接合を行い, 第5中足骨と踵骨にハーフピンを立て創外固定器(mini external fixater, Best medical 社製)を装着して牽引を加えて立方骨の長さを復元した. 第3, 4中足骨近位関節面を見ながら整復する(a〜c). 踵立方関節面の骨片を整復して φ0.9 mm の C-wire で固定したうえで, fracture void に対し自家骨移植を行い, 外側壁欠損部には半層骨を押し込んだ. 6週で創外固定を抜釘した. CT では踵立方関節面の状態は良好で(g, h), 抜釘後も維持されている(d〜f).

図 II-264
距骨頭骨折を伴ったショパール関節脱臼骨折(34歳,男性)

3階のガラス掃除中,2階の屋根に転落し受傷.舟状骨は内転位で距骨頭は関節面の4/5が陥没している(a〜d).踵立方関節でも内転(→)しており(e),脱臼方向は背側で受傷時 medial + plantar force が加わり受傷したと推測される.

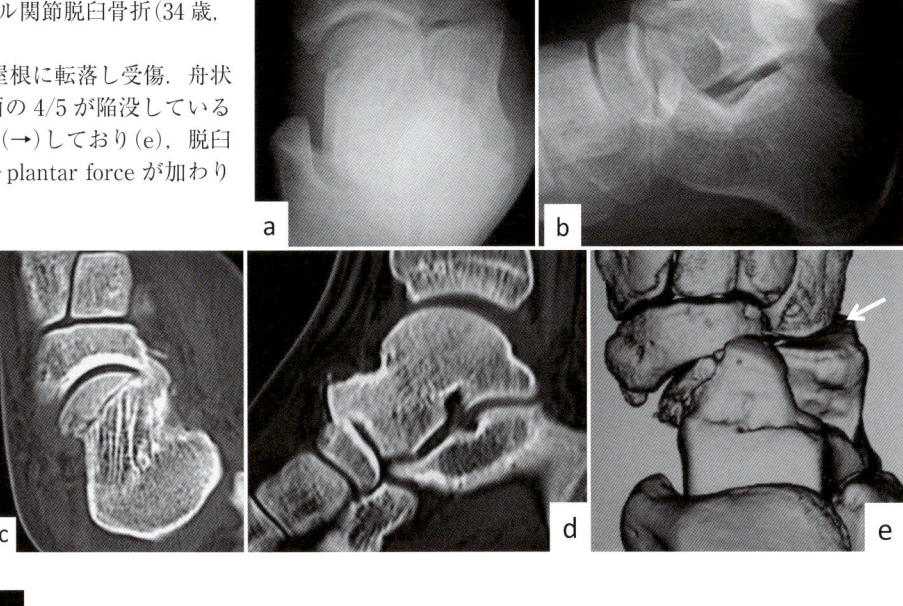

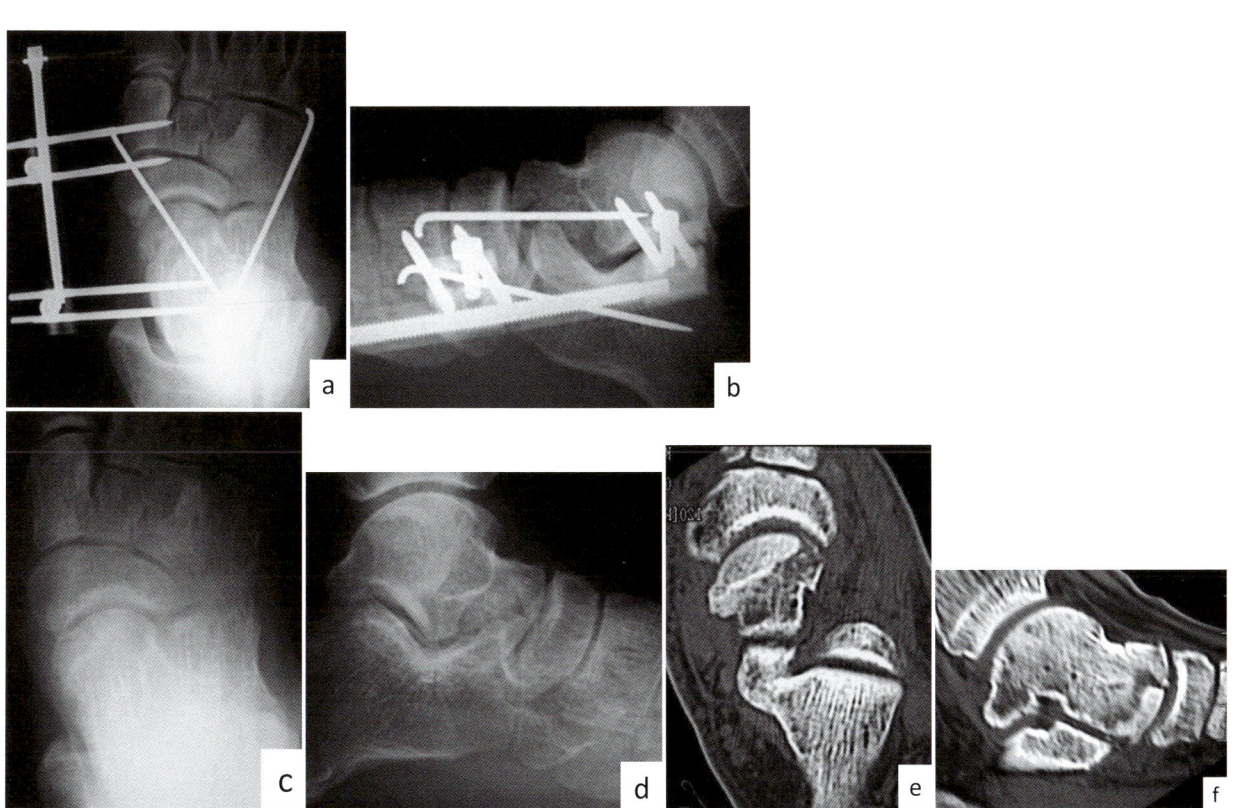

図 II-265　ショパール関節脱臼骨折(つづき)

術後画像.距舟関節を徒手整復したうえで,踵立方関節を整復位で径2.0 mmのK-wireで固定する.内側には創外固定器(Stryker社製 M-100)を装着し距舟関節の整復位を保持したうえで,距骨頭の陥没骨折にノミを入れて持ち上げ舟状骨関節面に合わせて整復し,間隙には自家腸骨移植を施行.骨片の固定にはK-wireを刺入した(a, b).創外固定とK-wireは6週で抜釘し(c, d),CTにて整復位と骨癒合状態を確認後(e, f),可動域訓練とアーチサポートによる荷重を開始した.

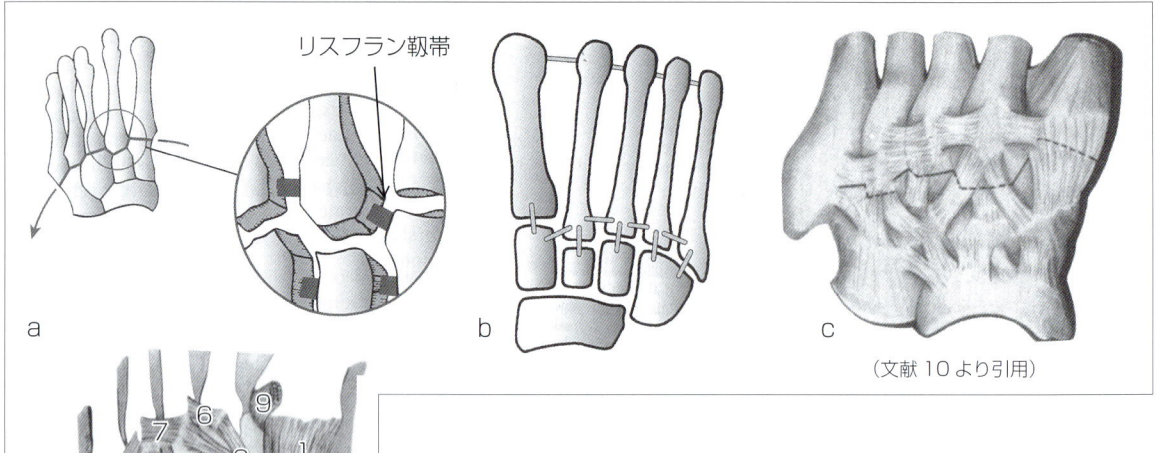

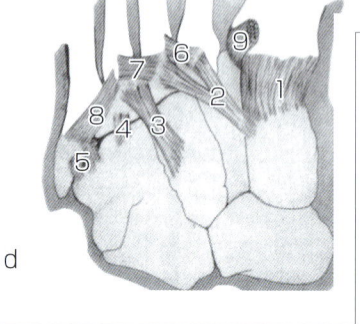

図 II-266
リスフラン関節周辺の靱帯の模式図
リスフラン関節には隣接する部位に背側・底側また骨間靱帯として各靱帯により連結されている複合関節である(c, d). しかし，第1, 2中足骨間をつなぐ靱帯は存在せず(b)，aに示すリスフラン靱帯が重要な役割を示す．

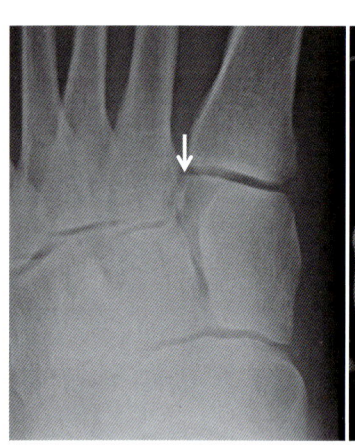

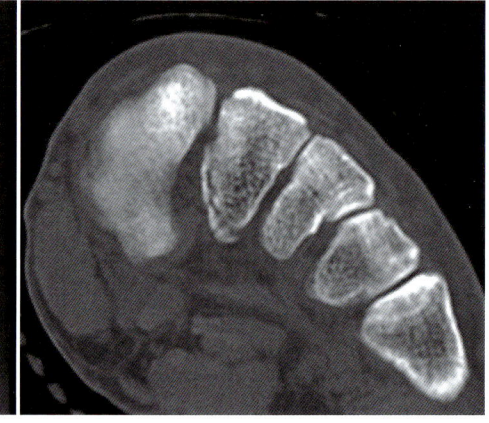

図 II-267
リスフラン靱帯の骨折(fleck sign)を示す(↓).

4. リスフラン関節損傷

1) 概念

リスフラン関節は足根中足関節の総称で，特に第2足根中足関節は内側・中間・外側楔状骨からなるほぞ穴に第2中足骨基部がほぞとしてはまり込む関節形態であり，第2中足骨はkeystoneと呼ばれ，リスフラン靱帯と第2背側および底側足根中足靱帯で強固に安定化した関節である[10]（図II-266）．リスフラン関節は3つのcolumn（内側支柱は内側楔状骨と第1中足骨，中間支柱は中間-外側楔状骨と第2, 3中足骨，外側支柱は立方骨と第4, 5中足骨）からなる．リスフラン靱帯損傷は内側支柱と中間支柱間の損傷のことである[11]

(subtle injury).

2) 診断

a) 理学所見：第2足根中足関節部を中心とした疼痛があり，荷重により増悪する．同部位の圧痛と腫脹を認める．中足部の内外側からの圧迫テストや前足部を把持して中足部に回内・外転ストレスを加えるストレステストにより疼痛の誘発を見る．リスフラン関節全体を触診し関節部直上の腫脹・圧痛が著明であれば脱臼骨折を疑う．

b) 画像所見：X線検査では可能な限り荷重時の正面像を撮影し，第1-2中足骨間基部の離開の有無をみる．必ず両側撮影し健側との比較を行う．また，同時に内側楔状骨と第2中足骨基部間に小

骨片を認めればリスフラン靱帯損傷が示唆される（fleck sign）[7]（図II-267）．リスフラン靱帯損傷はX線学的に3つに分類される．Stage Iは第1-2中足骨間に離開なし，stage IIは健側に比して2〜5mmの離開がある，stage IIIは2mm以上の離開と足アーチの低下を認めるもの，である[12]．CTでは横断像にて第1中足骨あるいは内側楔状骨と第2中足骨間の離開が評価できる．同時に骨片の存在も明らかとなる．冠状断像でも離開の状態や舟状骨と内側楔状骨との関節面の亜脱臼の状態も観察できる．3D-CTでは離開のみならず，その他の骨折の状態や亜脱臼の部位およびその転位方向も把握でき手術においては有用な情報を提供する．

> **落とし穴・注意すべき点** Subtle injuryというくらいであるから，画像で見落とされやすい．CTは必須であるが，異常が明らかにならないこともある．その場合は局所麻酔あるいは腰椎麻酔下に不安定性確認のためストレステストを実施する．患者には手術に移行することもあると説明のうえで，初期から対処したほうが良い．

3）治療

a）保存療法：第1-2中足骨間の離開のないstage Iが適応となる．短下肢ギプス固定に加え6週間の免荷歩行を指示する．その後，可動域訓練とアーチサポート装着下の荷重歩行と筋力訓練を行い，12週からスポーツ活動を許可する．Stage II, IIIでの保存療法の報告もあるようだが，成績は安定しておらず，筆者はstage II以上はすべて手術を行っている．

b）手術療法：Stage II, IIIと脱臼骨折が適応となる．観血的に第1,2中足骨間を整復し（図II-268-b），φ3.5mmのCCS（MEIRAのCCSを愛用）で内固定を行う（図II-269）．4週間の短下肢ギプス固定後，可動域訓練を開始し，6週より足底挿板（アーチサポート）を装着し部分荷重を許可する．12週で全荷重を許可する．抜釘は12〜16週で行う．

脱臼骨折（図II-270）ではまず内側列の整復固定

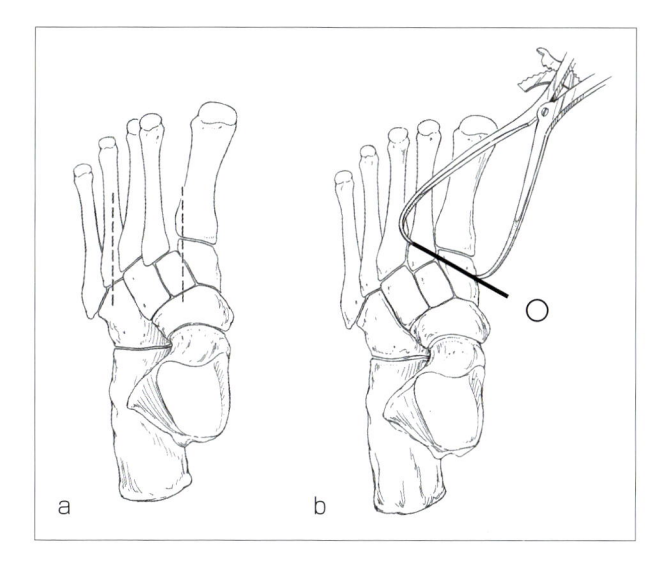

図 II-268
aはリスフラン脱臼骨折の際の主な皮切の部位を示す．1本は第1,2中足骨間の近位部に，もう1本は第3,4中足骨間基部である．外側列の整復固定が必要なときはこの皮切を第3リスフラン関節の上に置き，第4,5中足骨間にあと1本の皮切を追加することもある．
bはリスフラン関節損傷の整復図．鋭の骨把持鉗子でしっかりと掴み，内側からガイドピンを角度が急峻にならないように注意して刺入する．第1リスフラン関節面に平行に入れるくらいが良い．

（文献7より引用，一部改変）

を優先し，その後，外側列の整復固定を行う．Myerson分類[12]のB1, B2以外は2つの皮切が必要となる．皮切は，第1,2中足骨間基部の直上と第3中足骨基部上に入れ，内側皮切は長母趾伸筋腱の約1横指内側に入れる（図II-268-a）．外側列に整復固定が必要であれば，第4,5中足骨間の少し内側に入れる．楔状骨間の離開骨折があればここの再建を先に行い，続いて第1,2中足骨間を整復固定し，次いで第3，最後に外側列を整復固定していく．固定にはscrewを推奨するが，引き寄せる必要がなく単なる固定にはK-wireでも良い（図II-271）．

> **ピットフォール** リスフラン関節のscrew固定には皮質骨螺子を用いること（図II-271）．先のほうだけネジのある海綿骨螺子ではlag screw効果が出てしまい，screwを締めていくと整復した位置よりも中足骨側が底側に沈んでしまうことに注意が必要．

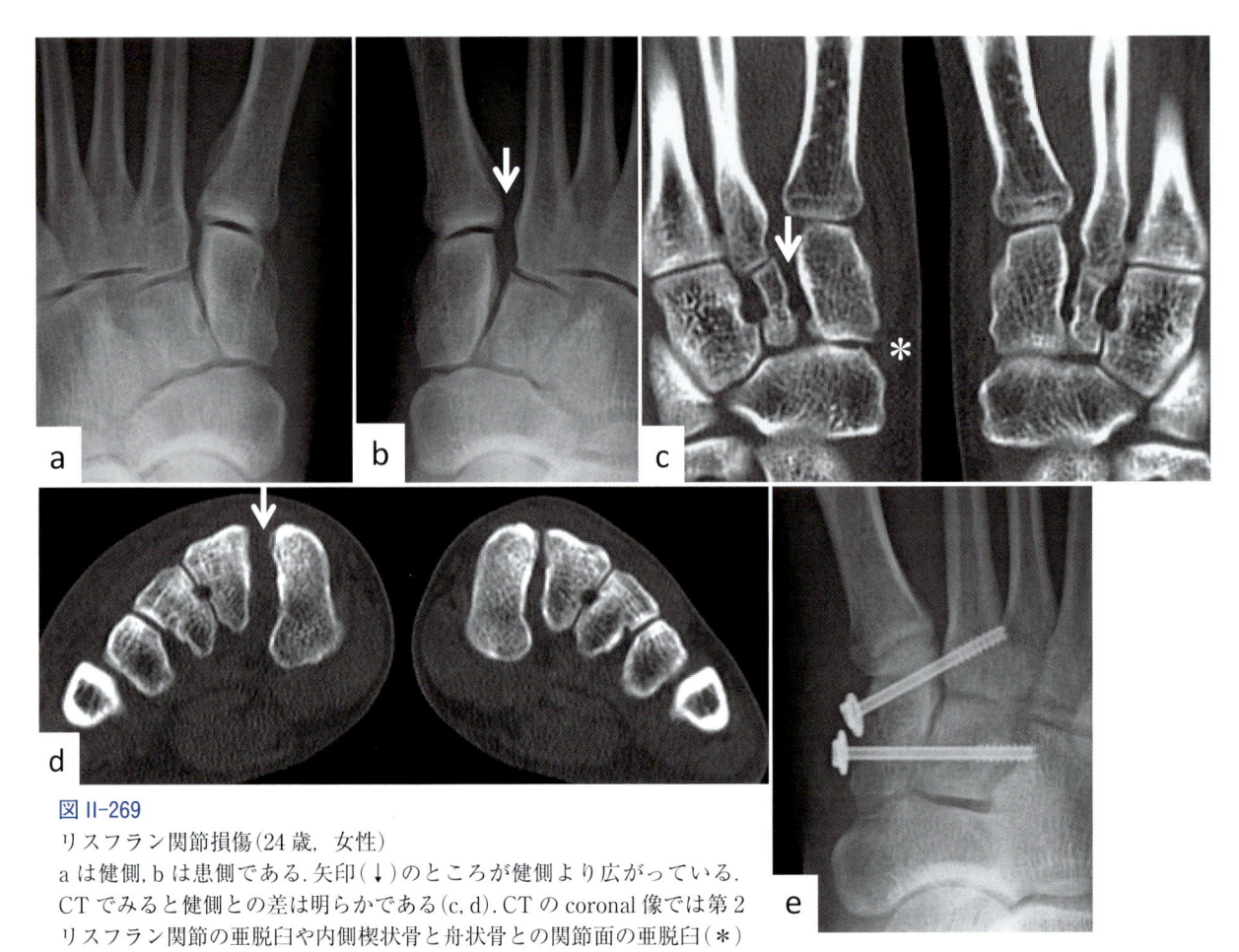

図 II-269
リスフラン関節損傷(24歳, 女性)
a は健側, b は患側である. 矢印(↓)のところが健側より広がっている. CT でみると健側との差は明らかである(c, d). CT の coronal 像では第2 リスフラン関節の亜脱臼や内側楔状骨と舟状骨との関節面の亜脱臼(＊)の状態をみるのに必要なスライスである(c). 術後の X 線では第1, 2 中足骨間離開は改善し, 楔舟関節の適合も良好である(e).

前足部の骨折

1. 中足骨骨折

1) 分類

中足骨骨折では骨折部位による分類を行う. 基部, 骨幹部, 頚部あるいは骨頭部の3か所に分けて考える. 第5中足骨骨折は部位により特徴的な呼び名がある[14](図 II-272). Jones 骨折は様々な解釈がされてきたが, Stewart が第4および第5中足骨間の関節面より遠位に達しない骨幹部と骨幹端部の移行部での横骨折と定義したことにより, Quill が第5中足骨近位部骨折を裂離骨折, Jones 骨折, 骨幹部疲労骨折と分類したものが最も理解しやすい(図 II-272). 裂離骨折は下駄骨折, 骨幹部骨折でらせん骨折(骨折線は遠位外側から近位内側に向けて入る)を示すのがダンス骨折と呼ばれる.

2) 治療方法

第1中足骨は荷重に重要な骨なので, 転位が大きい骨折の場合は ORIF を検討する必要がある. 第2-5中足骨の骨折の場合は保存療法が基本であるが, 転位がある場合は手術を行う. 第2-4中足骨骨幹部と頚部骨折では髄内釘固定が有用である[15](図 II-273). 近位骨端部に φ1.5〜2.0 mm の K-wire で内外側2か所に開窓し, φ1.1〜1.2 mm の K-wire を刺入する. 固定性も上がり早期荷重も可能となる.

コツ 開窓に際しては刺入する角度を考慮して, できるだけ鋭的な角度(約30°の強斜位)で刺入口を作成することがコツである. 先端から5 mm 程度で少し曲げておき, また手前で90°以上曲げておくと, 刺入時の操作性が良くなり, 思うところに先端を持っていきやすくなる. Ender 釘

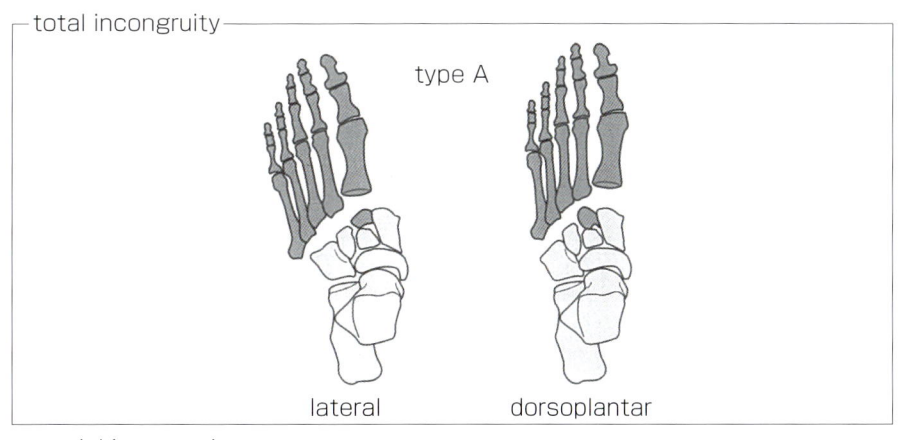

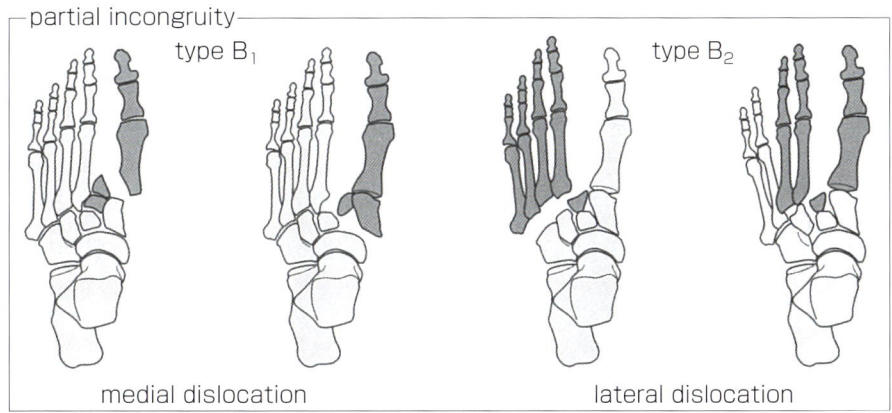

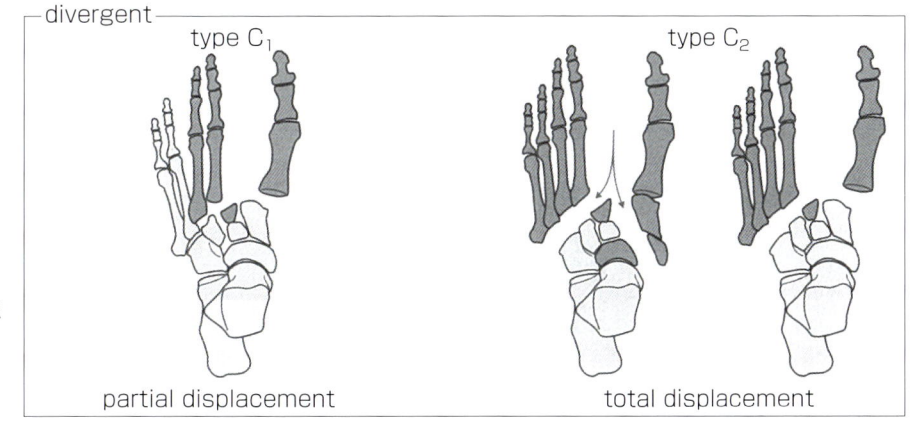

図 II-270
Myerson らのリスフラン脱臼骨折の分類
（文献 13 より引用）

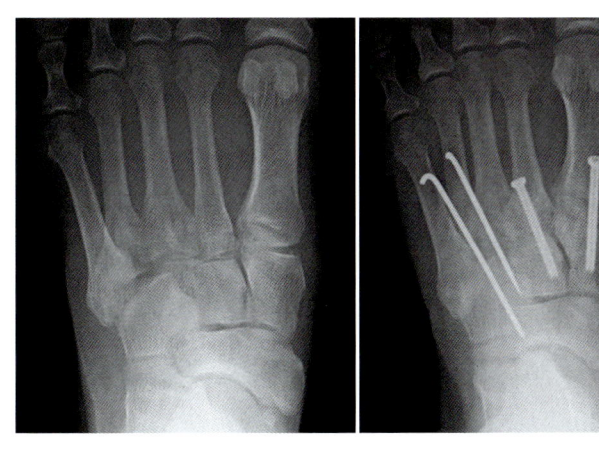

図 II-271
リスフラン脱臼骨折の screw と K-wire 固定
Lag screw とならないように注意する．

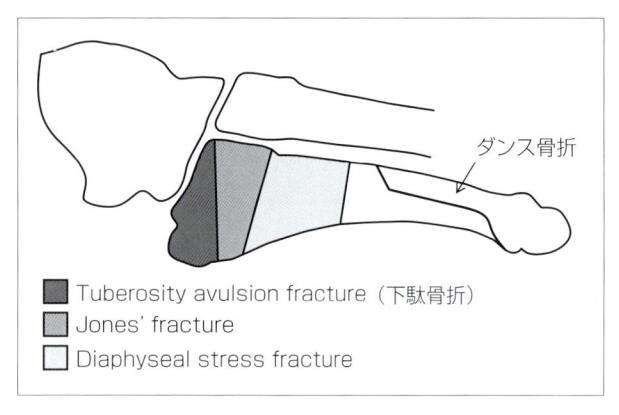

図 II-272 第5中足骨の骨折の名称
（文献14より一部加筆）

- Tuberosity avulsion fracture（下駄骨折）
- Jones' fracture
- Diaphyseal stress fracture

ダンス骨折

の刺入原理と同じである．

落とし穴・注意すべき点 中足骨骨折でpinningを行う際，よく遠位から刺入される場合があるが，MTP関節の動きを妨げることを十分理解しておく必要がある．骨折治癒期間を考慮し，4週以上かかるようであれば，MTP関節運動を妨げない近位からのpinning（髄内釘）を考慮する．

第5中足骨骨幹部骨折（ダンス骨折）では，ほとんどは保存療法で十分治癒すると報告されている[16]が，短縮が大きいと将来足底胼胝を発生させる可能性があるため，転位が大きい場合はORIFを行っている（図II-274）[17)18)]．

ピットフォール 髄内釘法を行うとさらなる転位をきたしたり（図II-275），ピントラブルが生じるなど多くの問題をはらんでいる．骨接合を行う場合はプレート法かscrew固定のほうがトラブルもなく有用である．

下駄骨折は骨折部の連続性があり転位が軽度で

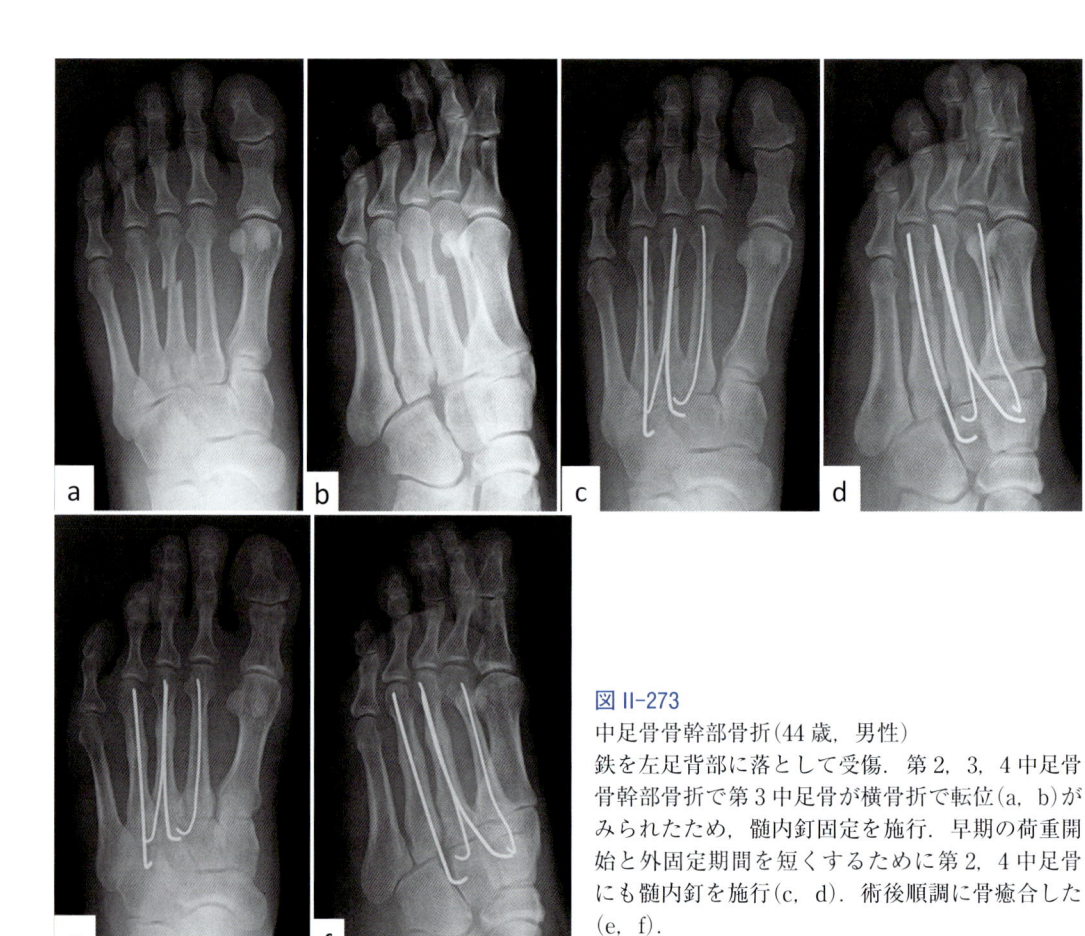

図 II-273
中足骨骨幹部骨折（44歳，男性）
鉄を左足背部に落として受傷．第2，3，4中足骨骨幹部骨折で第3中足骨が横骨折で転位（a，b）がみられたため，髄内釘固定を施行．早期の荷重開始と外固定期間を短くするために第2，4中足骨にも髄内釘を施行（c，d）．術後順調に骨癒合した（e，f）．

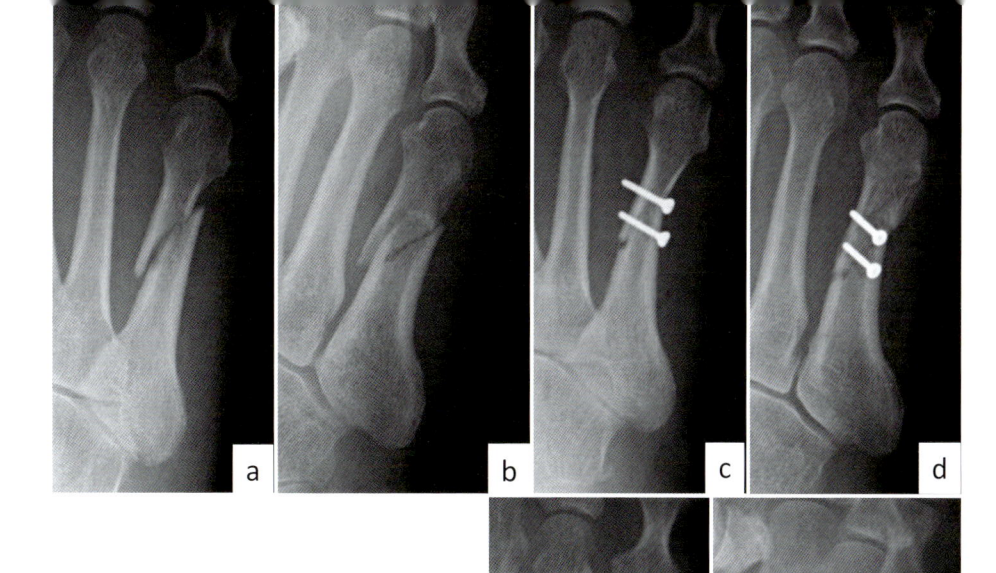

図 II-274
ダンス骨折(57歳,女性)
踏み台で捻挫して受傷.4 mmの短縮を認める(a, b).径1.5 mmのminifragment screw 2本で固定(c, d).4週で痛みもなく部分荷重可能となり6週で全荷重.16週で骨癒合を確認した.全く愁訴はなく抜釘も行った(e, f).

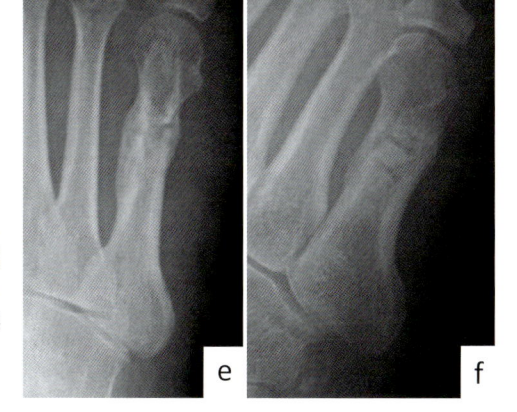

図 II-275
右ダンス骨折(35歳,女性)
石段で右足を滑らせ捻って受傷.他院初診時第3骨片を伴ったダンス骨折(a)でK-wireによる髄内固定を受けるも,受傷時のX線より転位が増強している(b).術後4週で当院紹介となり,自家腸骨移植を併用しmodular hand systemによる再手術施行(c).10週で骨癒合得られ,18週で抜釘(d).

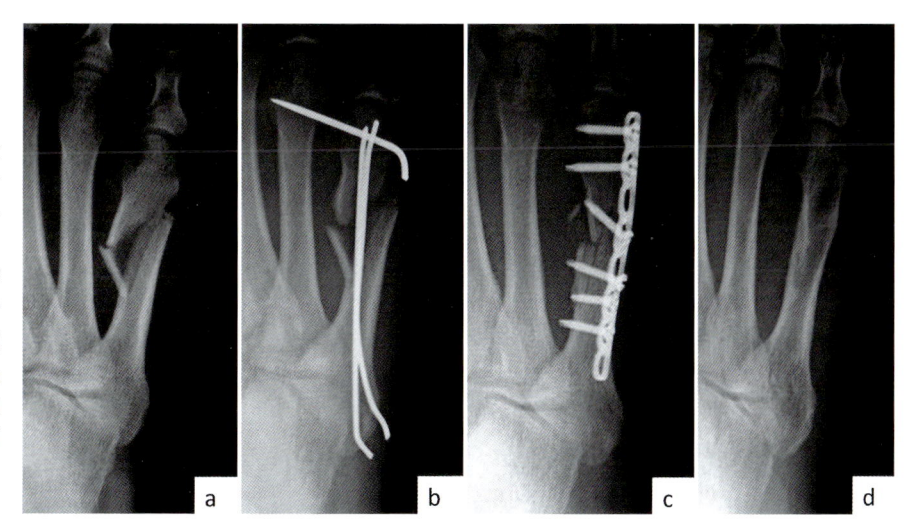

あれば,保存療法を選択するが,転位が大きい場合はtension band wiringによる骨接合術を行う.
疲労骨折では,亀裂型では保存療法で十分である.ギプス固定と免荷にて約2か月で癒合が得られるが,硬化像を伴った疲労骨折では,骨癒合が遷延しやすい.その場合は髄内スクリューによる骨接合術を行ったほうが骨癒合に有利であり推奨される(図II-276).疼痛がなくなる時期を荷重開始の目安とし,骨折線が消失してからスポーツ復帰を許可する.

17.足部の脱臼・骨折

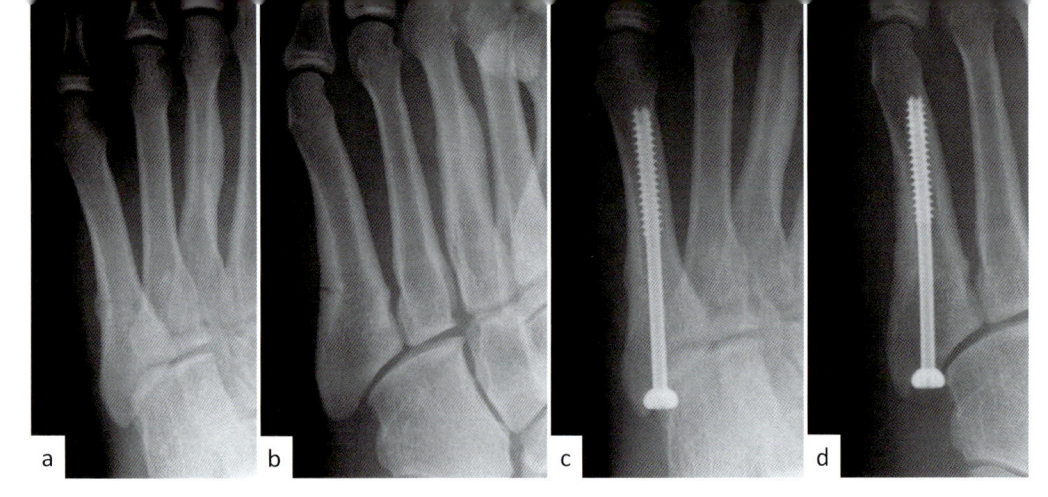

図 II-276 第5中足骨疲労骨折（17歳，男性，サッカー部）
左足外側部痛で受診．第5中足骨外側皮質の骨膜肥厚の中に骨折線を認め，acute on chronic type の疲労骨折と診断した．第3中足骨骨幹部にも骨膜肥厚を認める．径 4.5 mm のメイラ社製 CCS で髄内固定を行う．Screw head が痛みの原因となりやすいため，screw head の分をカウンターシンクをかけて，骨内に少し埋め込んだ．

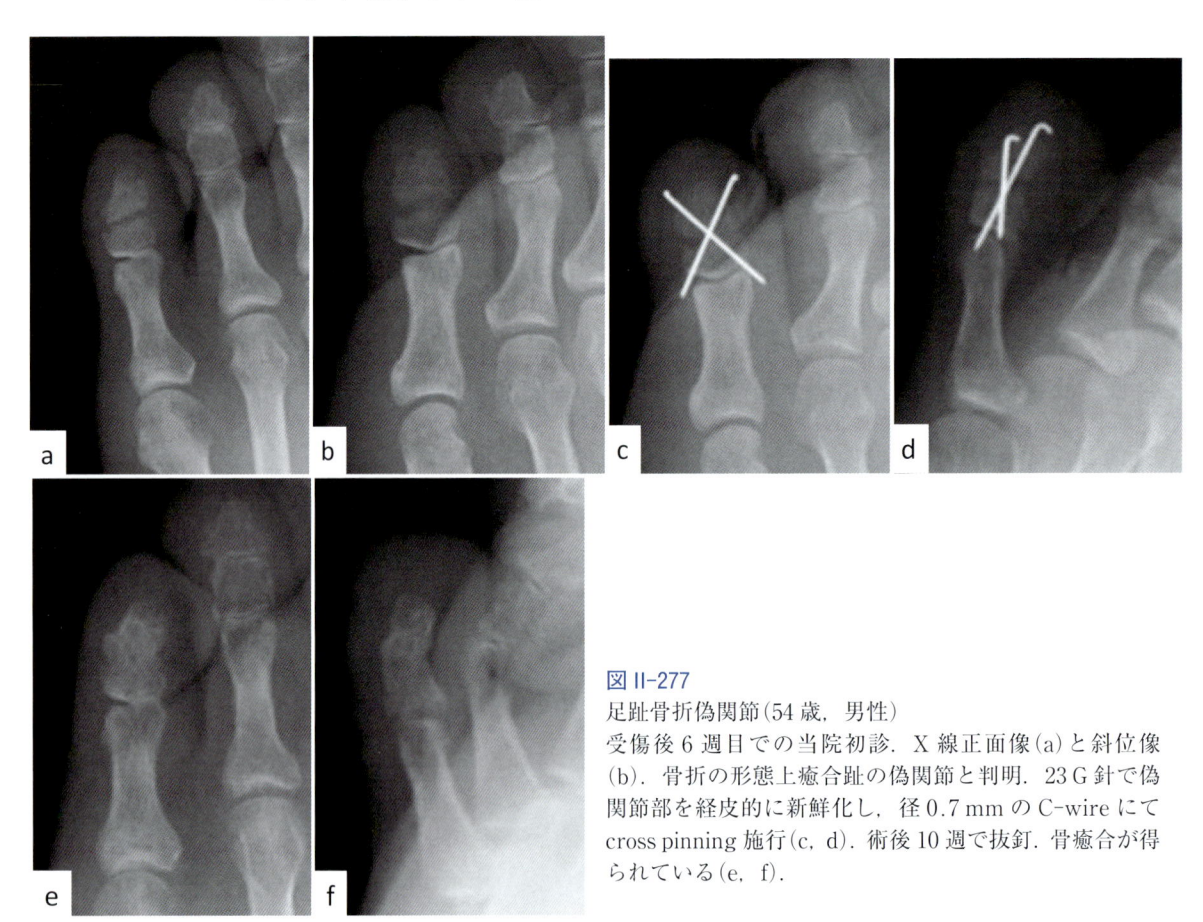

図 II-277
足趾骨折偽関節（54歳，男性）
受傷後6週目での当院初診．X 線正面像（a）と斜位像（b）．骨折の形態上癒合趾の偽関節と判明．23 G 針で偽関節部を経皮的に新鮮化し，径 0.7 mm の C-wire にて cross pinning 施行（c, d）．術後10週で抜釘．骨癒合が得られている（e, f）．

> **コツ** Screw 刺入に際しては，ガイドピンの刺入がすべてである．あらかじめイメージによる刺入方向のマーキングをしておく．髄腔の延長線上で真ん中を通る線を3方向（正面・側面，斜位）で確認し，特に斜位像が重要となる．ガイドピンは外側よりから刺入されると長い screw は入れられない．Screw は φ4.5 mm 以上で可能な限り長

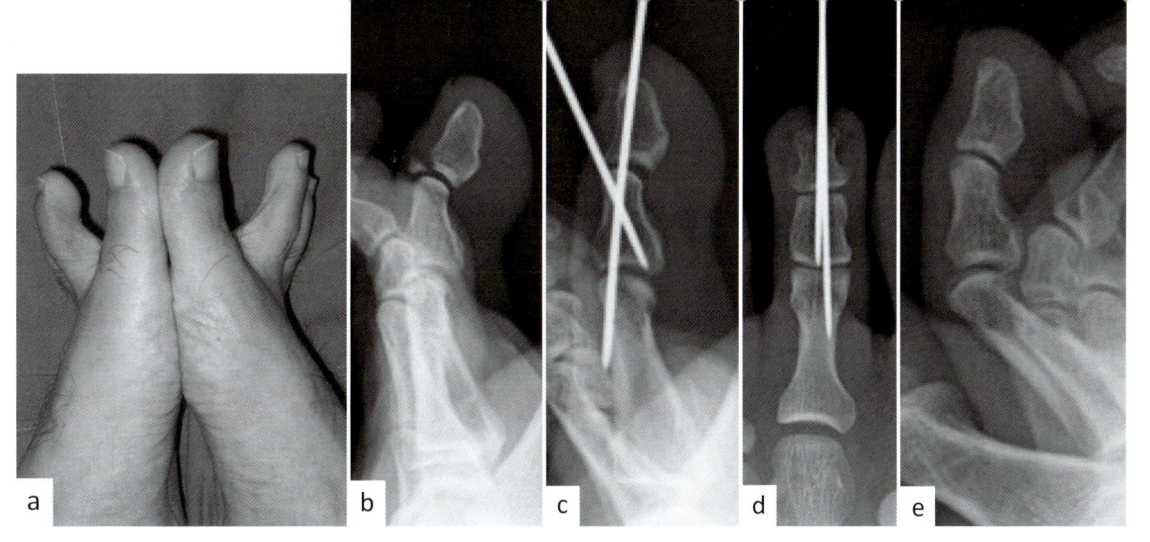

図 II-278　末節骨背側裂離骨折(マレット趾)(46歳,男性)
岩にぶつけて受傷．左第2趾IP関節が伸展不能となっている(a)．末節骨背側に裂離骨片を認める(b)．石黒法に準じて φ1.1 mm の C-wire にて pinning を施行(c, d)．術後8か月で骨癒合は良好(e)．

く入れたほうが良い[19]．

2．足趾骨折

　物体の落下や挟圧，さらには裸足で椅子などにぶつける障害でよく発生する．腫脹・内出血・疼痛がそろえばまず骨折が起こっていると考えてよい．基節骨や関節内骨折では観血的整復が必要になることがあるので，慎重に評価すべきである．X線検査にて骨折は容易にわかるが，ときに癒合趾骨が骨折していることがある．癒合趾骨は第4,5趾に多く末節骨と中節骨が癒合している状態である．趾骨骨折のほとんどは buddy taping やアルフェンスシーネ固定にて容易に治癒できるが，不適切な治療あるいは見過ごされていると，偽関節になりやすく，その際，痛みが持続する点で注意を要する．癒合趾骨骨折が偽関節になった場合は，疼痛改善のためには手術が必要である．

> **コツ**　イメージを用いて偽関節部に経皮的に 22〜23 G の注射針を刺してゴリゴリと新鮮化を行ったうえで，φ0.7〜0.9 mm の C-wire で cross pinning を行う．6〜8週で骨癒合は得られ症状は消失する(図 II-277)．

　足趾でも手指と同様に mallet toe が発生することがある．荷重関節のため趾尖部に有痛性胼胝を形成する可能性があるため，石黒法に準じてピンニングを行う(図 II-278)．

足部コンパートメント症候群

1．疾患概念

　足部は硬い底側の皮膚と薄い背側の皮膚に取り囲まれている．骨組織は背側に位置し骨折や脱臼において容易に腫脹しやすい．足部内にもコンパートメントが存在する[20](図 II-279-b, c)．踵骨骨折，リスフラン脱臼骨折で起こることがあるが，足部の外傷では常に考えておく必要のある合併症である．コンパートメントが起こると，かぎ状趾変形(claw toe deformity)や皮膚壊死などをきたしてくる(図 II-279-a)．

2．診　断

　コンパートメント症候群の際の症状は虚血による症状として 5Ps[蒼白(pallor)，疼痛(pain)，脈拍触知不能(pulselessness)，知覚異常(paresthesia)，運動麻痺(paralysis)]あるいは 6Ps[5Ps＋冷感(poikilothermy)]が有名である．しかし，足部の外傷においては既にその部位には直接外傷による疼痛があるため，疼痛や腫脹だけでは診断には至らない．最も有用な方法は，足趾を他動的に背屈させた際に疼痛が増強するかを診ることであ

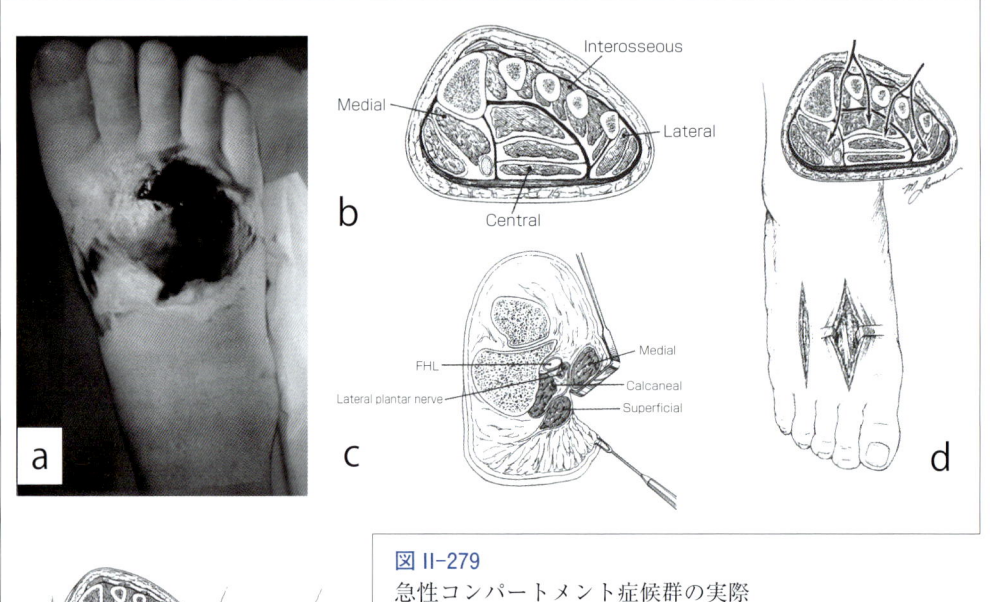

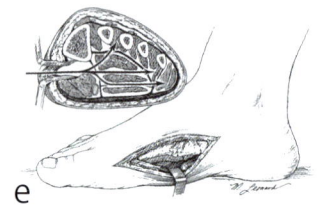

図 II-279
急性コンパートメント症候群の実際
足部外傷において絶対避けたい合併症が，急性コンパートメント症候群である．
a：治療のタイミングを逸して皮膚壊死を起こした症例
b：足部の各コンパートメントを示す．骨間筋を占める interosseous，母趾外転筋と短母趾屈筋の占める medial，小趾外転筋と小趾屈筋を中心とした lateral，短趾屈筋・虫様筋・足底方形筋・母趾内転筋の占める central，さらに踵骨に隣接した足底方形筋を含む calcaneal の5つのコンパートメントを示す (b, c)．
d：背側アプローチ (dorsal approach)
e：内側アプローチ (medial approach) を示す．十分に切開することが重要である．

(Myerson: Foot and Ankle Disorders, Chapter 50, saunders: 1223-1244, 2000. より引用)

る．このサインが陽性ならコンパートメント症候群を強く疑う必要がある．また，足部の外傷においては高エネルギー損傷や腫脹のスピードの速い場合は足部コンパートメントに常に留意する必要がある．足底に皮下出血が現れてきた場合には特に注意が必要であり，疑えば早急に区画圧測定を行うべきである．水銀血圧計を用いて計測する infusion technique 法（Whitesides による）が有名である．

> **コツ** 内側コンパートメントに 2〜3 cm 18 G 針を進めて測定する．次いで第2, 3中足骨間か第3, 4中足骨間に1 cm 刺して計測する．第1, 2中足骨間は深腓骨神経や足背動脈があるため避けるべきである．

3．筋膜切開の適応

受傷後24時間以内での測定で 40 mmHg 以上は筋膜切開の適応である．30〜40 mmHg の間では骨接合が必要でない場合は，筋膜切開を行うべきである．30 mmHg 以下なら注意深く観察を続ける．

4．筋膜切開の方法

内側アプローチと背側アプローチの2つがある．

1）内側アプローチ（図 II-279-e）

第1中足骨の内底側に縦切開をおき，母趾外転筋とその奥にある深層の central compartment を解離する．母趾外転筋を底側に避けるとより奥の compartment の解離が容易となる．

2）背側アプローチ（図 II-279-d）

Two incision approach で進入する．1本は第2中足骨背側に縦切開を入れて第1, 2および第2, 3中足骨間を減圧したうえで，その深層にある

medialとcentral compartmentを解離する．もう1本は第4中足骨背側に縦切開を入れて第3，4および第4，5中足骨間を減圧の後，centralとlateral compartmentを解離していく．あくまでもfasciotomyが目的なので鈍的に進入し，神経血管束は損傷しないように注意する．

> **ピットフォール** とにかく足部外傷では疑うこと．そして，ためらわないことである．筋膜切開に至る場合は，一期的手術にするのか，二期的手術にするのかまで考慮しておいたほうが良いであろう．

さいごに

足部の外傷は多岐にわたり，また外力の大きさにより様々な転位や圧潰を生じるため，診断を確実に行い，適切な治療計画の元で治療に当たらなければならない．コンパートメント症候群には常に注意を払い，また創外固定の併用もためらってはならない．

(白仁田　厚)

参考文献

1) Eichenholtz SN, Levine DB：Fractures of the tarsal navicular bone. Clin Orthop. **34**：142-157, 1964.
2) Sangeorzan BJ, Benirschke SK, Vincent Mosca, et al：Displaced Intra-Articular Fractures of the Tarsal Navicular. J Bone Joint Surg. **71-A**(10)：1504-1510, 1989.
3) Main BJ, Jowett RL：Injuries of the midtarsal joint. J Bone Joint Surg. **57-B**：89-97, 1975.
4) 大島卓也, 藤井唯誌, 田中康仁ほか：中足部骨折の一部分としての舟状骨骨折治療の小経験. 臨整外. **44**：87-92, 2009.
5) 飛田正敏, 内藤浩平, 高尾昌人ほか：観血的治療した足舟状骨背側裂離骨折の1例. 整形外科. **58**：1605-1607, 2007.
6) Beskin JL：Orthopaedic knowledge upate. Foot and ankle, 2nd ed. 243-252, American Foot and Ankle Society, Illinois, 1998.
7) Thordarson DB：Fractures of the midfoot and forefoot. Myerson MS. Foot and ankle disorders. 1265-1296, W. B. Saunders, Philadelphia, 2000.
8) Richter M, Thermann H, Huefner T, et al：Chopart joint fracture-dislocation：Initial open reduction provides better outcome than closed reduction. Foot Ankle Int. **25**(5)：340-348, 2004.
9) 熊野穂積, 山本善哉, 田中公生：距骨頭骨折を伴ったChopart関節とLisfranc関節の同時脱臼骨折の1例. 整形外科. **57**：58-61, 2006.
10) Coughlin MJ, Mann RA, Saltzman CL：Surgery of the foot and ankle. 8th ed. Mosby：2137-2197, 2007.
11) 奥田龍三, 嶋洋明, 中野敦之ほか：リスフラン関節損傷の診断と治療. 整・災外. **53**：677-684, 2010.
12) Nunley JA, et al：Classification, investigation, and management of midfoot sprains；Lisfranc injuries in the athlete. Am J Sports Med. **30**：871-878, 2002.
13) 加藤篤史, 青木治人：Lisfranc関節脱臼骨折. 足の外科の要点と盲点. メジカルビュー社, 230-236, 2006.
14) Quill GE Jr：Fracture of the proximal fifth metatarsal. Orthop Clin North Am. **26**：353-361, 1995.
15) 田代宏一郎, 寺本司, 大塚和孝ほか：Kirschner鋼線髄内釘による中足骨骨折の治療. 骨折. **27**：738-741, 2005.
16) O'Malley MJ, Hamilton WG, Munyak J：Fracture of the distal shaft of the fifth metatarsal. Am J Sports Med. **24**：240-243, 1996.
17) 白仁田厚, 鬼塚俊宏, 平本貴義：第5中足骨骨幹部骨折(いわゆるダンス骨折)の治療経験. 骨折. **33**：S86, 2011.
18) 宇佐見則夫：クラシックバレエにおける足部の障害：骨・靱帯損傷. 臨床スポーツ医学. **21**(2)：117-120, 2004.
19) 安間久芳, 髙橋勇二, 小林良充：Jones骨折に対する髄内スクリュー固定. 日本臨床スポーツ医学会誌. **18**(3)：497-503, 2010.
20) Myerson MS：Management of crush injuries and compartment syndromes of the foot. Myerson MS. Foot and ankle disorders. 1223-1244, W. B. Saunders, Philadelphia, 2000.

KEY WORDS INDEX

和文

あ

安定性 1
陰圧閉鎖療法 10
落とし穴 45

か

Garden 分類 155
外反肘 61
開放骨折 10
荷重歩行 220
合併症 19
Galeazzi 脱臼骨折 89
観血的整復 145
寛骨臼骨折 145
関節内骨折 203, 210
完全不安定型 135
ギプス固定 220
キャスト 96
逆行性髄内釘 185
距骨 243
脛骨骨幹部骨折 220, 227
脛骨天蓋 235
脛骨プラトー 210
外科治療 164
血管損傷 24
高エネルギー外傷 135
後方要素 135
高齢者 104, 119, 164
コツ 45
骨折 19, 24, 39, 70, 111, 235, 243
骨折合併症 30
骨接合 179
骨接合術 155
骨折手術的治療 203

骨粗鬆症 30, 119, 127
骨盤輪骨折 135
固定 1
コンパートメント症候群 24, 252

さ

最小侵襲プレート固定 194
鎖骨 39
鎖骨遠位端 39
支持プレート 210
膝蓋骨 203
脂肪塞栓 19
舟状骨 111
手根骨 111
手術 145
手術手技 78
手術療法 39
踵骨骨折 243
掌側ロッキングプレート 104
上腕骨遠位骨端離開 61
上腕骨外顆骨折 61
上腕骨顆上骨折 61
上腕骨近位端骨折 70
上腕骨近位部骨折 78
上腕骨骨折 45
神経損傷 24
人工関節周囲骨折 194
人工股関節再置換術 179
人工物置換術 155
診断 119
髄内釘 171
髄内釘固定 227
髄内釘固定術 78
脆弱性骨折 30
生体力学 1
脊椎固定術 127

絶対的安定性 203
前方要素 135
創外固定 227, 252
早期運動療法 70
足関節 235
足根骨骨折 252

た

大腿骨顆部・顆上骨折 185
大腿骨頸部骨折 155
大腿骨骨幹部骨折 171
大腿骨ステム周囲骨折 179
大腿骨転子下骨折 171
大腿骨転子部骨折 164
中手骨 111
中足骨骨折 252
治療 45, 235
治療成績 164
椎体骨折 119, 127
デブリドマン 10
テンションバンド 203
橈骨遠位骨折 96, 104

な

内固定 145
内反肘 61
軟部組織 24

は

肺血栓塞栓 19
非観血的整復 96
不顕性骨折 30
振り子運動 70
プレート固定 227
分類 10
変形治癒 235

保存治療　119
保存的治療　70
保存療法　96, 220

ま

盲点　78
Monteggia 脱臼骨折　89

や

有鉤骨鉤　111
要点　78

ら

リスフラン脱臼骨折　252
両前腕骨骨折　89
ロッキングプレート
　　　　179, 185, 194, 210

欧文

A

absolute stability　203
acetabular fracture　145
ankle　235
anterior structures　135
articular fractures　203

B

balloon kyphoplasty；BKP　127
biomechanics　1
buttress plate　210

C

calcaneal fracture　243
carpal bone　111

cast　96
cast fixation　220
classification　10
clavicle　39
clavicle end　39
clinical result　164
closed reduction　96
compartment syndrome　24, 252
completely unstable fracture
　　　　135
complication　19
compound fracture　10
conservative treatment
　　　　70, 96, 119, 220
cubitus valgus　61
cubitus varus　61

D

debridement　10
diagnosis　119
distal radius fracture　96, 104

E

early motion exercise　70
elderly patient　104, 164
epiphyseolysis of distal humerus
　　　　61
external fixation　227
external fixator　252

F

fat embolism　19
femoral neck fracture　155
femoral shaft fracture　171
femoral subtrochanteric fracture
　　　　171

femoral trochanteric fracture
　　　　164
fixation　1
forearm bone fractures　89
fracture
　　　　19, 24, 39, 70, 111, 235, 243
fracture complication　30
fracture operative treatment
　　　　203
fragility fracture　30

G

Galeazzi fracture-dislocation　89
Garden's classification　155

H

high energy trauma　135
hip prosthesis replacement　155
hook of the hamate　111
humeral fracture　45

I

intercondylar and supracondylar
　femur fractures　185
internal fixation　145
intraarticular fractures　210
intramedullary fixation　227
intramedullary nailing　171
intramedullary stabilization　78

K

knack　45, 78

L

lateral condylar fracture of hume-
　rus　61

Lisfranc fracture-dislocation *252*

locking plate *179, 185, 194, 210*

M

malunion *235*
metacarpus *111*
metatarsal fracture *252*
minimally invasive plate osteosynthesis；MIPO *171, 194*
Monteggia fracture-dislocation *89*
MRI *30*

N

negative-pressure wound therapy；NPWT *10*
nerve injury *24*

O

occult fracture *30*
old ages *119*
open fracture *10*
open reduction *145*
osteoporosis *30, 119, 127*
osteosynthesis *155, 179*

P

patella *203*
pelvic ring fracture *135*
pendulum exercise *70*
peri-prosthetic fractures *194*
periprosthetic femoral fracture *179*
pitfall *45, 78*
plate fixation *227*
posterior structures *135*
proximal humeral fracture *78*
proximal humerus fracture *70*
pulmonary thromboembolism *19*

R

retrograde nail *185*
revision total hip arthroplasty *179*

S

scaphoid *111*
soft tissue *24*
spinal fusion *127*
stability *1*

supracondylar fracture of humerus *61*
surgery *145*
surgical technique *78*
surgical treatment *39, 164*

T

talus *243*
tarsal fracture *252*
tension band *203*
tibia plafond *235*
tibial plateau *210*
tibial shaft fracture *220, 227*
treatment *45, 235*

V

vacuum-assisted closure；VAC *10*
vascular injury *24*
vertebral fracture(s) *119, 127*
volar locking plate *104*

W

weight bearing *220*

達人が教える外傷骨折治療

2012年5月1日　第1版第1刷発行（検印省略）

編　者　糸満盛憲
　　　　戸山芳昭
発行者　末定広光
発行所　株式会社　全日本病院出版会
　　　　東京都文京区本郷3丁目16番4号7階
　　　　郵便番号 113-0033　電話 (03) 5689-5989
　　　　　　　　　　　　　　FAX (03) 5689-8030
　　　　郵便振替口座　00160-9-58753
　　　　印刷・製本　三報社印刷株式会社

©ZEN-NIHONBYOIN SHUPPAN KAI, 2012.
本書の内容の一部あるいは全部を無断で複写複製（コピー）することは，法律で認められた場合を除き，著作者および出版者の権利の侵害となりますので，その場合には予め小社あて許諾を求めてください．
定価はカバーに表示してあります．
ISBN 978-4-88117-063-2　C3047